医疗卫生行业
网络安全等级保护
实施指南

· 第 三 版 ·

主编 | 王晖

图书在版编目（CIP）数据

医疗卫生行业网络安全等级保护实施指南/王晖主编. --3版. --北京：中国人口出版社，2019.12
ISBN 978-7-5101-6804-8

I.①医… II.①王… III.①医院－互联网络－网络安全－指南 IV.①R197.324-62

中国版本图书馆CIP数据核字（2019）第268149号

医疗卫生行业网络安全等级保护实施指南
YILIAO WEISHENG HANGYE WANGLUO ANQUAN DENGJI BAOHU SHISHI ZHINAN

王晖 主编

责任编辑	何军 赵沐霖
责任校对	贾晓晨
责任印刷	林鑫 单爱军
印　　刷	北京柏力行彩印有限公司
开　　本	787毫米×1092毫米　1/16
印　　张	30.75
字　　数	600千字
版　　次	2019年12月第1版
印　　次	2019年12月第1次印刷
书　　号	ISBN 978-7-5101-6804-8
定　　价	98.00元

网　　　址	www.rkcbs.com.cn
电子信箱	rkcbs@126.com
总编室电话	（010）83519392
发行部电话	（010）83510481
传　　真	（010）83538190
地　　址	北京市西城区广安门南街80号中加大厦
邮　　编	100054

版权所有　侵权必究　质量问题　随时退换

编委会

主编 王 晖

编委 郑 攀　尚邦治　陈晓雷　沈 雷
　　　 何 达　谷 宇　王 昭　高宪法
　　　 王方非　傅大鹏　宋玲娓　李向锋
　　　 王 冉

第三版说明

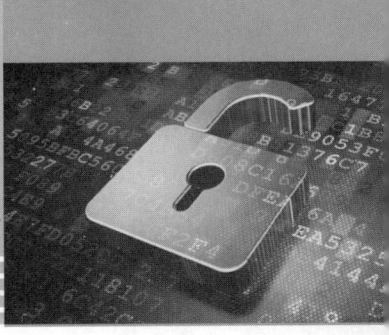

2017年6月1日,随着《中华人民共和国网络安全法》(以下简称《网络安全法》)的出台,等级保护也进入2.0时代。《网络安全法》出台后,将原有的信息安全改为网络安全,是指通过采取必要措施,防范对网络的攻击、侵入、干扰、破坏和非法使用以及意外事故,使网络处于稳定可靠运行的状态,以及保障网络数据的完整性、保密性、可用性的能力。英文是Cyber security而不是Network security。《医疗卫生行业信息安全等级保护实施指南》第一版于2010年7月出版,第二版于2014年9月出版。近几年,医疗卫生行业网络安全形势日益严峻,出现了很多新情况、新问题和新的要求,急需补充和完善新的安全保护内容。按照国产密码的推广应用要求,尤其是《网络安全法》的出台,各级、各类医疗卫生机构加紧落实网络安全等级保护2.0,遂将《医疗卫生行业信息安全等级保护实施指南》进行修订并更名为《医疗卫生行业网络安全等级保护实施指南》。希望本书的出版能给业界同人在实施网络安全等级保护工作中能起到借鉴和指导的作用。

本书共7章,包括医疗卫生健康行业安全需求、《中华人民共和国网络安全法》与等级保护2.0、网络安全体系化管理、医疗卫生网络安全等级保护实施、医疗卫生健康行业网络安全等级保护2.0建设、网络安全岗位人员能力与评价、医疗行业网络安全等级保护实施案例。与第二版相比,修订最大的是第4章医疗卫生网络安全等级保护实施、第5章医疗卫生健康行业网络安全等级保护2.0建设。

尽管编者尽其所能,从严要求,本书难免存在阐述欠准确、介绍欠周到的地方,期望有关专家不吝指正教导,欢迎广大读者提出批评意见。

第三版序言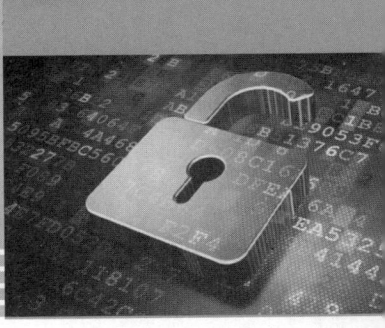

人的健康,是经济社会发展的基础条件,是民族昌盛和国家富强的重要标志,也是广大人民群众的共同追求。规范和推动"互联网+健康医疗"服务,持续推进覆盖全生命周期的预防、治疗、康复和自主健康管理一体化的国民健康信息服务,医疗卫生信息化建设的新要求离不开网络安全的保障。

本书的编者有着多年来在医疗卫生领域信息化和网络安全工作的具体实践经验,早在2010年,他们就认真结合医疗卫生行业信息系统的特点,组织编写了《医疗卫生行业信息安全等级保护实施指南》,并于2014年修订出版了第二版,指导医疗卫生行业实施落实国家信息安全等级保护制度,受到了卫生行业从事信息化和网络安全的工作者的广泛好评。

《网络安全法》自2017年6月1日正式实施,标志着网络安全保护进入有法可依的新时代。《网络安全法》第二十一条规定,国家实行网络安全等级保护制度。近期,《信息安全技术 网络安全等级保护基本要求》(GB/T 22239—2019)等修订国家标准正式颁布,为全国各行业进一步落实《网络安全法》提供了依据。

医疗卫生系统积极响应《网络安全法》和网络安全管理制度的要求,加快配套政策、法规、标准的制定,对实践中普遍感觉难以把握的问题作出了明确规定。本书的作者及时总结前两版书中好的做法,按照新要求,进一步规范医疗卫生网络安全等级保护工作的基本思路及实施方法,指导医疗卫生信息化建设中的网络安全保障工作,希望能供业界同人借鉴和参考。

网络安全工作任重道远。在当前网络快速发展的形势下,本书的出版对于在医疗卫生行业落实《网络安全法》具有特别重要的意义。我非常高兴地看到有这样一群年轻人,他们执着于医疗卫生行业网络安全的发展与建设,紧跟国家法律法规,同时关注国际最佳实践与标准,持续推动医疗卫生网络安全工作发展。我也非常愿意帮助他们,支持他们在我国网络安全事业上持之以恒地奋斗。

荆继武

2019 年 11 月

第二版序言

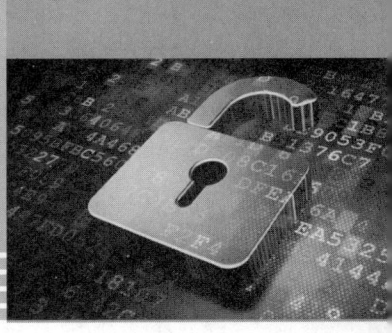

《医疗卫生行业信息安全等级保护实施指南》的再版非常及时,十分贴合我国医疗卫生行业信息化建设的实际需要。作为中国卫生信息学会卫生信息安全与新技术应用专业委员的副主任委员,我注意到,一些医院发生了业务系统宕机、敏感数据泄露等问题,引发社会关注。因此,我十分愿意向从事医疗卫生行业信息化建设相关工作的同人们推荐本书。

第一,信息安全等级保护在医疗卫生行业的实施,面临加速普及和推广的必要性。

目前,全国40多个重要行业出台了100余件行业等级保护政策文件,20多个重要行业出台了40余个行业等级保护标准。公安部会同发改委、国资委、原国信办、国家保密局、国家密码管理局等部门制定出台了一系列等级保护政策文件,全国信息安全标准化委员会组织制定了一系列等级保护标准,为全面贯彻落实等级保护制度提供了政策和技术保障。这些重要行业、部门通过开展信息系统定级工作,明确了重点保护对象;通过开展信息系统等级测评,及时掌握了重要信息系统安全保护状况;通过开展信息系统安全建设整改工作,提高了重要信息系统安全保护能力。相比电信、广电、民航、铁路、税务、海关、银行、电力、证券、保险等重要行业,医疗卫生行业同样作为国计民生的重要领域,其信息化建设只是到了近年才明显提速,尤其是医院、公共卫生信息系统日益承担起繁重的业务运行任务。与此同时,医疗卫生信息安全面临的形势和问题也日益突出,医疗卫生行业信息系统的安全定级和保护意识亟待提高。

第二,本书体系结构合理、文风务实,具有很强的针对性和可操作性。

本书共7章,包括医疗卫生行业信息安全需求、信息安全等级保护制度、信息安全体系化管理、医疗卫生信息安全等级保护实施、医疗设备信息安全防护、信息安全岗位人员能力与评价以及医疗行业信息安全等级保护实施案例等内容。对于面临日益严峻的信息安全压力的医疗卫生行业信息主管（CIO）及其团队而言，本书以务实的介绍、严谨的结构、实际的案例提供了"手把手"的实施教学指导，本书也十分适合从事医疗卫生行业信息安全工作的从业人员和高校师生借鉴参考。

第三，医疗卫生行业拥有一批执着于信息安全等级保护的专业工作者。

本书能够持续更新和再版，得益于医疗卫生行业拥有一批执着于信息安全等级保护的专业工作者。在此，我也十分高兴向本书读者们郑重推荐王晖主编和本书的各位编委会成员。他们均活跃在我国医疗卫生行业信息化建设第一线，精通信息安全等级保护理论、政策和实践。最难能可贵的是，王晖主编及编委会成员对我国医疗卫生行业信息化建设的热爱和执着。在繁忙的本职工作之余，他们能够奋发创作、精益求精，以对行业负责任的态度，毫无保留地及时分享他们在该领域的学识和经验。这对于我国医疗卫生行业信息安全工作无疑是一笔宝贵的知识财富。

第四，祝愿我国医疗卫生行业信息安全工作者们不断提升信息安全等级保护意识，努力积累实践经验，为我国医疗卫生行业的健康发展提供强有力的信息安全保障。

何良生

2014 年 5 月 20 日

第二版序言（一）

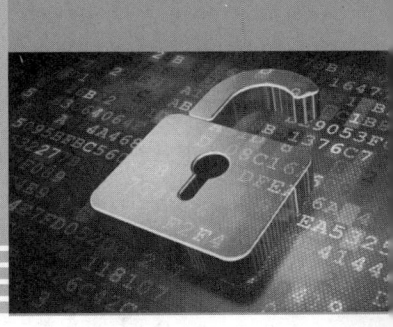

医疗卫生保健是人生在世不可或缺的需求，因此，医疗保健在世界各国普遍被列入关乎国计民生和社会发展的关键基础设施（CI）。信息化的发展为医疗卫生保健的服务质量带来了崭新的前景，因此，医疗保健信息系统在世界各国普遍被列入关键信息基础设施（CII）。拥有13亿人口的中国，在优秀医疗资源紧缺的发展阶段，要保证国民强身健体，要缓解看病难、吃药贵，除了要继续深化医改外，还必须运用好信息化手段这个关键信息基础设施，提高医疗保健这个关键基础设施的效率和效益，惠及全民。

信息系统存在的安全问题是影响医疗保健信息系统发挥其效率和效益，完成其使命的严重隐患。因此，世界各国普遍把医疗保健信息系统的安全保护列为关键信息基础设施保护（CIIP）。我国在加强信息安全保障工作的相关政策中，提出了信息系统安全等级保护的制度性安排。近几年，我国各级国家机关和各行各业的重要信息系统和关键信息基础网络基本完成了安全定级。医疗卫生信息系统多数被定为二级或三级系统。目前，信息系统安全等级保护工作进入了安全建设整改的工作阶段。在这个工作阶段中，各类信息系统和基础网络要根据所定级别，依据政策、法规、标准进行信息安全管理的建设整改和信息安全技术的建设整改，《医疗卫生行业信息安全等级保护实施指南》一书的出版恰逢其时。

信息系统安全等级保护建设整改是否达标，要接受主管部门的检查评估。检查评估的依据是与等级保护制度相关的政策、法规、标准。信息系统和拥有者、使用者对信息系统的安全定级和安全建设整改责无旁贷。消极应对"要我做"，还是积极主动"我要做"体现了两种不同的态度。采取"我要做"的正确态度的人，在领会有什么合规性的基础上，必然会结合自己的实际，将主管部门的要求和自身的需求有机地结合起来，有效地实施、落实。本书的编者根据自己在信息安全和医疗卫生领域信息化工作的多年实践，把国家有关信息系统安全等级保护的政策、法规、标准的要求和北京市医疗卫生行业的信息安全实践经验相结合，整理出将基本要求、行业特色需求和如何贯彻实施融为一体的指南，这正是深入贯彻信息系统安全等级保护工作制度，加强信息安全保障工作的有益尝试，体现了"我要做"的自觉性。

人的因素第一，技术和管理并重落实是做好信息安全保障工作的根本。本书的特色之一是将信息安全管理体系（ISMS）有机地纳入信息安全等级保护管理建设整改的实施。信息安全管理体系是国际标准化组织（ISO）在总结吸收国际先进经验基础上制定出来的一套技术标准。目前，我国全国信息安全技术标准化委员会已经完成了将这套标准的主要部分转化为国家标准的工作。该标准针对一个组织的信息安全管理，在基于风险管理的思想上，提出了体系化建设的要求和过程管理的方法。相对于我国信息系统安全等级保护提出的信息安全管理要求和评估标准的基于信息系统安全的制度化建设要求，ISMS更综合、更全面。个人认为，ISMS可以看成一套高难度的自选动作，等级保护管理建设相关标准可以看成规定动作。如果一个单位有能力完成自选动作，从某种意义上看，就应该认可它完成了规定动作，达到等级保护安全管理建设整改的要求。我们应该鼓励更多的组织机构有勇气和自觉性来完成这套虽有难度但意义重大的自选动作。

寄希望于我国各行业、各部门发挥主动创造精神，践行科学发展观，使我国的信息安全保障工作持续发展，不断加强，使我国信息化不断开拓出来的新疆域带给我们的新生活，质量更高，更加安宁。

2010年5月于北京

第二版序言（二）

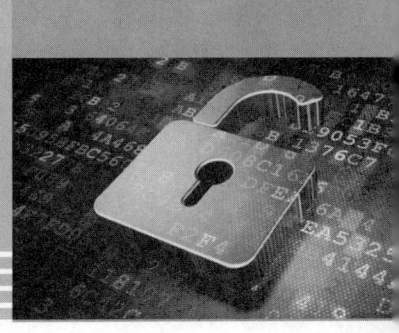

　　我们生活在现代化的信息社会，计算机网络和各领域的信息系统已渗透到社会生活的各方面。人们持卡享受金融、交通、购物、医疗等各类服务；政府办公、企业运营、水电供应、社会安全、科研教学等，一切都在信息系统网络中运行。我们生活工作在一个网络世界！然而，这信息系统网络又是那么不成熟，有许多不尽如人意的地方，而且，是在我们尚未有充分准备的情况下就已经受到它的制约。IT网络如同核技术一样也是一把双刃剑，它推动社会进步，又在特定情况下危及社会安全。如今，信息系统网络安全事故屡见报端，损失惨重。安全专家已发出警告"今天的计算机网络是脆弱的""网络攻击能造成电网崩溃，金融、航空交通、医疗系统中断""信息战、网络战、黑客入侵并非耸人听闻，亚美尼亚曾因网络袭击而致全国瘫痪"。我们确实面临计算机网络信息系统安全的巨大挑战。

　　医疗卫生事业是保护国民健康和生命安全的特殊技术服务行业，医疗卫生体制改革已成为国内外关注的热点。信息化建设是新时期医改的重要技术支撑，已列入政府主导的重大基础设施建设计划，目标是实现网络互联互通、信息共享。医院信息系统和区域医疗卫生信息网络都将用这个目标为考核评价标准。可以预期，医疗卫生信息网络将成为全面支持医疗、管理、科研、教学，并为居民提供医疗卫生信息服务的开放性网络，这不仅对网络安全提出了很高的要求，而且要求保护居民医疗健康信息的隐私权。调查显示，我国各类医疗卫生机构的计算机网络和信息系统建设与应用发展很快，大量患者医疗记录、传染病疫情报告以及医疗保险支付数据等在网络上传送，但是，系统安全防护措施缺失，存在着诸多隐患，信息系统不够成熟，网络安全漏洞比其他行业更严重。为了应对安全挑战，根据国家有关信息安全等级保护的法律法规,推进医疗卫生行业信息安全体系建设已成为亟待解决的课题。

王晖主编的《医疗卫生行业信息安全等级保护实施指南》(以下简称《指南》)的出版,恰逢其时,适应新时期医疗卫生信息化建设与发展的需要,不但对规范卫生行业信息安全体系建设具有指导作用,对其他行业也有参考价值。《指南》引用了相关政策文件,在总结研究与实践成果的基础上,对计算机网络和信息系统安全等级保护标准、实施策略及各个重要的技术环节都有翔实的论述和说明。《指南》自始至终强调了安全体系建设中的几个重要理念:一是依法实施信息安全等级保护体系建设,政策法规具有强制性;二是技术措施与产品必要且重要,而管理更重要,"三分技术,七分管理";三是网络安全,人才为本,必须培养信息安全专业人才,建立岗位责任制;四是持续改进、不断完善,才能建成有长效机制的安全体系。

这是一本实用性《指南》,总结的不同等级的安全标准与实施流程具有很强的可操作性,两个真实案例值得参考。这也是国内专门针对医疗卫生信息化建设实际需要撰写的第一本信息系统安全专业的技术指南,在医改新时期,对推进卫生行业信息化健康发展具有现实意义。同时,这本《指南》也是医学院校IT专业实用的教学参考书。

信息安全事关重大,安全体系建设刻不容缓!

2010年5月

目 录

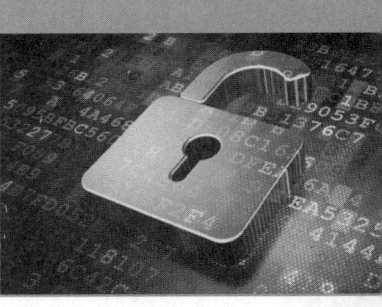

1 医疗卫生健康行业安全需求 …………………………………………… 1
 1.1 概述 …………………………………………………………………… 1
  1.1.1 医疗信息系统的定义与建设内容 ………………………………… 2
  1.1.2 医疗信息系统的特点 ……………………………………………… 3
  1.1.3 公共卫生信息系统的定义及建设内容 …………………………… 3
  1.1.4 公共卫生信息系统的特点 ………………………………………… 4
 1.2 网络安全现状 ………………………………………………………… 5
  1.2.1 医疗卫生中关于隐私保护 ………………………………………… 6
  1.2.2 医疗卫生中涉及的重要隐私内容及安全要求 …………………… 6
  1.2.3 国家相关法律法规对医疗卫生隐私保护的约束措施 …………… 7
  1.2.4 存在的问题 ………………………………………………………… 8
  1.2.5 网络安全思考 ……………………………………………………… 10
 1.3 安全需求分析 ………………………………………………………… 11
  1.3.1 等级保护要求 ……………………………………………………… 11
  1.3.2 体系化管理需求 …………………………………………………… 12

2 《中华人民共和国网络安全法》与等级保护 2.0 ……………………… 13
 2.1 《中华人民共和国网络安全法》 ……………………………………… 13
  2.1.1 网络安全概念 ……………………………………………………… 13
  2.1.2 维护网络主权和战略规划 ………………………………………… 14
  2.1.3 网络运行安全一般规定 …………………………………………… 14
  2.1.4 关键信息基础设施的运行安全 …………………………………… 15
  2.1.5 保障网络产品和服务安全 ………………………………………… 16
  2.1.6 保护公民个人信息安全 …………………………………………… 17
  2.1.7 保障网络信息安全 ………………………………………………… 18
  2.1.8 监测预警与应急处置 ……………………………………………… 19

2.1.9 网络安全监督管理体制 ………………………………………… 20
2.1.10 法律责任 …………………………………………………… 20
2.2 等级保护 1.0 与等级保护 2.0 …………………………………………… 22
2.2.1 等级保护制度的发展 ……………………………………… 22
2.2.2 等级保护 2.0 通用部分变化详解 …………………………… 29
2.2.3 等级保护 2.0 扩展要求 ……………………………………… 58
2.2.4 等级保护 2.0 组成框架 ……………………………………… 67
2.3 密码 …………………………………………………………………… 68
2.3.1 密码的定义 ………………………………………………… 68
2.3.2 密码应用政策要求迫切 ……………………………………… 70
2.3.3 GM/T 0054—2018《信息系统密码应用基本要求》
中对密码应用提出要求 ……………………………………… 70
2.4 可信计算 ……………………………………………………………… 77
2.4.1 系统可信是信息系统安全的基石 …………………………… 77
2.4.2 可信计算的定义 ……………………………………………… 78
2.4.3 国际可信计算组织 …………………………………………… 79
2.4.4 我国可信计算的发展 ………………………………………… 79
2.4.5 可信计算的主要内容 ………………………………………… 80
2.4.6 系统信任的一般模型和实践 ………………………………… 80
2.4.7 信息系统设备可信验证的措施 ……………………………… 81
2.4.8 总结 …………………………………………………………… 82

3 网络安全体系化管理 **83**

3.1 体系化管理方法 ……………………………………………………… 83
3.1.1 概述 …………………………………………………………… 83
3.1.2 过程方法 ……………………………………………………… 85
3.1.3 PDCA 模型 …………………………………………………… 87
3.1.4 管理职责 ……………………………………………………… 88
3.1.5 资源管理 ……………………………………………………… 89
3.1.6 持续改进 ……………………………………………………… 89
3.2 网络安全管理的体系化要求 …………………………………………… 90
3.2.1 必要性 ………………………………………………………… 90
3.2.2 ISMS 体系化方法的运用 …………………………………… 91
3.2.3 网络安全等级保护的体系化需求 …………………………… 95
3.3 医疗卫生网络安全等级保护的体系化实施 …………………………… 98
3.3.1 网络安全等级保护实施环节 ………………………………… 98

3.3.2 体系化实施流程 ·· 100

4 医疗卫生网络安全等级保护实施 ···104

4.1 背景与概述 ·· 104
4.1.1 原则与方向 ·· 104
4.1.2 角色和职责 ·· 105
4.1.3 规划与实施 ·· 106

4.2 定级与备案 ·· 110
4.2.1 等级保护定级过程 ·· 112
4.2.2 审批流程说明 ··· 114
4.2.3 等级变更定义 ··· 115
4.2.4 等级保护定级建议 ·· 115

4.3 规划与整改 ·· 116
4.3.1 规划目标范围 ··· 116
4.3.2 规划思路扩展 ··· 118
4.3.3 安全规划概述 ··· 124
4.3.4 安全体系框架 ··· 128
4.3.5 技术体系建设 ··· 153
4.3.6 管理体系建设 ··· 259

4.4 实施与运行 ·· 335
4.4.1 管理措施实现 ··· 336
4.4.2 技术措施实现 ··· 344
4.4.3 安全运行维护 ··· 350
4.4.4 安全持续改进 ··· 354

4.5 自查与测评 ·· 355
4.5.1 检查工作配合 ··· 355
4.5.2 测评风险应对 ··· 355
4.5.3 等级测评流程 ··· 356

4.6 总结与改进 ·· 359

5 医疗卫生健康行业网络安全等级保护 2.0 建设 ·······················360

5.1 医疗卫生健康行业云计算网络安全等级保护建设 ························· 360
5.1.1 云计算安全背景需求 ·· 360
5.1.2 云计算安全体系框架 ·· 366
5.1.3 云安全技术体系规划 ·· 369
5.1.4 云安全管理扩展要求 ·· 388

5.2 医疗卫生健康行业移动互联安全等级保护建设 ... 389
5.2.1 移动互联安全背景需求 ... 389
5.2.2 移动互联安全体系框架 ... 391
5.2.3 移动互联安全体系规划 ... 393
5.2.4 移动互联安全管理扩展 ... 410
5.3 医疗卫生健康行业物联网安全等级保护建设 ... 410
5.3.1 物联网安全背景需求 ... 410
5.3.2 物联网安全体系框架 ... 420
5.3.3 物联网安全体系规划 ... 422
5.3.4 物联网安全管理扩展 ... 428
5.4 医疗卫生健康行业工业控制安全等级保护建设 ... 428
5.4.1 工业控制安全背景需求 ... 428
5.4.2 工业控制安全体系框架 ... 432
5.4.3 工业控制安全体系规划 ... 435
5.4.4 工业控制管理扩展要求 ... 441

6 网络安全岗位人员能力与评价 ... 443
6.1 必要性 ... 443
6.2 网络安全岗位能力要求 ... 444
6.2.1 概述 ... 444
6.2.2 个人基本素质 ... 444
6.2.3 知识和技能 ... 445
6.2.4 经历 ... 446
6.2.5 能力的保持与提高 ... 446
6.3 网络安全岗位人员评价 ... 447
6.3.1 概述 ... 447
6.3.2 评价过程 ... 447

7 医疗行业网络安全等级保护实施案例 ... 449
7.1 北京市卫生计生委信息中心信息系统等级保护安全整改建设实施案例 ... 449
7.1.1 总体架构 ... 449
7.1.2 整体效果 ... 457
7.1.3 案例优势 ... 467
7.1.4 经验体会 ... 467
7.2 北京天坛医院密码应用安全建设案例 ... 468
7.2.1 总体架构 ... 468

7.2.2	整体效果	470
7.2.3	案例优势	472
7.2.4	经验体会	472

1 医疗卫生健康行业安全需求

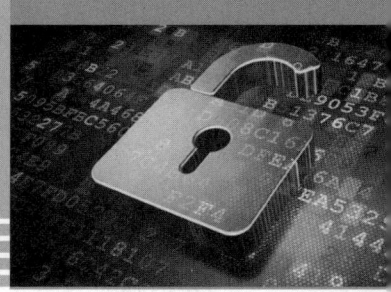

1.1 概述

随着经济社会的发展，人们对健康的需求越来越高、越来越多样化；随着科学技术发展，医疗卫生服务手段越来越先进、选择技术项目越来越丰富。因此，可以说卫生健康工作越来越复杂，它既与生命科学技术密切相关，也与经济、政治、伦理等社会因素密切相关，并关系着千家万户的利益，倍受人们关注和社会重视。当前，信息技术发展日新月异，正在改变着世界、改变着生活，也为卫生健康部门向全社会提供更好的医疗卫生服务创造了前所未有的机遇。在卫生健康领域，信息化是技术，更是手段，卫生信息化建设在医药卫生体制改革中尤为重要。卫生信息化是卫生健康系统中的各类组织，如卫生健康行政部门，医疗机构，疾病防控机构，卫生健康执法监督机构，妇幼保健机构，药品、卫生材料生产、供销及管理机构，医学科研及教育机构利用现代网络和计算机技术对卫生信息或数据进行搜集、整理、存储、使用、提供服务，并对卫生健康领域信息活动和各种要素（包括信息、人、技术与设备等）进行合理组织与控制，以实现信息及相关资源的合理配置，从而满足卫生健康行业信息服务与管理的需求。卫生信息化建设包括医药卫生信息、医疗保障信息、药品监测信息等多个信息系统，涉及医药卫生体制改革的方方面面。医改方案把卫生信息化建设作为深化医药卫生体制改革的八大支撑之一，强调以推进公共卫生、医疗、医保、药品、财务监管信息化建设为着力点，整合资源，加强信息标准化和公共服务信息平台建设，逐步建立统一高效、资源整合、互联互通、信息共享、透明公开、使用便捷的医药卫生信息系统，不断提高医疗卫生服务水平和工作效率，方便患者就医，提高医疗卫生机构的工作效率，减少资源浪费以及提高政府决策和管理水平服务。近些年来，卫生健康行业在信息化建设方面投入了很大精力，到目前为止，信息化工作已经取得了显著效果，多项业务已通过信息应用系统实现了电子化运作，优化了卫生健康业务流程，极大地提高了工作效率，强化了管理职能的绩效产出，增强了社会公众对医疗卫生机构的信心和信任。

卫生健康信息系统从大类上可以分为两大部分：医疗信息系统和公共卫生信息系统。

以北京市卫生信息化的发展为例，北京市卫生信息化建设经历了三个阶段。

第一阶段为初步发展阶段。20世纪90年代至2003年，以医院各自为主建设，北京市各医疗机构陆续开展了医院信息化工作，在二级以上医院实施部署了医疗信息系统（以下简称HIS），初步形成了支撑医院医疗业务运行、保证经济核算、开始深入临床信息的局面。而政府在卫生行政及公共卫生信息化方面投入很少，信息系统缺乏全面的统筹和规划，信息缺乏整合和共享，卫生信息化工作发展缓慢。

第二阶段为快速发展阶段。北京市委、市政府认真总结2003年抗击非典型肺炎工作中的经验教训，进入了2003～2009年卫生信息化的快速发展阶段。2004年11月，北京市委市政府下发了《关于加强首都公共卫生建设的意见》（京发〔2004〕23号）的文件，提出加强"一个机制四个体系"建设，即围绕加强突发公共卫生事件的应急反应机制，重点建设医疗救治、疾病预防控制、卫生监督和公共卫生信息四个体系。2005年3月，市卫生局、市信息办、市发改委、市编办、市财政局五个部门联合签发了《关于加强北京市公共卫生信息系统建设的实施意见》（京卫办字〔2005〕4号）。这两个文件的下发，标志着政府主导卫生信息化建设的开始。政府高度重视卫生信息化工作，在公共卫生信息体系建设方面加强了投入。北京市卫生局制定了公共卫生信息系统建设规划，开始了卫生统计平台、卫生行政审批、卫生监督执法、疾病预防控制、社区卫生、新农合、血液管理和计划免疫等公共信息系统建设。北京卫生信息化在政府主导下全面快速发展。

第三阶段为整合共享阶段。2009年1月，《中共中央 国务院关于深化医药卫生体制改革的意见》颁布，卫生信息化作为完善医药卫生四大体系和八个方面体制机制的"四梁八柱"之一，第一次写入国家层面的政策文件中。北京市卫生信息化再一次迎来机遇，在政府主导下，进入整合应用阶段。在这个时期，大部分医院不满足于以经济管理为核心的信息系统建设，开展以医生工作站和电子病历为核心的临床信息系统（以下简称CIS）建设。在公共卫生信息化方面，以应用为导向的公共卫生信息系统建设已经覆盖了绝大部分的核心业务，全面支持了业务管理。以建立居民全生命周期的动态电子健康档案为主线，医疗卫生信息化与公共卫生信息化进入相互融合、资源共享的区域卫生信息化发展进程，是这一阶段的显著特征。

1.1.1 医疗信息系统的定义与建设内容

根据原卫生部2002年颁发的《医疗信息系统基本功能规范》，医疗信息系统的定义为"利用计算机软硬件技术、网络通信技术等现代化手段，对医院及其所属各部门对人流、物流、财流进行综合管理，对在医疗活动各阶段中产生的数据进行采集、存储、处理、提取、传输、汇总、加工生成各种信息，从而为医院的整体运行提供全面的、自动化的管理及各种服务的信息系统。医疗信息系统是现代化医院建设中不可缺少的基础设施与支撑环境"。

医疗信息系统包括临床诊疗、药品管理、经济管理、综合管理与统计分析以及外部接口五部分。其中临床诊疗部分包括门诊医生工作站分系统、住院医生工作站分系统、护士工作站分系统、临床检验分系统、输血管理分系统、医学影像分系统、手术麻醉管理分系统；药品管理部分主要包括药品管理分系统；经济管理部分包括门（急）诊挂号分系统，门（急）诊划价收费分系统，住院患者入、出、转管理分系统，住院收费分系统，物资管理分系统，设备管理分系统，财务管理分系统与经济核算管理分系统；综合管理与统计分析部分包括病案管理分系统、医疗统计分系统、院长综合查询与分析分系统、患者咨询服务分系统；外部接口部分包括医疗保险接口、社区卫生服务接口、远程医疗咨询系统接口。

1.1.2 医疗信息系统的特点

医疗信息系统除了具有其他管理信息系统（以下简称 MIS 系统）共有的特性外，同时具有许多不同于一般 MIS 系统的独有的系统管理特点、技术特点和应用特点，这些特点往往为 HIS 的设计和实现带来更高的难度、更多的复杂性，大致可以归纳为以下八点。

一是在许多情况下，它需要极其迅速的响应速度和联机事务处理能力。

二是医疗信息复杂性。患者信息是以多种数据类型表达出来的，不仅需要文字与数据，而且时常需要图形、图表、影像等。

三是信息的安全、保密性要求高。患者医疗记录是一种拥有法律效力的文件，它不仅在医疗纠纷案件中，而且在许多其他法律程序中均会发挥重要作用，有关人事的、财务的乃至患者的医疗信息均有严格的保密性要求。

四是数据量大。任何一个患者的医疗记录都是一个不断增长的、图文并茂的数据库，一个大型综合性医院拥有上百万份患者的病案是常见的。

五是开发难度高、技术复杂，开发周期长。

六是瞬时并发访问量大。

七是稳定性要求高。

八是系统后期数据维护工作量大。

1.1.3 公共卫生信息系统的定义及建设内容

1.1.3.1 定义

公共卫生信息系统（Public Health Information System，PHIS）是综合运用计算机

技术、网络技术和通信技术，构建覆盖各级卫生健康行政部门、疾病预防控制中心、卫生健康监督机构、各级各类卫生医疗机构的高效信息网络和应用系统，通过该系统全面支持疾病预防控制、卫生监督执法管理、紧急医疗救援、健康管理等公共卫生服务，支持公共卫生信息的收集、整理和分析，以达到提高医疗救治、公共卫生管理、科学决策以及突发公共卫生事件的应急指挥能力的目的。

公共卫生服务与信息技术密不可分，《全国卫生信息化发展规划纲要2003～2010年》提出，要把信息化建设纳入卫生事业发展的总体规划，因此，公共卫生信息系统建设已经成为公共卫生事业建设的重要内容，它的建设与有效应用对于提高公共卫生服务的质量和效率、及时准确采集公共卫生数据、提高科学决策和应对突发事件的能力具有重要的作用。

1.1.3.2 建设内容

公共卫生信息系统是公共卫生建设的重要组成部分，建设内容包括应用信息系统建设和基础网络平台建设以及公共卫生信息标准的制定。

应用信息系统包括指挥决策系统、卫生行政管理信息系统、疾病预防控制信息系统、紧急医疗救援信息系统、卫生健康执法监督信息系统、妇幼保健信息系统、社区卫生服务信息系统、血液管理信息系统、健康一卡通信息系统、卫生综合服务信息系统等。

1.1.4 公共卫生信息系统的特点

1.1.4.1 公益性

公共卫生是一项社会系统工程，是整个社会成员预防疾病、促进身体健康的社会公益事业，公共卫生信息系统作为国家公共卫生建设的重要组成部分同样具有公益性的特点。因此，公共卫生信息系统需要以政府为主体，进行规划、投入、建设和运行维护。

1.1.4.2 区域性

公共卫生信息系统大多围绕疾病预防控制、妇幼保健、卫生健康监督等卫生业务领域的需求进行建设。与医院内的诊疗活动不同，这些业务领域突破了系统应用于一个单位的局限，而是在区、县或省、市，甚至在全国的范围应用。例如，国家疫情和突发公共卫生事件监测系统，覆盖了31个省（区、市），系统连接了乡镇、县（区）、地（市）、省、国家五级卫生健康行政部门、疾病预防控制中心、各级各类医疗卫生机构。

1.1.4.3 规范性

公共卫生信息系统覆盖范围广，用户多。卫生业务领域的不同用户往往有着不同的业务规范、模式和流程，对信息系统建设也有着不同的需求，甚至有的需求差异很大，还有的需求并不符合实际业务规范的要求。而在一项公共卫生信息系统建设项目中不可能满足所有用户的需求，因此，公共卫生信息系统在建设的过程中往往要求用户尽可能地统一功能规范、统一业务流程、统一数据指标等。

1.1.4.4 依赖性

这主要指公共卫生信息系统的建设和应用对政策法规、公共基础设施以及卫生系统信息化整体水平的依赖性。国家疫情监测系统之所以能够较好地建设和应用，一方面是由于《中华人民共和国传染病防治法》的相关要求，另一方面也是由于网络等公共基础设施的改善。而随着公共卫生信息系统建设的深入，信息系统要求来源于基层医疗卫生单位的数据更加全面、细致且数量巨大，这就对卫生系统信息化建设的整体水平提出了更高要求。如果基层医疗卫生单位没有相应的业务信息系统或数据库作支撑，只靠手工报表上报数据，这种状况下的公共卫生信息系统难以达到信息整合、综合分析、快速处理的目的。

1.2 网络安全现状

随着信息系统在医疗行业的不断应用，目前绝大多数医院已经建立或逐步完善自己的信息系统，不少已经实现了"数字化医院"。信息系统极大地方便了医疗和管理，但同时医院业务对信息系统的依赖也越来越多。近年来，卫生健康行政部门为应对各类突发性公共卫生事件，要求信息及时采集上报；各级医保管理部门要求各类医疗信息实时上传。这些都使得医院的网络由封闭走向开放，网络安全管理的难度也较几年前增大了很多。在这种情况下，各医疗卫生机构对网络安全保障工作给予了足够的重视，网络安全保障工作都在逐步推进。

但与发达国家相比，我国卫生健康行业的网络安全管理领域工作刚刚起步，网络安全意识相对落后，没有成立专门的安全管理组织，也没有建立规范成套的安全管理体系，不能满足大踏步前进的信息化建设工作需求。

与此同时，随着信息化程度的逐步提高，需提高防范网络犯罪行为的意识。虽然相关部门在医疗卫生机构内已经部署了很多安全产品，但是仍然出现很多的安全问题，对已经与信息化紧密相关的卫生业务部门来讲，会在一定程度上影响卫生健康行业为公众服务的效果。

医疗卫生行业网络安全等级保护实施指南（第三版）

在网络安全方面，对人和其行为的管理才是最重要的，如果没有正确的安全操作管理规范，就算是有再好的安全产品，也可能会发生安全问题，大规模的Dos侵入、黑客攻击、蠕虫病毒、垃圾邮件等的泛滥，加之自然灾害引起的灾难增多，这些安全技术手段逐渐暴露出某些"先天不足"的问题，导致卫生健康行业的网络安全事件逐渐增多，有可能造成重要数据的丢失、破坏，从而造成难以弥补的损失，这样不仅严重影响卫生业务系统的正常运行，还直接威胁患者的隐私，甚至是生命安全。

1.2.1 医疗卫生中关于隐私保护

医疗卫生服务的对象是人，服务系统维护的不仅是人的生命与健康，还应有对患者隐私及隐私权的尊重，其核心即是对患者医疗健康信息的隐私保护。医疗健康信息包括个人在疾病控制、体检、诊断、治疗、医学研究过程中涉及的体征、健康状况、遗传基因、病史病历等个人信息，而个人医疗健康信息的保护处于隐私权的核心部位。

由于个人医疗健康信息与主体的人格利益、财产利益有密切的关联，一旦受到非法侵犯或泄露，将可能给个人生活、工作带来较大的负面影响及损失。例如，妇幼保健院收集到的新生儿健康信息包括了家长的个人信息，受害人可能遭到追踪式的纠缠；艾滋病患者、HIV病毒携带者病情信息的泄露，将给当事人造成精神压力与痛苦。

患者的隐私权受到侵犯也成为目前医疗纠纷的新热点。在医疗护理活动中，由于医生、护士在疾病诊治过程中的需要，有很多机会接触到患者的隐私，因此，医务工作者既是获得患者隐私权的人，也是患者隐私信息的保护者。而一些医务工作者故意或过失披露、散布、传播、利用患者的隐私，不仅侵害了患者的隐私权，而且影响了医院的社会效益和经济效益，也严重损害了就医人员的执业形象。

因此，在诊疗护理活动中，尊重、保护患者的隐私，真正体现对患者的尊重、人文关怀，不仅有利于建立和谐的医患关系，减少医疗纠纷的发生，而且对于推进我国依法行医、依法治院具有重要的意义。

1.2.2 医疗卫生中涉及的重要隐私内容及安全要求

1.2.2.1 重要隐私内容

在医疗卫生健康领域，个人医疗健康信息是最重要的隐私内容。而随着医疗卫生信息化的发展，个人医疗健康信息逐渐形成了以电子病历、电子处方、电子健康档案为主的信息承载样式。

1.2.2.1.1 电子病历

电子病历是医疗机构对门诊、住院患者（保健对象）临床诊疗和指导干预的、数字化的医疗服务工作记录，是居民个人在医疗机构历次就诊过程中产生和被记录的完整、详细的临床信息资源。电子病历的主要内容由病历概要、门（急）诊病历记录、住院病历记录、健康体检记录、转诊记录、法定医学证明及报告、医疗机构信息七个业务领域的基本医疗服务活动记录构成。

电子病历是现代医疗机构临床工作开展所必需的业务支撑系统，是居民健康档案的主要信息来源和重要组成部分，也是我国医疗卫生信息系统建设的重要内容，在《中共中央 国务院关于深化医药卫生体制改革的意见》中提出，要以医院管理和电子病历为重点，推进医院信息化建设。

1.2.2.1.2 电子处方

电子处方是指医疗机构在诊疗活动中为患者开具的并作为患者用药凭证的医疗文件。目前，电子处方已涵盖在电子病历范畴中，在电子病历的门（急）诊病历记录中包括了门（急）诊处方。

1.2.2.1.3 健康档案

健康档案是居民健康管理（疾病防治、健康保护、健康促进等）过程的规范、科学记录；是以居民个人健康为核心，贯穿整个生命过程，涵盖各种健康相关因素、实现多渠道信息动态收集，满足居民自我保健和健康管理、健康决策需要的信息资源。健康档案的基本内容主要由个人基本信息和主要卫生服务记录两部分组成。

健康档案也是我国医疗卫生信息系统建设的主要内容，在《中共中央 国务院关于深化医药卫生体制改革的意见》中提到，建立以居民健康档案为重点，构建乡村和社区卫生信息网络平台。

1.2.2.2 基本安全要求

伴随着医疗卫生信息化建设的步伐加快，以电子病历、健康档案形式记录个人医疗健康信息的信息系统快速发展，因此，在加快电子病历、健康档案等涉及个人隐私的重要信息系统建设时，建立以身份认证、授权管理、责任认定为基础的安全保障机制就显得尤为重要，只有切实保护好患者隐私的合法使用和管理，使患者隐私在为医务人员提供科学、合理就诊的基础信息的同时，又能够切实维护患者隐私不被非法泄露和侵犯，才能真正体现我国医疗卫生服务为民服务、尊重患者隐私的宗旨，从而推进我国数字化医疗服务的顺利实施。

1.2.3 国家相关法律法规对医疗卫生隐私保护的约束措施

国家高度重视医疗卫生中关于个人隐私保护方面的问题，在一系列法律法规中都体现了对隐私保护的要求。

《电子病历基本规范》对电子病历在建立、使用、保存和管理等方面进行了严格要求，包括设立操作人员专有的身份标识和识别手段、设置相应权限、电子签名确认、保存历次修改痕迹、严格的复制管理功能等，满足国家网络安全等级保护制度与标准，以确保信息的安全合法使用和非法行为的责任追踪。如第十六条规定："对操作人员的权限实行分级管理，保护患者的隐私。具备对电子病历创建、编辑、归档等操作的追溯能力。"第二十五条规定："医疗机构应当建立电子病历网络安全保密制度。"

《中华人民共和国执业医师法》第二十二条第三项，对医师在执业活动中履行义务做了规定：医师应当关心、爱护、尊重患者，保护患者的隐私。

《中华人民共和国护士管理办法》第二十四条规定：护士在执业中得悉就医者的隐私，不得泄露，但法律另有规定的除外。

《医务人员医德规范及实施办法》中明确规定：为病人保守医密，实行保护性医疗，不泄露病人隐私与秘密。

《中华人民共和国母婴保健法》第三十四条规定：从事母婴保健工作的人员应严格遵守职业道德，为当事人保守秘密。

《传染病防治法实施办法》第三十四条规定：医务人员未经县以上政府卫生行政部门批准，不得将就诊的淋病、梅毒、麻风病、艾滋病病人和艾滋病病原携带者及其家属的姓名、住址和个人病史公开。

由此可见，现在有一系列政策法规进一步规范信息系统的建设，约束医务人员的保密义务与责任，加强我国在医疗卫生服务中对患者隐私及隐私权的尊重与维护。

1.2.4 存在的问题

当前，我国现代化建设进入新的阶段，改革和发展处于关键时期，影响公共安全的因素大幅增加，随着网络应用普及程度和覆盖范围进一步扩大，社会对信息网络的依赖程度也在不断提升。互联网和重要信息系统作为信息基础设施，已成为一个国家赖以正常运转的"神经系统"，它的安全与否成为维系社会秩序的先决条件。与此同时，我们应该看到，当前我国网络安全面临的形势仍然十分严峻，维护国家网络安全的任务十分艰巨、繁重。

一是网络安全战略威胁更加突出。近年来，在党中央、国务院的高度重视下，通过各地区、各部门的共同努力，网络安全工作取得明显成效。但同西方发达国家相比，总体还处于被动局面。同时，网络安全领域的一些关键技术和关键产品大部分掌握在美国和西方信息化发达的国家手中，从而使大量采用国外产品和服务的我国重要信息系统受西方反华势力、敌对势力渗透、攻击、控制的安全隐患进一步加大，形成了对我国的战略威胁。

二是各类网络安全威胁不断增多，网络安全防范难度加大。计算机病毒通过"网站挂马"、网络共享、电子邮件和U盘等移动存储介质广泛传播。与第三方应用软件、浏览器服务有关安全漏洞也大幅上升,其中大量是高危漏洞。大量木马程序、后门病毒利用安全漏洞通过"网站挂马"、"U盘摆渡"、伪造和欺骗等手段侵入重要信息系统,消耗系统资源,窃取个人用户信息甚至国家秘密和商业秘密,给重要信息系统的安全运行造成很大危害。此外,境内外敌对势力、敌对分子和不法分子也利用重要信息系统的安全漏洞和管理缺陷,对我国重要信息系统实施网络探测攻击,破坏国家网络基础设施的行为也逐年增多。

三是网络安全建设缺乏规范,安全防护能力亟待提高。一些单位网络安全领导体制和工作机制等责任制未落实,人员安全管理、系统运维管理和系统建设管理制度不健全、不规范。缺乏常态化的系统安全保护状况的测评分析,在安全技术策略的选择、建设整改方案设计及实施等技术建设方面,既存在一定的盲目性,也缺乏完整性和系统性,导致网络安全整体防护能力和水平不高,给信息系统正常运行留下安全隐患。

四是卫生健康行业网络安全基本状况。以北京市为例,北京市共有医疗卫生机构6 000余家,包括血液中心、疾控中心、卫生监督所等重要公共卫生机构,信息系统数量众多,网络安全保障工作责任重大,市卫生健康委率先进行了网络安全管理体系的建设和运维工作,取得了显著成效。特别是在2008年奥运会和2009年国庆网络安全保障中,卫生健康行业主动落实网络安全等级保护制度,通过采取强化组织,责任落实;认真自查,做好整改;制定预案,定期演练;责任到人,加强值守等一系列措施,掌握了本系统安全隐患,有针对性地开展了整改建设,提高了卫生信息系统的整体防范能力,提供了高效优质的服务,增强了社会民众对卫生机构的信息和信任。但从首都实际看,北京处于网络与网络安全前沿,特别是着眼于建设现代化国际大都市,给网络与网络安全工作提出了许多新的要求。与形势与任务的要求相比,保障网络与网络安全工作的技术水平亟待提高,很多工作措施特别是一些基础工作需要进一步落实。

长期以来,在网络安全建设方面,存在着重技术轻管理、重产品功能轻人为因素、缺乏整体性网络安全体系考虑等方面的问题。技术也许可以解决一部分问题,但解决不了根本。

虽然这些技术和产品的应用,一定程度上解决了部分网络安全问题,但是仅仅靠这些产品和技术还不够,即使采购和使用了足够先进、足够多的网络安全产品,仍然无法避免一些网络安全事件的发生,如常见的已经部署了防病毒系统和防火墙系统,但依然会发生病毒事件,导致网速缓慢,甚至网络瘫痪。

随着我国医药卫生体制改革的深入和发展,医疗卫生健康行业信息系统已经成为支撑现代化运行的重要手段,医疗卫生业务对信息系统的依赖程度越来越高。一旦信息系统出现故障，会直接影响医疗卫生业务的正常开展，导致医疗卫生业务停滞，对社会秩序和公共利益造成损害。另外，由于医疗卫生信息系统中存储着大量患者个人数据，若发生数据泄露，会引起患者不满，引发医患矛盾，并造成其他负面社会影响。因此，医疗卫生机构对信息系统的稳定性和安全性有着更高的要求。

医疗卫生健康行业涉及国计民生，关系社会稳定。随着信息化的发展和相关法律的完善，医疗网络安全也暴露出越来越多的问题，如某医院信息系统突然出现故障，致使医院无法出具就诊相关凭证，很多患者因此错过就诊时间。因系统瘫痪无法打印报销凭证，复诊患者缴费后，只能先领取收据，再到医院换正式发票，而初诊患者只能等电脑系统恢复后才能办理就诊卡和挂号。这次软件故障使门诊挂号、划价收费、住院登记等程序都无法进行，给很多患者造成不便。经过4小时修复，系统才恢复正常。

医院信息系统的安全性直接关系到医院医疗工作的正常运行，一旦网络瘫痪或数据丢失，将会给医院和患者造成巨大的灾难和难以弥补的损失。同时，医院信息系统涉及大量医院经营和患者医疗等私密信息，信息的泄露和传播将会给医院、社会和患者带来安全风险。2008年6月，某市保健医院曾经发生一名内部人员利用职务之便盗取该院信息系统中所有孕妇和婴儿信息的严重网络安全泄密事件。

如果医疗卫生机构信息系统中存储的一些特殊疾病患者（如艾滋病等）信息被窃取和传播的话，可能造成极为恶劣的社会影响，甚至酿成大规模的社会群体性事件，由此可见，加强医疗卫生健康行业的等级保护建设刻不容缓。

目前，影响并威胁着我国医疗卫生网络安全的主要因素有五个方面：第一，没有设立网络安全的专门管理机构，没有行政和技术上的有效安全管理；第二，对网络安全工作的认识不到位，对重要信息系统安全保护缺乏应有的重视，重要信息系统未落实关键安全保护技术措施；第三，没有实行强制性的安全监督、审查、验收机制，特别是没有第三方介入的监督、审查、验收机制，人员和资金投入不足；第四，没有重视和执行对用户的安全知识、法规、标准的宣传、培训、考核，没有规定或缺少应有的岗位设置；第五，"头痛医头，脚痛医脚"，很难实现整体的安全管控。

1.2.5 网络安全思考

在卫生健康行业的数字化应用不断普及、深入的今天，卫生健康行业对信息系统的稳定性、安全性要求越来越高，国内的各级卫生健康机构认识到了信息系统故障对自身业务的巨大影响，通过采取各种各样的安全保障措施来提高信息系统的稳定运行的能力，制订了业务持续性计划和灾难恢复计划，制定相应的安全策略、加强人员安全管理等。但是信息系统没有绝对的安全，只有将网络安全的管理体系化，建立统一的网络安全管理体系，落实各项管理制度，制定合理的安全策略，采取有效的防范措施,才能切实保障卫生信息系统的安全、稳定、正常地运行,保障各项卫生业务的正常开展,体现信息化给患者就医带来的便捷服务,提高医疗卫生机构的医疗、管理、教学、科研水平,给其带来巨大的综合效益。在此情况下,建立完善的网络安全管理体系,保障卫生健康行业信息系统的安全运行,成为我国卫生健康行业信息化发展的重要保障。

网络安全的"木桶效应"观点是将整个网络安全系统从一个完整的系统角度考虑,将其比作一个木桶,其安全水平是由构成木桶的最短的那块木板决定的。也就是说,我们的网络安全系统中,各个安全要素是同等重要的。正所谓"蝼蚁之穴,溃千里之堤",各方面要素均不容忽视。

应当强调的是,安全管理在所有要素中具有极其重要的地位。有人将安全管理的漏洞比作木桶桶底的漏洞。这就是说,如果安全管理有漏洞,其他安全措施即使投入再大也无济于事。因此,应加强对网络安全从业人员的培训和管理工作。网络安全归根结底是人与人的角力对抗,加强人才队伍建设是提升网络工作水平的重中之重,我们要树立"以人为本"的理念,开展网络安全从业人员培训,强化网络安全人员管理。按照《信息系统安全等级保护基本要求》等国家标准要求,结合行业特点,确定《信息系统安全等级保护基本要求》的具体指标,在不低于等级保护基本要求的情况下,结合系统安全保护的特殊需求,制定行业标准规范或细则,指导卫生健康行业信息系统安全建设整改工作。

1.3 安全需求分析

1.3.1 等级保护要求

《国家信息化领导小组关于加强信息安全保障工作的意见》(中办发〔2003〕27号)明确要求我国信息安全保障工作实行等级保护制度,提出"抓紧建立信息安全等级保护制度,制定信息安全等级保护的管理办法和技术指南"。2004年9月发布的《关于信息安全等级保护工作的实施意见》(公通字〔2004〕66号)进一步强调了开展信息安全等级保护工作的重要意义,规定了实施信息安全等级保护制度的原则、内容、职责分工、基本要求和实施计划,部署了实施信息安全等级保护工作的操作办法。

2007年以来,公安部陆续发布《信息安全等级保护管理办法》(公通字〔2007〕43号)、《关于开展全国重要信息系统安全等级保护定级工作的通知》(公信安〔2007〕861号)、《关于开展信息系统等级保护安全建设整改工作的指导意见》公信安〔2009〕1429号)、《关于推动信息安全等级保护测评体系建设和开展等级测评工作的通知》(公信安〔2010〕303号)等文件,进一步为各行业开展信息安全等级保护工作指明了方向,同时也为各行业如何根据自身特点做好信息安全等级保护工作提出了更高的要求。2011年,卫生部印发了《关于全面开展卫生行业信息安全等级保护工作的通知》(卫办综函〔2011〕1126号),针对医疗卫生健康行业的信息系统的信息安全等级保护工作提出要求,目前医疗卫生健康行业开展等级保护建设工作主要以《卫生行业信息安全等级保护工作的指导意见》(卫办发〔2011〕85号)为指南。

医疗卫生机构作为涉及国计民生的重要组成部分,其安全保障事关社会稳定,必须按照文件要求,全面实施等级保护。

《中华人民共和国网络安全法》第二十一条规定:国家实行网络安全等级保护制度。

1.3.2 体系化管理需求

国际标准《信息安全管理实用规则 ISO/IEC 27002:2005》中强调,信息安全是一个管理过程,而不是一个技术过程。技术和产品要通过管理的组织职能才能发挥最好的作用,技术不高但管理良好的系统远比技术高但管理混乱的系统安全。因此技术和产品是基础,管理是关键。建立一个管理框架,让好的安全策略在这个框架内重复实施,并不断得到修正,就会实现持续安全。

在网络安全管理方面,ISO/IEC 27001和《信息安全管理实用规则 ISO/IEC 27002:2005》等国际标准提供了指导性建议,即基于PDCA模型的持续改进的管理模式,根据这两个标准中提出的最佳实践方法,可以形成一套动态、系统、全员参与、制度化和以预防为主的网络安全管理体系。网络安全管理体系是管理体系方法在网络安全领域的运用,它可以从组织整体的角度来识别安全风险,通过采取相应的安全控制措施(既包括安全技术措施,也包括安全管理措施),达到综合防范、保障安全的目标。

网络安全管理体系包括建立、实施、运行、监视、评审、保持和改进网络安全等一系列的管理活动,并且表现为组织结构、策略方针、计划活动、目标与原则、人员与责任、过程与方法、资源等诸多要素的集合。它是组织整个管理体系的一部分,通过网络安全管理体系的建设,可以有效解决组织面临的网络安全问题,提高组织的网络安全防护能力。

归根结底,技术和管理是相辅相成的,网络安全并不是技术过程,而是一个综合防范的过程,网络安全管理是综合防范过程中的一个重要部分,在网络安全保障工作中必须管理与技术并重,进行综合防范,才能有效保障安全,这也是实现网络安全目标的必由之路。

2 《中华人民共和国网络安全法》与等级保护 2.0

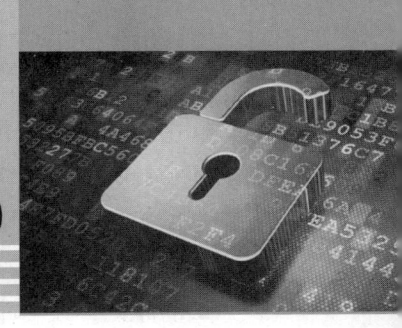

2.1 《中华人民共和国网络安全法》

全国人民代表大会常务委员会于 2016 年 11 月 7 日发布了《中华人民共和国网络安全法》(以下简称《网络安全法》),自 2017 年 6 月 1 日起施行。《网络安全法》是为保障网络安全,维护网络空间主权和国家安全、社会公共利益,保护公民、法人和其他组织的合法权益,促进经济社会信息化健康发展而制定的。

《网络安全法》共 7 章 79 条,包括:第一章总则、第二章网络安全支持与促进、第三章网络运行安全(第一节一般规定、第二节关键信息基础设施的运行安全)、第四章网络信息安全、第五章监测预警与应急处置、第六章法律责任和第七章附则。

2.1.1 网络安全概念

《网络安全法》第七十六条对网络安全用语作了定义。

网络,是指由计算机或者其他信息终端及相关设备组成的按照一定的规则和程序对信息进行收集、存储、传输、交换、处理的系统。

网络安全,是指通过采取必要措施,防范对网络的攻击、侵入、干扰、破坏和非法使用以及意外事故,使网络处于稳定可靠运行的状态,以及保障网络数据的完整性、保密性、可用性的能力。

网络运营者,是指网络的所有者、管理者和网络服务提供者。

网络数据,是指通过网络收集、存储、传输、处理和产生的各种电子数据。

个人信息,是指以电子或者其他方式记录的能够单独或者与其他信息结合识别自然人个人身份的各种信息,包括但不限于自然人的姓名、出生日期、身份证件号码、个人生物识别信息、住址、电话号码等。

卫生健康行业应用的信息系统是网络的一个子集。网络安全包含了网络安全与信息系统安全。卫生健康机构具有信息系统,是信息系统的所有者、管理者和网络服务提供者,即网络运营者。

2.1.2 维护网络主权和战略规划

网络主权是国家主权在网络空间的体现和延伸,网络主权原则是我国维护国家安全和利益、参与网络国际治理与合作所坚持的重要原则。为此,《网络安全法》将"维护网络空间主权和国家安全"作为立法宗旨,规定在中华人民共和国境内建设、运营、维护和使用网络,以及网络安全的监督管理,适用该法。同时,按照安全与发展并重的原则,设专章对国家网络安全战略和重要领域网络安全规划、促进网络安全的支持措施作了规定。

2.1.3 网络运行安全一般规定

在《网络安全法》中,对网络运行安全问题提出了要求:一是国家实行网络安全等级保护制度;二是网络运营在与用户签订协议或者确认提供服务时,应当要求用户提供真实身份信息;三是规定留存相关的网络日志不少于6个月;四是任何个人和组织不得危害他人网络;五是网络运营者应当为公安机关、国家安全机关依法维护国家安全和侦查犯罪的活动提供技术支持和协助。

《网络安全法》第三章第二十一条规定:"国家实行网络安全等级保护制度。网络运营者应当按照网络安全等级保护制度的要求,履行下列安全保护义务,保障网络免受干扰、破坏或者未经授权的访问,防止网络数据泄露或者被窃取、篡改:(一)制定内部安全管理制度和操作规程,确定网络安全负责人,落实网络安全保护责任;(二)采取防范计算机病毒和网络攻击、网络侵入等危害网络安全行为的技术措施;(三)采取监测、记录网络运行状态、网络安全事件的技术措施,并按照规定留存相关的网络日志不少于六个月;(四)采取数据分类、重要数据备份和加密等措施;(五)法律、行政法规规定的其他义务。"

在这里将现行的网络安全等级保护制度上升为法律,要求网络运营者按照网络安全等级保护制度的要求,采取相应的管理措施和技术防范等措施,履行相应的网络安全保护义务。

为了保障网络运行安全,必须落实网络运营者第一责任人的责任。

《网络安全法》第三章第二十一条第三款明确规定:"采取监测、记录网络运行状态、网络安全事件的技术措施,并按照规定留存相关的网络日志不少于六个月。"

《网络安全法》第三章第二十四条规定:"网络运营者为用户办理网络接入、域名注册服务,办理固定电话、移动电话等入网手续,或者为用户提供信息发布、即时通讯等服务,在与用户签订协议或者确认提供服务时,应当要求用户提供真实身份信息。用户不提供真实身份信息的,网络运营者不得为其提供相关服务。国家实施网络可信身份战略,支持研究开发安全、方便的电子身份认证技术,推动不同电子身份认证之间的互认。"

《网络安全法》第三章第二十七条规定:"任何个人和组织不得从事非法侵入他人网络、干扰他人网络正常功能、窃取网络数据等危害网络安全的活动;不得提供专门用于从事侵入网络、干扰网络正常功能及防护措施、窃取网络数据等危害网络安全活动的程序、工具;明知他人从事危害网络安全的活动的,不得为其提供技术支持、广告推广、支付结算等帮助。"

《网络安全法》第三章第二十八条规定:"网络运营者应当为公安机关、国家安全机关依法维护国家安全和侦查犯罪的活动提供技术支持和协助。"

《网络安全法》第三章第二十九条规定:"国家支持网络运营者之间在网络安全信息收集、分析、通报和应急处置等方面进行合作,提高网络运营者的安全保障能力。有关行业组织建立健全本行业的网络安全保护规范和协作机制,加强对网络安全风险的分析评估,定期向会员进行风险警示,支持、协助会员应对网络安全风险。"

2.1.4 关键信息基础设施的运行安全

为了保障关键信息基础设施安全,维护国家安全、经济安全和保障民生,《网络安全法》设专节对关键信息基础设施的运行安全作了规定,实行重点保护。范围包括基础信息网络、重要行业和领域的重要信息系统、军事网络、重要政务网络、用户数量众多的商业网络等。并对关键信息基础设施安全保护办法的制定、负责安全保护工作的部门、运营者的安全保护义务、有关部门的监督和支持等作了规定。

《网络安全法》第三章第三十一条规定:"国家对公共通信和信息服务、能源、交通、水利、金融、公共服务、电子政务等重要行业和领域,以及其他一旦遭到破坏、丧失功能或者数据泄露,可能严重危害国家安全、国计民生、公共利益的关键信息基础设施,在网络安全等级保护制度的基础上,实行重点保护。关键信息基础设施的具体范围和安全保护办法由国务院制定。国家鼓励关键信息基础设施以外的网络运营者自愿参与关键信息基础设施保护体系。"

国家互联网信息办公室发布的《关键信息基础设施安全保护条例(征求意见稿)》的第十八条规定:"下列单位运行、管理的网络设施和信息系统,一旦遭到破坏、丧失功能或者数据泄露,可能严重危害国家安全、国计民生、公共利益的,应当纳入关键信息基础设施保护范围:(一)政府机关和能源、金融、交通、水利、卫生医疗、教育、社保、环境保护、公用事业等行业领域的单位;(二)电信网、广播电视网、互联网等信息网络,以及提供云计算、大数据和其他大型公共信息网络服务的单位;(三)国防科工、大型装备、化工、食品药品等行业领域科研生产单位;(四)广播电台、电视台、通讯社等新闻单位;(五)其他重点单位。"

国家卫生健康委的相关机构已经按照《关键信息基础设施识别指南》，组织识别卫生健康行业的关键信息基础设施，确定了若干个卫生健康行业的关键信息基础设施。

《网络安全法》第三章第三十三条规定："建设关键信息基础设施应当确保其具有支持业务稳定、持续运行的性能，并保证安全技术措施同步规划、同步建设、同步使用。"

对于关键信息基础设施要做到"三同步"，即同步规划、同步建设、同步使用。

《网络安全法》第三章第三十四条规定："除本法第二十一条的规定外，关键信息基础设施的运营者还应当履行下列安全保护义务：（一）设置专门安全管理机构和安全管理负责人，并对该负责人和关键岗位的人员进行安全背景审查；（二）定期对从业人员进行网络安全教育、技术培训和技能考核；（三）对重要系统和数据库进行容灾备份；（四）制定网络安全事件应急预案，并定期进行演练；（五）法律、行政法规规定的其他义务。"

《网络安全法》第三章第三十七条规定："关键信息基础设施的运营者在中华人民共和国境内运营中收集和产生的个人信息和重要数据应当在境内存储。因业务需要，确需向境外提供的，应当按照国家网信部门会同国务院有关部门制定的办法进行安全评估；法律、行政法规另有规定的，依照其规定。"

《网络安全法》第三十七条明确规定，在中华人民共和国境内运营中收集和产生的个人信息和重要数据应当在境内存储。另外，因业务需要，确需向境外提供的，应当按照国家网信部门会同国务院有关部门制定的办法进行安全评估。

《网络安全法》第三章第三十八条规定："关键信息基础设施的运营者应当自行或者委托网络安全服务机构对其网络的安全性和可能存在的风险每年至少进行一次检测评估，并将检测评估情况和改进措施报送相关负责关键信息基础设施安全保护工作的部门。"

《网络安全法》第三章第三十九条规定："国家网信部门应当统筹协调有关部门对关键信息基础设施的安全保护采取下列措施：（一）对关键信息基础设施的安全风险进行抽查检测，提出改进措施，必要时可以委托网络安全服务机构对网络存在的安全风险进行检测评估；（二）定期组织关键信息基础设施的运营者进行网络安全应急演练，提高应对网络安全事件的水平和协同配合能力；（三）促进有关部门、关键信息基础设施的运营者以及有关研究机构、网络安全服务机构等之间的网络安全信息共享；（四）对网络安全事件的应急处置与网络功能的恢复等，提供技术支持和协助。"

2.1.5　保障网络产品和服务安全

维护网络安全首先要保障网络产品和服务的安全。《网络安全法》规定：一是明确网络产品和服务提供者的安全义务，包括不得设置恶意程序，及时向用户告知安全缺陷、漏洞等风险，持续提供安全维护服务等；二是总结实践经验，将网络关键设备和网络安全专用产品的安全认证和安全检测制度上升为法律并作了必要的规范；三是建立关键信息基础设施运营者采购网络产品、服务的安全审查制度，规定关键信息基础设施的运营者采购网络产品或者服务，可能影响国家安全的，应当通过国家网信部门会同国务院有关部门组织的安全审查。

《网络安全法》第三章第二十二条规定："网络产品、服务应当符合相关国家标准的强制性要求。网络产品、服务的提供者不得设置恶意程序；发现其网络产品、服务存在安全缺陷、漏洞等风险时，应当立即采取补救措施，按照规定及时告知用户并向有关主管部门报告。网络产品、服务的提供者应当为其产品、服务持续提供安全维护；在规定或者当事人约定的期限内，不得终止提供安全维护。网络产品、服务具有收集用户信息功能的，其提供者应当向用户明示并取得同意；涉及用户个人信息的，还应当遵守本法和有关法律、行政法规关于个人信息保护的规定。"

《网络安全法》第三章第二十三条规定："网络关键设备和网络安全专用产品应当按照相关国家标准的强制性要求，由具备资格的机构安全认证合格或者安全检测符合要求后，方可销售或者提供。国家网信部门会同国务院有关部门制定、公布网络关键设备和网络安全专用产品目录，并推动安全认证和安全检测结果互认，避免重复认证、检测。"

《网络安全法》第三章第三十五条规定："关键信息基础设施的运营者采购网络产品和服务，可能影响国家安全的，应当通过国家网信部门会同国务院有关部门组织的国家安全审查。"

《网络安全法》第三章第三十六条规定："关键信息基础设施的运营者采购网络产品和服务，应当按照规定与提供者签订安全保密协议，明确安全和保密义务与责任。"

2.1.6 保护公民个人信息安全

对云计算、大数据等技术的发展和应用，网络数据安全对维护国家安全、经济安全，保护公民合法权益，促进数据利用至为重要。为此，《网络安全法》作了以下规定：一是加强对公民个人信息的保护，防止公民个人信息数据被非法获取、泄露或者非法使用；二是要求关键信息基础设施的运营者在境内存储公民个人信息等重要数据；确需在境外存储或者向境外提供的，应当按照规定进行安全评估。

《网络安全法》第四章第四十条规定："网络运营者应当对其收集的用户信息严格保密，并建立健全用户信息保护制度。"

《网络安全法》第四章第四十一条规定："网络运营者收集、使用个人信息，应当遵循合法、正当、必要的原则，公开收集、使用规则，明示收集、使用信息的目的、方式和范围，并经被收集者同意。网络运营者不得收集与其提供的服务无关的个人信息，不得违反法律、行政法规的规定和双方的约定收集、使用个人信息，并应当依照法律、行政法规的规定和与用户的约定，处理其保存的个人信息。"

《网络安全法》第四章第四十二条规定："网络运营者不得泄露、篡改、毁损其收集的个人信息；未经被收集者同意，不得向他人提供个人信息。但是，经过处理无法识别特定个人且不能复原的除外。网络运营者应当采取技术措施和其他必要措施，确保其收集的个人信息安全，防止信息泄露、毁损、丢失。在发生或者可能发生个人信息泄露、毁损、丢失的情况时，应当立即采取补救措施，按照规定及时告知用户并向有关主管部门报告。"

《网络安全法》第四章第四十三条规定："个人发现网络运营者违反法律、行政法规的规定或者双方的约定收集、使用其个人信息的，有权要求网络运营者删除其个人信息；发现网络运营者收集、存储的其个人信息有错误的，有权要求网络运营者予以更正。网络运营者应当采取措施予以删除或者更正。"

《网络安全法》第四章第四十四条规定："任何个人和组织不得窃取或者以其他非法方式获取个人信息，不得非法出售或者非法向他人提供个人信息。"

《网络安全法》第四章第四十五条规定："依法负有网络安全监督管理职责的部门及其工作人员，必须对在履行职责中知悉的个人信息、隐私和商业秘密严格保密，不得泄露、出售或者非法向他人提供。"

《网络安全法》第三章第三十七条规定："关键信息基础设施的运营者在中华人民共和国境内运营中收集和产生的个人信息和重要数据应当在境内存储。因业务需要，确需向境外提供的，应当按照国家网信部门会同国务院有关部门制定的办法进行安全评估；法律、行政法规另有规定的，依照其规定。"

2.1.7 保障网络信息安全

2012 年，全国人民代表大会常务委员会《关于加强网络信息保护的决定》对规范网络信息传播活动作了原则规定。《网络安全法》坚持《关于加强网络信息保护的决定》所确立的原则，进一步完善了相关管理制度。一是第三章第二十四条规定，确立网络身份管理制度即网络实名制，以保障网络信息的可追溯。二是明确网络运营者处置违法信息的义务，第四章第四十七条规定，网络运营者发现法律、行政法规禁止发布或者传输的信息的，应当立即停止传输，采取消除等处置措施，防止信息扩散，保存有关记录，并向有关主管部门报告。三是第四章第四十八条规定，发送电子信息、提供应用软件不得含有法律、行政法规禁止发布或者传输的信息。四是第三章第二十八条规定，为维护国家安全和侦查犯罪的需要，侦查机关依照法律规定，可以要求网络运营者提供必要的支持与协助。五是第四章第五十条规定，赋予有关主管部门处置违法信息、阻断违法信息传播的权力。

《网络安全法》第三章第二十四条规定:"网络运营者为用户办理网络接入、域名注册服务,办理固定电话、移动电话等入网手续,或者为用户提供信息发布、即时通讯等服务,在与用户签订协议或者确认提供服务时,应当要求用户提供真实身份信息。用户不提供真实身份信息的,网络运营者不得为其提供相关服务。国家实施网络可信身份战略,支持研究开发安全、方便的电子身份认证技术,推动不同电子身份认证之间的互认。"

《网络安全法》第四章第四十七条规定:"网络运营者应当加强对其用户发布的信息的管理,发现法律、行政法规禁止发布或者传输的信息的,应当立即停止传输该信息,采取消除等处置措施,防止信息扩散,保存有关记录,并向有关主管部门报告。"

《网络安全法》第四章第四十八条规定:"任何个人和组织发送的电子信息、提供的应用软件,不得设置恶意程序,不得含有法律、行政法规禁止发布或者传输的信息。电子信息发送服务提供者和应用软件下载服务提供者,应当履行安全管理义务,知道其用户有前款规定行为的,应当停止提供服务,采取消除等处置措施,保存有关记录,并向有关主管部门报告。"

《网络安全法》第三章第二十八条规定:"网络运营者应当为公安机关、国家安全机关依法维护国家安全和侦查犯罪的活动提供技术支持和协助。"

《网络安全法》第四章第五十条规定:"国家网信部门和有关部门依法履行网络信息安全监督管理职责,发现法律、行政法规禁止发布或者传输的信息的,应当要求网络运营者停止传输,采取消除等处置措施,保存有关记录;对来源于中华人民共和国境外的上述信息,应当通知有关机构采取技术措施和其他必要措施阻断传播。"

2.1.8 监测预警与应急处置

为了加强国家的网络安全监测预警和应急制度建设,提高网络安全保障能力,《网络安全法》作了以下规定:一是建立网络安全应急工作机制,制定应急预案;二是规定预警信息的发布及网络安全事件应急处置措施;三是为维护国家安全和社会公共秩序,处置重大突发社会安全事件,对网络管制作了规定。

《网络安全法》第三章第二十五条规定:"网络运营者应当制定网络安全事件应急预案,及时处置系统漏洞、计算机病毒、网络攻击、网络侵入等安全风险;在发生危害网络安全的事件时,立即启动应急预案,采取相应的补救措施,并按照规定向有关主管部门报告。"

《网络安全法》第五章第五十一条规定:"国家建立网络安全监测预警和信息通报制度。国家网信部门应当统筹协调有关部门加强网络安全信息收集、分析和通报工作,按照规定统一发布网络安全监测预警信息。"

《网络安全法》第五章第五十二条规定:"负责关键信息基础设施安全保护工作的部门,应当建立健全本行业、本领域的网络安全监测预警和信息通报制度,并按照规定报送网络安全监测预警信息。"

《网络安全法》第五章第五十三条规定:"国家网信部门协调有关部门建立健全网络安全风险评估和应急工作机制,制定网络安全事件应急预案,并定期组织演练。负责关键信息基础设施安全保护工作的部门应当制定本行业、本领域的网络安全事件应急预案,并定期组织演练。网络安全事件应急预案应当按照事件发生后的危害程度、影响范围等因素对网络安全事件进行分级,并规定相应的应急处置措施。"

《网络安全法》第五章第五十五条规定:"发生网络安全事件,应当立即启动网络安全事件应急预案,对网络安全事件进行调查和评估,要求网络运营者采取技术措施和其他必要措施,消除安全隐患,防止危害扩大,并及时向社会发布与公众有关的警示信息。"

《网络安全法》第五章第五十七条规定:"因网络安全事件,发生突发事件或者生产安全事故的,应当依照《中华人民共和国突发事件应对法》《中华人民共和国安全生产法》等有关法律、行政法规的规定处置。"

《网络安全法》第五章第五十八条规定:"因维护国家安全和社会公共秩序,处置重大突发社会安全事件的需要,经国务院决定或者批准,可以在特定区域对网络通信采取限制等临时措施。"

2.1.9 网络安全监督管理体制

《网络安全法》第一章第八条规定:国家网信部门负责统筹协调网络安全工作和相关监督管理工作,并在一些条款中明确规定了其协调和管理职能。同时规定,国务院工业和信息化、公安等部门按照各自职责负责网络安全保护和监督管理相关工作。

2.1.10 法律责任

《网络安全法》第六章明确规定了对违反《网络安全法》行为的处罚。

《网络安全法》第六章第五十九条规定:"网络运营者不履行本法第二十一条、第二十五条规定的网络安全保护义务的,由有关主管部门责令改正,给予警告;拒不改正或者导致危害网络安全等后果的,处一万元以上十万元以下罚款,对直接负责的主管人员处五千元以上五万元以下罚款。关键信息基础设施的运营者不履行本法第三十三条、第三十四条、第三十六条、第三十八条规定的网络安全保护义务的,由有关主管部门责令改正,给予警告;拒不改正或者导致危害网络安全等后果的,处十万元以上一百万元以下罚款,对直接负责的主管人员处一万元以上十万元以下罚款。"

按照《网络安全法》第六章第五十九条规定:网络运营者未按照网络安全等级

保护制度的要求，履行安全保护义务，保障网络免受干扰、破坏或者未经授权的访问，防止网络数据泄露或者被窃取、篡改等；关键信息基础设施运营者未做到"三同步"，未对关键信息基础设施的从业人员进行背景审查和培训；关键信息基础设施的运营者购买网络产品和服务未签订保密协议；由有关主管部门责令改正，给予警告，并给予处罚。

《网络安全法》第六章第六十条规定："违反本法第二十二条第一款、第二款和第四十八条第一款规定，有下列行为之一的，由有关主管部门责令改正，给予警告；拒不改正或者导致危害网络安全等后果的，处五万元以上五十万元以下罚款，对直接负责的主管人员处一万元以上十万元以下罚款：（一）设置恶意程序的；（二）对其产品、服务存在的安全缺陷、漏洞等风险未立即采取补救措施，或者未按照规定及时告知用户并向有关主管部门报告的；（三）擅自终止为其产品、服务提供安全维护的。"

《网络安全法》第六章第六十二条规定："违反本法第二十六条规定，开展网络安全认证、检测、风险评估等活动，或者向社会发布系统漏洞、计算机病毒、网络攻击、网络侵入等网络安全信息的，由有关主管部门责令改正，给予警告；拒不改正或者情节严重的，处一万元以上十万元以下罚款，并可以由有关主管部门责令暂停相关业务、停业整顿、关闭网站、吊销相关业务许可证或者吊销营业执照，对直接负责的主管人员和其他直接责任人员处五千元以上五万元以下罚款。"

《网络安全法》第六章第六十四条规定："网络运营者、网络产品或者服务的提供者违反本法第二十二条第三款、第四十一条至第四十三条规定，侵害个人信息依法得到保护的权利的，由有关主管部门责令改正，可以根据情节单处或者并处警告、没收违法所得、处违法所得一倍以上十倍以下罚款，没有违法所得的，处一百万元以下罚款，对直接负责的主管人员和其他直接责任人员处一万元以上十万元以下罚款；情节严重的，并可以责令暂停相关业务、停业整顿、关闭网站、吊销相关业务许可证或者吊销营业执照。违反本法第四十四条规定，窃取或者以其他非法方式获取、非法出售或者非法向他人提供个人信息，尚不构成犯罪的，由公安机关没收违法所得，并处违法所得一倍以上十倍以下罚款，没有违法所得的，处一百万元以下罚款。"

按照《网络安全法》第六章第六十四条规定：网络产品、服务具有收集用户信息功能的，其提供者应向用户明示并取得同意；涉及用户个人信息的，还应当遵守本法和有关法律、行政法规关于个人信息保护的规定；网络运营者收集、使用个人信息，应遵循合法、正当、必要的原则，公开收集、使用规则，明示收集、使用信息的目的、方式和范围，并经被收集者同意。如违反以上规定，由有关主管部门责令改正，给予警告；拒不改正或者情节严重的，将给予处罚。

网络运营者收集了与其提供的服务无关的个人信息，违反法律、行政法规的规定和双方的约定收集、使用个人信息，未依照法律、行政法规的规定和与用户的约定，处理其保存的个人信息，由有关主管部门责令改正，给予警告；拒不改正或者情节严重的，将给予处罚。

网络运营者泄露、篡改、毁损其收集的个人信息；未经被收集者同意，向他人提供个人信息。由有关主管部门责令改正，给予警告；拒不改正或者情节严重的，将给予处罚。

网络运营者未采取技术措施和其他必要措施，确保其收集的个人信息安全，造成信息泄露、毁损、丢失。在发生或者可能发生个人信息泄露、毁损、丢失的情况时，未立即采取补救措施，按照规定及时告知用户并向有关主管部门报告。由有关主管部门责令改正，给予警告；拒不改正或者情节严重的，将给予处罚。

《网络安全法》第六章第六十五条规定："关键信息基础设施的运营者违反本法第三十五条规定，使用未经安全审查或者安全审查未通过的网络产品或者服务的，由有关主管部门责令停止使用，处采购金额一倍以上十倍以下罚款；对直接负责的主管人员和其他直接责任人员处一万元以上十万元以下罚款。"

2.2 等级保护1.0与等级保护2.0

2.2.1 等级保护制度的发展

随着信息技术的发展和信息化建设的高速推进，我国网络安全面临着前所未有的挑战。网络安全保护引起了国家的高度重视。

1994年，国务院发布了《中华人民共和国计算机信息系统安全保护条例》（国务院令第147号）（以下简称《条例》）。《条例》第九条明确规定："计算机信息系统实行安全等级保护。安全等级的划分标准和安全等级保护的具体办法，由公安部会同有关部门制定。"这是我国第一部有关计算机安全方面的规章，也是计算机信息系统安全等级保护的法律基础。

1999年9月13日，《计算机信息系统安全保护等级划分准则》（GB 17859—1999，以下简称《准则》）由国家质量技术监督局审查通过并正式批准发布，并于2001年1月1日执行，这是我国出台的第一个信息系统安全等级保护的国家强制标准。《准则》的发布为做好计算机信息系统安全等级保护第一步——等级划分，提供了配套标准和技术支持，为安全系统的建设和管理提供了技术指导，是我国计算机信息系统安全保护等级工作的基础。

为了弥补《准则》标准的不足，2002年，公安部又相继出台了6套有关信息安全等级保护的部门标准，从操作系统、数据库、网络、终端、管理和工程等方面，提出了对信息系统安全等级保护相应的技术要求，为等级保护的实施提供了较全面的法规上的要求和技术上的依据。

2003年，中共中央办公厅、国务院办公厅在《国家信息化领导小组关于加强信息安全保障工作的意见》（中办发〔2003〕27号）中明确指出："要重点保护基础信息网络和关系国家安全、经济命脉、社会稳定等方面的重要信息系统，抓紧建立信息安全等级保护制度，制定信息安全等级保护的管理办法和技术指南。"该文件的颁布加速了我国信息安全等级保护制度的出台，标志着等级保护从计算机信息系统安全保护的一项制度提升到国家信息安全保障一项基本制度。

2004年9月，公安部、国家保密局、国家密码管理局、国务院信息化工作办公室联合出台了《关于信息安全等级保护工作的实施意见》（公通字〔2004〕66号，以下简称《实施意见》）。《实施意见》指出，信息安全等级保护制度是国家在国民经济和社会信息化的发展过程中，提高信息安全保障能力和水平，维护国家安全、社会稳定和公共利益，保障和促进信息化建设健康发展的一项基本制度。《实施意见》明确了等级保护原则、内容、要求，等级保护工作的部门分工和实施计划，标志着信息安全等级保护在我国开始实施。

2006年1月17日，公安部、国家保密局、国家密码管理局、国务院信息化工作办公室联合发文，颁布了《信息安全等级保护管理办法（试行）》（公通字〔2006〕7号），标志着我国信息安全等级保护制度的初步形成。

随后的五年中，国家陆续出台了多项信息安全等级保护相关要求和标准，各行业也逐步根据自身特点进行等级保护的建设和推广，2011年，原卫生部发布了《关于全面开展卫生行业信息安全等级保护工作的通知》（卫办综函〔2011〕1126号）和《卫生行业信息安全等级保护工作的指导意见》（卫办发〔2011〕85号），同时要求在定级、整改、测评过程中贯彻执行国家相关标准，主要标准如下。

定级备案阶段：
- GB 17859—1999《计算机信息系统安全等级保护划分准则》；
- GB/T 22240—2008《信息系统安全保护等级定级指南》。

整改建设阶段：
- GB/T 22239—2008《信息系统安全等级保护基本要求》；
- GB/T 25058—2010《信息系统安全等级保护实施指南》；
- GB/T 25070—2010《信息系统等级保护安全设计技术要求》。

测评阶段：
- GB/T 28448—2012《信息系统安全等级保护测评要求》；
- GB/T 28449—2012《信息系统安全等级保护测评过程指南》。

安全运维管理阶段：
- GB/T 20269—2006《信息系统安全管理要求》；
- GB/T 20282—2006《信息系统安全工程管理要求》。

另外，还有相关专业技术领域，如操作系统、数据库、风险评估、安全事件管理、灾难恢复等各方面的标准要求。

等级保护制度使命：国家信息安全风险控制行为，体现国家管理意志；构建国家信息安全保障体系，维护国家安全、公众利益；保障国家重要信息系统和关键基础设施，促进信息化发展。

等级保护制度精髓：创造性地提出了适合我国国情的信息安全保护流程和方法；以所承载的业务应用的"社会重要性"来确定安全保护等级；对不同等级的系统使用不同的"基线"予以保护，对其实施不同的监管。

等级保护制度策略：变被动防御为主动防御；变层面防御为综合防御、纵深防御。

2017年8月，公安部评估中心根据网信办和安全标准委的意见，着手将等级保护在编的5个基本要求分册标准进行了合并形成《网络安全等级保护基本要求》（以下简称《基本要求》）一个标准。最新的《基本要求》于2019年12月1日正式实施，与原标准相比发生了一些变化（图2-1）。

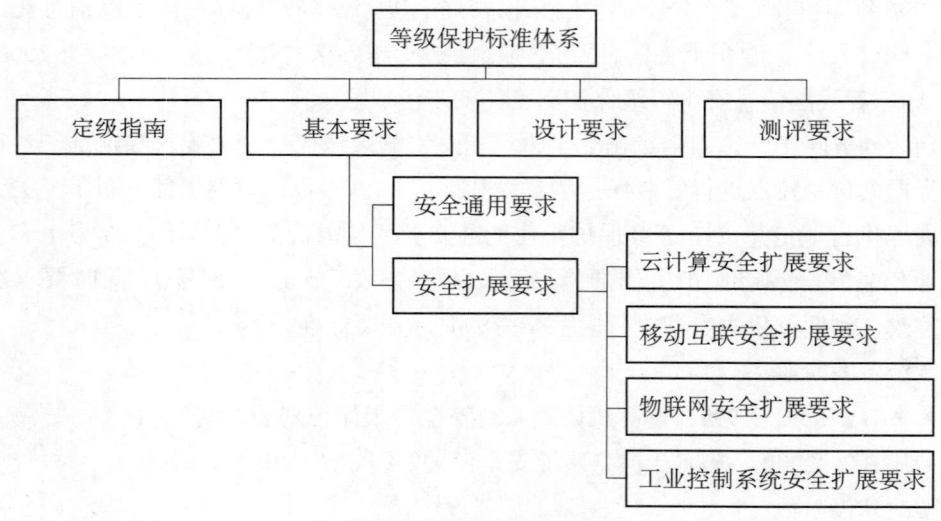

图2-1 等级保护标准体系

2.2.1.1 名称的变化

将原来的信息系统安全等级保护相关标准名称更改为信息安全等级保护，再更名为网络安全等级保护相关标准，与《网络安全法》保持一致。

2.2.1.2 内容的变化

《基本要求》的内容由一个基本要求变更为安全通用要求和安全扩展要求（含云计算、移动互联、物联网、工业控制系统）。《基本要求》合并了5部分：安全通用要求、云计算安全扩展要求、移动互联安全扩展要求、物联网安全扩展要求和工业控制系统安全扩展要求。

同样,《设计要求》(GB/T 25070)与《测评要求》(GB/T 28448)也由 5 个分册分别整合成一册。

2.2.1.3 标准章节的变化

以《基本要求》的第 8 章为例,为第三级安全要求:安全通用要求、云计算安全扩展要求、移动互联安全扩展要求、物联网安全扩展要求、工业控制系统安全扩展要求(图 2-2)。

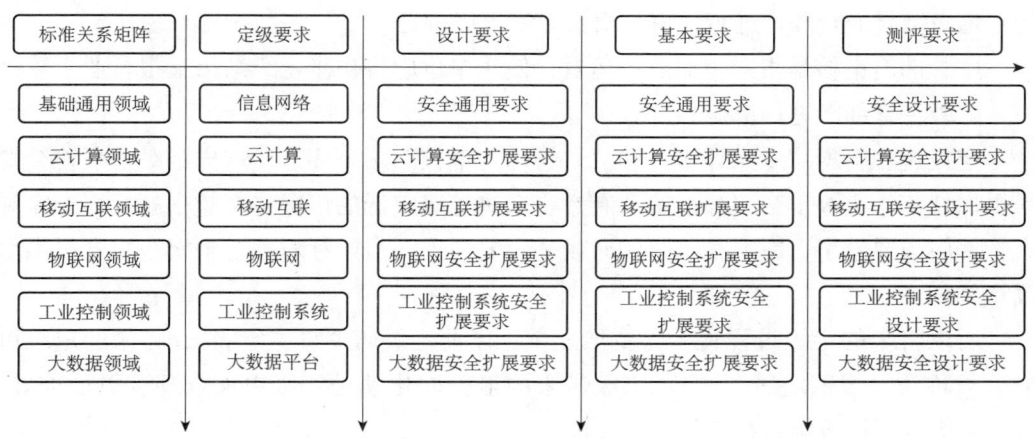

图 2-2 第三级安全要求

2.2.1.4 控制措施分类结构的变化

技术部分要求由原来的物理安全、网络安全、主机安全、应用安全和数据安全 5 个层面变更为安全物理环境、安全通信网络、安全区域边界、安全计算环境、安全管理中心。

基本管理要求由原来的安全管理制度、安全管理机构、人员安全管理、系统建设管理和系统运维管理 5 个方面变更为安全管理制度、安全管理机构、安全管理人员、安全建设管理、安全运维管理。

2.2.1.5 环境安全扩展要求

云计算安全环境主要增加的内容包括:基础设施的位置、虚拟化网络、镜像和快照保护、云服务商选择、供应链管理、云计算环境管理等。

移动互联环境主要增加的内容包括:无线接入点的物理位置、移动终端管控、移动应用管控、移动应用软件采购、移动应用软件开发等。

物联网环境主要增加的内容包括：感知节点设备物理防护、感知节点设备安全、网关节点设备安全、抗数据重放、数据融合处理、感知节点管理、接入控制等。

工业控制系统主要增加的内容包括：室外控制设备物理防护、拨号使用控制、无线使用控制、通信传输、网络架构、控制设备安全。

2.2.1.6 等级保护定级流程变化

等级保护定级流程更加规范。等级保护对象定级工作的一般流程如下：

确定定级对象→初步确定等级→专家评审→主管部门审核→公安机关备案审查。

专家评审是指定级对象的运营、使用单位应组织信息安全专家和业务专家等，对初步定级结果的合理性进行评审，出具专家评审意见。

主管部门审核是指定级对象的运营、使用单位应将初步定级结果上报行业主管部门或上级主管部门进行审核。

定级流程新增"专家评审"和"主管部门审核"两个环节，这样定级过程将会变得更加规范，定级也会更加准确，有意将系统等级定低的情况将会越来越少，专家和主管部门都要签字，专家在签字的时候一定要慎重，当然针对不合理定级也会提出修改意见。

所以将来的定级过程将变得更加复杂。以前定级叫"自主定级"，将来的定级可能会被称为"规范定级"。规范定级带来的最大变化就是定级更加合理、更加准确。合理定级是开展等级保护工作最重要的一步。

2.2.1.7 增加了应用场景说明

增加了描述等级保护安全框架（图2-3）和关键技术、云计算应用场景、移动互联应用场景、物联网应用场景、工业控制系统应用场景。

2.2.1.8 安全控制点的标注变化

为适应定级方法的变化，取消了原来控制点的S、A、G标注，增加附录A"关于安全通用要求和安全扩展要求的选择和使用"，描述等级保护对象的定级结果和安全要求之间的关系，说明如何根据定级的S、A结果选择安全要求的相关条款，简化了标准正文部分的内容。

安全保护措施的选择应依据上述定级结果，《基本要求》中的技术安全要求进一步细分为：保护数据在存储、传输、处理过程中不被泄露、破坏和免受未授权的修改的信息安全类要求（简记为S）；保护系统连续正常的运行，免受对系统的未授权修改、破坏而导致系统不可用的服务保证类要求（简记为A）；其他通用性安全保护类要求（简记为G），所有管理安全要求均为通用性安全保护类要求（表2-1）。

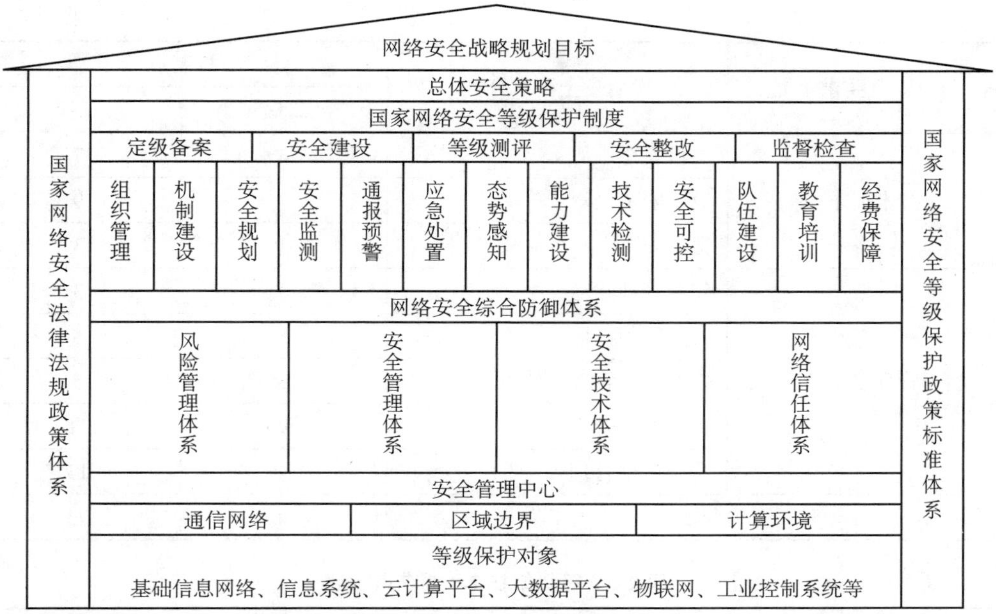

2 《中华人民共和国网络安全法》与等级保护 2.0

图 2-3 等级保护安全框架

表 2-1 等级保护对象定级结果组合

安全保护等级	定级结果的组合
第一级	S1A1
第二级	S1A2,S2A2,S2A1
第三级	S1A3,S2A3,S3A3,S3A2,S3A1
第四级	S1A4,S2A4,S3A4,S4A4,S4A3,S4A2,S4A1
第五级	S1A5,S2A5,S3A5,S4A5,S5A5,S5A4,S5A3,S5A2,S5A1

2.2.1.9 标准控制点与要求项的变化

《基本要求》控制点并没有明显的增加，各级的控制点数量变化如表 2-2、表 2-3 所示。

表 2-2 等级维护 1.0 要求点统计

通用安全要求 1.0	通用安全要求分类	控制点	
		二级	三级
技术要求	物理安全	10	10
	网络安全	6	7

续表

通用安全要求1.0	通用安全要求分类	控制点	
		二级	三级
技术要求	主机安全	6	7
	应用安全	7	9
	数据安全	3	3
管理要求	安全管理制度	3	3
	安全管理机构	5	5
	人员安全管理	5	5
	系统建设管理	9	11
	系统运维管理	12	13
合计		66	73

表2-3　等级维护2.0要求点统计

通用安全要求2.0	通用安全要求分类	控制点	
		二级	三级
技术要求	安全物理环境	10	10
	安全通信网络	3	3
	安全区域边界	6	6
	安全计算环境	10	11
	安全管理中心	2	4
管理要求	安全管理制度	4	4
	安全管理机构	5	5
	安全管理人员	4	4
	安全建设管理	10	10
	安全运维管理	14	14
合计		68	71

要求项在合并的情况下也有所减少（表2-4、表2-5）。

表2-4　等级保护1.0要求项统计

通用安全要求1.0	通用安全要求分类	要求项	
		二级	三级
技术要求	物理安全	19	32
	网络安全	18	33

续表

通用安全要求 1.0	通用安全要求分类	要求项	
		二级	三级
技术要求	主机安全	19	32
	应用安全	19	31
	数据安全	4	8
管理要求	安全管理制度	7	11
	安全管理机构	9	20
	人员安全管理	11	16
	系统建设管理	28	45
	系统运维管理	41	62
	合计	175	290

表 2-5 等级保护 2.0 要求项统计

通用安全要求 2.0	通用安全要求分类	要求项	
		二级	三级
技术要求	安全物理环境	15	22
	安全通信网络	4	8
	安全区域边界	11	20
	安全计算环境	23	34
	安全管理中心	4	12
管理要求	安全管理制度	6	7
	安全管理机构	9	14
	安全管理人员	7	12
	安全建设管理	25	34
	安全运维管理	31	48
	合计	135	211

2.2.2 等级保护 2.0 通用部分变化详解

我们以三级为例，重点针对等级保护 2.0 和等级保护 1.0 从分类框架到控制点进行对比描述。

2.2.2.1 物理安全与安全物理环境

控制点未发生变化，要求项数由原来的 32 项调整为 22 项（表 2-6）。

表 2-6　物理安全与安全物理环境

项目	信息安全等级保护基本要求（1.0）	网络安全等级保护基本要求通用要求（2.0）
物理位置选择	机房和办公场地应选择在具有防震、防风和防雨等能力的建筑内	机房场地应选择在具有防震、防风和防雨等能力的建筑内
	机房场地应避免设在建筑物的高层或地下室，以及用水设备的下层或隔壁	机房场地应避免设在建筑物的顶层或地下室，否则应加强防水和防潮措施
物理访问控制	机房出入口应安排专人值守，控制、鉴别和记录进入的人员	机房出入口应配置电子门禁系统，控制、鉴别和记录进入的人员
	需进入机房的来访人员应经过申请和审批流程，并限制和监控其活动范围	无
	应对机房划分区域进行管理，区域和区域之间设置物理隔离装置，在重要区域前设置交付或安装等过渡区域	无
	重要区域应配置电子门禁系统，控制、鉴别和记录进入的人员	无
防盗窃和防破坏	应将主要设备放置在机房内	无
	应将设备或主要部件进行固定，并设置明显的、不易除去的标记	应将设备或主要部件进行固定，并设置明显的、不易除去的标记
	应将通信线缆铺设在隐蔽处，可铺设在地下或管道中	应将通信线缆铺设在隐蔽安全处
	应对介质分类标识，存储在介质库或档案室中	无
	应利用光、电等技术设置机房防盗报警系统	无
	应对机房设置监控报警系统	应设置机房防盗报警系统或设置有专人值守的视频监控系统
防雷击	机房建筑应设置避雷装置	应将各类机柜、设施和设备等通过接地系统安全接地
	应设置防雷保安器，防止感应雷	应采取措施防止感应雷，如设置防雷保安器或过压保护装置等
	机房应设置交流电源地线	无
防火	机房应设置火灾自动消防系统，能够自动检测火情、自动报警，并自动灭火	机房应设置火灾自动消防系统，能够自动检测火情、自动报警，并自动灭火
	机房及相关的工作房间和辅助房应采用具有耐火等级的建筑材料	机房及相关的工作房间和辅助房应采用具有耐火等级的建筑材料

续表

项目	信息安全等级保护基本要求（1.0）	网络安全等级保护基本要求通用要求（2.0）
防火	机房应采取区域隔离防火措施，将重要设备与其他设备隔离开	应对机房划分区域进行管理，区域和区域之间设置隔离防火措施
防水和防潮	水管安装，不得穿过机房屋顶和活动地板下	无
防水和防潮	应采取措施防止雨水通过机房窗户、屋顶和墙壁渗透	应采取措施防止雨水通过机房窗户、屋顶和墙壁渗透
防水和防潮	应采取措施防止机房内水蒸气结露和地下积水的转移与渗透	应采取措施防止机房内水蒸气结露和地下积水的转移与渗透
防水和防潮	应安装对水敏感的检测仪表或元件，对机房进行防水检测和报警	应安装对水敏感的检测仪表和元件，对机房进行防水检测和报警
防静电	主要设备应采用必要的接地防静电措施	应采取措施防止静电的产生，如采用静电消除器、佩戴防静电手环等
防静电	机房应采用防静电地板	应采用防静电地板或地面，并采用必要的接地防静电措施
温、湿度控制	机房应设置温、湿度自动调节设施，使机房温、湿度的变化在设备运行所允许的范围之内	应设置温、湿度自动调节设施，使机房温、湿度的变化在设备运行所允许的范围之内
电力供应	应在机房供电线路上配置稳压器和过电压防护设备	应在机房供电线路上配置稳压器和过电压防护设备
电力供应	应提供短期的备用电力供应，至少满足主要设备在断电情况下的正常运行要求	应提供短期的备用电力供应，至少满足设备在断电情况下的正常运行要求
电力供应	应设置冗余或并行的电力电缆线路为计算机系统供电	应设置冗余或并行的电力电缆线路为计算机系统供电
电力供应	应建立备用供电系统	无
电磁防护	应采用接地方式防止外界电磁干扰和设备寄生耦合干扰	无
电磁防护	电源线和通信线缆应隔离铺设，避免互相干扰	电源线和通信线缆应隔离铺设，避免互相干扰
电磁防护	应对关键设备和磁介质实施电磁屏蔽	应对关键设备实施电磁屏蔽

2.2.2.2 网络安全与安全通信网络、安全区域边界

等级保护2.0将等级保护1.0中网络安全的控制点要求项划分到安全通信网络、安全区域边界和安全计算环境中。网络安全控制点中边界完整性、访问控制、入侵防

范、恶意代码防范、安全审计的要求项体现在边界区域安全中,网络设备防护控制点要求项体现在计算环境控制点要求项中(表 2-7)。

表 2-7 网络安全与安全通信网络、安全区域边界

项目	信息安全等级保护基本要求(1.0)	项目	网络安全等级保护基本要求通用要求(2.0)
结构安全	应保证主要网络设备的业务处理能力具备冗余空间,满足业务高峰期需要	网络架构	应保证网络设备的业务处理能力满足业务高峰期的需要
	应保证网络各个部分的带宽满足业务高峰期需要		应保证网络各个部分的带宽满足业务高峰期需要
	应在业务终端与业务服务器之间进行路由控制建立安全的访问路径		无
	应绘制与当前运行情况相符的网络拓扑结构图		无
	应根据各部门的工作职能、重要性和所涉及信息的重要程度等因素,划分不同的子网或网段,并按照方便管理和控制的原则为各子网、网段分配地址段		应划分不同的网络区域,并按照方便管理和控制的原则为各网络区域分配地址
	应避免将重要网段部署在网络边界处且直接连接外部信息系统,重要网段与其他网段之间采取可靠的技术隔离手段		应避免将重要网络区域部署在边界处,重要网络区域与其他网络区域之间应采取可靠的技术隔离手段
	应按照对业务服务的重要次序来指定带宽分配优先级别,保证在网络发生拥堵的时候优先保护重要主机		应提供通信线路、关键网络设备和关键计算设备的硬件冗余,保证系统的可用性
	无	通信传输	应采用校验技术和密码技术保证通信过程中数据的完整性
	无		应采用密码技术保证通信过程中数据的保密性
	无	可信验证	可基于可信根对通信设备的系统引导程序、系统程序、重要配置参数和通信应用程序等进行可信验证,并在应用程序的关键执行环节进行动态可信验证,在检测到其可信性受到破坏后进行报警,并将验证结果形成审计记录送至安全管理中心

续表

项目	信息安全等级保护基本要求（1.0）	项目	网络安全等级保护基本要求通用要求（2.0）
边界完整性检查	无	安全区域边界（边界防护）	应保证跨越边界的访问和数据流通过边界设备提供的受控接口进行通信
	应能够对非授权设备私自联到内部网络的行为进行检查，准确定出位置，并对其进行有效阻断		应能够对非授权设备私自联到内部网络的行为进行检查或限制
	应能够对内部网络用户私自联到外部网络的行为进行检查，准确定出位置，并对其进行有效阻断		应能够对内部用户非授权联到外部网络的行为进行检查或限制
	无		应限制无线网络的使用，保证无线网络通过受控的边界设备接入内部网络
访问控制	应在网络边界部署访问控制设备，启用访问控制功能	安全区域边界（访问控制）	应在网络边界或区域之间根据访问控制策略设置访问控制规则，默认情况下除允许通信外受控接口拒绝所有通信
	应能根据会话状态信息为数据流提供明确的允许或拒绝访问的能力，控制粒度为端口级		应能根据会话状态信息为进出数据流提供明确的允许或拒绝访问的能力
	应对进出网络的信息内容进行过滤，实现对应用层Http、FTP、TELNET、SMTP、POP3等协议命令级的控制		应对源地址、目的地址、源端口、目的端口和协议等进行检查，以允许/拒绝数据包进出
	应在会话处于非活跃一定时间或会话结束后终止网络连接		应对进出网络的数据流实现基于应用协议和应用内容的访问控制
	应限制网络最大流量数及网络连接数		应删除多余或无效的访问控制规则，优化访问控制列表，并保证访问控制规则数量最小化
	重要网段应采取技术手段防止地址欺骗		无
	应按用户和系统之间的允许访问规则，决定允许或拒绝用户对受控系统进行资源访问，控制粒度为单个用户		无
	应限制具有拨号访问权限的用户数量		无

续表

项目	信息安全等级保护基本要求（1.0）	项目	网络安全等级保护基本要求通用要求（2.0）
入侵防范	应在网络边界处监视以下攻击行为：端口扫描、强力攻击、木马后门攻击、拒绝服务攻击、缓冲区溢出攻击、IP碎片攻击和网络蠕虫攻击等	安全区域边界（入侵防范）	应在关键网络节点处检测、防止或限制从外部发起的网络攻击行为
	无		应在关键网络节点处检测、防止和限制从内部发起的网络攻击行为
	无		应采取技术措施对网络行为进行分析，实现对网络攻击特别是新型网络攻击行为的分析
	当检测到攻击行为时，记录攻击源IP、攻击类型、攻击目的、攻击时间，在发生严重入侵事件时应提供报警		当检测到攻击行为时，记录攻击源IP、攻击类型、攻击目标、攻击时间，在发生严重入侵事件时提供报警
恶意代码防范	应在网络边界处对恶意代码进行检测和清除	安全区域边界（恶意代码防范）	应在关键网络节点处对恶意代码进行检测和清除，并维护恶意代码防护机制的升级和更新
	应维护恶意代码库的升级和检测系统的更新		应在关键网络节点处对垃圾邮件进行检测和清除，并维护垃圾邮件防护机制的升级和更新
安全审计	应对网络系统中的网络设备运行状况、网络流量、用户行为等进行日志记录	安全区域边界（安全审计）	应在网络边界、重要网络节点进行安全审计，审计覆盖每个用户，对重要的用户行为和重要安全事件进行审计
	审计记录应包括事件的日期和时间、用户、事件类型、事件是否成功及其他与审计相关的信息		审计记录应包括事件的日期和时间、用户、事件类型、事件是否成功及其他与审计相关的信息
	应能够根据记录数据进行分析，并生成审计报表		应能对远程访问的用户行为、访问互联网的用户行为等单独进行行为审计和数据分析
	应对审计记录进行保护，避免受到未预期的删除、修改或覆盖等		应对审计记录进行保护，定期备份，避免受到未预期的删除、修改或覆盖等
网络设备防护	应对登录网络设备的用户进行身份鉴别		在安全计算环境（身份鉴别）中体现
	应对网络设备的管理员登录地址进行限制		无
	网络设备用户的标识应唯一		在安全计算环境（身份鉴别）中体现

续表

项目	信息安全等级保护基本要求（1.0）	项目	网络安全等级保护基本要求通用要求（2.0）
网络设备防护	主要网络设备应对同一用户选择两种或两种以上组合的鉴别技术来进行身份鉴别	安全区域边界（安全审计）	在安全计算环境（身份鉴别）中体现
	身份鉴别信息应具有不易被冒用的特点，口令应有复杂度要求并定期更换		在安全计算环境（身份鉴别）中体现
	应具有登录失败处理功能，可采取结束会话、限制非法登录次数和当网络登录连接超时自动退出等措施		在安全计算环境（身份鉴别）中体现
	当对网络设备进行远程管理时，应采取必要措施防止鉴别信息在网络传输过程中被窃听		在安全计算环境（身份鉴别）中体现
	应实现设备特权用户的权限分离		在安全计算环境（访问控制）中体现

2.2.2.3 主机安全与安全计算环境

具体要求如表 2-8 所示。

表 2-8 主机安全与安全计算环境

项目	信息安全等级保护基本要求（1.0）	项目	网络安全等级保护基本要求通用要求（2.0）
身份鉴别	应对登录操作系统和数据库系统的用户进行身份标识和鉴别	身份鉴别	应对登录的用户进行身份标识和鉴别，身份标识具有唯一性，身份鉴别信息具有复杂度要求并定期更换
	操作系统和数据库系统管理用户身份标识应具有不易被冒用的特点，口令应有复杂度要求并定期更换		
	应启用登录失败处理功能，可采取结束会话、限制非法登录次数和自动退出等措施		应具有登录失败处理能力，应配置并启用结束会话、限制非法登录次数和当登录连接超时自动退出等相关措施
	当对服务器进行远程管理时，应采取必要措施，防止鉴别信息在网络传输过程中被窃听		当进行远程管理时，应采取必要措施，防止鉴别信息在网络传输过程中被窃听
	应为操作系统和数据库系统的不同用户分配不同的用户名，确保用户名具有唯一性		无
	应采用两种或两种以上组合的鉴别技术对管理用户进行身份鉴别		应采用口令、密码技术、生物技术等两种或两种以上组合的鉴别技术对用户进行身份鉴别，且其中一种鉴别技术至少应使用密码技术来实现

续表

项目	信息安全等级保护基本要求（1.0）	项目	网络安全等级保护基本要求通用要求（2.0）
访问控制	应启用访问控制功能，依据安全策略控制用户对资源的访问	访问控制	应对登录的用户分配账户和权限
	应根据管理用户的角色分配权限，实现管理用户的权限分离，仅授予管理用户所需的最小权限		应授予管理用户所需的最小权限，实现管理用户的权限分离
	应实现操作系统和数据库系统特权用户的权限分离		应有授权主体配置访问控制策略，访问控制策略规定主体对客体的访问规则
	应严格限制默认账户的访问权限，重命名系统默认账户，修改这些账户的默认口令		应重命名或删除默认账户，修改默认账户的默认口令
	应及时删除多余的、过期的账户，避免共享账户的存在		应及时删除或停用多余的、过期的账户，避免共享账户的存在
	应对重要信息资源设置敏感标记		访问控制的粒度应达到主体为用户级或进程级，客体为文件、数据库表级
	应依据安全策略严格控制用户对有敏感标记重要信息资源的操作		应对重要主体和客体设置安全标记，并控制主体对有安全标记信息资源的访问
安全审计	审计范围应覆盖服务器和重要客户端上的每个操作系统用户和数据库用户	安全审计	无
	审计内容应包括重要用户行为、系统资源的异常使用和重要系统命令的使用等系统内重要的安全相关事件		应启用安全审计功能，审计覆盖每个用户，对重要的用户行为和重要安全事件进行审计
	审计记录应包括事件的日期、时间、类型、主体标识、客体标识和结果等		审计记录应包括事件的日期和时间、用户、事件类型、事件是否成功及其他与审计相关的信息
	应能够根据记录数据进行分析，并生成审计报表		无
	应保护审计进程，避免受到未预期的中断		应对审计进程进行保护，防止未经授权的中断
	应保护审计记录，避免受到未预期的删除、修改或覆盖等		应对审计记录进行保护，定期备份，避免受到未预期的删除、修改或覆盖等
	无	可信验证	可基于可信根对通信设备的系统引导程序、系统程序、重要配置参数和通信应用程序等进行可信验证，并在应用程序的关键执行环节进行动态可信验证，在检测到其可信性受到破坏后进行报警，并将验证结果形成审计记录送至安全管理中心

续表

项目	信息安全等级保护基本要求（1.0）	项目	网络安全等级保护基本要求通用要求（2.0）
入侵防范	操作系统应遵循最小安装的原则，仅安装需要的组件和应用程序，并通过设置升级服务器等方式保持系统补丁及时得到更新	入侵防范	应遵循最小安装的原则，仅安装需要的组件和应用程序
	应能够检测到对重要服务器进行入侵的行为，能够记录入侵的源IP、攻击的类型、攻击的目的、攻击的时间，并在发生严重入侵事件时提供报警		应关闭不需要的系统服务、默认共享和高危端口
	应能够对重要程序的完整性进行检测，并在检测到完整性受到破坏后具有恢复的措施		应通过设定终端接入方式或网络地址范围对通过网络进行管理的管理终端进行限制
	无		应提供数据有效性检验功能，保证通过人机接口输入或通过通信接口输入的内容符合系统设定要求
	无		应能发现可能存在的已知漏洞，并在经过充分测试评估后，及时修补漏洞
	无		应能够检测到对重要节点进行入侵的行为，并在发生严重入侵事件时提供报警
恶意代码防范	应安装防恶意代码软件，并及时更新防恶意代码软件版本和恶意代码库	恶意代码防范	应采用免受恶意代码攻击的技术措施或主动免疫可信验证机制及时识别入侵和病毒行为，并将其有效阻断
	主机防恶意代码产品应具有与网络防恶意代码产品不同的恶意代码库		无
	应支持防恶意代码的统一管理		无
	无	数据完整性	应采用校验技术和密码技术保证重要数据在传输过程中的完整性，包括但不限于鉴别数据、重要业务数据、重要审计数据、重要配置数据、重要视频数据和重要个人信息等
	无		应采用校验技术和密码技术保证重要数据在存储过程中的完整性，包括但不限于鉴别数据、重要业务数据、重要审计数据、重要配置数据、重要视频数据和重要个人信息等

续表

项目	信息安全等级保护基本要求（1.0）	项目	网络安全等级保护基本要求通用要求（2.0）
恶意代码防范	无	数据保密性	应采用密码技术保证重要数据在传输过程中的保密性，包括但不限于鉴别数据、重要业务数据和重要个人信息等
	无		应采用密码技术保证重要数据在存储过程中的保密性，包括但不限于鉴别数据、重要业务数据和重要个人信息等
	无	数据备份恢复	应提供重要数据的本地数据备份和恢复功能
	无		应提供异地实时备份功能，利用通信网络将重要数据实时备份至备份场地
	无		应提供重要数据处理系统的热冗余，保证系统的高可用性
剩余信息保护	应保证操作系统和数据库系统用户的鉴别信息所在的存储空间，被释放或再分配给其他用户前得到完全清除，无论这些信息是存放在硬盘上还是在内存中	剩余信息保护	应保证鉴别信息所在的存储空间被释放或重新分配前得到完全清除
	应确保系统内的文件、目录和数据库记录等资源所在的存储空间，被释放或重新分配给其他用户前得到完全清除		应保证存有敏感数据的存储空间被释放或重新分配前得到完全清除
	无	个人信息保护	应仅采集和保存业务必需的用户个人信息
	无		应禁止未授权访问和非法使用用户个人信息
资源控制	应通过设定终端接入方式、网络地址范围等条件限制终端登录		无
	应根据安全策略设置登录终端的操作超时锁定		无
	应对重要服务器进行监视，包括监视服务器的CPU、硬盘、内存、网络等资源的使用情况		无
	应限制单个用户对系统资源的最大或最小使用限度		无
	应能够对系统的服务水平降低到预先规定的最小值进行检测和报警		无

2.2.2.4 应用安全

等级保护 1.0 中涉及应用安全的相关控制项体现在等级保护 2.0 安全计算环境中（表 2-9）。

表 2-9 应用安全

项目	信息安全等级保护基本要求（1.0）	项目	网络安全等级保护基本要求通用要求（2.0）
身份鉴别	应提供专用的登录控制模块对登录用户进行身份标识和鉴别	身份鉴别	安全计算环境（身份鉴别）中体现
	应对同一用户采用两种或两种以上组合的鉴别技术实现用户身份鉴别		安全计算环境（身份鉴别）中体现
	应提供用户身份标识唯一和鉴别信息复杂度检查功能，保证应用系统中不存在重复用户身份标识，身份鉴别信息不易被冒用		安全计算环境（身份鉴别）中体现
	应提供登录失败处理功能，可采取结束会话、限制非法登录次数和自动退出等措施		安全计算环境（身份鉴别）中体现
	应启用身份鉴别、用户身份标识唯一性检查、用户身份鉴别信息复杂度检查以及登录失败处理功能，并根据安全策略配置相关参数		安全计算环境（身份鉴别）中体现
访问控制	应提供访问控制功能，依据安全策略控制用户对文件、数据库表等客体的访问	访问控制	安全计算环境（访问控制）中体现
	访问控制的覆盖范围应包括与资源访问相关的主体、客体及它们之间的操作		安全计算环境（访问控制）中体现
	应由授权主体配置访问控制策略，并严格限制默认账户的访问权限		安全计算环境（访问控制）中体现
	应授予不同账户为完成各自承担任务所需的最小权限，并在它们之间形成相互制约的关系		安全计算环境（访问控制）中体现
	应具有对重要信息资源设置敏感标记的功能		无
	应依据安全策略严格控制用户对有敏感标记重要信息资源的操作		安全计算环境（访问控制）中体现

续表

项目	信息安全等级保护基本要求（1.0）	项目	网络安全等级保护基本要求通用要求（2.0）
安全审计	应提供覆盖每个用户的安全审计功能，对应用系统重要安全事件进行审计	安全审计	安全计算环境（安全审计）中体现
	应保证无法单独中断审计进程，无法删除、修改或覆盖审计记录		安全计算环境（安全审计）中体现
	审计记录的内容至少应包括事件的日期、时间、发起者信息、类型、描述和结果等		安全计算环境（安全审计）中体现
	应提供对审计记录数据进行统计、查询、分析及生成审计报表的功能		无
剩余信息保护	应保证用户鉴别信息所在的存储空间被释放或再分配给其他用户前得到完全清除，无论这些信息是存放在硬盘上还是在内存中	剩余信息保护	安全计算环境（剩余信息保护）中体现
	应保证系统内的文件、目录和数据库记录等资源所在的存储空间被释放或重新分配给其他用户前得到完全清除		安全计算环境（剩余信息保护）中体现
通信完整性	应采用密码技术保证通信过程中数据的完整性	通信完整性	安全计算环境（数据完整性）中体现
通信保密性	在通信双方建立连接之前，应用系统应利用密码技术进行会话初始化验证	通信保密性	安全计算环境（数据保密性）中体现
	应对通信过程中的整个报文或会话过程进行加密		安全计算环境（数据保密性）中体现
抗抵赖	应具有在请求的情况下为数据原发者或接收者提供数据原发证据的功能	抗抵赖	无
	应具有在请求的情况下为数据原发者或接收者提供数据接收证据的功能		无
软件容错	应提供数据有效性检验功能，保证通过人机接口输入或通过通信接口输入的数据格式或长度符合系统设定要求	软件容错	安全计算环境（入侵防范）中体现
	应提供自动保护功能，当故障发生时自动保护当前所有状态，保证系统能够进行恢复		无

续表

项目	信息安全等级保护基本要求（1.0）	项目	网络安全等级保护基本要求通用要求（2.0）
资源控制	当应用系统的通信双方中的一方在一段时间内未做任何响应，另一方应能够自动结束会话	资源控制	无
	应能够对系统的最大并发会话连接数进行限制		无
	应能够对单个账户的多重并发会话进行限制		无
	应能够对一个时间段内可能的并发会话连接数进行限制		无
	应能够对一个访问账户或一个请求进程占用的资源分配最大限额和最小限额		无
	应能够对系统服务水平降低到预先规定的最小值进行检测和报警		无
	应提供服务优先级设定功能，并在安装后根据安全策略设定访问账户或请求进程的优先级，根据优先级分配系统资源		无

2.2.2.5 数据备份与恢复

具体要求如表 2-10 所示。

表 2-10 数据备份与恢复

项目	信息安全等级保护基本要求（1.0）	网络安全等级保护基本要求通用要求（2.0）
数据完整性	应能够检测到系统管理数据、鉴别信息和重要业务数据在传输过程中完整性受到破坏，并在检测到完整性错误时采取必要的恢复措施	在安全计算环境数据完整性体现
	应能够检测到系统管理数据、鉴别信息和重要业务数据在存储过程中完整性受到破坏，并在检测到完整性错误时采取必要的恢复措施	在安全计算环境数据完整性体现
数据保密性	应采用加密或其他有效措施实现系统管理数据、鉴别信息和重要业务数据传输保密性	在安全计算环境数据保密性体现
	应采用加密或其他保护措施实现系统管理数据、鉴别信息和重要业务数据存储保密性	在安全计算环境数据保密性体现

续表

项目	信息安全等级保护基本要求（1.0）	网络安全等级保护基本要求通用要求（2.0）
备份和恢复	应提供本地数据备份与恢复功能，完全数据备份至少每天一次，备份介质场外存放	在安全计算环境数据备份恢复中体现
	应提供异地数据备份功能，利用通信网络将关键数据定时批量传送至备用场地	在安全计算环境数据备份恢复中体现
	应采用冗余技术设计网络拓扑结构，避免关键节点存在单点故障	在安全计算环境数据备份恢复中体现
	应提供主要网络设备、通信线路和数据处理系统的硬件冗余，保证系统的高可用性	在安全计算环境数据备份恢复中体现

2.2.2.6 安全管理中心

在等级保护 2.0 通用要求中将安全管理中心单独提出作为一个保护层面，要求项如表 2-11 所示。

表 2-11 安全管理中心要求项

控制点	要求项
系统管理	应对系统管理员进行身份鉴别，只允许其通过特定的命令或操作界面进行系统管理操作，并对这些操作进行审计
	应通过系统管理员对系统的资源和运行进行配置、控制和管理，包括用户身份、系统资源配置、系统加载和启动、系统运行和异常处理、数据和设备的备份与恢复
审计管理	应对审计管理员进行身份鉴别，只允许其通过特定的命令或操作界面进行安全审计操作，并对这些操作进行审计
	应通过审计管理员对审计记录应进行分析，并根据分析结果进行处理，包括根据安全审计策略对审计记录进行存储、管理和查询等
安全管理	应对安全管理员进行身份鉴别，只允许其通过特定的命令或操作界面进行安全管理操作，并对这些操作进行审计
	应通过安全管理员对系统中的安全策略进行配置，包括安全参数的设置，主体、客体进行统一安全标记，对主体进行授权，配置可信验证策略等
集中管控	应划分出特定的管理区域，对分布在网络中的安全设备或安全组件进行管控
	应能够建立一条安全的信息传输路径，对网络中的安全设备或安全组件进行管控
	应对网络链路、安全设备、网络设备和服务器等的运行状况进行集中监测

续表

控制点	要求项
集中管控	应对分散在各个设备上的审计数据进行收集汇总和集中分析，并保证审计记录的留存时间符合法律法规要求
	应对安全策略、恶意代码、补丁升级等安全相关事项进行集中管理
	应能对网络中发生的各类安全事件进行识别、报警和分析

2.2.2.7 安全管理制度

在等级保护2.0中，安全管理制度的要求项略有减少（表2-12）。

表2-12 安全管理制度

项目	信息安全等级保护基本要求（1.0）	网络安全等级保护基本要求通用要求（2.0）
安全策略	无	应制定网络安全工作的总体方针和安全策略，阐明机构安全工作的总体目标、范围、原则和安全框架等
管理制度	应制定信息安全工作的总体方针和安全策略，说明机构安全工作的总体目标、范围、原则和安全框架等	安全管理制度安全策略中体现
	应对安全管理活动中的各类管理内容建立安全管理制度	应对安全管理活动中的各类管理内容建立安全管理制度
	应对要求管理人员或操作人员执行的日常管理操作建立操作规程	应对管理人员或操作人员执行的日常管理操作建立操作规程
	应形成由安全策略、管理制度、操作规程等构成的全面的信息安全管理制度体系	应形成由安全策略、管理制度、操作规程、记录表单等构成的全面的安全管理体系
制定和发布	应指定或授权专门的部门或人员负责安全管理制度的制定	应指定或授权专门的部门或人员负责安全管理制度的制定
	安全管理制度应具有统一的格式，并进行版本控制	安全管理制度应通过正式、有效的方式发布，并进行版本控制
	应组织相关人员对制定的安全管理制度进行论证和审定	无
	安全管理制度应通过正式、有效的方式发布	无
	安全管理制度应注明发布范围，并对收发文进行登记	无

续表

项目	信息安全等级保护基本要求（1.0）	网络安全等级保护基本要求通用要求（2.0）
评审和修订	信息安全领导小组应负责定期组织相关部门和相关人员对安全管理制度体系的合理性和适用性进行审定	应定期对安全管理制度的合理性和适用性进行论证和审定，对存在不足或需要改进的安全管理制度进行修订
	应定期或不定期对安全管理制度进行检查和审定，对存在不足或需要改进的安全管理制度进行修订	

2.2.2.8 安全管理机构

具体要求如表 2-13 所示。

表 2-13 安全管理机构

项目	信息安全等级保护基本要求（1.0）	网络安全等级保护基本要求通用要求（2.0）
岗位设置	应成立指导和管理信息安全工作的委员会或领导小组，其最高领导由单位主管领导委任或授权	应成立指导和管理网络安全工作的委员会或领导小组，其最高领导由单位主管领导委任或授权
	应设立信息安全管理工作的职能部门，设立安全主管、安全管理各个方面的负责人岗位，并定义各负责人的职责	应设立网络安全管理工作的职能部门，设立安全主管、安全管理各个方面的负责人岗位，并定义各负责人的职责
	应设立系统管理员、网络管理员、安全管理员等岗位，并定义各个工作岗位的职责	应设立系统管理员、审计管理员和安全管理员等岗位，并定义部门及各个工作岗位的职责
	应制定文件明确安全管理机构各个部门和岗位的职责、分工和技能要求	无
人员配备	应配备一定数量的系统管理员、网络管理员、安全管理员等	应配备一定数量的系统管理员、审计管理员和安全管理员等
	应配备专职安全管理员，不可兼任	应配备专职安全管理员，不可兼任
	关键事务岗位应配备多人共同管理	无
授权和审批	应根据各个部门和岗位的职责明确授权审批事项、审批部门和批准人等	应根据各个部门和岗位的职责明确授权审批事项、审批部门和批准人等
	应针对系统变更、重要操作、物理访问和系统接入等事项建立审批程序，按照审批程序执行审批过程，对重要活动建立逐级审批制度	应针对系统变更、重要操作、物理访问和系统接入等事项建立审批程序，按照审批程序执行审批过程，对重要活动建立逐级审批制度
	应定期审查审批事项，及时更新需授权和审批的项目、审批部门和审批人等信息	应定期审查审批事项，及时更新需授权和审批的项目、审批部门和审批人等信息
	应记录审批过程并保存审批文档	无

续表

项目	信息安全等级保护基本要求（1.0）	网络安全等级保护基本要求通用要求（2.0）
沟通和合作	应加强各类管理人员之间、组织内部机构之间以及信息安全职能部门内部的合作与沟通，定期或不定期召开协调会议，共同协作处理信息安全问题	应加强各类管理人员、组织内部机构和安全管理部门之间的合作与沟通，定期召开协调会议，共同协作处理网络安全问题
	应加强与兄弟单位、公安机关、电信公司的合作与沟通	无
	应加强与供应商、业界专家、专业的安全公司、安全组织的合作与沟通	应加强与网络安全职能部门、各类供应商、业界专家及安全组织的合作与沟通
	应建立外联单位联系列表，包括外联单位名称、合作内容、联系人和联系方式等信息	应建立外联单位联系列表，包括外联单位名称、合作内容、联系人和联系方式等信息
	应聘请信息安全专家作为常年的安全顾问，指导信息安全建设，参与安全规划和安全评审等	无
审核与检查	安全管理员应负责定期进行安全检查，检查内容包括系统日常运行、系统漏洞和数据备份等情况	应定期进行常规安全检查，检查内容包括系统日常运行、系统漏洞和数据备份等情况
	应由内部人员或上级单位定期进行全面安全检查，检查内容包括现有安全技术措施的有效性、安全配置与安全策略的一致性、安全管理制度的执行情况等	应定期进行全面安全检查，检查内容包括现有安全技术措施的有效性、安全配置与安全策略的一致性、安全管理制度的执行情况等
	应制定安全检查表格实施安全检查，汇总安全检查数据，形成安全检查报告，并对安全检查结果进行通报	应制定安全检查表格实施安全检查，汇总安全检查数据，形成安全检查报告，并对安全检查结果进行通报
	应制定安全审核和安全检查制度规范安全审核和安全检查工作，定期按照程序进行安全审核和安全检查活动	无

2.2.2.9 安全管理人员

具体要求如表 2-14 所示。

表 2-14 安全管理人员

项目	信息安全等级保护基本要求（1.0）	网络安全等级保护基本要求通用要求（2.0）
人员录用	应指定或授权专门的部门或人员负责人员录用	应指定或授权专门的部门或人员负责人员录用
	应严格规范人员录用过程，对被录用人的身份、背景、专业资格和资质等进行审查，对其所具有的技术技能进行考核	应对被录用人员的身份、安全背景、专业资格或资质等进行审查，对其所具有的技术技能进行考核
	应签署保密协议	应与被录用人员签署保密协议，与关键岗位人员签署岗位责任协议
	应从内部人员中选拔从事关键岗位的人员，并签署岗位安全协议	无
人员离岗	应严格规范人员离岗过程，及时终止离岗员工的所有访问权限	无
	应取回各种身份证件、钥匙、徽章等以及机构提供的软硬件设备	应及时终止离岗人员的所有访问权限，取回各种身份证件、钥匙、徽章等以及机构提供的软硬件设备
	应办理严格的调离手续，关键岗位人员离岗须承诺调离后的保密义务后方可离开	应办理严格的调离手续，并承诺调离后的保密义务后方可离开
人员考核	应定期对各个岗位的人员进行安全技能及安全认知的考核	在安全意识教育和培训中体现
	应对关键岗位的人员进行全面、严格的安全审查和技能考核	在安全意识教育和培训中体现
	应对考核结果进行记录并保存	无
安全意识教育和培训	应对各类人员进行安全意识教育、岗位技能培训和相关安全技术培训	应针对不同岗位制订不同的培训计划，对安全基础知识、岗位操作规程等进行培训
	应对安全责任和惩戒措施进行书面规定并告知相关人员，对违反安全策略和规定的人员进行惩戒	应对各类人员进行安全意识教育和岗位技能培训，并告知相关的安全责任和惩戒措施
	应对定期安全教育和培训进行书面规定，针对不同岗位制订不同的培训计划，对信息安全基础知识、岗位操作规程等进行培训	应定期对不同岗位的人员进行技能考核
	应对安全教育和培训的情况与结果进行记录并归档保存	无

续表

项目	信息安全等级保护基本要求（1.0）	网络安全等级保护基本要求通用要求（2.0）
外部人员访问管理	应确保在外部人员访问受控区域前先提出书面申请，批准后由专人全程陪同或监督，并登记备案	应在外部人员物理访问受控区域前先提出书面申请，批准后由专人全程陪同，并登记备案
	对外部人员允许访问的区域、系统、设备、信息等内容应进行书面的规定，并按照规定执行	应在外部人员接入受控网络访问系统前先提出书面申请，批准后由专人开设账户、分配权限，并登记备案
	无	外部人员离场后应及时清除其所有的访问权限
	无	获得系统访问授权的外部人员应签署保密协议，不得进行非授权操作，不得复制和泄露任何敏感信息

2.2.2.10 安全建设管理

具体要求如表 2-15 所示。

表 2-15 安全建设管理

项目	信息安全等级保护基本要求（1.0）	项目	网络安全等级保护基本要求通用要求（2.0）
系统定级	应明确信息系统的边界和安全保护等级	定级和备案	无
	应以书面的形式说明确定信息系统为某个安全保护等级的方法和理由		应以书面的形式说明保护对象的安全保护等级及确定等级的方法和理由
	应组织相关部门和有关安全技术专家对信息系统定级结果的合理性和正确性进行论证和审定		应组织相关部门和有关安全技术专家对定级结果的合理性和正确性进行论证和审定
	应确保信息系统的定级结果经过相关部门的批准		应保证定级结果经过相关部门的批准
	无		应将备案材料报主管部门和相应公安机关备案
安全方案设计	应根据系统的安全保护等级选择基本安全措施，并依据风险分析的结果补充和调整安全措施	安全方案设计	应根据安全保护等级选择基本安全措施，依据风险分析的结果补充和调整安全措施
	应指定和授权专门的部门对信息系统的安全建设进行总体规划，制订近期和远期的安全建设工作计划		无

续表

项目	信息安全等级保护基本要求（1.0）	项目	网络安全等级保护基本要求通用要求（2.0）
安全方案设计	应根据信息系统的等级划分情况，统一考虑安全保障体系的总体安全策略、安全技术框架、安全管理策略、总体建设规划和详细设计方案，并形成配套文件	安全方案设计	应根据保护对象的安全保护等级及与其他级别保护对象的关系进行安全整体规划和安全方案设计，设计内容应包含密码相关内容，并形成配套文件
	应组织相关部门和有关安全技术专家对总体安全策略、安全技术框架、安全管理策略、总体建设规划、详细设计方案等相关配套文件的合理性和正确性进行论证和审定，并且经过批准后，才能正式实施		应组织相关部门和有关安全技术专家对安全整体规划及其配套文件的合理性和正确性进行论证和审定，经过批准后才能正式实施
	应根据等级测评、安全评估的结果定期调整和修订总体安全策略、安全技术框架、安全管理策略、总体建设规划、详细设计方案等相关配套文件		无
产品采购和使用	应确保安全产品采购和使用符合国家的有关规定	产品采购和使用	应确保网络安全产品采购和使用符合国家的有关规定
	应确保密码产品采购和使用符合国家密码主管部门的要求		应确保密码产品与服务的采购和使用符合国家密码管理主管部门的要求
	应预先对产品进行选型测试，确定产品的候选范围，并定期审定和更新候选产品名单		应预先对产品进行选型测试，确定产品的候选范围，并定期审定和更新候选产品名单
	应指定或授权专门的部门负责产品的采购		无
自行软件开发	应确保开发环境与实际运行环境物理分开，开发人员和测试人员分离，测试数据和测试结果受到控制	自行软件开发	应将开发环境与实际运行环境物理分开，测试数据和测试结果受到控制
	应制定软件开发管理制度，明确说明开发过程的控制方法和人员行为准则		应制定软件开发管理制度，明确说明开发过程的控制方法和人员行为准则
	应制定代码编写安全规范，要求开发人员参照规范编写代码		应制定代码编写安全规范，要求开发人员参照规范编写代码
	应确保提供软件设计的相关文档和使用指南，并由专人负责保管		应具备软件设计的相关文档和使用指南，并对文档使用进行控制
	应确保对程序资源库的修改、更新、发布进行授权和批准		应对程序资源库的修改、更新、发布进行授权和批准，并严格进行版本控制

续表

项目	信息安全等级保护基本要求（1.0）	项目	网络安全等级保护基本要求通用要求（2.0）
自行软件开发	无	自行软件开发	应保证在软件开发过程中对安全性进行测试，在软件安装前对可能存在的恶意代码进行检测
	无		应保证开发人员为专职人员，开发人员的开发活动受到控制、监视和审查
外包软件开发	应在软件安装之前检测软件包中可能存在的恶意代码	外包软件开发	应在软件交付前检测其中可能存在的恶意代码
	应要求开发单位提供软件设计的相关文档和使用指南		应保证开发单位提供软件设计文档和使用指南
	应要求开发单位提供软件源代码，并审查软件中可能存在的后门		应保证开发单位提供软件源代码，并审查软件中可能存在的后门和隐蔽信道
	应根据开发需求检测软件质量		无
工程实施	应指定或授权专门的部门或人员负责工程实施过程的管理	工程实施	应指定或授权专门的部门或人员负责工程实施过程的管理
	应制定详细的工程实施方案控制实施过程，并要求工程实施单位能正式地执行安全工程过程		应制订安全工程实施方案，控制工程实施过程
	应制定工程实施方面的管理制度，明确说明实施过程的控制方法和人员行为准则		应通过第三方工程监理控制项目的实施过程
测试验收	应委托公正的第三方测试单位对系统进行安全性测试，并出具安全性测试报告	测试验收	无
	在测试验收前应根据设计方案或合同要求等制订测试验收方案，在测试验收过程中应详细记录测试验收结果，并形成测试验收报告		应制订测试验收方案，并依据测试验收方案实施测试验收，形成测试验收报告
	无		应进行上线前的安全性测试，并出具安全测试报告，安全测试报告应包含密码应用安全性测试相关内容
	应对系统测试验收的控制方法和人员行为准则进行书面规定		无
	应指定或授权专门的部门负责系统测试验收的管理，并按照管理规定的要求完成系统测试验收工作		无
	应组织相关部门和相关人员对系统测试验收报告进行审定，并签字确认		无

49

续表

项目	信息安全等级保护基本要求（1.0）	项目	网络安全等级保护基本要求通用要求（2.0）
系统交付	应制定详细的系统交付清单，并根据交付清单对所交接的设备、软件和文档等进行清点	系统交付	应制定交付清单，并根据交付清单对所交接的设备、软件和文档进行清点
	应对负责系统运行维护的技术人员进行相应的技能培训		应对负责运行维护的技术人员进行相应的技能培训
	应确保提供系统建设过程中的文档和指导用户进行系统运行维护的文档		应提供建设过程文档和运行维护的文档
	应对系统交付的控制方法和人员行为准则进行书面规定		无
	应指定或授权专门的部门负责系统交付的管理工作，并按照管理规定的要求完成系统交付工作		无
系统备案	应指定专门的部门或人员负责管理系统定级的相关材料，并控制这些材料的使用	系统备案	已经在定级和备案中体现
	应将系统等级及相关材料报系统主管部门备案		
	应将系统等级及其他要求的备案材料报相应公安机关备案		
等级测评	在系统运行过程中，应至少每年对系统进行一次等级测评，发现不符合相应等级保护标准要求的及时整改	等级测评	应定期进行等级测评，发现不符合相应等级保护标准要求的及时整改
	应在系统发生变更时及时对系统进行等级测评，发现级别发生变化的及时调整级别并进行安全改造，发现不符合相应等级保护标准要求的及时整改		应在发生重大变更或级别发生变化时进行等级测评
	应选择具有国家相关技术资质和安全资质的测评单位进行等级测评		应确保测评机构的选择符合国家有关规定
	应指定或授权专门的部门或人员负责等级测评的管理		无
安全服务商选择	应确保安全服务商的选择符合国家的有关规定	服务供应商选择	应确保服务供应商的选择符合国家的有关规定
	应与选定的安全服务商签订与安全相关的协议，明确约定相关责任		应与选定的服务供应商签订相关协议，明确整个服务供应链各方需履行的网络安全相关义务
	应确保选定的安全服务商提供技术培训和服务承诺，必要的与其签订服务合同		应定期监督、评审和审核服务供应商提供的服务，并对其变更服务内容加以控制

2.2.2.11 安全运维管理

具体要求如表 2-16 所示。

表 2-16 安全运维管理

项目	信息安全等级保护基本要求（1.0）	项目	网络安全等级保护基本要求通用要求（2.0）
环境管理	应指定专门的部门或人员定期对机房供配电、空调、温度及湿度控制等设施进行维护管理	环境管理	应指定专门的部门或人员负责机房安全，对机房出入进行管理，定期对机房供配电、空调、温度及湿度控制、消防等设施进行维护管理
	应指定部门负责机房安全，并配备机房安全管理人员，对机房的出入、服务器的开机或关机等工作进行管理		无
	应建立机房安全管理制度，对有关机房物理访问、物品带进、带出机房和机房环境安全等方面的管理作出规定		应建立机房安全管理制度，对有关物理访问、物品带进出和环境安全等方面的管理作出规定
	应加强对办公环境的保密性管理，规范办公环境人员行为，包括工作人员调离办公室应立即交还该办公室钥匙、不在办公区接待来访人员、工作人员离开座位应确保终端计算机退出登录状态和桌面上没有包含敏感信息的纸档文件等		应不在重要区域接待来访人员，不随意放置有敏感信息的纸档文件、移动介质等
资产管理	应编制并保存与信息系统相关的资产清单，包括资产责任部门、重要程度和所处位置等内容	资产管理	应编制并保存与保护对象相关的资产清单，包括资产责任部门、重要程度和所处位置等内容
	应根据资产的重要程度对资产进行标识管理，根据资产的价值选择相应的管理措施		应根据资产的重要程度对资产进行标识管理，根据资产的价值选择相应的管理措施
	应对信息分类与标识方法作出规定，并对信息的使用、传输和存储等进行规范化管理		应对信息分类与标识方法作出规定，并对信息的使用、传输和存储等进行规范化管理
	应建立资产安全管理制度，规定信息系统资产管理的责任人员或责任部门，并规范资产管理和使用的行为		无
介质管理	应建立介质安全管理制度，对介质的存放环境、使用、维护和销毁等方面作出规定	介质管理	应将介质存放在安全的环境中，对各类介质进行控制和保护，实行存储环境专人管理，并根据存档介质的目录清单定期盘点
	应确保介质存放在安全的环境中，对各类介质进行控制和保护，并实行存储环境专人管理		无

续表

项目	信息安全等级保护基本要求（1.0）	项目	网络安全等级保护基本要求通用要求（2.0）
介质管理	应对介质在物理传输过程中的人员选择、打包、交付等情况进行控制，对介质归档和查询等进行登记记录，并根据存档介质的目录清单定期盘点	介质管理	应对介质在物理传输过程中的人员选择、打包、交付等情况进行控制，并对介质的归档和查询等进行登记记录
	应对存储介质的使用过程、送出维修以及销毁等进行严格的管理，对带出工作环境的存储介质进行内容加密和监控管理，对送出维修或销毁的介质应首先清除介质中的敏感数据，对保密性较高的存储介质未经批准不得自行销毁		在设备维护管理中体现
	应根据数据备份的需要对某些介质实行异地存储，存储地的环境要求和管理方法应与本地相同		无
	应对重要介质中的数据和软件采取加密存储，并根据所承载数据和软件的重要程度对介质进行分类和标识管理		无
设备管理	应对信息系统相关的各种设备（包括备份和冗余设备）、线路等指定专门的部门或人员定期进行维护管理	设备维护管理	应对各种设备（包括备份和冗余设备）、线路等指定专门的部门和人员定期进行维护管理
	应建立基于申报、审批和专人负责的设备安全管理制度，对信息系统的各种软硬件设备的选型、采购、发放和领用等过程进行规范化管理		应建立配套设施、软硬件维护方面的管理制度，对其维护进行有效的管理，包括明确维护人员的责任、维修和服务的审批、维修过程的监督控制等
	应建立配套设施、软硬件维护方面的管理制度，对其维护进行有效的管理，包括明确维护人员的责任、涉外维修和服务的审批、维修过程的监督控制等		信息处理设备应经过审批才能带离机房或办公地点，含有存储介质的设备带出工作环境时其中重要数据应加密
	应对终端计算机、工作站、便携机、系统和网络等设备的操作和使用进行规范化管理，按操作规程实现主要设备（包括备份和冗余设备）的启动/停止、加电/断电等操作		含有存储介质的设备在报废或重用前，应进行完全清除并被安全覆盖，保证该设备上的敏感数据和授权软件无法被恢复重用
	应确保信息处理设备必须经过审批才能带离机房或办公地点		无

续表

项目	信息安全等级保护基本要求（1.0）	项目	网络安全等级保护基本要求通用要求（2.0）
监控管理和安全管理中心	应对通信线路、主机、网络设备和应用软件的运行状况、网络流量、用户行为等进行监测和报警，形成记录并妥善保存	监控管理和安全管理中心	在安全管理中心中体现
	应组织相关人员定期对监测和报警记录进行分析、评审，发现可疑行为，形成分析报告，并采取必要的应对措施		在安全管理中心中体现
	应建立安全管理中心，对设备状态、恶意代码、补丁升级、安全审计等安全相关事项进行集中管理		在安全管理中心中体现
漏洞和风险管理	无	漏洞和风险管理	应采取必要的措施识别安全漏洞和隐患，对发现的安全漏洞和隐患及时进行修补或评估可能的影响后进行修补
	无		应定期开展安全测评，形成安全测评报告，采取措施应对发现的安全问题
网络安全管理	应指定专人对网络进行管理，负责运行日志、网络监控记录的日常维护和报警信息分析和处理工作	网络和系统安全管理	应划分不同的管理员角色进行网络和系统的运维管理，明确各个角色的责任和权限
	应建立网络安全管理制度，对网络安全配置、日志保存时间、安全策略、升级与打补丁、口令更新周期等方面作出规定		应指定专门的部门或人员进行账户管理，对申请账户、建立账户、删除账户等进行控制
	应根据厂家提供的软件升级版本对网络设备进行更新，并在更新前对现有的重要文件进行备份		应建立网络和系统安全管理制度，对安全策略、账户管理、配置管理、日志管理、日常操作、升级与打补丁、口令更新周期等方面作出规定
	应定期对网络系统进行漏洞扫描，对发现的网络系统安全漏洞进行及时的修补		应制定重要设备的配置和操作手册，依据手册对设备进行安全配置和优化配置等
	应实现设备的最小服务配置，并对配置文件进行定期离线备份		应详细记录运行维护操作日志，包括日常巡检工作、运行维护记录、参数的设置和修改等内容
	应保证所有与外部系统的连接均得到授权和批准		应指定专门的部门或人员对日志、监测和报警数据等进行分析、统计，及时发现可疑行为

续表

项目	信息安全等级保护基本要求（1.0）	项目	网络安全等级保护基本要求通用要求（2.0）
网络安全管理	应依据安全策略允许或者拒绝便携式和移动式设备的网络接入	网络和系统安全管理	应严格控制变更性运维，经过审批后才可改变连接、安装系统组件或调整配置参数，操作过程中应保留不可更改的审计日志，操作结束后应同步更新配置信息库
	应定期检查违反规定拨号上网或其他违反网络安全策略的行为		应严格控制运维工具的使用，经过审批后才可接入进行操作，操作过程中应保留不可更改的审计日志，操作结束后应删除工具中的敏感数据
	无		应严格控制远程运行维护的开通，经过审批后才可开通远程运行维护接口或通道，操作过程中应保留不可更改的审计日志，操作结束后立即关闭接口或通道
	无		应保证所有与外部的连接均得到授权和批准，应定期检查违反规定无线上网及其他违反网络安全策略的行为
恶意代码防范管理	应提高所有用户的防病毒意识，及时告知防病毒软件版本，在读取移动存储设备上的数据以及网络上接收文件或邮件之前，先进行病毒检查，对外来计算机或存储设备接入网络系统之前也应进行病毒检查	恶意代码防范管理	应提高所有用户的恶意代码意识，对外来计算机或存储设备接入系统前进行恶意代码检查等
	应指定专人对网络和主机进行恶意代码检测并保存检测记录		无
	应对防恶意代码软件的授权使用、恶意代码库升级、定期汇报等作出明确规定		应定期验证防范恶意代码攻击的技术措施的有效性
	应定期检查信息系统内各种产品的恶意代码库的升级情况并进行记录，对主机防病毒产品、防病毒网关和邮件防病毒网关上截获的危险病毒或恶意代码进行及时分析处理，并形成书面的报表和总结汇报		无

续表

项目	信息安全等级保护基本要求（1.0）	项目	网络安全等级保护基本要求通用要求（2.0）
系统安全管理	应根据业务需求和系统安全分析确定系统的访问控制策略	系统安全管理（对应项）	无
	应定期进行漏洞扫描，对发现的系统安全漏洞及时进行修补		漏洞和风险管理中体现
	应安装系统的最新补丁程序，在安装系统补丁前，首先在测试环境中测试通过，并对重要文件进行备份后，方可实施系统补丁程序的安装		无
	应建立系统安全管理制度，对系统安全策略、安全配置、日志管理和日常操作流程等方面作出具体规定		网络和系统安全管理中体现
	应指定专人对系统进行管理，划分系统管理员角色，明确各个角色的权限、责任和风险，权限设定应当遵循最小授权原则		网络和系统安全管理中体现
	应依据操作手册对系统进行维护，详细记录操作日志，包括重要的日常操作、运行维护记录、参数的设置和修改等内容，严禁进行未经授权的操作		网络和系统安全管理中体现
	应定期对运行日志和审计数据进行分析，以便及时发现异常行为		网络和系统安全管理中体现
配置管理（对应项）	无	配置管理	应记录和保存基本配置信息，包括网络拓扑结构、各个设备安装的软件组件、软件组件的版本和补丁信息、各个设备或软件组件的配置参数等
	无		应将基本配置信息改变纳入变更范畴，实施对配置信息改变的控制，并及时更新基本配置信息库
密码管理	应建立密码使用管理制度，使用符合国家密码管理规定的密码技术和产品	密码管理	应使用国家密码管理主管部门认证核准的密码技术和产品
	无		应遵循国家标准和行业标准

续表

项目	信息安全等级保护基本要求（1.0）	项目	网络安全等级保护基本要求通用要求（2.0）
变更管理	应确认系统中要发生的变更，并制定变更方案	变更管理	应明确变更需求，变更前根据变更需求制定变更方案，变更方案经过评审、审批后方可实施
	应建立变更管理制度，系统发生变更前，向主管领导申请，变更和变更方案经过评审、审批后方可实施变更，并在实施后将变更情况向相关人员通告		
	应建立变更控制的申报和审批文件化程序，对变更影响进行分析并文档化，记录变更实施过程，并妥善保存所有文档和记录		应建立变更的申报和审批控制程序，依据程序控制所有的变更，记录变更实施过程
	应建立中止变更并从失败变更中恢复的文件化程序，明确过程控制方法和人员职责，必要时对恢复过程进行演练		应建立中止变更并从失败变更中恢复的程序，明确过程控制方法和人员职责，必要时对恢复过程进行演练
备份与恢复管理	应识别需要定期备份的重要业务信息、系统数据及软件系统等	备份与恢复管理	应识别需要定期备份的重要业务信息、系统数据及软件系统等
	应建立备份与恢复管理相关的安全管理制度，对备份信息的备份方式、备份频度、存储介质和保存期等进行规范		应规定备份信息的备份方式、备份频度、存储介质、保存期等
	应根据数据的重要性和数据对系统运行的影响，制定数据的备份策略和恢复策略，备份策略须指明备份数据的放置场所、文件命名规则、介质替换频率和将数据离站运输的方法		应根据数据的重要性和数据对系统运行的影响，制定数据的备份策略和恢复策略、备份程序和恢复程序等
	应建立控制数据备份和恢复过程的程序，对备份过程进行记录，所有文件和记录应妥善保存		无
	应定期执行恢复程序，检查和测试备份介质的有效性，确保可以在恢复程序规定的时间内完成备份的恢复		无
安全事件处置	应报告所发现的安全弱点和可疑事件，但任何情况下用户均不应尝试验证弱点	安全事件处置	应及时向安全管理部门报告所发现的安全弱点和可疑事件
	应制定安全事件报告和处置管理制度，明确安全事件的类型，规定安全事件的现场处理、事件报告和后期恢复的管理职责		应制定安全事件报告和处置管理制度，明确不同安全事件的报告、处置和相应流程，规定安全事件的现场处理、实践报告和后期恢复的管理职责等

续表

项目	信息安全等级保护基本要求（1.0）	项目	网络安全等级保护基本要求通用要求（2.0）
安全事件处置	应根据国家相关管理部门对计算机安全事件等级划分方法和安全事件对本系统产生的影响，对本系统计算机安全事件进行等级划分	安全事件处置	无
	应制定安全事件报告和响应处理程序，确定事件的报告流程，响应和处置的范围、程度以及处理方法等		无
	应在安全事件报告和响应处理过程中，分析和鉴定事件产生的原因，收集证据，记录处理过程，总结经验教训，制定防止再次发生的补救措施，过程形成的所有文件和记录均应妥善保存		应在安全事件报告和响应处理过程中，分析和鉴定事件产生的原因，收集证据，记录处理过程，总结经验教训
	对造成系统中断和造成信息泄密的安全事件应采用不同的处理程序和报告程序		对造成系统中断和造成信息泄露的重大安全事件应采用不同的处理程序和报告程序
应急预案管理	应在统一的应急预案框架下制定不同事件的应急预案，应急预案框架应包括启动应急预案的条件、应急处理流程、系统恢复流程、事后教育和培训等内容	应急预案管理	应规定统一的应急预案框架，包括启动预案的条件、应急组织构成、应急资源保障、事后教育和培训等内容
	应从人力、设备、技术和财务等方面确保应急预案的执行有足够的资源保障		应制定重要事件的应急预案，包括应急处理流程、系统恢复流程等内容
	应对系统相关的人员进行应急预案培训，应急预案的培训应至少每年举办一次		应定期对系统相关的人员进行应急预案培训，并进行应急预案的演练
	应定期对应急预案进行演练，根据不同的应急恢复内容，确定演练的周期		应定期对原有的应急预案重新评估，修订完善
	应规定应急预案需要定期审查和根据实际情况更新的内容，并按照执行		无
外包运维管理	无	外包运维管理	应确保外包运维服务商的选择符合国家的有关规定
	无		应与选定的外包运维服务商签订相关的协议，明确约定外包运维的范围、工作内容 应保证选择的外包运维服务商在技术和管理方面均应具有按照等级保护要求开展安全运维工作的能力，并将能力要求在签订的协议中明确
	无		应在与外包运维服务商签订的协议中明确所有相关的安全要求。如可能涉及对敏感信息的访问、处理、存储要求，对IT基础设施中断服务的应急保障要求等

2.2.3 等级保护 2.0 扩展要求

现在以三级为例,重点针对等级保护 2.0 扩展要求控制点进行描述,以下详解。

2.2.3.1 云计算安全扩展要求

具体要求如表 2-17 所示。

表 2-17 云计算安全扩展要求

层面	控制点	要求项
安全物理环境	基础设施位置	应保证云计算基础设施位于中国境内
安全通信网络	网络架构	应保证云计算平台不承载高于其安全保护等级的业务应用系统
		应实现不同云服务客户虚拟网络之间的隔离
		应具有根据云服务客户业务需求提供通信传输、边界防护、入侵防范等安全机制的能力
		应具有根据云服务客户业务需求自主设置安全策略集的能力,包括定义访问路径、选择安全组件、配置安全策略
		应提供开放接口或开放性安全服务,允许云服务客户接入第三方安全产品或在云平台选择第三方安全服务
安全区域边界	访问控制	应在虚拟化网络边界部署访问控制机制,并设置访问控制规则
		应在不同等级的网络区域边界部署访问控制机制,设置访问控制规则
	入侵防范	应能检测到云服务客户发起的网络攻击行为,并能记录攻击类型、攻击时间、攻击流量等
		应能检测到对虚拟网络节点的网络攻击行为,并能记录攻击类型、攻击时间、攻击流量等
		应能检测到虚拟机与宿主机、虚拟机与虚拟机之间的异常流量
		应在检测到网络攻击行为、异常流量情况时进行警告
	安全审计	应对云服务商和云服务客户远程管理时执行特权命令进行审计,至少包括虚拟机删除、虚拟机重启
		应保证云服务商对云服务客户系统和数据的操作可被云服务客户审计
安全计算环境	身份鉴别	当远程管理云计算平台中设备时,管理终端和云计算平台之间应建立双向身份验证机制
	访问控制	应保证当虚拟机迁移时,访问控制策略随其迁移
		应允许云服务客户设置不同虚拟机之间的访问控制策略

续表

层面	控制点	要求项
安全计算环境	入侵防范	应能检测虚拟机之间的资源隔离失效，并进行告警
		应能检测非授权新建虚拟机或者重新启用虚拟机，并进行告警
		应能够检测恶意代码感染及在虚拟机间蔓延的情况，并进行告警
	镜像和快照保护	应针对重要业务系统提供加固的操作系统镜像或操作系统安全加固服务
		应提供虚拟机镜像、快照完整性校验功能，防止虚拟机镜像被恶意篡改
		应采取密码技术或其他技术手段防止虚拟机镜像、快照中可能存在的敏感资源被非法访问
	数据完整性和保密性	应确保云服务客户数据、用户个人信息等存储于中国境内，如需出境应遵循国家相关规定
		应确保只有在云服务客户授权下，云服务商或第三方才具有云服务客户数据的管理权限
		应使用检验码或密码技术确保虚拟机迁移过程中，重要数据的完整性，并在检测到完整性受到破坏时采取必要的恢复措施
		应支持云服务客户部署密钥管理解决方案，保证云服务客户自行实现数据的加解密过程
	数据备份恢复	云服务客户应在本地保存其业务数据的备份
		应提供查询云服务客户数据及备份存储位置的能力
		云服务商的云存储服务应保证云服务客户数据存在若干个可用的副本，各副本之间的内容应保持一致
		应为云服务客户将业务系统及数据迁移到其他云计算平台和本地系统提供技术手段，并协助完成迁移过程
	剩余信息保护	应保证虚拟机所使用的内存和存储空间回收时得到完全清除
		云服务客户删除业务应用数据时，云计算平台应将云存储中所有副本删除
安全管理中心	集中管理	应能对物理资源和虚拟资源按照策略做统一管理调度与分配
		应保证云计算平台管理流量与云服务客户业务流量分离
		应根据云服务商和云服务客户的职责划分，收集各自控制部分的审计数据并实现各自的集中审计
		应根据云服务商和云服务客户的职责划分，实现各自控制部分，包括虚拟化网络、虚拟机、虚拟化安全设备等的运行状况的集中监测

续表

层面	控制点	要求项
安全建设管理	云服务商选择	应选择安全合规的云服务商,其所提供的云计算平台应为其所承载的业务应用系统提供相应等级的安全保护能力
		应在服务水平协议中规定云服务的各项服务内容和具体技术指标
		应在服务水平协议中规定云服务商的权限与责任,包括管理范围、职责划分、访问授权、隐私保护、行为准则、违约责任等
		应在服务水平协议中规定服务合约到期时,完整提供云服务客户数据,并承诺相关信息在云计算平台上清除
		应与选定的云服务商签署保密协议,要求其不得泄露云服务客户数据
	供应链管理	应确保供应商的选择符合国家有关规定
		应将供应链安全事件信息或安全威胁信息及时传达到云服务客户
		应将供应商的重要变更及时传达到云服务客户,并评估变更带来的安全风险,采取措施对风险进行控制

2.2.3.2 移动互联安全扩展要求

具体要求如表 2-18 所示。

表 2-18 移动互联安全扩展要求

层面	控制点	要求项
安全物理环境	无线接入点的物理位置	应为无线接入设备的安装选择合理位置,避免过度覆盖和电磁干扰
安全区域边界	边界防护	应保证有线网络与无线网络边界之间的访问和数据流通过无线接入网关设备
	访问控制	无线接入设备应开启接入认证功能,并支持采用认证服务器认证或国家密码管理机构批准的密码模块进行认证
	入侵防范	应能够检测到非授权无线接入设备和非授权移动终端的接入行为
		应能够检测到针对无线接入设备的网络扫描、DDs 攻击、密钥破解、中间人攻击和欺骗攻击等行为
		应能够检测到无线接入设备的 SSID 广播、WPS 等高风险功能的开启状态
		应禁用无线接入设备和无线接入网关存在风险的功能,如 SSID 广播、WEP 认证等
		应禁止多个 AP 使用同一个认证密钥
		应能够阻断非授权无线接入设备或非授权移动终端

续表

层面	控制点	要求项
安全计算环境	移动终端管控	应保证移动终端安装、注册并运行终端管理客户端软件
		移动终端应接收移动终端管理服务端的设备生命周期管理、设备远程控制,如远程锁定、远程擦除等
	移动应用管控	应具有选择应用软件安装、运行的功能
		应只允许指定证书签名的应用软件安装和运行
		应具有软件白名单功能,应能根据白名单控制应用软件安装、运行
安全建设管理	移动应用软件采购	应保证移动终端安装、运行的应用软件来自可靠分发渠道或使用可靠证书签名
		应保证移动终端安装、运行的应用软件由指定的开发者开发
	移动应用软件开发	应对移动业务应用软件开发者进行资格审查
		应保证开发移动业务应用软件的签名证书合法性
安全运维管理	配置管理	应建立合法无线接入设备和合法移动终端配置库,用于对非法无线接入设备和非法移动终端的识别

2.2.3.3 物联网安全扩展要求

具体要求如表 2-19 所示。

表 2-19 物联网安全扩展要求

层面	控制点	要求项
安全物理环境	感知节点设备物理防护	感知节点设备所处的物理环境应不对感知节点设备造成物理破坏,如挤压、强振动等
		感知节点设备在工作状态所处物理环境应能正确反映环境状态,如温、湿度传感器不能安装在阳光直射区域
		感知节点设备在工作状态所处物理环境应不对感知节点设备的正常工作造成影响,如强干扰、阻挡屏蔽等
		关键感知节点设备应具有可供长时间工作的电力供应(关键网关节点设备应具有持久稳定的电力供应能力)
安全区域边界	接入控制	应保证只有授权的感知节点可以接入
	入侵防范	应能够限制与感知节点通信的目标地址,以避免对陌生地址的攻击行为
		应能够限制与网关节点通信的目标地址,以避免对陌生地址的攻击行为

续表

层面	控制点	要求项
安全计算环境	感知节点设备安全	应保证只有授权的用户可以对感知节点设备上的软件应用进行配置或变更
		应具有对其连接的网关节点设备(包括读卡器)进行身份标识和鉴别的能力
		应具有对其连接的其他感知节点设备(包括路由节点)进行身份识别和鉴别的能力
	网关节点设备安全	应具备对合法连接设备(包括终端节点、路由节点、数据处理中心)进行标识和鉴别的能力
		应具备过滤非法节点和伪造节点所发送的数据的能力
		授权用户应能够在设备使用过程中对关键密钥进行在线更新
		授权用户应能够在设备使用过程中对关键配置参数进行在线更新
	抗数据重放	应能够鉴别数据的新鲜性,避免历史数据的重放攻击
		应能够鉴别历史数据的非法修改,避免数据的修改重放攻击
	数据融合处理	应对来自传感网的数据进行数据融合处理,使不同种类的数据可以在同一个平台被使用
安全运维管理	感知节点管理	应指定人员定期巡视感知节点设备、网关节点设备的部署环境,对可能影响感知节点设备、网关节点设备正常工作的环境异常进行记录和维护
		应对感知节点设备、网关节点设备入库、存储、部署、携带、维修、丢失和报废等过程作出明确规定,并进行全程管理
		应加强对感知节点设备、网关节点设备部署环境的保密性管理,包括负责检查和维护的人员调离工作岗位应立即交还相关检查工具和检查维护记录等

2.2.3.4 工业控制系统安全扩展要求

具体要求如表 2-20 所示。

表 2-20 工业控制系统安全扩展要求

层面	控制点	要求项
安全物理环境	室外控制设备物理防护	室外控制设备应放置于采用铁板或其他防火绝缘材料制作,具有透风、散热、防盗、防雨、防火能力的箱体或装置中;控制设备应安装在金属或其他绝缘板上(非木质板),并紧固于箱体或装置中
		室外控制设备放置应远离强电磁干扰、强热源等的环境,如无法避免应及时做好应急处置及检修,保证设备正常运行

续表

层面	控制点	要求项
安全通信网络	网络架构	工业控制系统与企业其他系统之间应划分为两个区域，区域间应采用单向的技术隔离手段
安全通信网络	网络架构	工业控制系统内部应根据业务特点划分为不同的安全域，安全域之间应采用技术隔离手段
安全通信网络	网络架构	涉及实时控制和数据传输的工业控制系统，应使用独立的网络设备组网，在物理层面上实现与其他数据网及外部公共信息网的安全隔离
安全通信网络	通信传输	应在工业控制系统内使用广域网进行控制指令或相关数据交换的应采用加密认证技术手段实现身份认证、访问控制和数据加密传输
安全区域边界	访问控制	应在工业控制系统与企业其他系统之间部署访问控制设备，配置访问控制策略，禁止任何穿越区域边界的 E-mail、WEB、Telnet、Rlongin、FTP 等通用网络服务
安全区域边界	访问控制	应在工业控制系统内安全域和安全域之间的边界防护机制失效时，及时进行报警
安全区域边界	拨号使用控制	工业控制系统确需使用拨号访问服务的，应限制具有拨号访问权限的用户数量，并采取用户身份鉴别和访问控制等措施
安全区域边界	拨号使用控制	拨号服务器和客户端均应使用经安全加固的操作系统，并采取数据证书认证、传输加密和访问控制等措施
安全区域边界	无线使用控制	应对所有参与无线通信的用户（人员、软件进程或者设备）提供唯一性标识和鉴别
安全区域边界	无线使用控制	应对所有参与无线通信的用户（人员、软件进程或者设备）进行授权以及执行使用进行限制
安全区域边界	无线使用控制	应对无线通信采取传输加密的安全措施，实现传输报文的机密性保护
安全区域边界	无线使用控制	对采用无线通信技术进行控制的工业控制系统，应能识别其物理环境中发射的未经授权的无线设备，报告未经授权试图接入或干扰控制系统的行为
安全计算环境	控制设备安全	控制设备自身应实现相应级别安全通用要求提出的身份鉴别、访问控制和安全审计等安全要求，如受条件限制控制设备无法实现上述要求，应由其上位控制或管理设备实现同等功能或通过管理手段控制
安全计算环境	控制设备安全	应在经过充分测试评估后，在不影响系统安全稳定运行的情况下对控制设备进行补丁更新、固件更新等工作

续表

层面	控制点	要求项
安全计算环境	控制设备安全	应关闭或拆除控制设备的软盘驱动、光盘驱动、USB接口、串行口或多余网口等，确需保留的应通过相关的技术措施实施严格的监控管理
		应使用专用设备和专用软件对控制设备进行更新
		应保证控制设备在上线前经过安全性检测，避免控制设备固件中存在恶意代码程序
安全建设管理	产品采购和使用	工业控制系统重要设备应通过专业机构的安全性检测后方可采购使用
	外包软件开发	应在外包开发合同中规定针对开发单位、供应商的约束条款，包括设备及系统在生命周期内有关保密、禁止关键技术扩散和设备行业专用等方面的内容

2.2.3.5 数据生命周期可参考安全扩展要求和大数据平台/系统可参考安全扩展要求

具体要求如表2-21所示。

表2-21 数据生命周期可参考安全扩展要求和大数据平台/系统可参考安全扩展要求

层面	控制点	要求项
数据生命周期可参考安全扩展要求	数据采集	数据的采集应获得数据源管理者的授权，确保数据收集最小化原则
		采集个人信息过程中应获得本人的授权
		应采用技术手段，保证数据源的真实可信
		应对导入或者其他数据采集方式收集到的数据进行检测，避免出现恶意数据输入
	数据分类	应对数据资产进行登记，建立数字资产清单
		应对数据进行分类分级管理，不同类别级别的数据采取不同的安全保护措施
	数据存储	对数据存储的保护应满足数据源系统的安全保护要求
		备份数据应采取与源数据一致的安全保护措施
		应定期检查重要业务数据备份的可用性
		应保证数据多副本之间的一致性
		应提供对关机溯源数据的备份

续表

层面	控制点	要求项
数据生命周期可参考安全扩展要求	数据应用	应能对数据进行静态脱敏和去标识化处理
		应在数据清洗和转换过程中对重要数据进行保护，以保证重要数据清洗和转换后的一致性，避免数据失真，并在产生问题时能有效还原和恢复
		应采用技术手段防止在数据处理、使用、分析、导出、共享、交换等过程识别出个人身份信息
		应采用技术手段防止进行未授权的数据集成和分析
		应跟踪和记录数据采集、处理、分析和挖掘等过程，保证溯源数据能重现相应过程
		溯源数据应能支撑数据业务要求和符合审计要求
		应采用技术手段保证溯源数据真实性和保密性
	数据交换	应提供数据交换的完整性检测能力
		应最小化数据交换集及接口操作权限
		应采用技术手段限制在终端输出重要数据
		跨境的数据应用应获得授权和审批，并对使用过程执行监管
		数据公开、交换和共享应获得授权，并遵照授权执行
	数据销毁	应提供数据销毁机制，并明确销毁方式和销毁要求
		应在中国境内对数据进行清除或销毁
		数据整体迁移的过程中，应杜绝数据残留
		应提供基于数据分类分级的数据销毁机制，并明确销毁方式和销毁要求
大数据平台/系统可参考安全扩展要求	安全物理环境	应保证承载大数据存储、处理和分析的设备机房位于中国境内
	安全通信网络	应保证大数据平台不承载高于其安全保护等级的大数据应用
		应保证大数据平台的管理流量与系统业务流量分离
	安全计算环境	大数据平台应对数据采集终端、数据导入服务组件、数据导出终端、数据导出服务组件的使用实施身份鉴别
		大数据平台应能对不同客户的大数据应用实施标识和鉴别
		大数据平台应为大数据应用提供集中管控其计算和存储资源使用状况的能力
		大数据平台应对其提供的辅助工具或服务组件，实施有效管理
		大数据平台应屏蔽计算、内存、存储资源故障，保障业务正常运行
		大数据平台应提供静态脱敏和去标识化的工具或服务组件技术

续表

层面	控制点	要求项
大数据平台/系统可参考安全扩展要求	安全计算环境	对外提供服务的大数据平台,平台或第三方只有在大数据应用授权下才可以对大数据应用的数据资源进行访问、使用和管理
		大数据平台应提供数据分类、分级安全管理功能,供大数据应用针对不同类别、级别的数据采取不同的安全保护措施
		大数据平台应提供设置数据安全标记功能,基于安全标记的授权和访问控制措施,满足细粒度授权访问控制管理能力要求
		大数据平台应在数据采集、存储、处理、分析等各个环节,支持对数据进行分类、分级处置,并保证安全保护策略保持一致
		涉及重要数据接口、重要服务接口的调用,应实施访问控制,包括但不限于数据处理、使用、分析、导出、共享、交换等相关操作
		应在数据清洗和转换过程中对重要数据进行保护,以保护重要数据清洗和转换后的一致性避免数据失真,并在产生问题时能有效还原和恢复
		应跟踪和记录数据采集、处理、分析和挖掘等过程,保证溯源数据能重现相应过程,溯源数据满足合规审计要求
大数据平台/系统可参考安全扩展要求	安全计算环境	大数据平台应保证不同客户大数据应用的审计数据隔离存放,并提供不同客户审计数据收集汇总和集中分析的能力
	安全建设管理	应选择安全合规的大数据平台,其所提供的大数据平台服务应为其所承载的大数据应用提供相应等级的安全保护能力
		应以书面方式约定大数据平台提供者的权限与责任、各项服务内容和具体技术指标等,尤其是安全服务内容
		应明确约束数据交换、共享的接收方对数据的保护责任,并确保接收方有足够或相当的安全防护能力
	安全运维管理	应建立数字资产安全管理策略,对数据全生命周期的操作规范、保护措施、管理人员职责等进行规定,包括并不限于数据采集、存储、处理、应用、流动、销毁等过程
		应制定并执行数据分类、分级保护策略,针对不同类别、级别的数据制定不同的安全保护措施
		应在数据分类分级的基础上,划分重要数字资产范围,明确重要数据进行自动脱敏或去标识的使用场景和业务处理流程
		应定期评审数据的类别和级别,如需要变更数据的类别或级别,应依据变更审批流程执行变更

2.2.4 等级保护2.0组成框架

2.2.4.1 安全通用要求

各级系统安全保护环境由相应级别的安全计算环境、安全区域边界、安全通信网络和（或）安全管理中心组成（图2-4）。

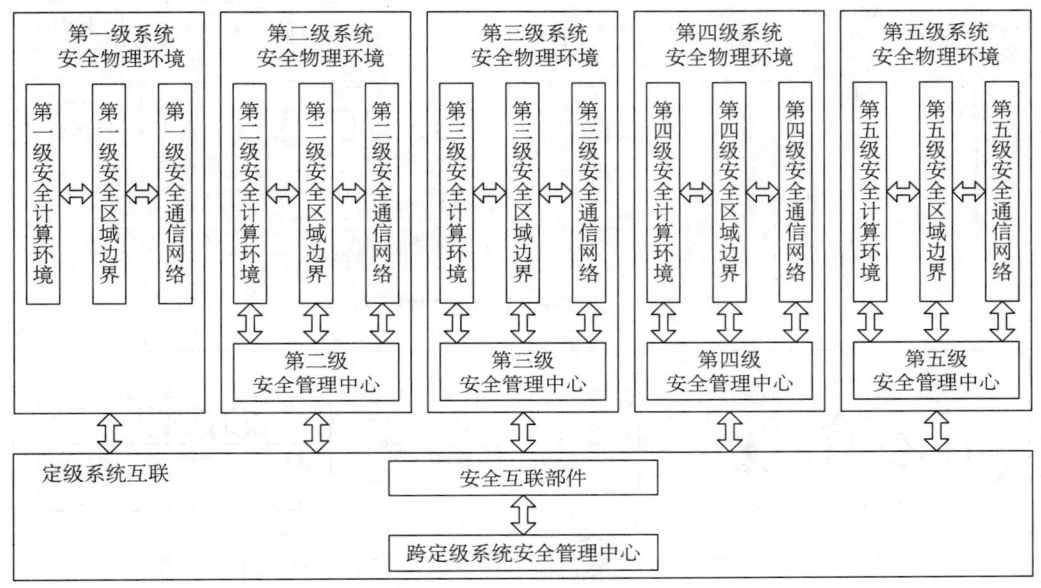

图 2-4 系统安全保护环境

2.2.4.2 云计算安全扩展要求

结合云计算功能分层框架和云计算安全特点，构建云计算安全设计防护技术框架，包括云用户层、访问层、服务层、资源层、硬件设施层和管理层（跨层功能）（图2-5）。

2.2.4.3 移动互联安全扩展要求

安全区域边界由移动互联系统区域边界、移动终端区域边界、传统计算终端区域边界、核心服务器区域边界、DMZ区域边界组成，安全通信网络由移动运营商或用户自己搭建的无线网络组成（图2-6）。

2.2.4.4 物联网安全扩展要求

结合物联网系统的特点，物联网感知层和应用层都由完成计算任务的计算环境和连接网络通信域的区域边界组成（图2-7）。

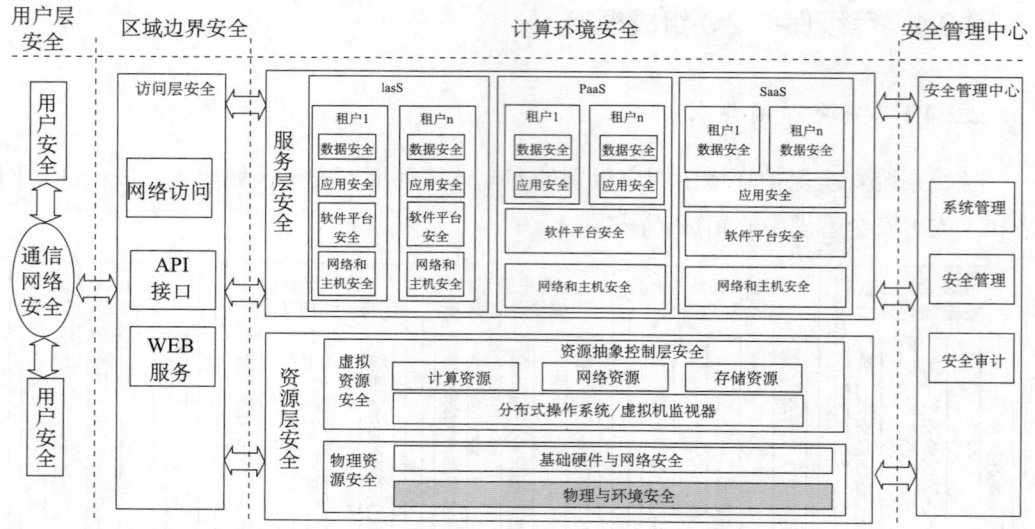

图 2-5 云计算安全设计防护技术框架

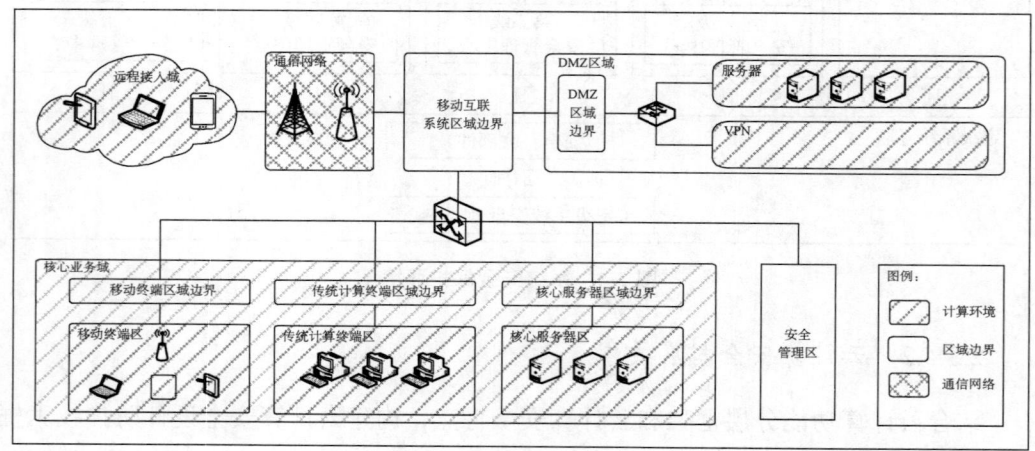

图 2-6 安全区域边界

2.2.4.5 工业控制系统安全扩展要求

具体要求如图 2-8 所示。

2.3 密码

2.3.1 密码的定义

GB/T 25069—2010《信息安全技术术语》中对密码进行定义。密码（cipher）是一种用于保护数据保密性的密码学技术，由加密算法、解密算法和密钥生成方法及相应运行过程组成。

2 《中华人民共和国网络安全法》与等级保护 2.0

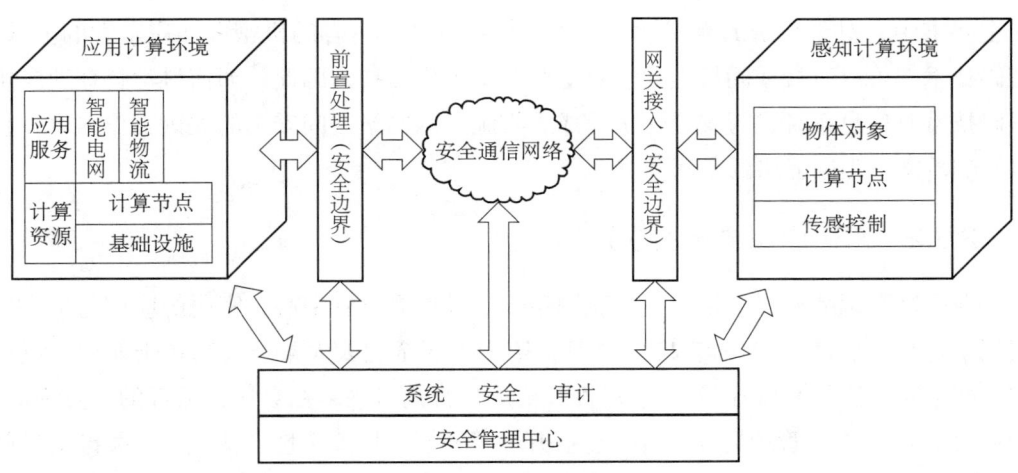

图 2-7 物联网安全扩展要求

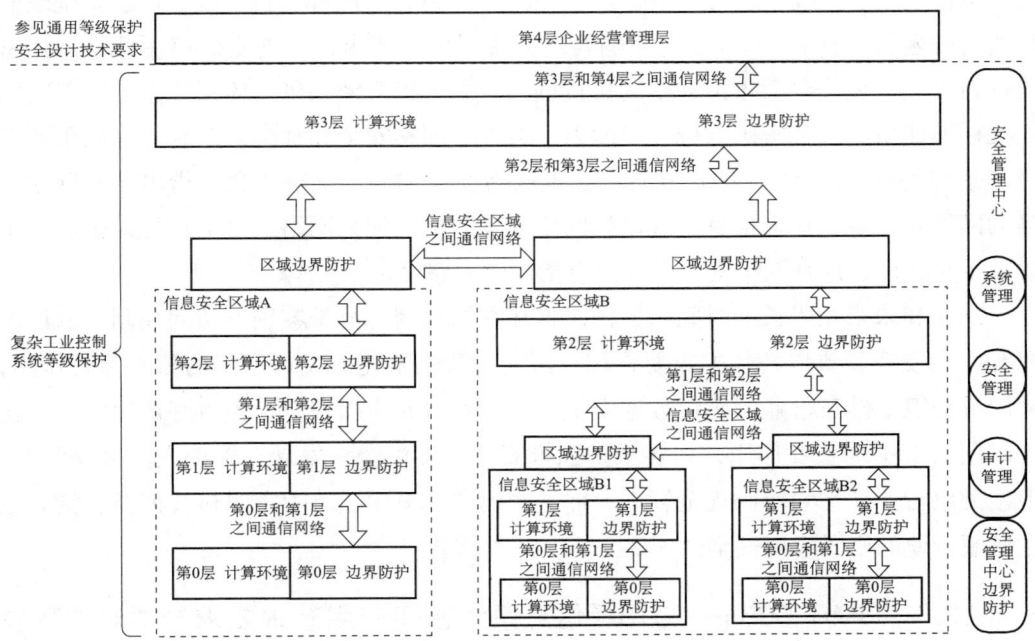

注：1. 参照IEC 62443-1-1工业控制系统按照功能层次划分为：第0层，现场设备层；第1层，现场控制层；第2层，过程监控层；第3层，生产管理层；第4层，企业资源层。
2. 一个信息安全区域可以包括多个不同等级的子区域。
3. 纵向上分区以工业现场实际情况为准（本防护方案的分区为示例性分区），分区方式包括但不限于：第0~2层组成一个安全区域、第0~1层组成一个安全区域等。

图 2-8 工业控制系统安全扩展要求

信息是网络空间中最有价值的资产，信息泄露会对国家、社会、行业、团体以及个人带来巨大的危害和影响，而密码是网络安全的核心技术和基础支撑，是保护国家安全的战略性资源，是保护关键基础设施和重要信息系统安全的关键技术，是保障网络与信息安全最有效、最可靠、最经济的手段。在不同安全保护等级信息系统的基本安全要求中，对于身份的真实性、行为的抗抵赖性、内容的机密性和完整性的要求，密码技术都可以直接或间接地为满足这些要求提供支持，因此，如何科学合理地应用密码技术对信息系统进行安全保护，成为实施我国网络空间安全的关键工作内容，直接影响着网络强国战略的全面推进。

2.3.2 密码应用政策要求迫切

在网络强国战略思想指引下，我国逐步走进世界舞台中心，密码的应用与推广也实现了跨越式发展。2016 年 11 月 7 日，第十二届全国人大常委会第二十四次会议通过《网络安全法》，是我国站在全局性、前瞻性视角对网络社会进行治理的重要举措。2017 年，国家密码管理局在 7 省 5 行业开展了密码应用安全性评估试点，关键信息基础设施（试点期间主要针对等级保护三级及以上信息系统）要进行密码应用安全性评估，包括规划、上线、运行三个阶段。2018 年 1 月，财政部出台《政务信息系统政府采购管理暂行办法》，明确提出采购要落实密码应用要求，实施密码应用评估。抓密码创新发展，就是要大力推动密码科技创新、着力提升密码供给体系质量、完善密码法规标准体系、夯实密码基础支撑能力，为维护国家安全和社会公众利益提供重要保障和基础支撑。2018 年 4 月 20 日，全国网络安全和信息化工作会议指出，要树立正确的网络安全观，加强信息基础设施网络安全防护，加强网络安全信息统筹机制、手段、平台建设，加强网络安全事件应急指挥能力建设。

现在和未来相当长的时间内，密码将在数据加密、身份鉴别、访问控制、取证溯源等方面发挥着难以替代的重要作用。因此，我们要充分发挥密码的核心保障作用，共同维护卫生健康行业的医疗数据安全、技术安全和应用安全。为更好地发挥密码在互联网安全中的重要作用，切实维护国家安全、促进经济发展、保护人民群众利益，卫生健康行业应加强密码规范管理、促进密码广泛应用、着力密码科技创新、指导卫生健康行业的密码应用安全性评估。

2.3.3 GM/T 0054—2018《信息系统密码应用基本要求》中对密码应用提出要求

参照国家标准 GB/T 22239—2019《信息安全技术 网络安全等级保护基本要求》对不同安全保护等级信息系统的基本安全要求，对于涉及身份的真实性、行为的抗抵赖性、内容的机密性和完整性的要求项，密码技术都可以直接地或间接地为满足这些要求提供支持，更好地推进信息安全等级保护工作。

依据 GB/T 22239—2019 划分的一、二、三、四级信息系统提出了使用密码技术来实施等级保护的基本要求和应用要求。在基本要求中根据密码技术的特点，从技术上对密码系统的功能、密钥管理、密码配用、密码实现和密码保护等方面提出了相关要求和规定。在应用要求中，从应用密码技术来实现相应等级的物理安全、网络安全、主机安全、应用安全和数据安全提出了要求密码技术作为网络空间安全的核心技术，是信息保护和网络信任体系建设的基础，是保护关键基础设施和重要信息系统安全的关键技术。

2.3.3.1 范围

GB/T 22239—2019 标准分别从系统技术、密钥管理、安全管理等多角度、全方位地提出了应用密码的基本要求。

用于指导、规范和评估信息系统中的商用密码应用，网络和信息的用户单位、建设单位、测评单位及管理部门均可用于指导、规范和评估信息系统密码合规、正确、有效地应用。

2.3.3.2 规范性引用文件

GM/T 0005《随机性检测规范》。

GM/T 0028《密码模块安全技术要求》。

GM/T 0036《采用非接触卡的门禁系统密码应用技术指南》。

GM/Z 4001—2013《密码术语》。

2.3.3.3 总体要求

主要是从密码算法、密码技术、密码产品、密码服务四方面提出了相关要求。

密码算法：信息系统中使用的密码算法应当符合法律、法规的规定和密码相关国家标准、行业标准的有关要求。

密码技术：信息系统中使用的密码技术应遵循密码相关国家标准和行业标准。

密码产品：信息系统中使用的密码产品与密码模块应通过国家密码管理部门核准。

密码服务：信息系统中使用的密码服务应通过国家密码管理部门许可。

2.3.3.4 密码的功能要求

GB/T 22239—2008 根据 GB/T 9387.2—1995《信息处理系统开放系统互连基本参考模型 第 2 部分：安全体系结构》，实现信息系统密码应用的安全保障目标：通过密码技术保障网络和信息系统的机密性、完整性、实体身份的真实性和实体行为的不可否认性，这四性提出了密码功能要求。

2.3.3.5 密码技术应用要求

2.3.3.5.1 主要的参照

参照国家标准 GB/T 22239—2008 规定了对不同安全保护等级信息系统的基本安全要求,对于涉及身份的真实性、行为的抗抵赖性、内容的机密性和完整性的要求项,密码技术都可以直接或间接地为满足这些要求提供支持,以便更好地推进信息安全等级保护工作。

依据 GB/T 22239—2008 要求划分的一、二、三、四级信息系统提出了使用密码技术来实施等级保护的基本要求和应用要求。在基本要求中根据密码技术的特点,从技术上对密码系统的功能、密钥管理、密码配用、密码实现和密码保护等方面提出了相关要求和规定。在应用要求中,从应用密码技术来实现相应等级的物理安全、网络安全、主机安全、应用安全和数据安全提出了要求(图 2-9)。

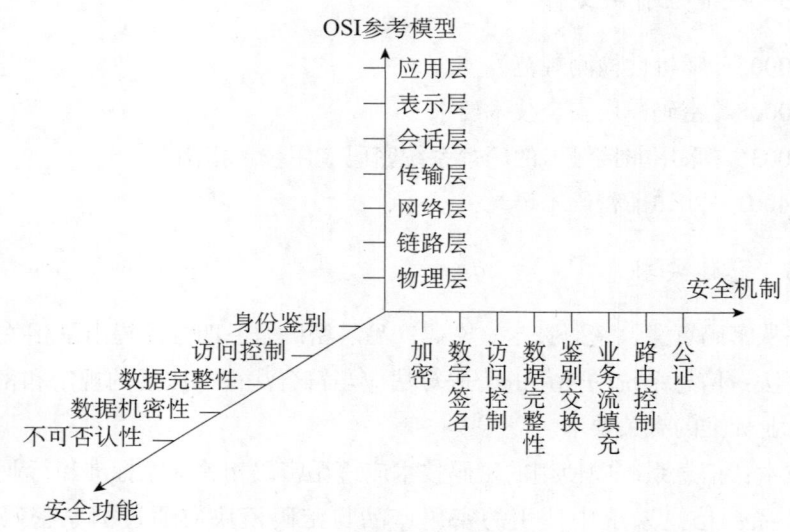

图 2-9 标准参考机制与模型

2.3.3.5.2 主要的内容框架

GB/T 22239—2008 的编制涉及信息系统的物理和环境安全、网络和通信安全、设备和计算安全、应用和数据安全四个安全层面,以密码技术实施的角度为主线,可灵活扩展至等级保护四级,以及未来关键信息基础设施保护等密码技术要求(图 2-10)。

GB/T22239—2008 第七章主要从密码算法、技术、产品和服务对信息系统中密码应用提出了总体要求,围绕机密性、完整性、真实性和不可否认性提出密码功能要求,重点从信息系统中的物理和环境安全、网络和通信安全、设备和计算安全、应用和数据安全四个层面提出了不同级别的密码技术应用要求。

GB/T22239—2008 第八、九章主要是结合当前密码标准明确了不同级别的密钥管理和安全管理要求。

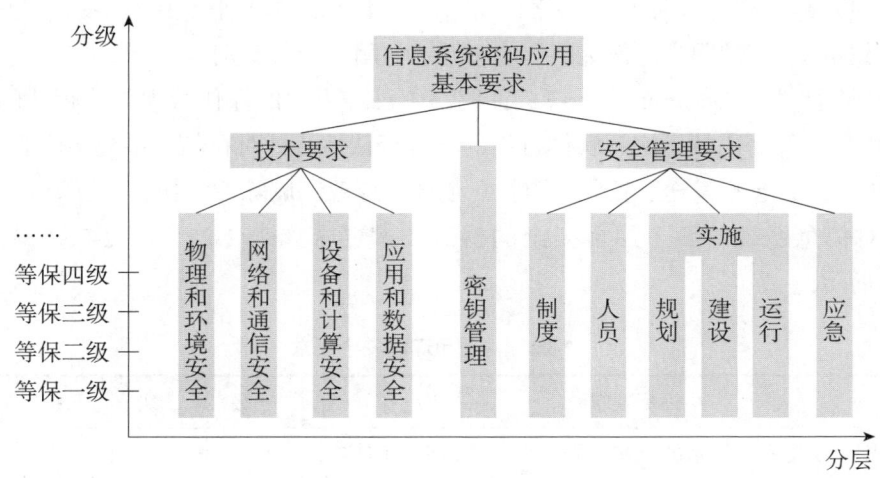

图 2-10　标准的主要内容结构

2.3.3.5.3　主要原则

GB/T22239—2008 的要求采用逐级增强的原则。

分级原则遵照 GB 17859—1999《计算机信息系统安全保护等级划分准则》划分的一、二、三、四级信息系统提出了相应的密码应用要求，并在条款的要求力度上逐级增强，在控制点和要求项上也是逐级增强。

2.3.3.5.4　主要内容解读

机密性（confidentiality）：保证信息不被泄露给非授权的个人、进程等实体的性质。使用密码加密功能实现机密性，信息系统中需要保护的对象主要包括：传输的重要数据、敏感信息数据或整个报文，存储的重要数据和敏感信息数据，身份鉴别信息，密钥数据。

完整性（data integrity）：数据没有遭受以非授权方式所做的篡改或破坏的性质。使用消息鉴别码（MAC）或数字签名实现完整性，信息系统中保护的对象主要包括：传输的重要数据、敏感信息或整个报文，存储的重要数据、文件和敏感信息，身份鉴别信息，密钥数据，日志记录，访问控制信息，重要信息资源敏感标记，重要程序，采用可信计算技术建立从系统到应用的信任链，视频监控音像记录，电子门禁系统进出记录。

真实性（authenticity）：确保主体或资源的身份正是所声称的特性。真实性适用于用户、进程、系统和信息之类的实体。

身份鉴别（authentication）：确认一个实体所声称身份的过程。真实性是通过身份鉴别技术实现的。在信息系统中使用对称加密、动态口令、数字签名等身份鉴别技术实现真实性的应用场景一般为：进入重要物理区域人员的身份鉴别，通信双方的身份鉴别，网络设备接入时的身份鉴别，采用可信计算技术的平台身份鉴别，登录操作系统和数据库系统的用户身份鉴别，应用系统的用户身份鉴别。

不可否认性（non-repudiation）：证明一个已经发生的操作行为无法否认的性质。使用数字签名等密码技术实现实体行为的不可否认性，针对在信息系统中所有需要无法否认的行为，包括发送、接收、审批、创建、修改、删除、添加、配置等操作。

针对信息系统的四个层面安全的密码技术要求如表2-22、表2-23、表2-24、表2-25所示。

表 2-22　物理和环境安全要求

指标要求	一级	二级	三级	四级
身份鉴别：使用密码技术的真实性服务来保护物理访问控制身份鉴别信息，保证重要区域进入人员身份的真实性	可	宜	应	应
电子门禁记录数据完整性：使用密码技术的完整性服务来保证电子门禁系统进出记录的完整性	可	宜	应	应
视频记录数据完整性：使用密码技术的完整性服务来保证视频监控音像记录的完整性	—	—	应	应
硬件密码模块实现：采用符合 GM/T 0028 的三级及以上密码模块或通过国家密码管理部门核准的硬件密码产品实现密码运算和密钥管理	—	宜	宜	应

注："—"表示该项不做要求。

表 2-23　网络和通信安全要求

指标要求	一级	二级	三级	四级
身份鉴别：在通信前基于密码技术进行身份认证，使用密码技术的机密性和真实性服务来实现防截获、防假冒和防重用，保证传输过程中鉴别信息的机密性和网络设备实体身份的真实性	可	宜	应	应
访问控制信息完整性：使用密码技术的完整性服务来保证网络边界和系统资源访问控制信息的完整性	可	宜	应	应
通信数据完整性：采用密码技术保证通信过程中数据的完整性	可	宜	应	应
通信数据机密性：采用密码技术保证通信过程中敏感信息字段或整个报文的机密性	可	宜	应	应

续表

指标要求	一级	二级	三级	四级
网络接入设备：采用密码技术对连接到内部网络的设备进行身份认证，确保接入网络的设备真实可信	—	—	应	应
密码模块实现	—	宜	宜	应

注："—"表示该项不做要求。

表 2-24　设备和计算安全要求

指标要求	一级	二级	三级	四级
身份鉴别：使用密码技术对登录的用户进行身份标识和鉴别，身份标识具有唯一性，身份鉴别信息具有复杂度要求并定期更换	可	宜	应	应
访问控制信息完整性：使用密码技术的完整性服务来保证系统资源访问控制信息的完整性	可	宜	应	应
敏感标记的完整性：使用密码技术的完整性服务来保证重要信息资源敏感标记的完整性	可	宜	应	应
日志记录完整性：使用密码技术的完整性服务对日志记录进行完整性保护	—	宜	应	应
远程管理身份鉴别信息机密性：远程管理时，使用密码技术的机密性服务来实现鉴别信息的防窃听	—	—	应	应
重要程序或文件完整性：采用可信计算技术建立从系统到应用的信任链，实现系统运行过程中重要程序或文件完整性保护	—	—	宜	应

注："—"表示该项不做要求。

其中，在密码模块实现上，二级宜采用符合 GM/T 0028 的二级及以上密码模块，或通过国家密码管理部门核准的硬件密码产品实现密码运算和密钥管理；三级宜采用符合 GM/T 0028 的三级及以上密码模块，或通过国家密码管理部门核准的硬件密码产品实现密码运算和密钥管理；四级应基于符合 GM/T 0028 的三级及以上密码模块，或通过国家密码管理部门核准的硬件密码产品，实现密码运算和密钥管理对不同的等级保护安全要求（1～4级）分别提出相应的密码应用技术要求。

表 2-25　应用和数据安全要求

指标要求	一级	二级	三级	四级
身份鉴别：使用密码技术对登录的用户进行身份标识和鉴别，实现身份鉴别信息的防截获、防假冒和防重用，保证应用系统用户身份的真实性	可	宜	应	应

续表

指标要求	一级	二级	三级	四级
访问控制：使用密码技术的完整性服务来保证业务应用系统访问控制策略、数据库表访问控制信息和重要信息资源敏感标记等信息的完整性	可	宜	应	应
数据传输机密性：采用密码技术保证重要数据在传输过程中的机密性，包括但不限于鉴别数据、重要业务数据和重要用户信息等	可	宜	应	应
数据存储机密性：采用密码技术保证重要数据在存储过程中的机密性，包括但不限于鉴别数据、重要业务数据和重要用户信息等	可	宜	应	应
数据传输完整性：采用密码技术保证重要数据在传输过程中的完整性，包括但不限于鉴别数据、重要业务数据、重要审计数据、重要配置数据、重要视频数据和重要用户信息等	可	宜	应	应
数据存储完整性：采用密码技术保证重要数据在存储过程中的完整性，包括但不限于鉴别数据、重要业务数据、重要审计数据、重要配置数据、重要视频数据和重要用户信息、重要可执行程序等	—	—	应	应
日志记录完整性：使用密码技术的完整性服务来实现对日志记录完整性的保护	—	—	—	应
重要应用程序的加载和卸载：采用密码技术对重要应用程序的加载和卸载进行安全控制	—	宜	宜	应

注："—"表示该项不做要求。

不同等级保护安全中的密钥全生命周期安全管理要求如表 2-26 所示。

从制度、人员、实施、应急方面对不同等级保护中的密码安全管理提出相应要求如表 2-27 所示。

表 2-26 密钥管理要求

指标要求	一级	二级	三级	四级
生成	应	应	应	应
存储	应	应	应	应
使用	应	应	应	应
分发	—	应	应	应

续表

指标要求	一级	二级	三级	四级
导入与导出	—	应	应	应
备份与恢复	—	应	应	应
归档	—	—	应	应
销毁	—	—	应	应

注:"—"表示该项不做要求。

表2-27 密码安全管理要求

	指标要求		一级	二级	三级	四级
安全管理	制度	制定密码安全管理制度	可	宜	应	应
		定期修订安全管理制度	可	宜	应	应
		明确管理制度发布流程	—	宜	应	应
		制度执行过程记录留存	—	—	—	应
	人员	了解并遵守密码相关法律法规	应	应	应	应
		正确使用密码相关产品	应	应	应	应
		建立岗位责任及人员培训制度	—	应	应	应
		建立关键岗位人员保密制度和调离制度	—	应	应	应
		设置密码管理和技术岗位并定期考核	—	—	应	应
		背景调查	—	—	—	应
	实施	规划	可	宜	应	应
		建设	可	宜	应	应
		运行	可	宜	应	应
	应急	应急预案	—	应	应	应
		事件处置	可	应	应	应
		向有关主管部门上报处置情况	—	—	应	应

注:"—"表示该项不做要求。

2.4 可信计算

2.4.1 系统可信是信息系统安全的基石

在信息系统中,系统安全是整个信息系统安全的基础。没有系统的安全性保证,只停留在网络防护和应用防护的层面上,如同将坚固的堡垒建立在沙滩上,存在着巨大的安全隐患。在不安全的操作系统中,病毒和恶意程序很有可能绕过或篡改安全软件所提供的安全机制,进而破坏系统的完整性、可用性,或非法窃取用户信息。

对操作系统的安全威胁主要包括病毒软件、恶意用户、恶意破坏系统资源或系统的正常运行、破坏系统完成指定的功能、多用户程序相互干扰等。例如,2010年给全世界带来巨大破坏性影响的"震网"病毒,是一个席卷全球工业界的病毒,已经感染了全球超过45 000个网络。其感染原理就是恶意程序伪装成驱动文件,利用系统验证驱动程序的数字签名的实现漏洞,病毒中包含了伪造的数字签名以躲避杀毒软件的查杀,从而进入目标计算机系统。

2017年5月,勒索病毒WannaCry在全球范围内爆发,曾席卷150个国家的30多万用户,造成损失超过80亿美元,影响金融、能源、医疗等众多行业,造成严重的危机管理问题。我国部分Windows操作系统用户遭受感染,校园网用户首当其冲,受害严重,大量实验室数据和毕业设计被锁定加密。部分大型企业的应用系统和数据库文件被加密后,无法正常工作,影响巨大。WannaCry主要利用了微软"视窗"系统的漏洞,以获得自动传播的能力,能够在数小时内感染一个系统内的全部电脑。该蠕虫感染计算机后会向计算机中植入敲诈者病毒,导致电脑大量文件被加密。受害者电脑被黑客锁定后,病毒会提示支付价值相当于300美元的比特币才可解锁。

目前应对这些病毒和蠕虫攻击的措施,主要是以密码技术为核心,利用可信计算模块(TPM)的可信功能构建具有自我免疫能力的高安全等级的内核,能够在运行时检查系统引导程序、硬件环境配置、操作系统内核、服务及应用程序、主要配置参数的完整性,从而保证系统处于可信状态。

2.4.2 可信计算的定义

目前可信计算中"可信"存在各种不同的定义,国际电工委员会/国际标准化组织(ISO/IEC)所说的"可信"是指参与计算的组件、操作或过程在任意条件下是可预测的,并能够抵御病毒和一定程度的物理干扰。电气和电子工程师协会(IEEE)认为可信是指计算机系统所提供服务的可信赖性是可论证的。可信计算组织(以下简称TCG)认为可信是指一个实体是可信的,如果它的行为总是以预期的方式,朝着预期的目标。TCG的可信技术思路是通过在硬件平台上引入可信计算模块来提高计算机系统的安全性。这种技术思路目前得到了产业界的普遍认同,认为可信是以安全芯片为基础,建立可信计算环境,确保系统实体按照预期的行为执行。

可信计算系统是能够提供系统的可靠性/可用性、信息和行为安全性的计算机系统。其基本思想是先在计算机系统中建立一个信任根(基),信任根的可信性由物理安全、技术安全和管理安全共同确保;再建立一条信任链,从信任根开始,到硬件平台，到操作系统，再到应用，一级度量一级，一级信任一级，把这种信任扩展到整个操作系统。

2.4.3 国际可信计算组织

早期可信计算的研究主要以 TCG 为主。1999 年由多家信息技术巨头联合发起成立了可信计算联盟（Trusted Computing Platform Alliance，TCPA），成员包括康柏、惠普、IBM、英特尔和微软等多家科技公司。2001 年 1 月 30 日，TCPA 宣布发布其可信计算平台规范 1.0 版本，旨在"为行业提供明确的方向，促进对计算平台和环境的信任"。

2003 年，随着多家厂商的加入，TCPA 改为可信计算组织（Trusted Computing Group，TCG），该组织已发展成员 190 家，遍布全球各大洲主力厂商。TCG 的目的是在计算和通信系统中广泛使用基于硬件安全模块支持下的可信计算平台，以提高整体的安全性。

TCG 制定了 TPM（Trusted Platform Module）的标准，很多安全芯片符合这个规范。而且由于其硬件实现安全防护，正逐渐成为个人计算机（PC），尤其是便携式 PC 的标准配置。2009 年 5 月 18 日，TCG 成为 ISO 标准，包括 ISO / IEC 11889—1：2009 信息技术—可信平台模块—第 1 部分：概述；ISO / IEC 11889—2：2009 信息技术—可信平台模块—第 2 部分：设计原则；ISO / IEC 11889—3：2009 信息技术—可信平台模块—第 3 部分：结构；ISO / IEC 11889—4：2009 信息技术—可信平台模块—第 4 部分：命令。

2.4.4 我国可信计算的发展

我国可信计算研究工作始于 1992 年，到目前已经形成了自主创新体系。可信技术发展经历了以主机可靠性为主要特征的可信计算 1.0 时代，以节点安全性为主要特征的可信计算 2.0 时代，现在发展到了以系统免疫性为主要特征的可信计算 3.0 时代。目前，我国已经形成了以密码为基础、芯片为信任根、主板为平台、软件为核心、网络为纽带、应用成体系的可信计算技术框架，理论和技术水平都居国际前列。

在我国，经过多年实践，可信计算 3.0 系统在我国逐渐实现了规模应用。可信计算 3.0 主动免疫防御技术已经形成了创新的体系框架，建立了较为完善的国家标准体系，产业生态环境也逐渐成熟，相关产品已经在一些关键信息基础设施领域进行了规模化应用，极大提升了国家重要信息系统的主动防御能力，成为我国网络空间安全的核心技术之一。伴随着云计算、大数据、物联网等新型信息技术的进一步发展，可信计算 3.0 技术将对网络空间安全发挥更加关键的基础支撑作用。

沈昌祥院士指出：首先，在可信计算的主动免疫防护下，攻击者很难入侵，即便攻进去了，由于强制访问控制，非授权者也拿不到重要信息，即使窃取了重要数据，因为有加密保护，窃取者也看不懂；其次，攻击者很难篡改系统和信息，系统工作就不会瘫痪；最后，利用可信计算的审计功能，能发现并保护证据，使攻击者无处可逃。

2.4.5 可信计算的主要内容

可信计算技术，包括的内容主要有四个方面。

信任链。TCG 提出"信任链"来解决安全问题，基本思想是：如果从一个初始的"信任根"出发，在平台上计算环境中每一次转换时，这种信任可以通过传递的方式保持下去不被破坏，那么平台上的计算环境始终是可信的。

可信平台（TPM）。在可信传递中，TPM 是核心，是"信任根"。作为可信计算技术的底层核心固件，TPM 被称为安全计算机产业链上的"信任原点"。在实际应用中，TPM 安全芯片被嵌入计算机主板上，可为平台提供完整性度量与验证、数据安全保护和身份认证等功能。TPM 在更底层进行更高级别的防护，将加密、解密、认证等基本的安全功能写入硬件芯片中，并确保芯片中的信息不能在外部通过软件随意获取，这样，就能够通过可信赖的硬件对软件层次的攻击进行保护，可以使用户获得更强的保护能力和选择空间。

TCG 软件栈。TCG 软件栈是可信平台的核心软件，在可信平台中处于承上启下的作用，软件栈为应用程序提供使用 TPM 安全功能的接口，同时屏蔽不同厂商 TPM 的差异，增强应用程序的可移植性。

可信计算网络。可信计算网络是一个通过现有网络安全产品和网络安全子系统有效整合和管理，并结合可信网络的接入控制机制、网络内部的信息保护和信息加密机制，实现全面提高网络整体防护能力的可信网络安全技术体系。

2.4.6 系统信任的一般模型和实践

通常，在信息系统设备层面，系统信任的级别是：固件通过可信根验证系统引导程序，引导程序验证操作系统，操作系统验证内核驱动和服务，验证应用程序。系统信任的主要机制是使用公钥基础设施（PKI）体系和代码签名。通过逐级验证代码签名的机制，形成多个层次的信任机制。

代码签名（Code Signing）是对可执行文件或脚本进行数字签名的措施。通过对代码签名的验证，能够验证组件提供者或发布者的身份，以及校验组件是否未被修改，并且，代码签名也可用来提供存储对象相关的版本信息，以及存储对象的其他元数据。

Windows、Mac OS X 和大多数 Linux 发行版为更新使用代码签名，从而确保其他人不可能通过补丁系统分发恶意代码。它可以使操作系统验证更新是否合法，即使更新是由第三方或借助物理介质（如光盘、U 盘）分发。在 Windows 和 Mac OS X 上，首次运行软件时将检查代码签名以验证软件的身份，确保软件没有被第三方分销商或下载网站恶意篡改。

2006 年由 Unified EFI Form 发布的统一的可扩展固件接口（UEFI）标准就定义了 OS 加载之前在所有平台上一致的、正确指定的启动服务。将可信根的证书使用一次性写入（OTP）方式写入固件中，用以验证引导程序的正确性。在操作系统启动时，使用这个可信根验证 BootLoader 的完整性，BootLoader 验证操作系统镜像，从而保证操作系统的完整性和可信。

例如，在 Windows 系统中，在操作系统正确启动后，Windows 要求软件组件从权威第三方证书认证中心（CA）获得用以代码签名的数字证书，在交付使用时进行数字签名。产品在安装、使用时，通过验证数字签名和数字证书，能够确认软件的来源，并验证软件中的执行代码、配置信息、重要数据的完整性，如果发生数字签名验证不通过或证书验证失败的情况，可以判定为产品完整性和可信性受到破坏，能够及时采取相应的处理措施。

通过上述的验证机制，能够有效防止病毒软件和恶意软件侵入系统。代码签名机制使病毒、恶意程序在安装、运行时能够被系统或第三方的杀毒软件和安防软件检测出，从而阻止恶意软件的感染和运行。

2.4.7　信息系统设备可信验证的措施

在目前阶段的信息系统中，保证通信设备可信的措施是在系统中部署可信平台控制模块和可信终端软件，实现系统的可信保护功能。包括实现可信认证、可信度量、可信存储、可信连接、可信报告等功能；在系统运行过程中实现度量、存储和报告的功能，配合可信管理平台可信软件库实现可信防护；恶意代码主动防御、保障安全机制不被篡改，使用安全模型对系统级操作进行访问控制；实现对安全管理自身和安全策略执行结果的审计、展示、查询；实现对不同安全等级和不同敏感度的信息系统进行等级保护的管理。通过可信平台控制模块和可信终端软件、可信软件库等协同配合，共同为系统和应用建立可信的计算环境。

在我国的一些关键信息系统中，遵循"可管可控、精准防护、可视可信、智能防御"的安全策略，基于可信计算构建了信息安全防御体系。该体系以可信计算技术为核心，安全可控为目标，安全免疫为特征，可以有效抵御"震网"等高级定制化的新型病毒攻击，具备防御未知恶意代码攻击的能力，可以简化以"隔离查杀"为主的传统信息安全防御体系，降低整体防护体系的建设成本，同时改善实时控制业务的效率，无须改造现有应用，可以大规模工程应用。

2.4.8 总结

可信计算被比喻为人的免疫系统，如果一个人没有免疫系统，其身体健康将无从谈起。可信计算的目标就是要为计算机构建起免疫系统，能及时识别"自己"和"非己"成分，使漏洞不被攻击者利用。使系统做到攻击者进不去、非授权者重要信息拿不到、窃取保密信息看不懂、系统和信息篡改不了、系统工作瘫不成、攻击行为赖不掉，从而提升国家网络安全保障能力。

3 网络安全体系化管理

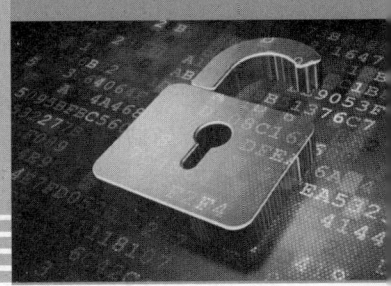

3.1 体系化管理方法

3.1.1 概述

3.1.1.1 管理定义

管理作为一种专门的活动,自有人群出现便产生了。在现代管理学的概念被提出之后,管理的思想被广泛关注和系统研究,逐渐形成了共同的知识体系,快速发展成一门专门的学科。

管理是一个十分广泛的概念,有着丰富的内涵和外延,因此也没有唯一的定义。本书采取管理学中被普遍认可的定义。管理是指通过计划、组织、领导和控制等环节来协调以人为中心的组织资源和职能活动,以期有效实现组织目标的活动过程。计划、组织、领导和控制是管理的四项职能,或者是实现目标的手段。

计划是指为组织确定宗旨和目标以及实现目标的战略、措施和程序,一般还包括实现目标的时间表和预算等,通俗来说,计划就是决定做什么和怎么做,是全部管理职能中最基本的职能。

组织是管理的结构保证,是领导和控制的前提。实现目标、战略和计划必须设计组织结构,在该结构中应把为达到目标所必需的各种活动进行分类,规定相关的岗位角色和权限,以及上、下、左、右的协调关系。根据目标、战略和内外部环境设计组织结构,并据此为不同岗位和角色配置人员的过程就是组织。

领导是指对组织结构中的成员施加影响,其目的在于使所有人员能致力于实现组织的既定目标。

控制是按照目标和标准对组织的活动进行检查和纠正,以保证工作符合计划要求的过程。控制包含两个层面的要求:检查和改进,因此控制活动应该是持续不断的,以确保组织实际活动持续满足要求,得到持续的发展。

管理是一种理论，也可以说是一种方法或工具，与具体业务相结合的时候，便形成不同领域、不同门类的管理科学，如经济管理、项目管理、质量管理以及网络安全管理等。这些不同领域、不同门类的管理科学都是将管理的理论、方法和工具在某一业务领域的具体应用。

3.1.1.2 管理的体系化

不同领域的管理活动在实施计划、组织、领导和控制等环节时，得到了自身的一些最佳实践，而在质量管理领域，率先把这些最佳实践形成了一套体系化的方法，即质量管理体系方法。

质量管理的体系化方法衍生于军品的质量保证要求。"二战"期间，一些国家在采购军品时，不但提出了对产品特性的要求，还对供应商提出了质量保证要求。美国国防部相继制定和发布了一系列对军品供应商评定的质量保证标准，到 20 世纪 70 年代，借鉴军品生产质量保证的成功经验，美国把这种管理方式逐步推广应用到民用产品，还把质量管理和保证的原理应用到了各行各业的管理中，取得了良好的效果。

英国、法国等工业发达国家借鉴了美国的成功经验，先后制定和发布了军品和民用产品的质量管理标准。随着全球经济的发展，顾客对产品质量的期望越来越高，这些期望在产品规范中加以描述，但如果生产商的质量管理不完善，那产品规范也不能保证产品始终满足顾客的需要。为确保产品质量，组织需要采用一种系统化方式进行管理，针对各方面需求，建立、实施并持续改进其质量管理，从而使组织获取成功的机会。

1979 年，ISO 成立了质量管理和质量保证技术委员会（TC176），负责制定质量管理和质量保证标准，1987 年，发布了 ISO 9000《质量管理和质量保证标准选择和使用指南》、ISO 9001《质量体系设计开发、生产、安装和服务的质量保证模式》以及 ISO 9002、ISO 9003、ISO 9004 等标准。这些标准总结了工业发达国家先进的质量管理经验，对推动组织质量管理产生了积极的影响，得到了世界各国的关注和采纳，广泛应用于各国的工业、经济和政府的管理领域。

质量管理体系取得广泛应用之后，质量管理所运用的体系化方法也逐渐在其他领域运用，如环境管理领域、职业健康安全管理领域、食品安全管理领域等，这种管理的体系化方法也逐渐发展为一个特殊的领域。

3.1.1.3 管理的体系化要素

体系化管理方法源自质量管理的体系化方法，我们先来看一下质量管理的体系化要素。

ISO 9001 给出了以过程为基础的质量管理体系模式（图 3-1）。

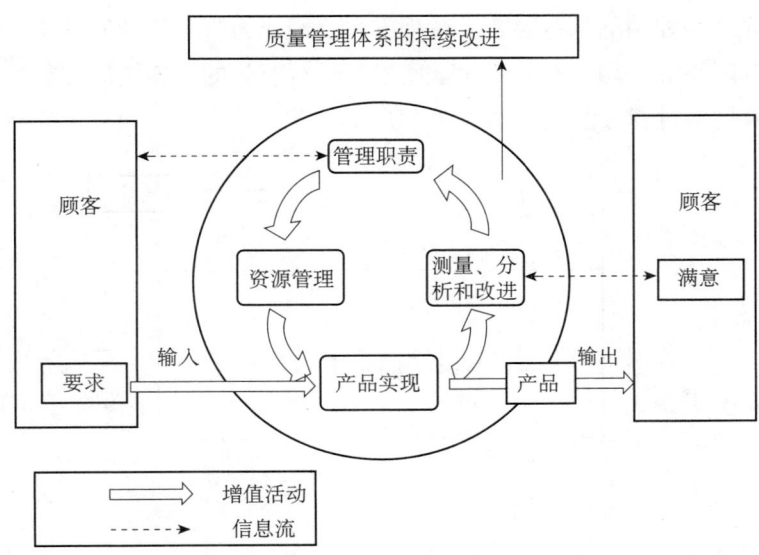

图 3-1　以过程为基础的质量管理体系模式

该质量管理体系模式是以过程为基础的,运用了过程方法。什么是过程方法?我们先来看什么是过程。ISO 9001 给出了过程的定义:为使组织有效运作,必须识别和管理众多相互关联的活动,通过使用资源和管理,将输入转化为输出的活动可视为过程。通常,一个过程的输出直接形成下一个过程的输入。过程方法则是指组织内诸过程的系统应用,连同这些过程的识别和相互作用及其管理。过程方法的优点是对诸过程的系统中单个过程之间的联系以及过程的组合和相互作用进行连续的控制。

在所有的过程中可应用称为"PDCA"的方法,PDCA 模式可简述如下。

P——计划:根据顾客的要求和组织的方针,为提供结果建立必要的目标和过程。

D——执行:实施过程。

C——检查:根据方针、目标和产品要求,对过程和产品进行监视和测量,并报告结果。

A——处理:采取措施,以持续改进过程业绩。

除过程方法和 PDCA 之外,从图 3-1 中我们还可以看到,在质量管理的体系中,还包括管理职责,资源管理,测量、分析和改进,乃至实现持续改进等重要因素。

对于其他领域的管理活动,这些要素也是通用的,因此我们把过程方法、PDCA 循环、管理职责、资源管理、持续改进作为管理的体系化方法的基本要素。这些要素不是孤立的,而是通过过程方法互相结合在一起,其目的是共同实现管理的总体目标。

3.1.2　过程方法

过程方法最先出现于控制工程学,过程单元是系统控制的落脚点。而在管理活动中，过程单元也是控制的基本要素，过程方法已经成为管理活动的基本方法，研究过程之间的相互联系和作用，有利于对这些过程进行有效的、连续的控制，从而确保整体管理的有效性。过程方法模型如图 3-2 所示。

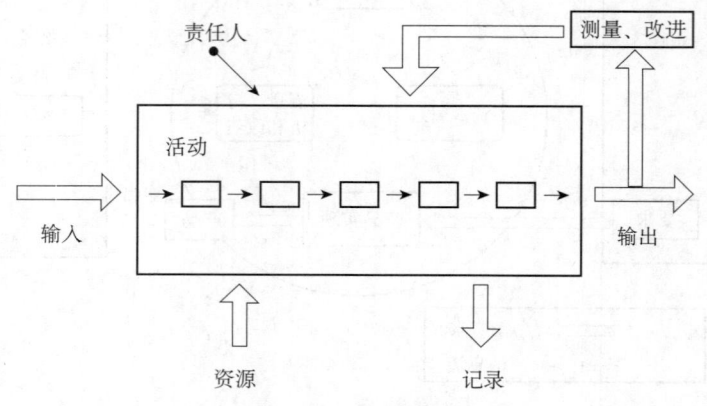

图 3-2　过程方法模型示意图

从过程的定义知道，过程应该有输入、有输出，而要使输入转化为预想的输出，必须使用资源、通过管理活动按照预先定义的程序进行。要确保输出持续满足要求，那就需要测量和改进活动。我们举个简单的例子，如木匠要制造一张桌子，输入是桌子的图纸，输出是桌子的成品，在制造过程中，要配备木材、螺丝、工具等各种资源，还要有木匠的操作，即人员的投入；此外，木匠在制造过程中还应遵循一定的程序，如先造零部件，然后组装，最后上漆。在整个过程中，要确保所做的桌子与图纸完全一致，就必须做相应的测量，如高度、长度、宽度等是否符合图纸要求，如果存在偏差，则采取纠正措施，也就是说，整个过程应遵循 PDCA 循环的模式，以实现持续改进。

管理的对象是客观存在的，不管质量管理，还是网络安全管理，甚至是简单的桌子制造的管理，他们都是由许多细小过程组成的大过程。要实现管理的预期结果，必须识别所有的这些过程，尤其是这些过程之间的关联关系，为每个过程定义适当的程序，并配备相应的资源，这样才能有的放矢，有效控制这些活动。

每个过程都能确保产生预期的结果，整个过程才能满足要求。仍以制造桌子为例，在制造桌子的过程中，有桌腿的制造过程、桌面的制造过程、组装过程、上漆过程等，只有全面控制这些过程以及过程之间的先后顺序、相互联系，才能控制整个桌子制造过程。每个过程也应遵循 PDCA 模式，做到先计划、再执行、常检查、后处理。

使用过程方法的优势具体体现在以下几方面：有利于识别管理需求，更好地体现管理重点；有利于开展计划，更好地明确目标和要求；有利于制定过程的操作程序、定义过程间的接口，从而了解过程内部和过程之间的相互关联和相互作用；有利于定义过程中的人员职责和权限，确保过程执行质量；有利于将文件落到实处；有利于更合理地分配资源。

体系化管理的其他要素：管理职责、资源管理、持续改进，也是大的过程，并且相互作用，过程方法将他们关联在一起，而不是单个孤立的过程。

3.1.3 PDCA 模型

PDCA 模型又叫戴明环，是管理学中的一个通用模型，是由美国质量管理专家戴明（Edwards Deming）博士在 1950 年推广应用的一种管理模式（图 3-3）。

PDCA 模型是一种使任何过程都有效进行的工作程序，在质量管理中应用广泛，后被推广到其他管理领域。

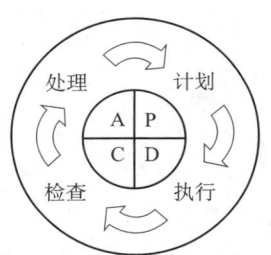

图 3-3 PDCA 模型示意图

管理过程起先应该有计划，不仅包括目标，还要包括实现该目标的措施，即要做什么和怎么做，也就是 P 过程。计划后，应该按照计划的结果进行操作和落实，这个过程中必须配备必要的资源，对应 D 过程。C 过程，即检查过程，是非常重要的一个阶段，通过检查的各项手段，看是否实现了预期目标，有没有达到预期的效果。检查阶段找出的问题，应确定原因，采取纠正措施，实现改进，这是 A 阶段的主要内容。

PDCA 模型是质量管理体系运转的基本模式，在实施时呈现如下特点。

循环进行：PDCA 模型按顺序进行，靠组织的力量来推动，像车轮一样向前进，周而复始，不断循环。

相互嵌套：在体系化管理中，PDCA 模型是与过程方法结合在一起的，一个大的过程可能包含若干小的过程，这也就决定了大的 PDCA 循环中，嵌套着小的 PDCA 循环。大到整个企业，小到每个人，都有自己的 PDCA。个人和各个部门的小环都围绕着企业总体目标的大环运行，大环套小环，一层一层地解决问题，通过循环把企业的上下关系整合在一起（图 3-4）。

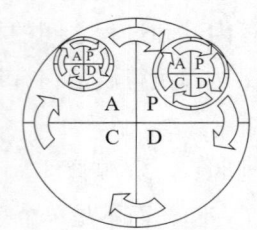

图 3-4 PDCA 嵌套示意图

不断改进：每通过一次 PDCA 循环，管理水平就会提高一步，然后要进行总结，提出新的目标，在第一次的基础上进行第二次 PDCA 循环，这样就像上台阶一样，管理水平就不断迈上新的高度，达到更高的水平（图 3-5）。

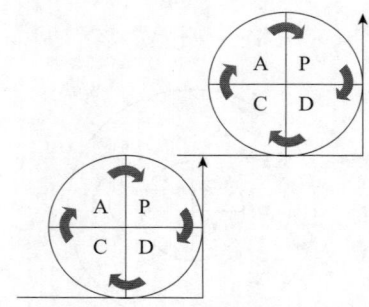

图 3-5 PDCA 改进示意图

3.1.4 管理职责

管理职责是指管理活动中管理者应该具备的职责要求，尤其是最高管理者也就是"一把手"的管理要求。管理者是完成整个管理活动的重中之重，如在质量管理中，一个普通员工的质量意识不强，影响程度可能较小，而最高管理者的质量意识不强，影响的可能就是整个企业。

可能有人认为这应该是一个很简单的活动，只要管理者按照标准要求，履行自己的职责就好了，但现实情况往往并不顺利。

质量的重要性任何人都知道，最高管理者更不例外。但当质量跟其他事项产生冲突时，就会有不同的做法。例如，质量与进度产生冲突时，往往是质量让进度；在网络安全管理领域，网络安全的重要性路人皆知，管理者也不会不清楚，但当安全与方便、安全与日常习惯发生矛盾时，就有哪个优先的问题了。

管理职责的重要性就在于此，作为管理者，在任何时刻都应坚持管理的要求，履行管理的各项职责，而不是遇山绕山、遇水让水。只有管理者在整个管理活动中坚持不动摇，有信心、有毅力，才能让员工坚守自身的职责。

3.1.5 资源管理

我们所说的资源无外乎人、财、物。在整个管理活动中,如何分配人员、能否保证资金、如何配备物品,却是影响实现管理目标的关键要素。

人员无疑是资源管理中最难控制的部分,要实施管理活动,必须为各个环节或者说各个过程配备必要的岗位,相应的人员应该具备与岗位职责相适应的意识、经验和技能。这就是一个比较大的问题了,一般情况下要想让员工满足这些要求,都要采用培训的方式,但培训机制合适不合适、人员能否参与进去、能否取得预期的结果,都有控制难度。不止于此,人员在满足基本的岗位要求之后,在后续的工作中,还应有不断提高的要求,管理技术不断发展,人员管理水平也应跟上步伐。但目前很多企业缺乏这样持续的培训制度,有的企业可能会安排每年的定期培训,但效果如何,不同企业的结果就不一样了。

体系化管理方法要求在人员管理中,必须做到人员胜任,要基于适当的教育、培训、技能和经验,在能力、意识和培训方面,首先要确定从事影响管理质量工作的人员所必要的能力,提供培训或采取其他措施以满足这些需求,对所采取措施的有效性进行评价,确保员工认识到所从事活动的相关性和重要性,以及如何为实现管理目标作出贡献。

其他资源也是一样的,组织必须确保相应资源的供给,只有这样才能保证管理目标的实现。

3.1.6 持续改进

体系化管理的一个突出的特点是持续改进,一方面持续满足原有要求,另一方面也要满足新的要求。这就需要不断对管理活动进行检查,发现问题及时采取纠正措施,从而实现持续的改进。

检查的方法多种多样,只要能够满足一个要求,即能够公正、客观地发现问题,就可以作为检查的手段,例如,在质量管理体系中所使用的内部审核和管理评审,就是普遍使用的检查方法。

审核是指为获得审核证据并对其进行客观的评价,以确定满足审核准则所进行的系统的、独立的并形成文件的过程;而内部审核,有时称第一方审核,是由组织内部或以组织的名义进行,用于管理评审和其他内部目的,可作为组织自我合格声明的基础。在许多情况下,尤其在小型组织内,可以由与受审核活动无责任关系的人员进行,以证实独立性。审核员的选择和审核的实施应确保审核过程的客观性和公正性,这体现在两个方面:一是审核员必须经过培训,获得内审核合格证书,表明他有资格、有能力实施审核;二是审核员不应审核自己的工作以及与自己有关联的相关工作。

内部审核也应遵循审核的一般流程和方法，GB/T 19011《管理体系审核指南》提供了审核的流程和方法，可供参考。审核前应对审核方案进行策划，以规定审核的目标、范围、内容、步骤、时间及人员安排等，审核完成后应形成审核报告。

评审是指为确定主题事项达到规定目标的适宜性、充分性和有效性所进行的活动，管理评审一般由管理者组织，以会议的形式讨论管理的各项活动，确定其适宜性、充分性和有效性。

通过内部审核、管理评审以及类似的其他活动，可以发现在管理中的问题，对所发现的问题，应采取纠正措施，即分析问题的原因，针对原因采取相应的措施，防止该类问题再次发生。另外，还可以采取预防措施，消除潜在问题的原因，预防问题的发生。通过采取纠正措施和预防措施，就可以实现管理活动的改进，检查和改进的活动要定期实施，从而实现管理的持续改进。

3.2 网络安全管理的体系化要求

3.2.1 必要性

网络安全管理工作种类繁多，如网络安全风险评估、网络安全策略的制定与实施、网络安全工程项目等。这些工作在一个组织内往往由不同部门或不同人员负责，涉及组织的方方面面，不同部门、不同人员之间需要协调，而且必须尽心尽力才能共同实现组织的安全目标。

但现实情况是，大量组织的不同部门之间缺乏沟通、协调不畅，出现网络安全事件时，互相推诿责任，这些都致使网络安全管理工作效率低下，网络安全技术和管理方面都存有漏洞，网络安全事件屡屡发生。这种情况对组织的业务开展带来很大问题，安全事件的频频出现，不可避免地给正常业务的开展带来影响，甚至是毁灭性的影响。

要做好网络安全工作，提升组织的网络安全防护能力，达到预期目标，必须理顺各项安全工作之间的关系，将各种资源的利用率最大化，确保网络安全管理工作有序开展，持续改进网络安全水平，满足各方网络安全要求，网络安全管理工作必须与其他领域的管理活动一样，采用体系化的方法来实施。

采用体系化方法可以给网络安全工作带来以下益处。

一是使整体的网络安全工作能够以有序的方式实施，遵循计划、执行、检查、处理的 PDCA 循环，实现工作的持续改进。

二是通过过程方法加强不同活动之间的关联，使之不再是一个个独立的部分，而是相互作用、相互管理的整体。

三是规范组织的网络安全管理机构,过去组织往往由信息化部门管理网络安全事宜,没有单独规定相应的职责,导致了安全职责不清、事件责任推诿,因此要规划网络安全管理职责,建立网络安全管理机构,确定安全角色和职责。

四是有效管理资源的提供和使用,利用最少的资源实施最有效的工作,提高网络安全工作的效率。

3.2.2 ISMS 体系化方法的运用

利用体系化方法实施网络安全管理工作不是本书首创的概念,网络安全管理体系(ISMS)早就将体系化方法应用到了网络安全管理工作中。

ISO/IEC 27001:2005《信息安全管理体系要求》,提出了信息安全管理体系化的方法,利用过程方法和 PDCA 模型开展信息安全管理的各项工作,在整个过程中,规定了管理职责、资源管理、持续改进等多方面的要求,完全从体系化的角度,对信息安全管理工作的方方面面加以规范(图 3-6)。

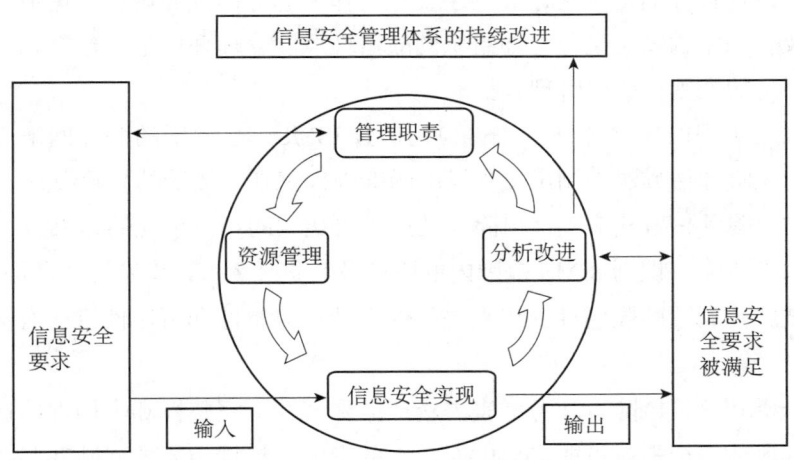

图 3-6　信息安全管理体系示意图

在信息安全管理体系中,充分利用了 PDCA 模型,将整个体系的建设划分为四个阶段——建立、实施和运行、监视和评审、保持和改进,对应 PDCA 的四个环节。

应用于 ISMS 过程的 PDCA 模型如图 3-7 所示。

ISO/IEC 27001:2005《信息安全管理体系要求》在第四章规定了建设 ISMS 四个阶段 PDCA 的相关工作内容。

3.2.2.1 PDCA

3.2.2.1.1 P 阶段

在计划阶段,重点完成以下工作。

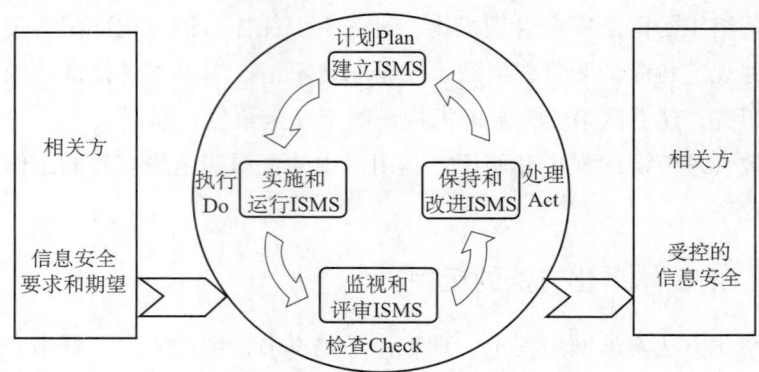

图 3-7　应用于 ISMS 过程的 PDCA 模型示意图

（1）根据业务、组织、位置、资产和技术等方面的特性，确定 ISMS 的范围和边界，包括对范围任何删减的详细说明和正当性理由。

（2）根据业务、组织、位置、资产和技术等方面的特性，确定 ISMS 方针。ISMS 方针应包括设定目标的框架和建立网络安全工作的总方向和原则；考虑业务和法律法规的要求及合同中的安全义务；在组织的战略性风险管理环境下，建立和保持 ISMS；建立风险评价的准则；获得管理者批准。

（3）确定组织的风险评估方法：识别适合 ISMS、已识别的业务网络安全和法律法规要求的风险评估方法；制定接受风险的准则，识别可接受的风险级别。

选择的风险评估方法应确保风险评估产生可比较的和可再现的结果。

（4）识别风险：识别 ISMS 范围内的资产及其责任人[①]；识别资产所面临的威胁；识别可能被威胁利用的脆弱性；识别丧失保密性、完整性和可用性可能对资产造成的影响。

（5）分析和评价风险：在考虑丧失资产的保密性、完整性和可用性所造成的后果的情况下，评估安全失效可能造成的对组织的影响；根据主要的威胁和脆弱性、对资产的影响以及当前所实施的控制措施，评估安全失效发生的现实可能性；估计风险的级别；确定风险是否可接受，或者是否需要使用在等级保护定级过程中所建立的接受风险的准则进行处理。

（6）识别和评价风险处置的可选措施，可能的措施包括：采用适当的控制措施；在明显满足组织方针策略和接受风险的准则的条件下，有意识地、客观地接受风险；避免风险；将相关业务风险转移到其他方，如保险、供应商等。

（7）为处理风险选择控制目标和控制措施：控制目标和控制措施应加以选择和实施，以满足风险评估和风险处置过程中所识别的要求。这种选择应考虑接受风险的准

---

① 责任人是指已经获得管理者的批准，负责产生、开发、维护、使用和保证资产的安全的个人或实体。责任人不是指该人员实际上对资产拥有所有权。

则以及法律法规和合同要求。

（8）获得管理者对建议的残余风险的批准。

（9）获得管理者对实施和运行 ISMS 的授权。

3.2.2.1.2 D 阶段

执行阶段，将完成下列网络安全工作。

（1）为管理网络安全风险识别适当的管理措施、资源、职责和优先顺序，即制订风险处置计划。

（2）实施风险处置计划以达到已识别的控制目标，包括资金安排、角色和职责的分配。

（3）实施所选择的控制措施，以满足控制目标。

（4）确定如何测量所选择的控制措施或控制措施集的有效性，并指明如何用这些测量措施来评估控制措施的有效性，以产生可比较的和可再现的结果。

（5）实施培训和意识教育计划。

（6）管理 ISMS 的运行。

（7）管理 ISMS 的资源。

3.2.2.1.3 C 阶段

检查阶段，一方面，要对日常的网络安全工作进行检查；另一方面，要定期实施内审核和管理评审活动，以确保网络安全工作的充分性、有效性和适宜性。

3.2.2.1.4 A 阶段

处理阶段最主要的工作是实施已识别的改进措施，采取合适的纠正和预防措施，确保改进达到了预期目标。

3.2.2.2 文件和记录控制

在整个网络安全工作过程中，还要考虑体系文件编写和控制的要求，体系文件规范不同过程的活动，以及不同过程之间的联系。文件控制体现在下列方面：文件发布前得到批准，以确保文件是适当的；必要时对文件进行评审、更新并再次批准；确保文件的更改和现行修订状态得到标识；确保在使用处可获得适用文件的相关版本；确保文件保持清晰、易于识别；确保文件对需要的人员可用，并依照文件适用的类别规程进行传输、储存和最终销毁；确保外来文件得到识别；确保文件的分发得到控制；防止作废文件的非预期使用；若因任何目的而保留作废文件时，对这些文件进行适当的标识。

记录人员要建立记录并加以保持，以提供符合网络安全要求和有效运行的证据，对记录加以保护和控制。记录的标识、储存、保护、检索、保存期限和处置所需的控制措施应形成文件并实施。

3.2.2.3 管理职责

单位管理者要通过以下活动,为网络安全工作提供支持:制定网络安全方针;确保网络安全目标和计划得以制订;建立网络安全的角色和职责;向单位传达满足网络安全目标、符合网络安全方针、履行法律责任和持续改进的重要性;提供足够资源,以实施各项网络安全工作;决定接受风险的准则和风险的可接受级别;确保内部审核的执行;实施管理评审。

3.2.2.4 资源管理

单位要在整个网络安全工作过程中,确定并提供所需的资源,以确保网络安全规程支持业务要求;识别和满足法律法规要求以及合同中的安全义务;通过正确实施所有的控制措施保持适当的安全;必要时,进行评审,并适当响应评审的结果。

对于人力资源来说,更是管理的重点,应通过以下方式,确保所有被赋予网络安全职责的人员具有执行所要求任务的能力:确定从事影响信息工作的人员所必要的能力;提供培训或采取其他措施(如聘用有能力的人员)以满足这些需求;评价所采取的措施的有效性;保持教育、培训、技能、经历和资格的记录。

单位也应确保所有相关人员意识到网络安全活动的相关性和重要性,以及如何为达到网络安全目标作出贡献。

3.2.2.5 持续改进

ISO/IEC 27001:2005《信息安全管理体系要求》第六章和第七章分别规定了ISMS 内部审核和管理评审的过程要求,作为体系的检查活动,帮助发现网络安全管理工作中的问题。

内部审核的目的是确定控制目标、控制措施、过程和规程是否符合标准和相关法律法规的要求;是否符合已确定的网络安全要求;是否得到有效实施和保持;是否按预期执行。

内部审核过程中,应制定审核方案,确定审核的准则、范围、频次和方法。审核员的选择和审核的实施应确保审核过程的客观性和公正性。审核员不应审核自己的工作,审核组必须有两名以上成员。

内部审核结束后,负责受审区域的管理者应确保及时采取措施,消除已发现的问题,探究其产生的原因。审核组还要跟踪所采取措施的情况,对其进行验证,提交验证结果的报告。

管理评审是指由组织管理者所实施的一个活动,一般以会议的形式,召集所有部门的管理人员对网络安全工作的情况进行评审，其内容可能包括：审核和评审的结果；相关方的反馈；单位用于改进网络安全工作有效性的技术、产品或规程；预防和纠正措施的状况；以往风险评估没有充分强调的脆弱点或威胁；有效性测量的结果；以往管理评审的跟踪措施；改进的建议。

管理评审的结果是与网络安全工作有关的各项决策，这些决策的目的是确保整体网络安全工作的持续的适宜性、充分性和有效性。

第八章描述了 ISMS 改进，即持续改进的要求，利用纠正和预防措施来实现体系的持续改进。

纠正和预防措施的实施流程如下：识别不符合 / 潜在不符合；确定不符合 / 潜在不符合的原因；评价确保不符合不再发生 / 潜在不符合不发生的措施需求；确定和实施所需要的纠正措施 / 预防措施；记录所采取措施的结果；评审所采取的纠正措施 / 预防措施。

对应体系建立过程中按照风险评估结果选取控制措施的要求，ISO/IEC 27001：2005《信息安全管理体系要求》的附录 A 给出了 133 条安全控制措施，用于安全风险的降低，选取的每条控制措施都是网络安全管理的过程，不同的控制措施之间存在关联，而且控制措施的选取、策略制定、实施等与安全风险评估、体系文件编写、体系的实施和运行过程都联系在一起，共同实现网络安全目标。

纵观 ISO/IEC 27001：2005《信息安全管理体系要求》的全部内容，它将信息安全的相关工作以过程加以体现，着重强调不同过程之间的联系，通过过程方法对所有过程实施连续的控制，并充分运用了 PDCA 模型，大到整个体系的建设，小到每条控制措施的实施，实现了持续改进。此外，标准还将管理职责、资源管理以及测量分析改进等过程融合在网络安全工作之中，完全体现了体系化方法的优势，对组织整体的网络安全工作的提升作用非常显著，为实现网络安全目标奠定了坚实的基础。

3.2.3 网络安全等级保护的体系化需求

网络安全等级保护制度在前文已经有所描述，作为国家在网络安全方面的一项基本制度，所有信息系统运营、使用单位都必须予以遵守，尤其是电信、广电行业的公用通信网，广播电视传输网等基础信息网络，铁路、银行、海关、税务、卫生等重要信息系统，市（地）级以上党政机关的重要网站和办公信息系统以及涉密信息系统等。

网络安全等级保护工作涉及众多过程，如定级备案、建设改建、等级测评、自查、检查等，无论是等级保护主管部门的规划，还是信息系统运营、使用单位的落实，虽然在相关政策和标准中没有明确说明，但其实都体现了部分体系化要素，最明显的就是过程方法和 PDCA 模型。

过程方法我们在前文已经叙述过，过程应该有输入、输出、使用资源，通过管理活动并按照预先定义的程序进行，就可将输入转化为预想的输出。管理对象一般是由许多细小过程组成的大过程。要实现管理的预期结果，必须识别所有的这些过程，尤其是这些过程之间的关联关系，为每个过程定义适当的程序，有效控制这些活动。

网络安全等级保护工作中的定级备案、建设改建、等级测评、自查、检查等都属于过程的概念，每个过程包含不同的子过程，过程之间也是互相关联的，例如，等级保护的定级工作，包括系统分析和等级确定两个子过程（图3-8）。

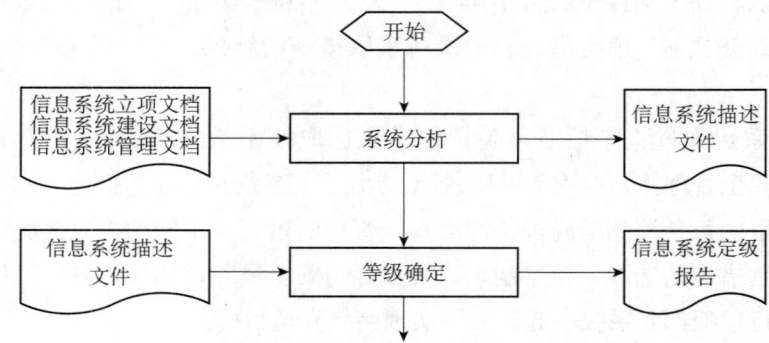

图 3-8　信息系统定级过程示意图

系统分析过程是通过收集有关信息系统的信息，并对信息进行综合分析和整理，在此基础上将信息系统进行合理分解，确定所包含可以作为定级对象的信息系统的个数。其输入为信息系统的立项、建设和管理文档，通过该过程的相关活动，输出《信息系统描述文件》。

在过程方法中，通常一个过程的输出直接形成下一个过程的输入。等级确定过程的输入便是来自上一过程的输入：《信息系统描述文件》，按照国家有关管理规范和标准，确定信息系统的安全保护等级，并对定级结果进行审核和批准，输出《信息系统定级报告》。同时《信息系统描述文件》《信息系统定级报告》又作为后续过程：系统建设、改建、测评等过程的输入，体现了这些过程之间的关联。

国家的相关标准对每个过程的程序给出了指南性参考，信息系统运营、使用单位在实施这些过程时，就可以按照预先定义的程序进行，从而得出预想的输出结果，再通过不同过程之间的关联，有效控制所有的等级保护活动和过程。

另外，从整体来看等级保护的工作，也体现了 PDCA 模型的持续循环机制。定级阶段作为整个等级保护工作的先决条件，定级之后便可开展系统的建设和整改，其中包含系统的规划和设计，即 P 阶段的内容；还包含规划工作的具体实施，以及系统的运行，即 D 阶段的内容；而后实施的测评、自查和检查等活动都可作为 C 阶段的工作内容；对于发现的问题，需要及时整改，即 A 阶段的工作内容。

从实践中看，这些方法在网络安全等级保护工作过程中都得到了充分的运用，说明是适用于等级保护工作的。但过程方法和 PDCA 模型并不是体系化管理方法的全部内容，还有诸如资源管理、管理职责等要素，ISO 27001 在信息安全管理体系中，充分运用了体系化方法，也取得了良好的效果，因此，等级保护工作可以借鉴网络安全管理体系的思路，完善体系化要素在工作中的体现，运用体系化管理方法来实施等级保护工作。

等级保护的各项工作应谨慎地加以规划、实施，通过测评、自查等手段实现系统改进，确保满足相关标准和制度的要求，宜采用 PDCA 模型，对计划、执行、检查、处理等各项活动加以管理。

而对于等级保护工作来说，管理职责和资源管理很显然也是非常重要的工作内容之一，应贯穿于各项活动之中，只有做好这两块，其他工作才能有一个顺利开展的基础。

此外，网络安全管理体系通常涵盖一个单位的方方面面的工作，包括单位的安全方针、人员安全架构、资产安全管理、人员安全管理、安全物理环境管理、通信和操作安全管理、访问控制、信息系统的获取开发和维护、网络安全事件管理、业务连续性管理、符合性等方面，它是从单位整体业务的角度来规划和实施的，因此能够涵盖组织的所有部门、人员和系统。而等级保护工作的出发点在于对信息系统进行定级和分级保护，围绕着系统而实施一系列的保护活动。信息系统运营、使用单位可能会存在多个系统，尤其当系统处于不同级别的时候，不同系统之间接口的处理就会比较麻烦，需要在规划阶段谨慎规划。

从这个角度讲，网络安全等级保护工作更应该采用体系化的方法加以实施，先定义等级保护工作的总体方针和目标，从组织整体业务的角度，利用过程方法梳理不同过程，甚至不同系统之间的联系，通过 PDCA 模型实现每个过程和等级保护整体工作的不断改进，在管理职责和资源管理方面采用定义清晰、职责明确的要求加以规范，从而确保等级保护工作的有序开展，实现等级保护工作的总体目标，持续满足国家相关要求。

本书将在原有等级保护工作的基础上，使过程方法和 PDCA 模型更加清晰化，使读者方便理解和掌握过程方法和 PDCA 模型在等级保护工作中的运用，另外，也结合其他体系化要素，对等级保护的工作进行完善。通过体系化方法的运用，加强医疗卫生行业等级保护工作的可操作性，使其更容易适合医疗卫生行业的特点，从而促进医疗卫生行业等级保护工作的开展。

3.3 医疗卫生网络安全等级保护的体系化实施

3.3.1 网络安全等级保护实施环节

医疗卫生各单位所运营、使用的管理、办公等信息系统也属于国家重要信息系统，因此应按国家要求实施网络安全等级保护。

《信息安全等级保护管理办法》（公通字〔2007〕43号，以下简称《管理办法》）规定了国家等级保护的实施和管理工作，为响应该文件，医疗卫生健康行业信息系统应完成下列工作（图3-9）。

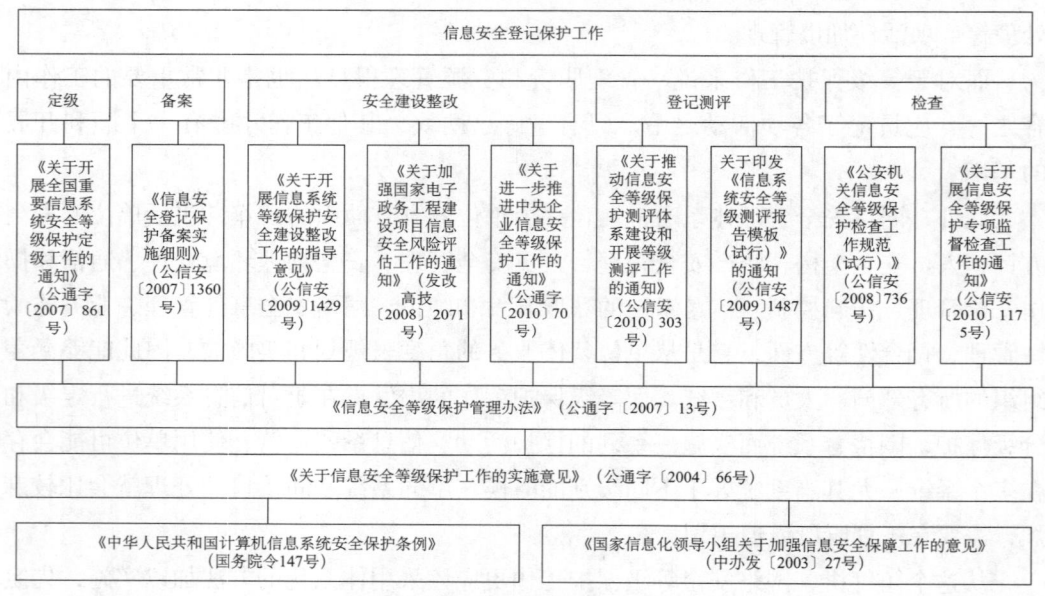

图3-9 医疗卫生健康行业信息安全工作

3.3.1.1 定级

各行业主管部门、运营使用单位要全面掌握信息系统的数量、分布、业务类型、应用或服务范围、系统结构等基本情况，按照《管理办法》和《信息系统安全等级保护定级指南》的要求，确定定级对象，进而确定定级对象的安全保护等级，起草定级报告。跨省或者全国统一联网运行的信息系统可以由主管部门统一确定安全保护等级。涉密信息系统的等级确定按照国家保密局的有关规定和标准执行。

3.3.1.2 备案

根据《管理办法》，信息系统安全保护等级为第二级以上的信息系统运营使用单位或主管部门到公安部网站下载《信息系统安全等级保护备案表》和辅助备案工具,持填写的备案表和利用辅助备案工具生成的备案电子数据,到公安机关办理备案手续,提交有关备案材料及电子数据文件。隶属中央的在京单位,其跨省或者全国统一联网运行并由主管部门统一定级的信息系统,由主管部门向公安部办理备案手续。跨省或者全国统一联网运行的信息系统在各地运行、应用的分支系统,向当地设区的市级以上公安机关备案。

3.3.1.3 安全建设或改建

信息系统的安全保护等级确定后,运营、使用单位应当按照国家网络安全等级保护管理规范和技术标准,使用符合国家有关规定、满足信息系统安全保护等级需求的信息技术产品,开展信息系统安全建设或者改建工作。

3.3.1.3.1 安全管理建设整改

按照《管理办法》《信息系统安全技术 网络安全等级保护基本要求》,参照《信息系统安全管理要求》《信息系统安全工程管理要求》等标准及规范要求,建立健全并落实符合相应等级要求的安全管理制度:一是网络安全责任制,明确网络安全工作的主管领导、责任部门、人员及有关岗位的网络安全责任;二是人员安全管理制度,明确人员录用、离岗、考核、教育培训等管理内容;三是系统建设管理制度,明确系统定级备案、方案设计、产品采购使用、密码使用、软件开发、工程实施、验收交付、等级测评、安全服务等管理内容;四是系统运维管理制度,明确机房环境安全、存储介质安全、设备设施安全、安全监控、网络安全、系统安全、恶意代码防范、密码保护、备份与恢复、事件处置、应急预案等管理内容。建立并落实监督检查机制,定期对各项制度的落实情况进行自查和监督检查。

3.3.1.3.2 安全技术建设整改

按照《管理办法》《信息系统安全技术 网络安全等级保护基本要求》,参照《信息系统安全等级保护实施指南》《信息系统通用安全技术要求》《信息系统安全工程管理要求》《信息安全技术 网络安全等级保护安全设计技术要求》等标准及规范要求,结合行业特点和安全需求,制定符合相应等级要求的信息系统安全技术建设整改方案,开展网络安全等级保护安全技术措施建设,落实相应的物理安全、网络安全、主机安全、应用安全和数据安全等安全保护技术措施,建立并完善信息系统综合防护体系,提高信息系统的安全防护能力和水平。

3.3.1.3.3 等级测评

信息系统建设完成后,运营、使用单位或者其主管部门应当选择符合规定条件的测评机构,依据《信息系统安全等级保护测评要求》等技术标准,定期对信息系统安全等级状况开展等级测评。

选择由省级（含）以上网络安全等级保护工作协调小组办公室审核并备案的测评机构，对第三级（含）以上信息系统开展等级测评工作。等级测评机构依据《信息系统安全等级保护测评要求》等标准对信息系统进行测评，对照相应等级安全保护要求进行差距分析，排查系统安全漏洞和隐患并分析其风险，提出改进建议，按照公安部制定的信息系统安全等级测评报告格式编制等级测评报告。

经测评未达到安全保护要求的，要根据测评报告中的改进建议，制定整改方案并进一步进行整改。各部门要及时向受理备案的公安机关提交等级测评报告。对于重要部门的第二级信息系统，可以参照上述要求开展等级测评工作。

3.3.1.3.4 自查

信息系统运营、使用单位及其主管部门应当定期对信息系统安全状况、安全保护制度及措施的落实情况进行自查。第三级信息系统应当每年至少进行一次自查，第四级信息系统应当每半年至少进行一次自查，第五级信息系统应当依据特殊安全需求进行自查。经自查，信息系统安全状况未达到安全保护等级要求的，运营、使用单位应当制定方案进行整改。

3.3.1.3.5 检查

受理备案的公安机关应当对第三级、第四级信息系统的运营、使用单位的网络安全等级保护工作情况进行检查。对第三级信息系统每年至少检查一次，对第四级信息系统每半年至少检查一次。对跨省或者全国统一联网运行的信息系统的检查，应当会同其主管部门进行。对第五级信息系统，应当由国家指定的专门部门进行检查。

3.3.2 体系化实施流程

为确保医疗卫生健康行业信息系统等级保护工作的有序开展，实现等级保护工作的总体目标，持续满足国家相关要求，医疗卫生各单位在实施等级保护工作时，可从过程和PDCA模型的角度组织各项等级保护工作（图3-10）。

医疗卫生健康行业信息系统等级保护工作作为一个大的过程，其目标，即输出是满足我国等级保护制度的相关要求，而输入则是国家的相关等级保护要求，如相关的政策法规、标准等。在信息系统定级、备案之后，便进入规划阶段，需要根据要求，对运营、使用单位的所有信息系统进行统一安全规划和设计，考虑每个系统的安全级别和不同系统安全级别的差异；安全规划阶段之后，是实施与运行阶段，需要按照规划阶段的结果，实施系统的建设和改建工作，使其满足相应级别的要求，实施完成后的运行阶段，单位安全管理人员应严格履行管理职责，投入足够的资源来确保各项安全策略按预期运行；检查阶段最重要的工作是等级保护工作中的系统测评、自查和检查；针对检查阶段发现的任何问题，必须采用纠正和预防措施，实现网络安全工作的持续改进。

3 网络安全体系化管理

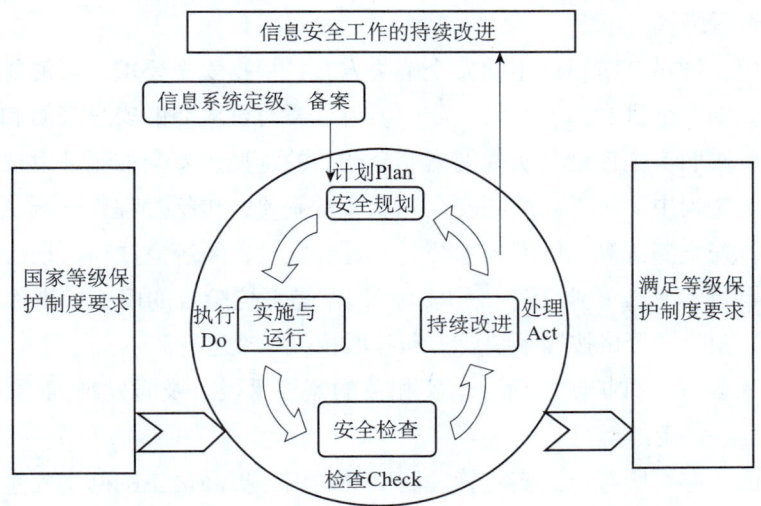

图 3-10 医疗卫生健康行业信息系统等级保护工作体系化实施流程示意图

图 3-10 所体现的以过程为基础的网络安全等级保护实施模式展示了实施环节过程之间的联系。为确保等级保护工作实施整体过程的输入转换为预期的输出，具体实施过程按 PDCA 模型组织如下所述。

3.3.2.1 P 阶段

信息系统定级备案后，就进入了系统安全规划阶段。在该阶段，各单位最高管理者应首先建立人员队伍，即实施等级保护的组织结构，指定人员角色，分配相应职责，确保人力资源的投入。其次，在建立人员队伍的过程中，应对人员的能力等进行考核和评价，如果无法承担该项工作，应参加等级保护标准、制度、实施等方面的培训。

各单位可通过测评等手段掌握系统现状与标准要求的差距，并据此确立应实现的总体目标，以及等级保护的实施范围。在该范围内，按照目标，对需要实施的各项工作进行统一规划，技术方面形成安全解决方案以及实施计划，管理方面则应制定相应的安全管理制度。安全解决方案、安全实施计划、安全管理制度都应明确规定所涉及的人员职责要求、所需资源以及实施程序，另外，还应形成评审改进机制，通过文档评审、实践检验等方式，不断调整方案内容，使之更加符合单位实际需求情况。整个规划阶段应满足过程实施所需的所有要素，并为下一过程——实施阶段，提供完整准确的输入。

3.3.2.2 D 阶段

实施与运行阶段的主要任务是按照规划阶段所产生的结果，落实各项措施，其中涉及管理职责落实、责任人员落实、资源落实、流程落实，无论哪一个方面都关系到总体的实施运行结果。

技术方面，针对P阶段产生的安全解决方案，根据安全要求，可能需要进一步的细化，设计详细安全机制。涉及供应商的项目，要对供应商的安全资质和安全实施能力进行评价。按照实施计划，实现网络安全产品的选型、安全控制开发以及安全措施的集成，在该过程中，对于系统的安全测试非常重要，包括过程安全测试、移交安全测试、试运行安全测试等，以实现系统的改进。此外，系统完成后，还应进行正式的系统测评（自行实施或专业测评机构实施），作为系统验收的门槛，也作为系统安全水平的保障，验收要严格按照系统要求和各项相关标准进行。

系统进入运行与维护阶段后，落实相关的监控手段，及时发现问题，迅速响应，确保系统安全、稳定的运行。

管理方面，应对所有员工实施管理制度的培训，提高员工的网络安全意识，使其掌握文件要求，知道自己应该做什么，怎么做才能确保单位整体网络安全工作的顺利实施，达到预期目标。各单位的管理者对于管理制度的落实至关重要，各项管理职责的履行、管理活动的监督检查、违规人员的处罚等是管理制度能否顺利落实的关键，都需要管理者的直接参与。

各方面网络安全工作，无论是技术或管理方面，除非系统废弃，将一直处于运行阶段，但不是一成不变。各方面工作都需要持续改进，不断满足新的要求，这通过下面两个阶段的工作加以实现。

3.3.2.3　C阶段

安全检查阶段的主要工作是对网络安全技术和管理两方面的工作进行分析和评价，判断其与标准要求的符合性，进而分析整体网络安全工作的有效性、充分性和适宜性。

为确保安全检查的效果和满足国家相关要求，安全检查阶段的检查工作划分为三个层次。

3.3.2.3.1　自查

各单位应当定期对信息系统安全状况、安全保护制度及措施的落实情况进行自查。自查是单位以自己的名义进行的安全检查，可以自己组织人员进行检查，或从外部寻找专门的测评机构以自身的名义实施，其结果作为自身管理和改进的基础。国家要求第三级信息系统每年至少进行一次自查，第四级信息系统每半年至少进行一次自查，第五级信息系统依据特殊安全需求进行自查。定期的自查有助于单位及时发现新的问题，持续改进各项安全工作。

3.3.2.3.2　等级测评

各单位应当选择符合规定条件的测评机构，依据《信息系统安全等级保护测评要求》等技术标准，定期对信息系统安全等级状况开展等级测评。等级测评由独立的第三方测评机构实施，其目的是客观公正地判断单位网络安全工作状况与相应等级标准的符合性。国家要求第三级信息系统每年至少进行一次等级测评，第四级信息系统每半年至少进行一次等级测评，第五级信息系统依据特殊安全需求进行等级测评。等级测评工作也是定期实施的，与自查一起确保各单位网络安全工作符合要求。

3.3.2.3.3 检查

检查是由受理备案的公安机关实施的检查，是以国家管理机构的名义实施的检查，其目标是从国家监管的角度确认各单位的网络安全工作符合标准要求。受理备案的公安机关对第三级、第四级信息系统的运营、使用单位的网络安全等级保护工作情况进行检查。对第三级信息系统每年至少检查一次，对第四级信息系统每半年至少检查一次。对跨省或者全国统一联网运行的信息系统的检查，会同其主管部门进行。对第五级信息系统，由国家指定的专门部门进行检查。

因为等级测评和检查是由外部机构实施，将在《医疗卫生网络安全等级保护实施》部分的安全检查阶段，仅叙述自我检查工作。

3.3.2.4 A 阶段

处理阶段，也可称之为改进阶段，针对检查阶段各项活动的结果，如果信息系统安全状况未达到安全保护等级要求的，运营、使用单位要对不符合的事项进行处理，查找不符合的原因，针对该原因采取纠正措施，制定解决方案加以实施，以确保不符合的事项不会再次发生。

此外，为防止类似问题的发生或其他可能会引起网络安全事件的问题出现，各单位应该对潜在的问题进行识别、分析，查找原因并采取预防措施，以减少网络安全事件，使各项网络安全工作更好地符合国家等级保护的相关要求。

以上简要描述了医疗卫生健康行业信息系统等级保护工作的体系化实施流程，其基本思想是定义网络安全目标，运用过程方法和 PDCA 模型，重新梳理等级保护各项工作，加强管理职责和资源管理的要求，利用体系化的思想，使等级保护各项工作能够合理有序地开展，实现网络安全的持续改进。

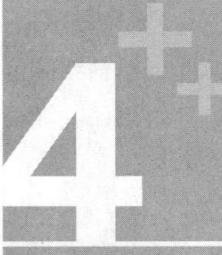 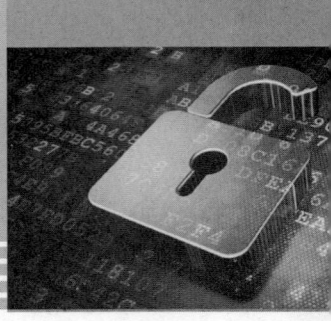

医疗卫生网络安全等级保护实施

4.1 背景与概述

《国家信息化领导小组关于加强信息安全保障工作的意见》(中办发〔2003〕27号,以下简称27号文件)和《关于信息安全等级保护工作的实施意见》(公通字〔2004〕66号),不但为各行业开展信息安全等级保护工作指明了方向,同时也为各行业如何根据自身特点做好信息安全等级保护工作提出了更高的要求。医疗卫生健康行业作为涉及国计民生的重要组成部分,其信息系统安全保障事关社会稳定,必须按照27号文件要求,全面实施信息安全等级保护。信息安全等级保护是国家层面出台的针对信息安全分级保护的制度,其目的是保护重要信息系统的安全,提高信息系统防护能力和应急水平。为了使信息安全等级保护更好地在各级各类医疗卫生机构实施,原卫生部针对医疗行业的实际现状印发了《〈卫生行业信息安全等级保护工作的指导意见〉的通知》(卫办发〔2011〕85号,以下简称《指导意见》),在信息安全保护和医疗行业信息安全管理之间起到桥梁的作用。

在医疗卫生健康行业的等级保护工作中,医疗信息系统(如定级为等级保护第三级的三级甲等医院的医疗业务应用系统)以及公共卫生信息系统(部分定级为等级保护第三级的系统)成为医疗卫生健康行业等级保护建设中核心的系统,完成等级保护体系化建设首先要保障定级系统能够按照等级保护要求进行防护,之后通过多个层面的共同建设完成医疗卫生健康行业网络与信息安全等级保护工作。

4.1.1 原则与方向

网络信息系统安全等级保护的核心是对信息系统分等级、按标准进行建设、管理和监督。以国家相关标准为依据,医疗卫生健康行业信息系统安全等级保护实施过程中要求重点遵循以下四个基本原则。

自主保护原则:信息系统运营、使用单位及其主管部门按照国家相关法规和标准,自主确定信息系统的安全保护等级,自行组织实施安全保护。

重点保护原则：根据信息系统的重要程度、业务特点，通过划分不同安全保护等级的信息系统，实现不同强度的安全保护，集中资源优先保护涉及核心业务或关键信息资产的信息系统，如HIS系统。

同步建设原则：网络信息系统在新建、改建、扩建时应当同步规划和设计安全方案，投入一定比例的资金建设网络与信息安全设施，保障信息安全与信息化建设相适应。

动态调整原则：要跟踪信息系统的变化情况，调整安全保护措施。由于信息系统的应用类型、范围等条件的变化及其他原因，安全保护等级需要变更的，应当根据等级保护的管理规范和技术标准的要求，重新确定信息系统的安全保护等级，根据信息系统安全保护等级的调整情况，重新实施安全保护。

而在《指导意见》中，明确指出了医疗卫生健康行业信息系统等级保护工作的工作原则，进一步细化了工作方向。

行业指导，属地管理。医疗卫生健康行业网络安全等级保护工作实行行业指导、属地管理。地方各级卫生健康行政部门要按照国家网络信息安全等级保护制度有关要求，做好本地区医疗卫生信息系统安全等级保护的指导和管理工作。医疗卫生健康行业各点位要按照"谁主管谁负责，谁运营谁负责"的要求，落实信息安全责任。

同步建设，动态完善。在信息系统规划设计与建设过程中，同步开展信息安全等级保护工作。因信息和信息系统的业务类型、适用范围等条件改变导致安全需求发生变化时，应当重新调整信息系统安全保护等级，及时完善安全保障措施。以国家相关法规标准为依据，以等级保护知识库和支撑平台为基础，医疗卫生健康行业形成科学合理的安全规划、解决方案和系列安全运维，构建医疗卫生系统等级安全体系，实现按需防御。

4.1.2 角色和职责

信息系统安全等级保护实施过程中涉及的各类角色和职责如下所述。

4.1.2.1 国家管理部门

公安机关负责信息安全等级保护工作的监督、检查、指导；国家保密工作部门负责等级保护工作中有关保密工作的监督、检查、指导；国家密码管理部门负责等级保护工作中有关密码工作的监督、检查、指导；涉及其他职能部门管辖范围的事项，由有关职能部门依照国家法律法规的规定进行管理；国家及地方信息化领导小组负责等级保护工作的部门间协调。

4.1.2.2 信息系统主管部门

负责依照国家信息安全等级保护的管理规范和技术标准，督促、检查和指导本行业、本部门或者本地区信息系统运营、使用单位的信息安全等级保护工作。

4.1.2.3 信息系统运营、使用单位

负责依照国家信息安全等级保护的管理规范和技术标准，确定其信息系统的安全保护等级，有主管部门的，应当报其主管部门审核批准；根据已经确定的安全保护等级，到公安机关办理备案手续；按照国家信息安全等级保护管理规范和技术标准，进行信息系统安全保护的规划设计；使用符合国家有关规定，满足信息系统安全保护等级需求的信息技术产品和信息安全产品，开展信息系统安全建设或者改建工作；制定、落实各项安全管理制度，定期对信息系统的安全状况、安全保护制度及措施的落实情况进行自查，选择符合国家相关规定的等级测评机构，定期进行等级测评；制定不同等级信息安全事件的响应、处置预案，对信息系统的信息安全事件分等级进行应急处置。

4.1.2.4 信息安全服务机构

负责根据信息系统运营、使用单位的委托，依照国家信息安全等级保护的管理规范和技术标准，协助信息系统运营、使用单位完成等级保护的相关工作，包括确定其信息系统的安全保护等级、进行安全需求分析、安全总体规划、实施安全建设和安全改造等。

4.1.2.5 信息安全等级测评机构

负责根据信息系统运营、使用单位的委托或根据国家管理部门的授权，协助信息系统运营、使用单位或国家管理部门，按照国家信息安全等级保护的管理规范和技术标准，对已经完成等级保护建设的信息系统进行等级测评，对信息安全产品供应商提供的信息安全产品进行安全测评。

测评机构查询网址：登录 www.djbh.net 中测评机构栏目。

4.1.2.6 信息安全产品供应商

负责按照国家信息安全等级保护的管理规范和技术标准，开发符合等级保护相关要求的信息安全产品，接受安全测评；按照等级保护相关要求销售信息安全产品并提供相关服务。

4.1.3 规划与实施

医疗卫生健康行业"按需防御"的等级保护安全体系是依据国家信息安全等级保护制度，根据医疗卫生健康行业系统在不同阶段的需求、业务特性及应用重点，采用过程方法、PDCA 模型以及等级化的安全体系设计方法，构建本行业的一套覆盖全面、重点突出、节约成本、持续运行的等级化安全防御体系。"等级化"设计方法，是根据需要保护的信息系统确定不同的安全等级，根据安全等级确定不同等级的安全目标，形成不同等级的安全措施进行保护。等级保护的精髓思想就是"等级化"。等

级保护可以把业务系统、信息资产、安全边界等进行"等级化",分而治之,从而实现信息安全等级保护的"等级保护、适度安全"思想。

整体的安全保障体系包括技术和管理两大部分,根据《信息安全技术 网络安全等级保护基本要求》(GB/T22239—2019)技术部分分为安全物理环境、安全网络通信、安全区域边界、安全计算环境、安全管理中心五个方面,管理部分则分为安全管理制度、安全管理机构、安全管理人员、安全建设管理、安全运维管理五个方面。

整个安全保障体系各部分既有机结合,又相互支撑。之间的关系可以理解为"构建安全管理机构,制定完善的安全管理制度及安全策略,由相关人员,利用技术工手段及相关工具,进行系统建设和运行维护"。

"按需防御"的等级保护是推进医疗卫生健康行业安全建设的基本方法,以满足不同类型信息系统和不断变化的信息系统的安全需求为目标,构建按需防御的等级保护安全体系包括三个步骤。

第一步:评估定级,定义安全需求。通过风险评估、系统定级、等级评估等服务组件识别系统的安全风险,确定系统的安全等级,并找出系统安全现状与等级要求的差距,形成完整准确的按需防御的安全需求。

第二步:体系建设,实现按需防御。通过体系设计制订等级方案,进行安全策略体系、安全组织体系、安全技术体系和安全运维体系建设,满足评估定级阶段形成的安全需求,实现按需防御。

第三步:安全运维,确保持续安全。通过安全预警、安全监控、安全加固、安全审计、应急响应等服务组件,从事前、事中、事后三个方面进行安全运行维护,确保系统的持续安全,满足持续性按需防御的安全需求。

实施流程、内容如图4-1、图4-2、图4-3所示。

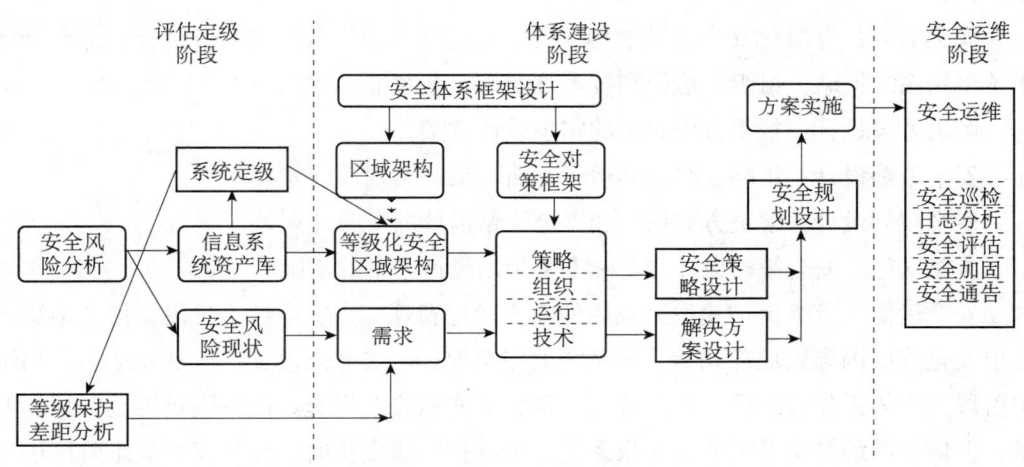

图 4-1 信息系统建设等级保护实施流程

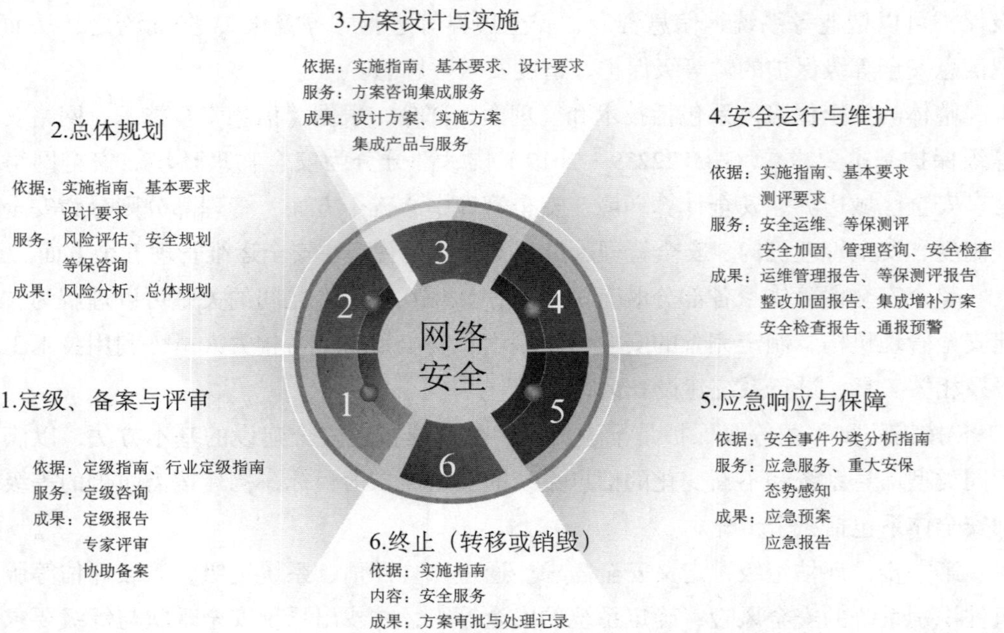

```
                    3.方案设计与实施
                   依据：实施指南、基本要求、设计要求
                   服务：方案咨询集成服务
  2.总体规划        成果：设计方案、实施方案      4.安全运行与维护
                        集成产品与服务
  依据：实施指南、基本要求                        依据：实施指南、基本要求
        设计要求                                        测评要求
  服务：风险评估、安全规划                        服务：安全运维、等保测评
        等保咨询                                        安全加固、管理咨询、安全检查
  成果：风险分析、总体规划                        成果：运维管理报告、等保测评报告
                                                        整改加固报告、集成增补方案
                                                        安全检查报告、通报预警

  1.定级、备案与评审                              5.应急响应与保障

  依据：定级指南、行业定级指南                    依据：安全事件分类分析指南
  服务：定级咨询                                  服务：应急服务、重大安保
  成果：定级报告                                        态势感知
        专家评审              6.终止（转移或销毁）成果：应急预案
        协助备案              依据：实施指南              应急报告
                              内容：安全服务
                              成果：方案审批与处理记录
```

图 4-2 等级保护实施内容

在具体实施中，通过以下流程实现等级保护工作，其中包括以下几个方面。

安全风险分析：得到信息系统资产库和安全风险现状。

系统定级：通过分析信息系统资产信息和应用信息确定信息系统等级。

差距分析：得到信息系统等级差距，结合安全风险现状得到信息系统安全需求。

安全体系框架设计：分析信息系统应用，确定信息系统区域框架和安全对策框架。

等级化安全区域架构：依据系统区域架构和系统等级，确定系统的等级化安全区域架构。

安全对策：等级化安全区域架构、安全对策框架和安全需求三者结合，综合分析系统得到系统策略、组织、运行和技术方面的安全对策。

解决方案设计：技术方面对策的实现设计方案。

安全策略设计：策略、组织和运行方面对策的实现设计方案。

安全规划设计：解决方案设计和安全策略设计的实施计划。

方案实施：安全策略设计方案和安全规划设计方案的实施。

安全运维：等级保护建设完成后的安全运行管理。在安全运维阶段，信息系统因需求变化等原因导致局部调整，而系统的安全保护等级并未改变，应从安全运行与维护阶段进入体系建设阶段，重新设计、调整和实施安全措施，确保满足等级保护的要求；但信息系统发生重大变更导致系统安全保护等级变化时，应从安全运维阶段进入信息系统评估定级阶段，重新开始一轮信息安全等级保护的实施过程。

4 医疗卫生网络安全等级保护实施

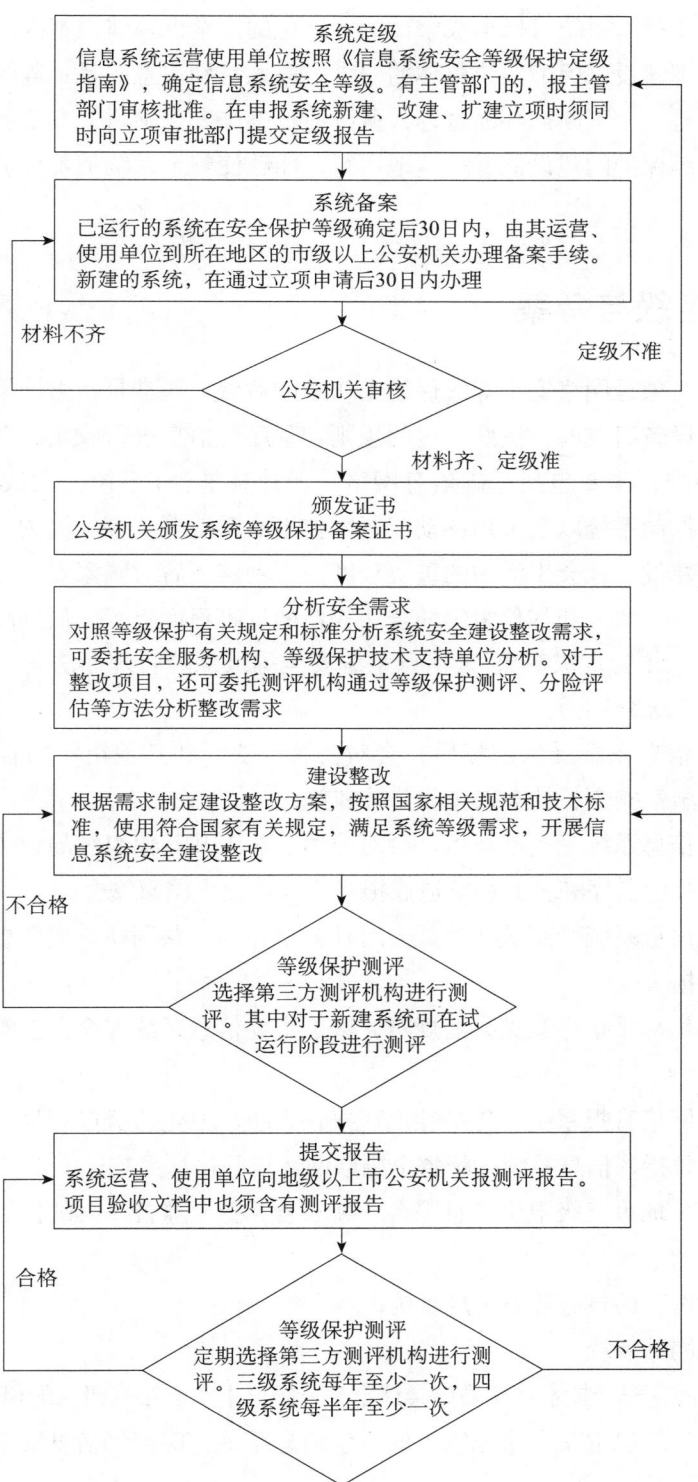

图 4-3 等级保护实施流程

通过如上步骤，系统可以形成整体的等级化的安全保障体系，同时根据安全技术建设和安全管理建设，保障系统整体的安全。应该特别注意的是：等级保护不是一个项目，它应该是一个不断循环的过程，所以通过整个安全项目、安全服务的实施，保证医疗卫生等级保护的建设能够持续地运行，能够使整个系统随着环境的变化达到持续的安全。

4.2 定级与备案

等级保护对象是网络安全等级保护工作中的对象，通常是指由计算机或者其他信息终端及相关设备组成的，按照一定的规则和程序对信息进行收集、存储、传输、交换、处理的系统，主要包括基础信息网络、云计算平台/系统，大数据平台/系统、物联网、工业控制系统以及采用移动互联网技术的系统等。等级保护对象根据其在国家安全、经济建设、社会生活中的重要程度，遭到破坏后对国家安全、社会秩序、公共利益以及公民、法人和其他组织的合法权益的危害程度等，由低到高被划分为五个安全保护等级。作为定级对象，《信息系统安全等级保护管理办法》中将信息系统划分为五级，前三级分别为：

第一级，信息系统受到破坏后，会对公民、法人和其他组织的合法权益造成损害，但不损害国家安全、社会秩序和公共利益；

第二级，信息系统受到破坏后，会对公民、法人和其他组织的合法权益产生严重损害，或者对社会秩序和公共利益造成损害，但不损害国家安全；

第三级，信息系统受到破坏后，会对社会秩序和公共利益造成严重损害，或者对国家安全造成损害。

根据原卫生部《指导意见》的规定，以下重要信息系统安全保护等级原则上不低于第三级：

卫生统计网络直报系统、传染性疾病报告系统、卫生监督信息报告系统、突发公共卫生事件应急指挥信息系统等跨省全国联网运行的信息系统；

国家、省、地市三级卫生信息平台、新农合、卫生监督、妇幼保健等国家级数据中心；

三级甲等医院的核心业务信息系统；

原卫生部网站系统；

其他经过信息安全技术专家委员会评定为三级以上（含第三级）的信息系统。

拟定为第三级以上（含第三级）的卫生信息系统，应当经信息安全技术专家委员会论证、评审。

卫生健康行业各单位在确定信息系统安全等级保护等级后，对第二级以上（含第二级）信息系统，应当报属地公安机关及卫生健康行政部门备案。跨省全国联网运行并由卫生健康委定级的信息系统，由卫生健康委报公安部备案；各地运行、应用的分支系统，应当报属地公安机关备案。

特别注意，针对三级甲等医院，因门诊量普遍较大，在高峰时期会有大量患者排队挂号与就诊，如发生信息系统瘫痪会造成大量患者排队，极易引发群体事件。因此，定义为对"社会秩序、公共利益"造成"严重损害"，即信息安全等级保护定级为第三级。涉及的信息系统即与挂号、就诊等与患者密切相关的系统。

根据保护侧重点的不同，技术类安全要求进一步细分为三类。

信息安全类要求（以下简称 S 类）：保护数据在存储、传输、处理过程中不被泄露、破坏和免受未授权的修改。

服务保证类要求（以下简称 A 类）：保护系统连续正常地运行，免受对系统的未授权修改、破坏而导致系统的不可用。

不同安全保护等级的信息系统，其对业务信息的安全性要求和系统服务的连续性要求（即 S 类和 A 类）是有差异的；即使相同安全保护等级的信息系统，其对业务信息的安全性要求和系统服务的连续性要求也有差异。不一定是按照统一一个等级进行建设。信息系统的安全保护等级由业务信息安全性等级和系统服务保证性等级较高者决定，因此，对某一个定级后的信息系统的安全保护不一定全部按照同一级别进行要求，其侧重点可以有多种组合（表 4-1）。

表 4-1 安全保护等级定级结果组合

安全保护等级	定级结果的组合
第一级	S1A1
第二级	S1A2　S2A2　S2A1
第三级	S1A3　S2A3　S3A3　S3A2　S3A1
第四级	S1A4　S2A4　S3A4　S4A4　S4A3　S4A2　S4A1
第五级	S1A5　S2A5　S3A5　S4A5　S5A5　S5A4　S5A3　S5A2　S5A1

由表 4-1 可以看出，每一级别安全保护类（G 类）要求不可更改，S 类和 A 类可根据实际的业务特点调整相应的保护级别。方法如下。

分析目标信息系统的行业及业务特点，根据目标信息系统在运行中对 S 类和 A 类的实际安全需求做出判断，进而根据信息系统的定级结果对基本安全要求进行调整，调整原则为满足目标系统的安全运行条件即可。根据系统服务保证性等级选择相应等级的系统 A 类基本安全要求，根据业务信息安全性等级选择相应等级的 S 类基本安全要求。

针对不同行业或不同系统的特点，分析可能在某些方面的特殊安全保护能力要求，选择较高级别的基本安全要求或补充基本安全要求。对于本标准中提出的基本安全要求无法实现或有更加有效的安全措施可以替代的，可以对基本安全要求进行调整，调整的原则是保证不降低整体安全保护能力。

4.2.1 等级保护定级过程

信息系统定级既可以在新系统规划、设计时进行，也可在已建成系统中进行。对于新建系统，尽管信息系统尚未建成，但信息系统的运营使用者应首先分析该信息系统处理哪几种主要业务，预计处理的业务信息和服务安全被破坏所侵害的客体以及根据可能对信息系统的损害方式判断可能的客体侵害程度等基本信息，确定信息系统的安全保护等级；对于已建系统，可以通过系统基本情况调查、调查结果分析、等级确定、编制定级报告等环节完成定级工作。

通过定级调查，可以了解单位信息系统的全貌，了解定级对象信息系统与单位其他信息系统的关系。根据用户需求或工作需要，定级调查活动既可以针对单位整个信息系统进行，也可在用户指定的范围内进行。

4.2.1.1 识别单位基本信息

调查了解对目标系统负有安全责任的单位的性质、隶属关系、所属行业、业务范围、地理位置等基本情况，以及其上级主管机构的信息。

了解单位基本信息有助于判断单位的职能特点，单位所在行业及单位在行业所处的地位和作用，由此判断单位主要信息系统的宏观定位。

4.2.1.2 识别管理框架

调查了解定级对象信息系统所在单位的组织管理结构、管理策略、部门设置和部门在业务运行中的作用、岗位职责。了解信息系统的管理、使用、运维的责任部门，特别是当该单位的信息系统存在分布于不同的物理区域的情况时，应了解不同区域系统运行的安全管理责任。安全管理的责任单位就是等级保护备案工作的责任单位。

了解管理框架还有利于将来对整个单位制定等级保护管理框架及单个定级对象等级管理策略。

4.2.1.3 识别业务种类、流程和服务

调查了解定级对象信息系统内部处理多少种业务，各项业务具体要完成的工作内容、服务目标和业务流程等。了解这些业务与单位职能的关联，单位对定级对象

信息系统完成业务使命的期待和依赖程度，由此判断该信息系统在单位的作用和影响程度。

调查还应关注每个信息系统的业务流，以及不同信息系统之间的业务关系，因为不同信息系统之间的业务关系和数据关系表明其他信息系统对该信息系统的服务关联和依赖。

应重点了解定级对象信息系统中不同业务系统提供的服务在影响履行单位职能方面具体方式和程度，影响的区域范围、用户人数、业务量的具体数据以及对本单位以外机构或个人的影响等方面。

4.2.1.4 识别信息

调查了解定级对象信息系统所处理的信息，了解单位对信息的保密性、完整性和可用性的需求，了解不同业务数据在其三个安全属性被破坏后在单位职能、单位资金、单位信誉、人身安全等方面可能对国家、社会、本单位造成的影响，对影响程度的描述应尽可能量化。

4.2.1.5 识别网络结构和边界

调查了解定级对象信息系统所在单位的整体网络状况和安全防护情况，包括网络覆盖范围，网络的构成（广域网、城域网或局域网等），内部网段/VLAN划分，网段/VLAN划分与系统的关系，与上级单位、下级单位、外部用户、合作单位等的网络连接方式，与互联网的连接方式。目的是了解定级对象信息系统自身网络在单位整个网络中的位置，该信息系统所处的单位内部网络环境和外部环境特点，以及该信息系统的网络安全保护与单位内部网络环境的安全保护的关系。

4.2.1.6 识别主要的信息资产

调查了解与定级对象信息系统相关的服务器、网络、终端、存储设备以及安全设备等，设备所在网段，在系统中的功能和作用。信息系统的安全保护等级仅与其重要性有关，与具体设备情况没有关系，但由于在划分信息系统时，不可避免地会涉及设备共用问题，调查设备的位置和作用主要就是发现不同信息系统在设备使用方面的共用程度。

4.2.1.7 识别用户类型和分布

调查了解各系统的管理用户和一般用户、内部用户和外部用户、本地用户和远程用户等类型，了解用户或用户群的数量分布、各类用户可访问的数据信息类型和操作权限。

了解用户类型和数量，有助于判断系统服务中断或系统信息被破坏可能影响的范围和程度。

4.2.1.8 形成定级结果

定级人员需要对定级对象信息系统中的不同类型重要信息进行分析，分析其安全性受到破坏后所侵害的客体及对客体的侵害程度，取其中最高结果作为业务信息安全保护等级。

再对定级对象信息系统中的不同类型重要系统服务进行分析，分析其受到破坏后所侵害的客体及对客体的侵害程度，取其中最高结果作为业务服务安全保护等级（表4-2）。

表4-2 定级要素与安全保护等级的关系

受侵害的客体	对客体的侵害程度		
	一般损害	严重损害	特别严重损害
公民、法人和其他组织的合法权益	第一级	第二级	第三级
社会秩序、公共利益	第二级	第三级	第四级
国家安全	第三级	第四级	第五级

信息系统定级原则是："自主定级、专家评审、主管部门审批、公安机关审核。"具体可按照《关于开展全国重要信息系统安全等级保护定级工作的通知》（公通字〔2007〕861号）要求执行。定级工作流程为：确定定级对象、确定信息系统安全保护等级、组织专家评审、主管部门审批、公安机关审核。

备案工作包括信息系统备案、受理、审核和备案信息管理。具体按照《关于开展全国重要信息系统安全等级保护定级工作的通知》要求开展。公安机关受理备案，按照《信息安全等级保护备案实施细则》要求，对备案材料进行审核，对定级准确、材料符合要求的颁发公安部统一监制的备案证明。

4.2.2 审批流程说明

为进一步明确各级主管部门职责，按照"谁主管，谁负责"的原则，审批流程如下。

卫生健康行政部门确定信息系统安全保护等级后，填写备案表，报同级信息化主管部门审查，同级信息化主管部门出具审查意见。

医疗卫生机构确定信息系统安全保护等级后，填写备案表，按要求到公安机关办理备案手续。

系统运营、使用单位无上级主管部门或主管部门不明确的，报所属地区经济和信息化局直接审查。

卫生健康行业信息安全主管部门将联合公安机关，根据医疗卫生机构自主定级情况定期检查。

4.2.3 等级变更定义

在信息系统的运行过程中，信息系统安全保护等级应随着信息系统所处理的信息和业务状态的变化进行适当的变更，尤其是当状态变化可能导致业务信息安全或系统服务受到破坏后的受侵害客体和对客体的侵害程度有较大的变化，可能影响到系统的安全保护等级时，应重新定级。重新定级后，应按要求向公安机关重新备案。

4.2.4 等级保护定级建议

根据公安部等四部委印发的《信息安全等级保护管理办法》，以北京市为例，市卫生健康行政部门组织卫生健康行业开展重要信息系统安全等级保护定级工作，在广泛征求各单位意见的基础上，经商市公安局，提出以下定级建议（表 4-3），未列出的信息系统各单位根据实际自主确定信息系统安全保护等级。

表 4-3　北京市医疗卫生健康行业信息系统安全等级保护定级建议

系统类别	系统名称	范围	建议等级（不低于）	备注
公共卫生信息系统	血液信息管理系统 卫生监督管理系统 精神卫生管理信息系统等	全市	三级	
区域医疗	市区两级卫生信息平台	区域	三级	
三级甲等医院	HIS 等核心系统	本单位	三级	
	LIS 系统	本单位	三级	
	PACS 系统	本单位	三级	
	医院网站	本单位	三级	
	OA 系统	本单位	三级	
	财务系统	本单位	三级	
	电子病历系统	本单位	三级	
	邮件系统	本单位	三级	
	体检系统	本单位	三级	

续表

系统类别	系统名称	范围	建议等级（不低于）	备注
医疗机构信息系统	HIS 系统	本单位	二级	
	LIS 系统	本单位	二级	
	PACS 系统	本单位	二级	
	医院网站	本单位	二级	
	OA 系统	本单位	一级	
	财务系统	本单位	二级	
	电子病历系统	本单位	二级	
	邮件系统	本单位	二级	
	体检系统	本单位	二级	
	移动护理系统	本单位	二级	

4.3 规划与整改

在安全规划阶段，目标是根据信息系统的划分情况、信息系统的定级情况、信息系统承载业务情况，通过分析明确信息系统安全需求，设计合理的、满足等级保护要求的总体安全方案，并制订出安全实施计划，以指导后续的信息系统安全建设工程实施。对于已运营（运行）的信息系统，在进行需求分析时首先应当分析判断信息系统的安全保护现状与等级保护要求之间的差距。

4.3.1 规划目标范围

4.3.1.1 要求

信息系统安全等级保护应依据信息系统的定级情况，保证它们具有相应等级的基本安全保护能力，不同安全保护等级的信息系统要求具有不同的安全保护能力。

基本安全要求是针对不同安全保护等级信息系统应该具有的基本安全保护能力提出的安全要求，根据实现方式的不同，基本安全要求分为基本技术要求和基本管理要求两大类。技术类安全要求与信息系统提供的技术安全机制有关，主要通过在信息系统中部署软、硬件并正确地配置其安全功能来实现；管理类安全要求与信息系统中各种角色参与的活动有关，主要通过控制各种角色的活动，从政策、制度、规范、流程以及记录等方面做出规定来实现。

基本安全要求从各个层面或方面提出了系统的每个组件应该满足的安全要求，信息系统具有的整体安全保护能力通过不同组件实现基本安全要求。除了保证系统的每个组件满足基本安全要求外，还要考虑组件之间的相互关系，从而保证信息系统的整体安全保护能力。

由于承载的业务不同，医疗卫生健康行业信息系统对安全关注点会有所不同，有的更关注信息的安全性，如社区居民健康档案更关注有可能导致信息泄密、非法篡改等安全问题；有的更关注业务的连续性，如医院门、急诊系统更关注保证系统连续正常的运行，避免对系统未授权的修改、破坏而导致系统不可用引起业务中断。

不同安全保护等级的信息系统，其对业务信息的安全性要求和系统服务的连续性要求是有差异的。

即使相同安全保护等级的信息系统，其对业务信息的安全性要求和系统服务的连续性要求也有差异。信息系统的安全保护等级由业务信息安全性等级和系统服务保证性等级较高者决定，因此，对定级后的信息系统，安全保护的侧重点可以有多种组合。

对于确定了安全保护等级的信息系统，选择和使用基本安全要求时，可以按照以下过程进行。

一是明确信息系统应该具有的安全保护能力，根据信息系统的安全保护等级选择基本安全要求，包括技术要求和管理要求。比较简单的方法是根据《信息安全技术　网络安全等级保护基本要求》（GB/T22239—2019），一级系统选择第一级基本安全要求，二级系统选择第二级基本安全要求，三级系统选择第三级基本安全要求，四级系统选择第四级基本安全要求，以此作为出发点。

二是根据信息系统的定级结果对基本安全要求进行调整。根据系统服务保证性等级选择相应等级的 A 类基本安全要求，根据业务信息安全性等级选择相应等级的 S 类基本安全要求。

三是针对不同行业或不同系统的特点，分析可能在某些方面的特殊安全保护能力要求，选择较高级别的基本安全要求或补充基本安全要求。对于 GB 22239—2019 中提出的基本安全要求无法实现或有更加有效的安全措施可以替代的，可以对基本安全要求进行调整，调整的原则是保证不降低整体安全保护能力。

总之，保证不同安全保护等级的信息系统具有相应级别的安全保护能力，满足相应级别的基本安全要求，是信息系统等级保护的核心。选用《信息安全技术信息系统安全等级保护基本要求》中提供的基本安全要求是保证信息系统具备一定安全保护能力的一种途径，在此基础上，可以参考等级保护的其他相关标准和安全方面的其他相关标准，调整和补充基本安全要求，从而实现信息系统在满足等级保护基本要求基础上，又具有医疗卫生健康行业特点的保护。

4.3.1.2 目标

明确信息系统安全保护的基本要求以后，需要根据单位实际情况，确定各个时期的安全建设目标。在确定安全建设目标时主要考虑以下内容。

信息化建设中长期发展规划和安全需求调查。了解和调查单位信息化建设的现状、中长期信息化建设的目标、主管部门对信息化的投入，对比信息化建设过程中阶段状态与安全策略规划之间的差距，分析急迫和关键的安全问题，考虑可以同步进行的安全建设内容等。

提出信息系统安全建设分阶段目标。制定系统在规划期内（一般安全规划期为3年）所要实现的总体安全目标；制定系统短期（1年以内）要实现的安全目标，主要解决目前急迫和关键的问题，争取安全状况在短期内有大幅度提高。

4.3.1.3 范围

根据安全建设目标和信息系统安全等级保护基本要求，设计分期分批的主要建设内容，并将建设内容组合成不同的项目，阐明项目之间的依赖或促进关系等，为落实信息系统体系化等级保护打下坚实的基础。在确定建设内容时主要考虑以下内容。

确定主要安全建设内容。根据信息系统安全总体方案明确主要的安全建设内容，并将其适当地分解。主要建设内容可能分解但不限于以下内容：安全基础设施建设、网络安全建设、可信验证及密码应用建设、系统平台和应用平台安全建设、数据系统安全建设、安全标准体系建设、人才培养体系建设、安全管理体系建设。

确定主要安全建设项目。组合安全建设内容为不同的安全建设项目，描述项目所解决的主要安全问题及所要达到的安全目标，对项目进行支持或依赖等相关性分析，对项目进行紧迫性分析，对项目进行实施难易程度分析，对项目进行预期效果分析，描述项目的具体工作内容、建设方案，形成安全建设项目列表。

在明确信息系统体系化等级保护的要求、目标、内容后，根据医疗卫生健康行业的特点，需要有针对性地设计技术体系与管理体系。

4.3.2 规划思路扩展

4.3.2.1 纵深防御设计思路

"一个中心支撑下的三重保障体系"的纵深防御体系是指，以运维管理域为核心，构建安全计算环境、安全区域边界和安全通信网络，确保应用系统能够在安全管理域的统一管控下运行，不会进入任何非预期状态，从而防止用户的非授权访问和越权访问，确保应用系统的安全。

安全管理域是三重防护体系的控制中枢，是管理员的工作场所，管理员通过在安全管理中心制定安全策略，强制计算环境、区域边界执行策略，从而确保系统的运行环境可信和安全。安全管理域分为三个子系统：系统管理子系统、安全管理子系统、审计子系统，分别对应管理员的三个角色。系统管理子系统负责对安全保护环境中的计算节点、区域边界、通信网络实施集中管理和维护，包括用户身份管理、资源管理、应急处理等，为信息系统的安全提供基础保障。安全管理子系统是系统安全的控制中枢，主要实施标记管理、授权管理及策略管理等。安全管理子系统通过制定相应的系统安全策略，并且强制节点子系统、区域边界子系统、通信网络子系统执行，从而实现对整个信息系统的集中管理，为重要信息的安全提供了有力保障。审计子系统是系统的监督中枢，系统审计员通过制定审计策略，强制节点子系统、区域边界子系统、通信网络子系统、安全管理子系统、系统管理子系统执行，从而实现对整个信息系统的行为审计，确保用户无法抵赖违背系统安全策略的行为，同时为应急处理提供依据。

计算环境是应用系统的运行环境，包括应用系统正常运行所必需的终端、服务器、网络设备等，安全计算环境是应用系统安全的根本；计算环境由节点子系统和应用防护子系统构成。节点子系统通过在操作系统核心层、系统层设置以强制访问控制为主体的系统安全机制，形成了一个严密牢固的防护层，通过对用户行为的控制，可以有效防止非授权用户访问和授权用户越权访问，确保信息和信息系统的机密性和完整性安全，从而为应用系统的正常运行和免遭恶意破坏提供支撑和保障。应用防护子系统承接了安全操作系统和上层应用系统，直接支撑着应用系统的安全。应用防护子系统通过对应用服务的封装，不仅实现了对应用系统访问控制，而且增强了应用系统运行环境的隔离性，使应用系统不受非授权进程的恶意干扰，从而保护了信息的保密性和完整性。

区域边界是应用系统运行环境的边界，是应用系统和外界交互的必经渠道，通过区域边界的安全控制，可以对进入和流出应用环境的信息流进行安全检查，既可以保证应用系统中的敏感信息不会泄露出去，同时也可以防止应用系统遭受外界的恶意攻击和破坏。

通信网络是不同应用系统之间进行信息交互的通道，安全的通信网络设备能够保证应用系统之间交互信息的机密性和完整性。三重防护体系为应用系统构建了一个严密的立体防护网，既能够防止应用环境之内的用户对系统安全进行破坏，又能够防止外部用户对系统安全的破坏，即能够做到"防内为主、内外兼防"，可以有效保护高等级应用系统的安全。

4.3.2.2　安全域设计思路

用安全域方法论为主线来进行设计，从安全的角度来分析业务可能存在的安全风险。所谓安全域，就是具有相同业务要求和安全要求的IT系统要素的集合。这些IT系统要素包括网络区域、主机和系统、人和组织、物理环境、策略和流程、业务和使命等。

因此，如果按照广义安全域来理解，不能将安全域的工作仅仅理解为在网络拓扑结构上的工作。

通过划分安全域的方法，将网络系统按照业务流程的不同层面划分为不同的安全域，各个安全域内部又可以根据业务元素对象划分为不同的安全子域。针对每个安全域或安全子域来标识其中的关键资产，分析所存在的安全隐患和面临的安全风险，然后给出相应的保护措施；不同的安全子域之间和不同的安全域之间存在着数据流，这时候就需要考虑安全域边界的访问控制、身份验证和审计等安全策略的实施。

安全域划分以及基于安全域的整体安全工作，对医疗卫生健康行业机构信息系统具有较大的意义和实际作用：安全域划分基于网络和系统进行，是安全建设的部署依据，可以指导系统的安全规划、设计、入网和验收工作；可以更好地利用系统安全措施，提高安全设备的利用率；基于网络和系统进行安全检查和评估的基础，可以在运行维护阶段降低系统风险，提供检查审核依据；安全域可以更好地控制网络安全风险，降低系统风险；安全域的分割是出现问题时的预防，能够防止有害行为的渗透；安全域边界是灾难发生时的抑制点，能够防止影响的扩散。

"同构性简化"的安全域划分方法，其基本思路是认为一个复杂的网络应当是由一些相通的网络结构元所组成，这些进行拼接、递归等方式构造出一个大的网络。同一区域内的资产实施统一的保护，如进出信息保护机制，访问控制，物理安全特性等。

4.3.2.3　PPT模型

PPT模型包括People（人）、Process（过程）、Technology（技术）三个方面。这个模型是一个在国外大型企业和机构中应用非常广泛的模型。用PPT的思路来看待IT系统、看待IT安全体系是一种非常简洁直接的方式。如日本NTT公司的"Our Business Principle"中的PPT模型（图4-4），美国国家安全局（NSA）的信息保障技术框架（IATF）（图4-5），其中的People/Technology/Operations就对应PPT。

上述PPT模型跟英国商务部（OGC，Office of Government Commerce）的ITIL，即IT基础架构库（Information Technology Infrastructure Library）最佳实践的精髓不谋而合。ITIL作为IT服务管理的框架和最佳实践强调人员（People）、组织流程（Process）和技术（Technology）的统一，尤其重视组织流程的管理，因为通过组织流程这根纽带将人员和技术紧密结合起来，共同发挥作用，共同服务于组织的业务目标。

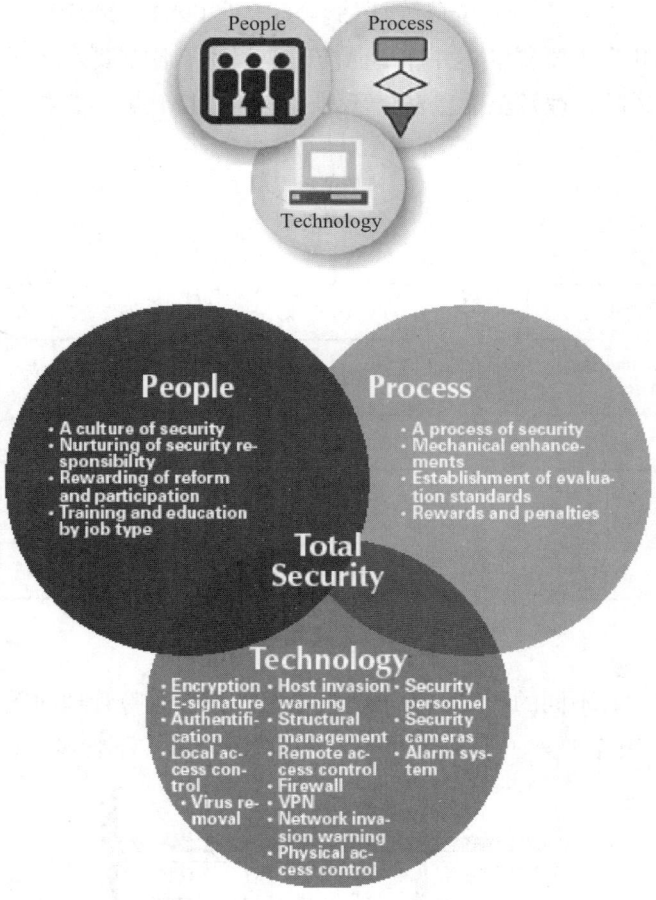

图 4-4 日本 NTT 公司 PPT 模型

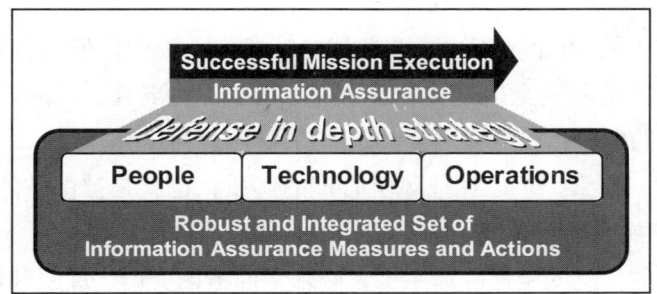

图 4-5 美国国家安全局信息保障技术框架

4.3.2.4 风险管理思路

在进行信息安全系统的建设和运行工作中,风险管理是一个根本性的思路。风险管理思路已经被业界广泛认可。

在《信息安全技术信息安全风险评估》（GB/T 20984—2007）中，比较全面地阐述了风险管理的几个主要要素，并详尽而准确地阐述了各个要素之间的关系，每一个要素都可以成为风险管理乃至信息安全管理工作中的工作点（图4-6）。

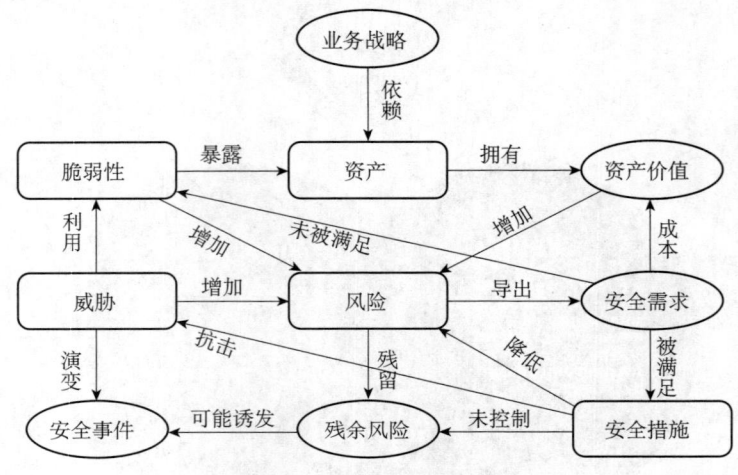

图4-6　风险要素

风险要素模型有不同的形式，为了能够更好地抓住风险管理的线索，方便实际工作，我们将风险10个要素（含风险）总结为风险三要素（不含风险，图4-7）。

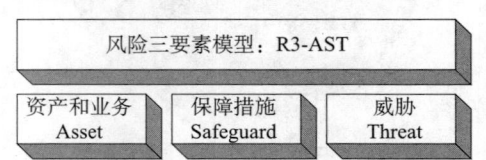

图4-7　R3-AST风险三要素

在国家标准中的10个要素中，业务战略、资产、资产价值被合并为本模型的资产和业务；安全需求和安全措施被合并为保障措施；脆弱性、威胁（狭义）、安全事件被合并为广义的威胁；风险和残余风险都是风险。

通过风险的三要素，可以抓住风险管理的实质，也就是被保护的"资产"，可能产生侵害的"威胁"，防范威胁、保护资产的"保障措施"。

在一个实际的信息安全保障体系中，必须全面考虑资产、威胁和保障措施这三个方面，片面地考虑一个或者两个都可能产生遗漏和偏离。所以说，R3-AST的风险三要素思路，就是充分体现信息安全特征的思路，是需要在整个方案中得到体现的，也是要在实际的执行过程中不断反省的。

4.3.2.5　三观安全思路

三观安全包括宏观安全、中观安全和微观安全。

三观安全的一个典型模型就是图 4-8 所示的执行模型。执行模型分为底层的实现层，体现为安全部件，即安全产品和规范化的安全服务；中间的运营层，体现为对安全产品的集成管理和各种安全任务的流程管理；顶层的决策层，包括决策支持、残余风险确认以及顶尖上的"使命"。

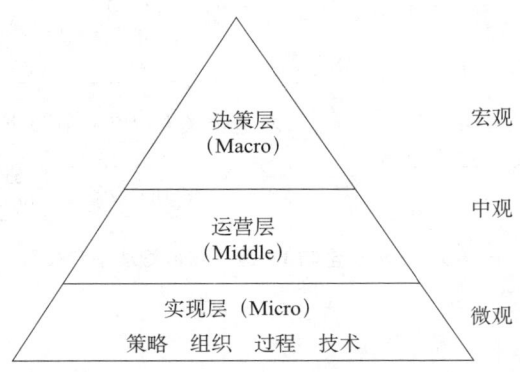

图 4-8　三观安全的典型模型

任何安全系统、安全项目、安全工作都要在这三个层次进行体现和实现：都要上传到决策层，以确保决策层的支持和指导，并且能够保证对于组织真正使命的支撑和达成；都要下达到实现层，以确保所有问题都落实得非常具体，达成安全要求；而且要通过运营层，协调、控制、反馈、管理实现层的安全要素，以达成决策层的安全使命和决策。

从微观到中观是一个协调管理的过程，从中观到宏观是一个总体监控的过程；从宏观到中观是一个全局指导的过程，从中观到微观是一个控制和配置的过程。

我国信息安全领域的认识和发展过程是从微观安全起步的，如加密、防病毒、防火墙等；逐步认识到宏观安全的重要，希望全面地了解安全状况而开展风险评估；进而认识到安全执行的重要性，开始考虑安全运营系统、集中式的安全监控平台，以及和其他 IT 系统的综合集成等问题；最终全面地认识从微观、中观到宏观三方面的重要性。

这里的微观可以理解为医疗卫生健康行业现有的安全基础建设，主要是指正在使用的一些技术和产品，如已经部署的网络系统、安全系统和医疗卫生业务应用系统等；中观可以理解为基于微观之上的资产管理、IT 服务流程管理、科技信息管理、统一认证和单点登录以及信息系统基础信息采集和监控等；宏观可以理解为将要建设的 IT 运维与安全管理平台，通过这一平台将中观和微观层面的信息系统进行统一的控管与安全维护，使其更好地发挥作用，为业务应用保驾护航，为行业的业务目标服务。

三观安全和 IT 运维综合管理平台的关系如图 4-9 所示。

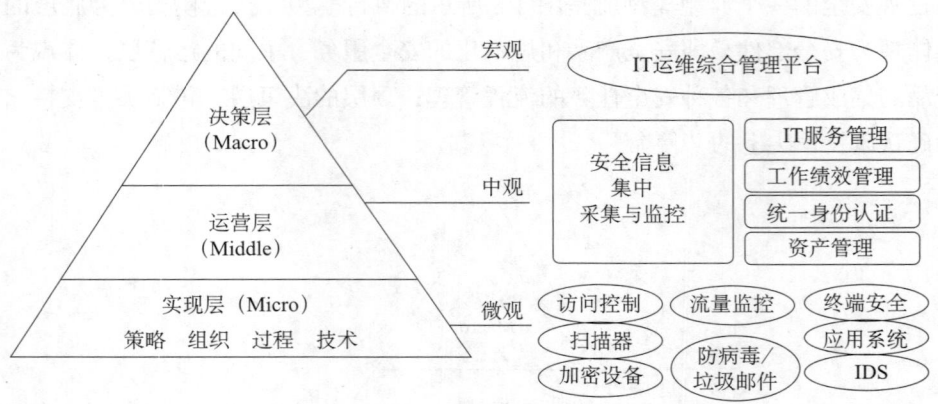

图 4-9 三观安全与 IT 运维综合管理平台关系

4.3.3 安全规划概述

4.3.3.1 技术设计概述

医疗卫生健康行业安全技术体系目标是根据信息系统安全等级保护基本要求、安全需求分析报告、总体安全策略文件等，提出系统需要实现的安全技术措施，形成医疗卫生健康行业特定的系统安全技术体系结构，用以指导信息系统等级保护的具体实现。其中将参与的角色有：信息系统运营、使用单位，信息安全服务机构。

通过信息系统详细描述文件、信息系统安全保护等级定级报告、安全需求分析报告、信息系统安全等级保护基本要求完成以下子内容。

一是提出骨干网络安全保护技术措施。根据总体安全策略文件、2018 等级保护基本要求和安全需求，提出骨干网的安全保护策略和安全技术措施。骨干网的安全保护策略和安全技术措施提出时应考虑网络线路和网络设备共享的情况，如果不同级别的子系统通过骨干网的同一线路和设备传输数据，线路和设备的安全保护策略和安全技术措施应满足最高级别子系统的等级保护基本要求。

二是提出子系统之间互联的安全技术措施。根据总体安全策略文件、等级保护基本要求和安全需求，提出跨局域网互联的子系统之间的信息传输保护策略要求和具体的安全技术措施，包括同级互联的策略、不同级别互联的策略等；提出局域网内部互联的子系统之间的信息传输保护策略要求和具体的安全技术措施，包括同级互联的策略、不同级别互联的策略等。

三是提出不同级别子系统的边界安全保护技术措施。根据总体安全策略文件、等级保护基本要求和安全需求，提出不同级别子系统边界的安全保护策略和安全技术措施。子系统边界安全保护策略和安全技术措施提出时应考虑边界设备共享的情况，如果不同级别的子系统通过同一设备进行边界保护，这个边界设备的安全保护策略和安全技术措施应满足最高级别子系统的等级保护基本要求。

四是提出不同级别子系统内部系统平台和业务应用的安全保护技术措施。根据总体安全策略文件、等级保护基本要求和安全需求，提出不同级别子系统内部网络平台、系统平台和业务应用的安全保护策略和安全技术措施。

五是提出不同级别信息系统机房的安全保护技术措施。根据机构总体安全策略文件、等级保护基本要求和安全需求，提出不同级别信息系统机房的安全保护策略和安全技术措施。提出信息系统机房安全保护策略和安全技术措施时应考虑不同级别的信息系统共享机房的情况，如果不同级别的信息系统共享同一机房，机房的安全保护策略和安全技术措施应满足最高级别信息系统的等级保护基本要求。

六是形成信息系统安全技术体系结构。将骨干网、通过骨干网的子系统互联、局域网内部的子系统互联、子系统的边界、子系统内部各类平台、机房以及其他方面的安全保护策略和安全技术措施进行整理、汇总，形成信息系统的安全技术体系结构。

七是提出不同级别信息系统可信验证与密码安全技术措施。根据机构总体密码应用安全策略文件、等级保护基本要求和密码应用安全需求，提出不同级别信息系统、信息系统之间互联的密码应用安全保护策略和密码安全技术措施，构建通信网络、区域边界、计算环境的可信计算环境（表4-4）。

表4-4 不同安全保护等级的信息系统中密码技术应用要求

		指标要求	一级	二级	三级	四级
技术要求	物理和环境安全	身份鉴别	可	宜	应	应
		电子门禁记录数据完整性	可	宜	应	应
		视频记录数据完整性	—	—	应	应
		密码模块实现	—	宜	宜	应
	网络和通信安全	身份鉴别	可	宜	应	应
		访问控制信息完整性	可	宜	应	应
		通信数据完整性	可	宜	应	应
		通信数据机密性	可	宜	应	应
		集中管理通道安全	—	—	应	应
		密码模块实现	—	宜	宜	应
	设备和计算安全	身份鉴别	可	宜	应	应
		访问控制信息完整性	可	宜	应	应
		敏感标记的完整性	可	宜	应	应
		日志记录完整性	可	宜	应	应

续表

指标要求			一级	二级	三级	四级
技术要求	设备和计算安全	远程管理身份鉴别信息机密性	—	宜	应	应
		重要程序或文件完整性	—	—	应	应
		密码模块实现	—	宜	宜	应
	应用和数据安全	身份鉴别	可	宜	应	应
		访问控制	可	宜	应	应
		数据传输安全	可	宜	应	应
		数据存储安全	可	宜	应	应
		日志记录完整性	可	宜	应	应
		重要应用程序的加载和卸载	—	—	应	应
		抗抵赖	—	—	—	应
		密码模块实现	—	宜	宜	应

在医疗卫生健康行业重要系统中，按照文件要求定为三级，三级系统安全保护环境的设计目标是：落实《计算机信息系统安全保护划分准则》（GB 17859—1999）对三级系统的安全保护要求，在第二级系统安全保护环境的基础上，通过实现基于安全策略模型和标记的强制访问控制以及增强系统的审计机制，使得系统具有在统一安全策略管控下，保护敏感资源的能力，并保障基础计算资源和应用程序可信，确保关键执行环节可信。

通过满足安全物理环境、安全通信网络、安全区域边界、安全计算环境以及安全管理中心五个方面基本要求进行技术体系建设。

第三级系统安全保护环境的设计策略是：在第二级系统安全保护环境的基础上，遵循 GB 17859—1999 中 4.3 的相关要求，构造非形式化的安全策略模型，对主、客体进行安全标记，表明主、客体的级别分类和非级别分类的组合，以此为基础，按照强制访问控制规则实现对主体及其客体的访问控制。第三级系统安全保护环境在使用密码技术设计时，应支持国家密码管理主管部门批准使用的密码算法，使用国家密码管理部门认证核准的密码产品，遵循相关密码国家标准和行业标准。

第三级系统安全保护环境的设计通过第三级的安全物理环境、安全通信网络、安全区域边界、安全计算环境以及安全管理中心的设计加以实现。计算节点都应基于可信根实现开机到操作系统启动，再到应用程序启动的可信验证，并在应用程序的关键执行环节对其执行环境进行可信验证，主动抵御病毒入侵行为，并将验证结果形成审计记录，送至管理中心。

4.3.3.2 管理设计概述

医疗卫生健康行业安全管理体系目标是根据等级保护基本要求、安全需求分析报告、机构总体安全策略文件等，调整原有管理模式和管理策略，既从全局高度考虑为每个等级信息系统制定统一的安全管理策略，又从每个信息系统的实际需求出发，选择和调整具体的安全管理措施，最后形成统一的整体安全管理体系结构。其中参与的角色有信息系统运营、使用单位、信息安全服务机构。

过程中通过信息系统详细描述文件，信息系统安全保护等级定级报告，安全需求分析报告，信息系统安全等级保护基本要求完成以下子内容。

一是规定信息系统安全的组织管理体系和对各信息系统的安全管理职责。根据机构总体安全策略文件、等级保护基本要求和安全需求，提出机构的安全组织管理机构框架，分配各个级别信息系统的安全管理职责，规定各个级别信息系统的安全管理策略等。

二是规定各等级信息系统的人员安全管理策略。根据机构总体安全策略文件、等级保护基本要求和安全需求，提出各个不同级别信息系统的管理人员框架，分配各个级别信息系统的管理人员职责，规定各个级别信息系统的人员安全管理策略等。

三是规定各等级信息系统机房及办公区等物理环境的安全管理策略。根据机构总体安全策略文件、等级保护基本要求和安全需求，提出各个不同级别信息系统的机房和办公环境的安全策略。

四是规定各等级信息系统介质、设备等的安全管理策略。根据机构总体安全策略文件、等级保护基本要求和安全需求，提出各个不同级别信息系统的介质、设备等的安全策略。

五是规定各等级信息系统运行安全管理策略。根据机构总体安全策略文件、等级保护基本要求和安全需求，提出各个不同级别信息系统的安全运行与维护框架和运维安全策略等。

六是规定各等级信息系统安全事件处置和应急管理策略。根据机构总体安全策略文件、等级保护基本要求和安全需求，提出各个不同级别信息系统的安全事件处置和应急管理策略等。

七是形成信息系统安全管理策略框架。将上述各个方面的安全管理策略进行整理、汇总，形成信息系统的整体安全管理体系结构。

八是形成信息系统密码安全管理策略框架。根据机构总体密码应用安全策略文件、等级保护基本密码要求和密码应用安全需求，提出各个不同级别信息系统的密码应用安全管理制度、安全事件处置和应急管理策略，提出各个不同级别信息系统的密码应用管理人员框架，分配各个级别信息系统的密码应用管理人员职责，规定各个级别信息系统的人员密码应用安全管理策略等（表 4-5）。

表 4-5 不同安全保护等级的信息系统中密码应用管理要求

		指标要求	一级	二级	三级	四级
安全管理	制度	制定密码安全管理制度	可	宜	应	应
		定期修订安全管理制度	可	宜	应	应
		明确管理制度发布流程	—	宜	应	应
		制度执行过程记录留存	—	—	—	应
	人员	了解并遵守密码相关法律法规	应	应	应	应
		正确使用密码相关产品	应	应	应	应
		建立岗位责任及人员培训制度	—	应	应	应
		建立关键岗位人员保密制度和调离制度	—	应	应	应
		设置密码管理和技术岗位并定期考核	—	—	应	应
		背景调查	—	—	—	应
	实施	规划	可	宜	应	应
		建设	可	宜	应	应
		运行	可	宜	应	应
	应急	应急预案	—	应	应	应
		事件处置	可	应	应	应
		向有关主管部门上报处置情况	—	—	应	应

在医疗卫生健康行业重要系统中，按照文件要求定为三级，三级系统安全保护环境的设计目标是：落实 GB 17859—1999 对三级系统的安全保护要求，在二级安全保护环境的基础上，通过实现基于安全策略模型和标记的强制访问控制以及增强系统的审计机制，使得系统具有在统一安全策略管控下，保护敏感资源的能力，并保障基础计算资源和应用程序可信，确保关键执行环节可信。

通过满足安全管理制度、安全管理机构、安全管理人员、安全建设管理、安全运维管理五个方面基本管理要求进行管理体系建设，使医疗卫生系统的等级保护建设方案最终既可以满足等级保护的相关要求，又能够全方面为医疗卫生系统提供立体、纵深的安全保障防御体系，保证信息系统整体的安全保护能力。

4.3.4 安全体系框架

根据《信息系统安全等级保护基本要求》，将安全体系分为技术和管理两大类要求，医疗卫生健康行业等级保护安全体系规划严格根据技术与管理要求进行设计，并且从过程和 PDCA 模型的角度组织各项等级保护工作。

首先根据本级具体的基本要求设计本级系统的保护环境模型,以《信息安全技术　网络信息系统安全等级保护基本要求》(GB/T 22239—2019)为指导,参照《信息安全技术　网络安全等级保护安全设计技术要求》(GB/T25070—2019),保护环境按照安全物理环境、安全计算环境、安全区域边界、安全通信网络和安全管理中心进行设计,内容涵盖基本要求的五个方面。

然后通过持续的安全运维来解决等级保护建设中周期的安全运维,降低安全风险、提高医疗卫生健康行业网络系统安全水平。

在整改阶段应遵守相应流程(图 4-10)。

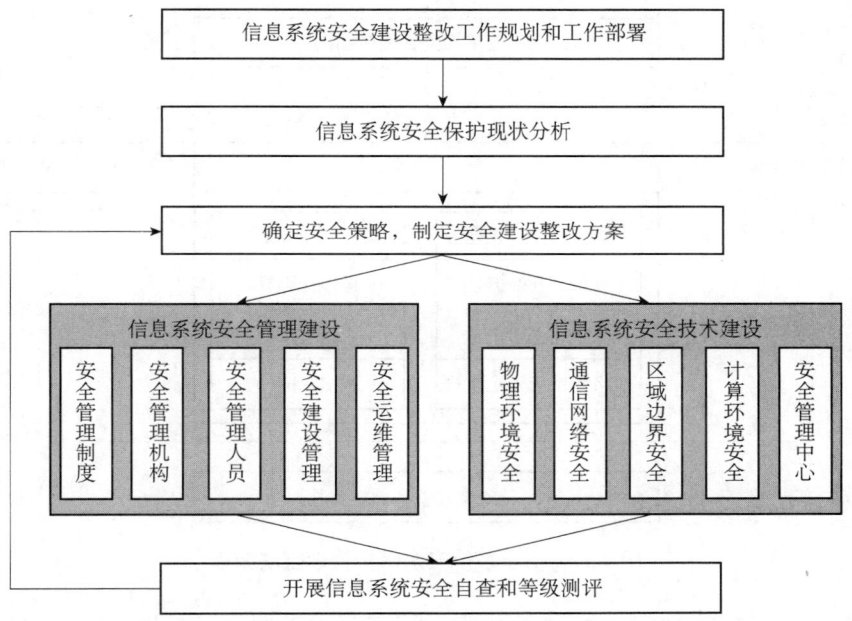

图 4-10　信息系统安全保护整改流程

信息系统安全保护管理整改流程如图 4-11 所示。

信息系统安全保护技术整改流程如图 4-12 所示。

以下我们通过两个方面进行详细描述,其中包括技术通用框架、管理通用框架内容。

4.3.4.1　技术通用框架

结合安全体系详细设计思路,以二级、三级等级保护系统为例,在医疗卫生健康行业,二级、三级等级保护体系采用的技术基本框架模如图 4-13、图 4-14 所示,其中控制点有数字标注的为对应图例中响应数字标注的扩展要求在此控制点产生变化或进行了扩展。

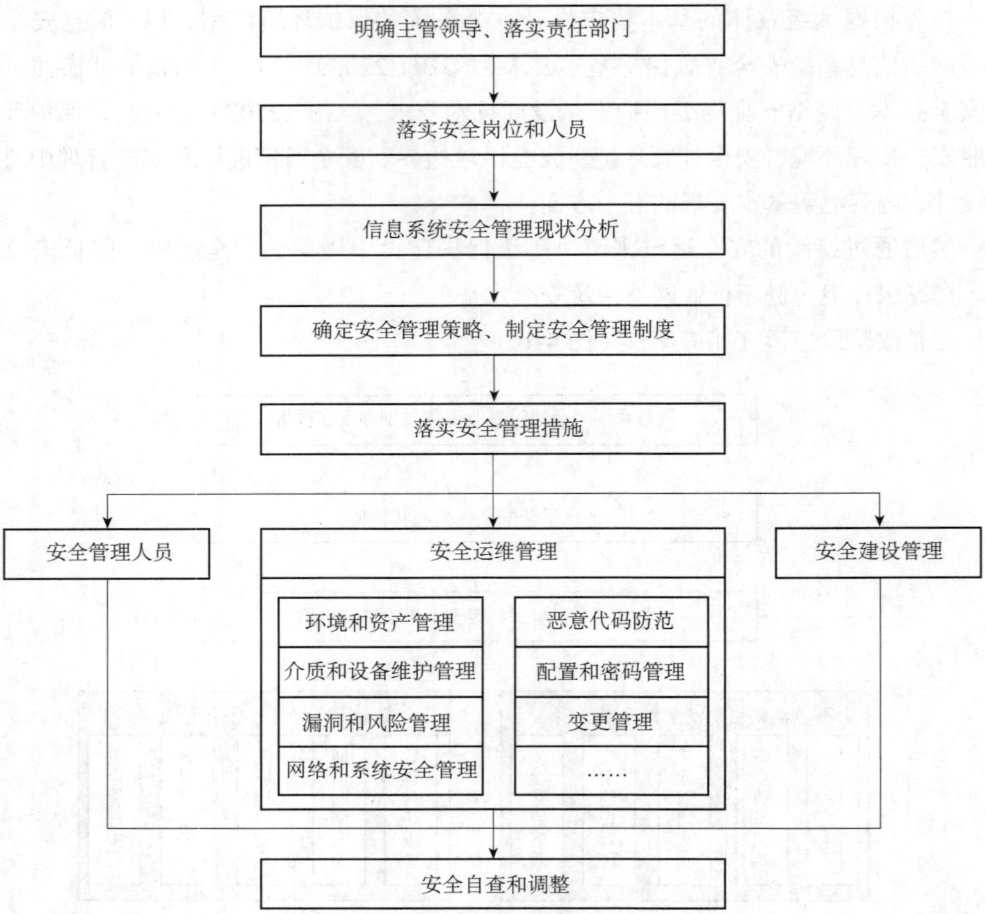

```
                    ┌─────────────────────────┐
                    │ 明确主管领导、落实责任部门 │
                    └───────────┬─────────────┘
                                │
                    ┌───────────▼─────────────┐
                    │    落实安全岗位和人员     │
                    └───────────┬─────────────┘
                                │
                    ┌───────────▼─────────────┐
                    │  信息系统安全管理现状分析  │
                    └───────────┬─────────────┘
                                │
                    ┌───────────▼──────────────────┐
                    │确定安全管理策略、制定安全管理制度│
                    └───────────┬──────────────────┘
                                │
                    ┌───────────▼─────────────┐
                    │    落实安全管理措施       │
                    └───────────┬─────────────┘
```

图 4-11　信息系统安全保护管理整改流程

图 4-13 将 GB/T22239—2019 的技术和管理两方面进行了归纳，其中在控制点的扩展要求层面进行了标注，例如，安全区域边界中通用安全部分明确了边界防护的控制要求，而在云计算安全扩展、物联网安全扩展、工业控制系统安全扩展和大数据安全扩展中均不涉及扩展内容，仅在移动互联安全部分有扩展，因此，图 4-13 中在安全区域边界中边界防护的控制要求上增加了扩展序号②（移动互联安全扩展要求），同时明确了等级保护定级的对象应为基础信息网络、信息系统、云计算平台、大数据平台、物联网、工业控制系统等。

下面结合 GB/T22239—2019 各分类层面进行规划设计。对于已经建好的信息系统，为了达到信息安全等级保护二级、三级的要求，需要根据等级保护二级、三级的标准进行技术方面的整改。技术整改包括安全物理环境、安全通信网络、安全区域边界、安全计算环境和安全管理中心五个方面，图 4-14 以等级保护三级系统为例，对技术安全框架中各项控制点进行描述和基本解读。

4.3.4.1.1 安全物理环境

安全物理环境策略的目的,是保护网络中计算机网络通信有一个良好的电磁兼容工作环境,并防止非法用户进入计算机控制室和各种偷窃、破坏活动的发生。

物理位置选择。公共卫生及医疗机构系统机房应选择在具有防震、防风和防雨等功能的建筑内。机房场地应避免设在建筑物的顶层或地下室,否则应加强防水和防潮措施。

物理访问控制。机房出入口应配置电子门禁系统,控制、鉴别和记录进入的人员;在电子门禁系统中,应使用密码技术的真实性服务来保护进入人员身份鉴别信息,使用密码技术的完整性服务来保证视频监控音像记录的完整性,防止非法访问造成的重要场所进入人员身份鉴别信息被窃取、篡改,甚至造成门禁失效。

防盗窃和防破坏。机房内应将设备或主要部件进行固定,并设置明显的、不易除去的标识;机房内应将通信线缆铺设在隐蔽安全处,应设置机房防盗报警系统或设置有专人值守的视频监控系统。

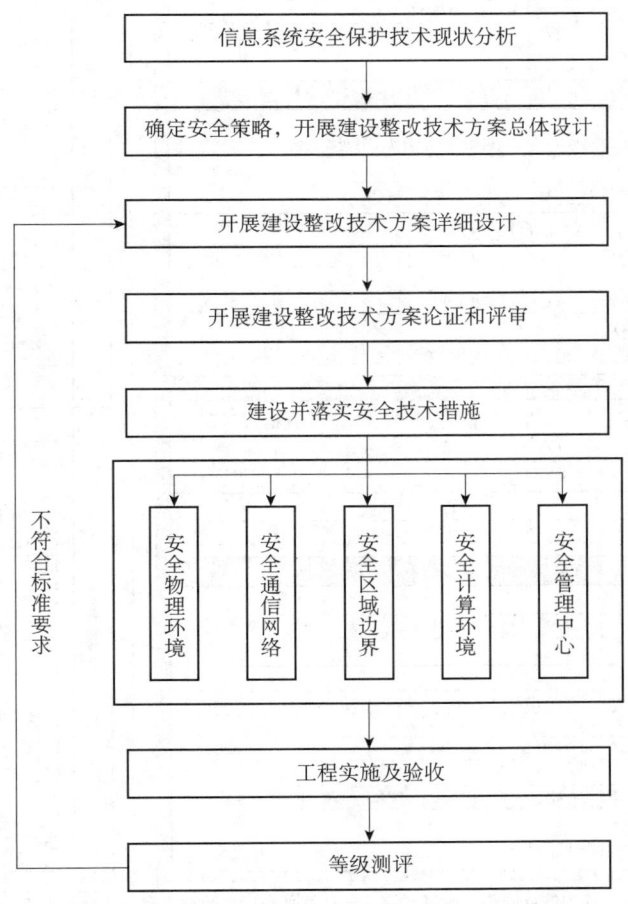

图 4-12 信息系统安全保护技术整改流程

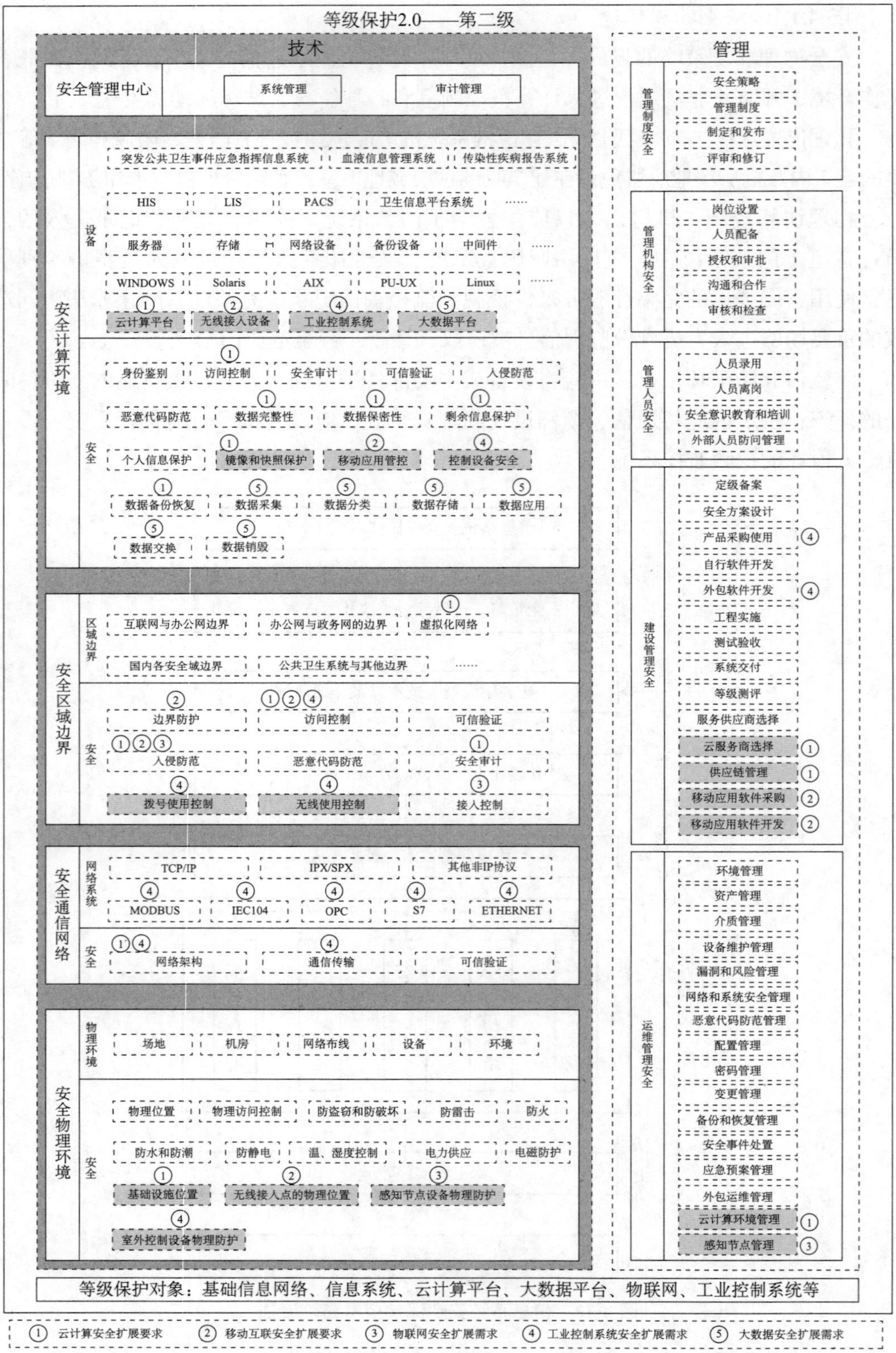

图 4-13　医疗卫生健康行业二级系统安全保护技术基本框架

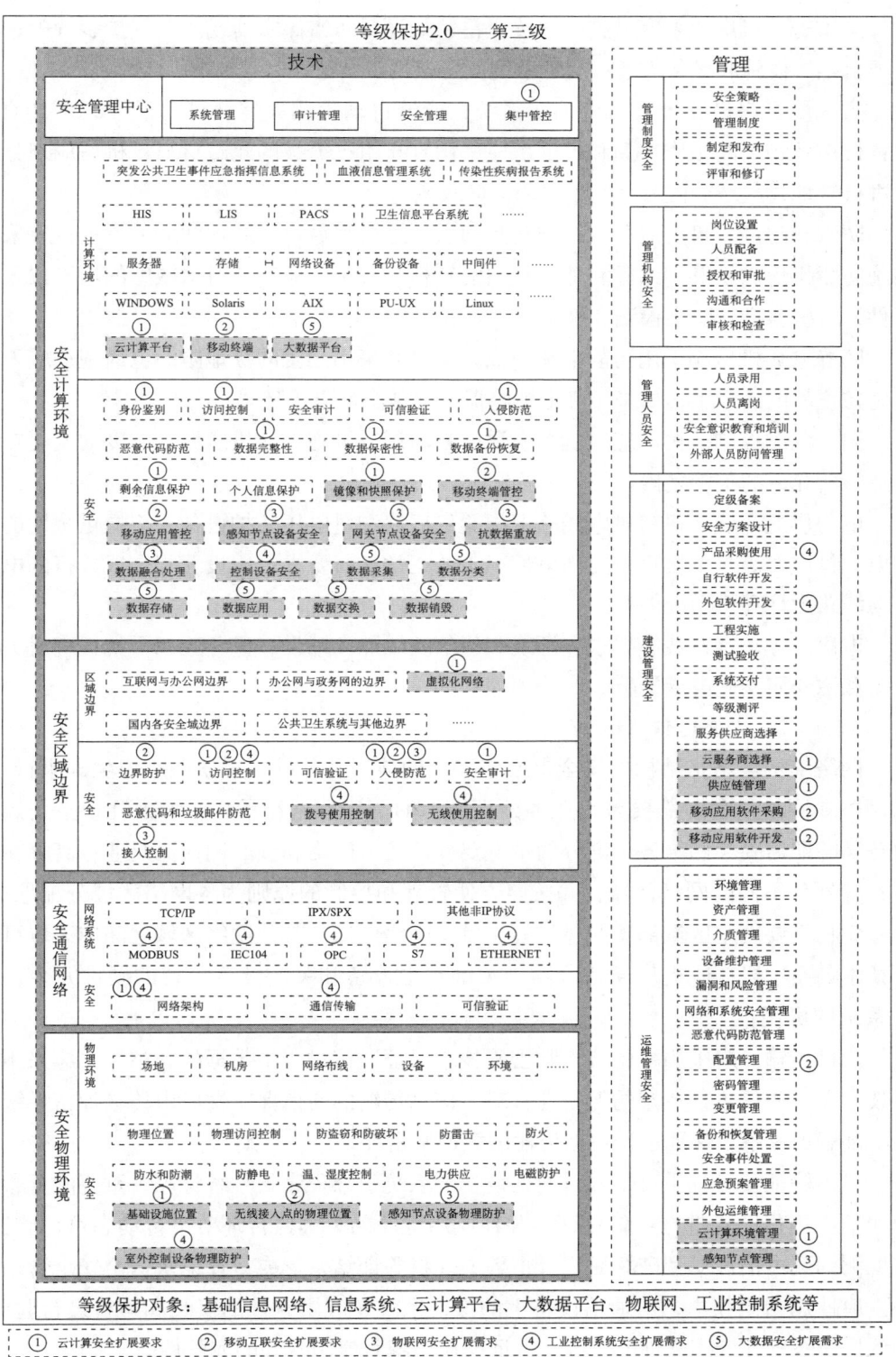

图 4-14 医疗卫生健康行业三级系统安全保护技术基本框架

防雷击。机房应采取措施防止感应雷,如设置防雷保安器或过压保护装置等;将各类机柜、设施和设备等通过接地系统安全接地。

防火。机房设置火灾自动消防系统,能够自动检测火情、自动报警,并自动灭火;机房及相关的工作房间和辅助房应采用具有耐火等级的建筑材料;机房应划分区域进行管理,区域和区域之间设置隔离防火措施。

防水和防潮。机房应采取措施防止雨水通过机房窗户、屋顶和墙壁渗透;应采取措施防止机房内水蒸气结露和地下积水的转移与渗透;应安装对水敏感的检测仪表和元件,对机房进行防水检测和报警。

防静电。机房应采用防静电地板或地面,并采用必要的接地防静电措施;应采取措施防止静电的产生,如采用静电消除器、佩戴防静电手环等。

温、湿度控制。机房应设置温、湿度自动调节设施,使机房温、湿度的变化在设备运行所允许的范围之内。

电力供应。应在机房供电线路上配置稳压器和过电压防护设备;应提供短期的备用电力供应,满足关键设备在断电情况下的正常运行要求;应设置冗余或并行的电力电缆线路为计算机系统供电。

电磁防护。铺设线缆要求电源线和通信线缆隔离铺设,避免互相干扰;应对关键设备和磁介质实施电磁屏蔽。

4.3.4.1.2 安全通信网络

网络架构。网络结构的安全是网络安全的前提和基础,对于医疗卫生健康行业,选用主要网络设备时需要考虑业务处理能力的高峰数据流量,要考虑冗余空间满足业务高峰期需要;网络各个部分的带宽要保证接入网络和核心网络满足业务高峰期需要;应划分不同的网络区域,并按照方便管理和控制的原则为各网络区域分配地址;应避免将重要网络区域部署在边界处,重要网络区域与其他网络区域之间应采取可靠的技术隔离手段;应提供通信线路、关键网络设备和关键计算设备的硬件冗余,保证系统的可用性。

通信传输。应采用校验技术和密码技术保证通信过程中数据的完整性;应采用密码技术保证通信过程数据的保密性;对于信息传输的通信保密性应由传输加密系统完成,部署加密系统保证远程数据传输的数据机密性。

可信验证。可基于可信根对通信设备的系统引导程序、系统程序、重要配置参数和通信应用程序等进行可信验证,并在应用程序的关键执行环节进行动态可信验证,在检测到其可信性受到破坏后进行报警,并将验证结果形成审计记录送至安全管理中心。应使用密码技术,对通信设备上的操作系统、应用软件的安装和运行进行验证,确认操作系统和应用软件的来源,保证操作系统和应用软件的完整性。

为保证网络边界的完整性,不仅需要进行非法外联行为,同时对非法接入进行监控与阻断，形成网络可信接入，共同维护边界完整性。通过部署内网安全管理（终端安全管理系统）可以实现这一目标。

终端安全管理系统中一个重要功能模块就是网络准入控制，启用网络阻断方式，包括 ARP 干扰、802.1x 协议联动等。

监测内部网中发生的外来主机非法接入、篡改 IP 地址、盗用 IP 地址等不法行为，由监测控制台进行告警。运用用户信息和主机信息匹配方式实时发现接入主机的合法性，及时阻止 IP 地址的篡改和盗用行为，共同保证网络的边界完整性。

4.3.4.1.3　安全区域边界

边界防护。应保证跨越边界的访问和数据流通过边界设备提供的受控接口进行通信；应能够对非授权设备私自联到内部网络的行为进行检查或限制；应能够对内部用户非授权联到外部网络的行为进行检查或限制；应限制无线网络的使用，保证无线网络通过受控的边界设备接入内部网络。

访问控制。应在网络边界或区域之间根据访问控制策略设置访问控制规则，默认情况下除允许通信外受控接口拒绝所有通信；应能根据会话状态信息为进出数据流提供明确的允许/拒绝访问的能力；应对原地址、目的地址、源端口、目的端口和协议等进行检查，以允许/拒绝数据包进出；应对进出网络的数据流实现基于应用协议和应用内容的访问控制；应删除多余或无效的访问控制规则，优化访问控制列表，并保证访问控制规则数量最小化；应使用密码技术的完整性功能来保证网络边界和系统资源访问控制信息的完整性。

可信验证。可基于可信根对边界设备的系统引导程序、系统程序、重要配置参数和通信应用程序等进行可信验证，并在应用程序的关键执行环节进行动态可信验证，在检测到其可信性受到破坏后进行报警，并将验证结果形成审计记录送至安全管理中心；应使用密码技术，对边界设备上的操作系统、应用软件的安装和运行进行验证，确认操作系统和应用软件的来源，保证操作系统和应用软件、重要配置参数的完整性。

入侵防范。应在关键网络节点处检测、防止或限制从外部发起的网络攻击行为；应在关键网络节点处检测、防止和限制从内部发起的网络攻击行为；应采取技术措施对网络行为进行分析，实现对网络攻击特别是新型网络攻击行为的分析；当检测到攻击行为时，记录攻击源 IP、攻击类型、攻击目标、攻击时间，在发生严重入侵事件时提供报警。

恶意代码和垃圾邮件防范。应在关键网络节点处对恶意代码进行检测和清除，并维护恶意代码防护机制的升级和更新；应在关键网络节点处对垃圾邮件进行检测和清除，并维护垃圾邮件防护机制的升级和更新。

安全审计。应在网络边界、重要网络节点进行安全审计，审计覆盖每个用户，对重要的用户行为和重要安全事件进行审计；审计记录应包括事件的日期和时间、用户、事件类型、事件是否成功及其他与审计相关的信息；应对审计记录进行保护，定期备份，避免受到未预期的删除、修改或覆盖等；应能对远程访问的用户行为、访问互联网的用户行为等单独进行行为审计和数据分析。

网络安全审计系统主要用于监视并记录网络中的各类操作，侦察系统中存在的现有和潜在的威胁，实时地综合分析出网络中发生的安全事件，包括各种外部事件和内部事件。

在网络交换机处旁路部署网络行为监控与审计系统，形成对全网网络数据的流量监测并进行相应安全审计，同时和其他网络安全设备共同为集中安全管理提供监控数据，用于分析及检测。

网络行为监控和审计系统将独立的网络传感器硬件组件连接到网络中的数据汇聚点设备上，对网络中的数据包进行分析、匹配、统计，通过特定的协议算法，从而实现入侵检测、信息还原等网络审计功能，根据记录生成详细的审计报表。

网络行为监控和审计系统采用旁路技术，不用在目标主机中安装任何组件。同时网络审计系统可以与其他网络安全设备进行联动，将各自的监控记录送往安全管理安全域中的安全管理服务器，集中对网络异常、攻击和病毒进行分析和检测。

常见的安全审计系统按照功能的侧重性主要有以下几种：网络审计系统、数据库审计系统/防统方系统、WEB业务审计系统、上网行为审计系统、日志审计系统、安全域流监控产品等，医疗卫生健康行业用户可根据自身特点选择使用。按照《网络安全法》第二十一条的规定，"国家实行网络安全等级保护制度。网络运营者应当按照网络安全等级保护制度的要求，履行下列安全保护义务……（二）采取防范计算机病毒和网络攻击、网络侵入等危害网络安全行为的技术措施；（三）采取监测、记录网络运行状态、网络安全事件的技术措施，并按照规定留存相关的网络日志不少于六个月；（四）采取数据分类、重要数据备份和加密等措施"，日志审计系统可以选择在整改最初期立即进行建设。

4.3.4.1.4 安全计算环境

身份鉴别。应对登录的用户进行身份标识和鉴别，身份标识具有唯一性，身份鉴别信息具有复杂度要求并定期更换；应支持用户标识和用户鉴别。在对每一个用户注册到系统时，采用用户名和用户标识符标识用户身份，并确保在系统整个生存周期用户标识的唯一性；在每次用户登录系统时，采用受安全管理中心控制的口令、令牌、基于生物特征、数字证书以及其他具有相应安全强度的两种或两种以上的组合机制进行用户身份鉴别，并对鉴别数据进行保密性和完整性保护，且其中一种鉴别技术至少应使用密码技术来实现。应具有登录失败处理能力，应配置并启用结束会话、限制非法登录次数和当登录连接超时自动退出等相关措施。当进行远程管理时，应采取必要措施，防止鉴别信息在网络传输过程中被窃听。

身份鉴别可分为主机身份鉴别和应用身份鉴别两个方面。

主机身份鉴别是为提高主机系统安全性，保障各种应用的正常运行，对主机系统需要采取一系列的加固措施，包括对登录操作系统和数据库系统的用户进行身份标识和鉴别，且保证用户名的唯一性；根据基本要求配置用户名/口令，口令必须具备采用3种以上字符、长度不少于8位并定期更换；启用登录失败处理功能，登录失败后采取结束会话、限制非法登录次数和自动退出等措施；远程管理时应启用SSH等管理方式，加密管理数据，防止被网络窃听；对主机管理员登录进行双因素认证方式，采用USBkey+密码进行身份鉴别。

应用身份鉴别是为提高系统的安全性，应用系统需要采取一系列的措施，包括对登录用户进行身份标识和鉴别，且保证用户名的唯一性；根据基本要求配置用户名/口令，必须具备一定的复杂度，口令必须具备采用3种以上字符、长度不少于8位并定期更换；启用登录失败处理功能，登录失败后采取结束会话、限制非法登录次数和自动退出等措施。

对于三级系统，要求对用户进行两种或两种以上组合的鉴别技术，因此可采用受安全管理中心控制的口令、令牌、基于生物特征、数字证书以及其他具有相应安全强度的两种或两种以上的组合机制进行用户身份鉴别，并对鉴别数据进行保密性和完整性保护，且其中一种鉴别技术至少应使用密码技术来实现。

访问控制。应对登录的用户分配账户和权限；应授予管理用户所需的最小权限，实现管理用户的权限分离；应由授权主体配置访问控制策略，访问控制策略规定主体对客体的访问规则；应重命名或删除默认账户，修改默认账户的默认口令；应及时删除或停用多余的、过期的账户，避免共享账户的存在；访问控制的粒度应达到主体为用户级或进程级，客体为文件、数据库表级；应对重要主体和客体设置安全标记，并控制主体对有安全标记信息资源的访问。

三级系统一个重要要求是实现自主访问控制以及标记和强制访问控制。

自主访问控制。应在安全策略控制范围内，使用户对其创建的客体具有相应的访问操作权限，并能将这些权限的部分或者全部授予其他用户。自主访问控制主体的粒度为用户级，客体的粒度为文件或数据库表级和（或）记录或字段集。自主访问控制操作包括对客体的创建、读、写、修改和删除等。

标记和强制访问控制。在对安全管理员进行身份鉴别和权限控制的基础上，应用安全管理员通过特定操作界面对主、客体的操作进行控制。强制访问控制主体的粒度为用户级，客体的粒度为文件或数据库表级。应确保安全计算环境内的所有主、客体具有一致的标记信息，并实施相同的强制访问控制规则。

主要控制的是对医疗卫生健康行业、卫生健康业务应用系统的文件、数据库等资源的访问，避免越权非法使用。采用的措施主要有四种。

启用访问控制功能：制定严格的访问控制安全策略，根据策略控制用户对应用系统的访问，特别是文件操作、数据库访问等，控制粒度主体为用户级、客体为文件或数据库表级。

权限控制：对制定的访问控制规则要能清楚地覆盖资源访问相关的主体、客体及它们之间的操作。对不同的用户授权原则是进行能够完成工作的最小化授权，避免授权范围过大，并在它们之间形成相互制约的关系。

账号管理：严格限制默认账户的访问权限，重命名默认账户，修改默认口令；及时删除多余的、过期的账户，避免共享账户的存在。

密码技术保护：使用密码技术的完整性功能，如使用电子签名技术来保证系统资源访问控制信息的完整性，避免访问控制信息被篡改。

访问控制的实现主要采取两种方式：采用安全操作系统，或对操作系统进行安全增强改造，且使用效果要达到以上要求。

安全审计。应启用安全审计功能，审计覆盖每个用户，对重要的用户行为和重要安全事件进行审计；审计记录应包括事件的日期和时间、用户、事件类型、事件是否成功及其他与审计相关的信息；应对审计进程进行保护，防止未经授权的中断；应对审计记录进行保护，定期备份，避免受到未预期的删除、修改或覆盖等。

系统审计包含主机审计和应用审计两个层面。

主机审计：部署终端安全管理系统，启用主机审计功能，或部署主机审计系统，实现对主机监控、审计和系统管理等功能。监控功能包括服务监控、进程监控、硬件操作监控、文件系统监控、打印机监控、非法外联监控、计算机用户账号监控等。审计功能包括文件操作审计、外挂设备操作审计、非法外联审计、IP地址更改审计、服务与进程审计等。审计范围覆盖服务器上的每个操作系统用户和数据库用户；内容包括重要用户行为、系统资源的异常使用和重要系统命令的使用等系统内重要的安全相关事件；审计记录包括事件的日期、时间、类型、主体标识、客体标识和结果等；保护审计记录，避免受到未预期的删除、修改或覆盖等。同时，根据记录的数据进行统计分析，生成详细的审计报表。系统管理功能包括系统用户管理、主机监控代理状态监控、安全策略管理、主机监控代理升级管理、计算机注册管理、实时报警、历史信息查询、统计与报表等。

应用审计：应用层安全审计是对业务应用系统行为的审计，需要与应用系统紧密结合，此审计功能应与应用系统统一开发。

系统审计功能应记录系统的相关安全事件。审计记录包括安全事件的主体、客体、时间、类型和结果等内容。应提供审计记录查询、分类、分析和存储保护；确保对特定安全事件进行报警；确保审计记录不被破坏或非授权访问。应为安全管理中心提供接口；对不能由系统独立处理的安全事件，提供由授权主体调用的接口。

部署数据库审计系统、WEB业务审计系统等产品对用户行为、用户事件及系统状态加以审计，范围覆盖每个用户，从而把握数据库系统、业务系统的整体安全。

可信验证。可基于可信根对计算设备的系统引导程序、系统程序、重要配置参数和通信应用程序等进行可信验证，并在应用程序的关键执行环节进行动态可信验证，在检测到其可信性受到破坏后进行报警，并将验证结果形成审计记录送至安全管理中心。

应使用密码技术，对计算设备上的操作系统、应用软件的安装和运行进行验证，确认操作系统和应用软件的来源，保证操作系统和应用软件、重要配置参数的完整性。

可利用操作系统加固产品基于可信根对计算节点的BIOS、引导程序、操作系统内核、应用程序等进行可信验证，并对中断、关键内存区域等执行资源进行可信验证，在检测到可信性受到破坏时采取措施恢复，并将验证结果形成审计记录，送至管理中心。

应将系统的安全配置信息形成基准库，实时监控或定期检查配置信息的修改行为，及时修复和基准库中内容不符的配置信息，可以通过安全配置核查管理系统，使安全检查过程达到自动化、标准化、持续化、可视化，亦可用在上线安全检查、第三方入网安全检查、合规安全检查（上级检查）、日常安全检查和安全服务任务中，协助查找设备在安全配置中存在的差距，并与安全整改和安全建设相结合，提升各类业务系统的安全防护能力，达到整体合规要求。

安全配置核查管理系统，主要应用于设备入网、工程验收、日常维护、合规检查等方面。通过对目标系统展开合规安全检查，找出不符合的项并选择和实施安全措施来控制安全风险。此系统亦可与安全管理平台中心结合在一起。

入侵防范。应遵循最小安装的原则，仅安装需要的组件和应用程序；应关闭不需要的系统服务、默认共享和高危端口；应通过设定终端接入方式或网络地址范围对通过网络进行管理的管理终端进行限制；应提供数据有效性检验功能，保证通过人机接口输入或通过通信接口输入的内容符合系统设定要求；应能发现可能存在的已知漏洞，并在经过充分测试评估后，及时修补漏洞；应能够检测到对重要节点进行入侵的行为，并在发生严重入侵事件时提供报警。

针对入侵防范主要体现在主机及网络两个层面。

针对主机的入侵防范，可以从多个角度进行处理：入侵检测系统可以起到防范针对主机的入侵行为；部署漏洞扫描进行系统安全性检测；部署终端安全管理系统，开启补丁分发功能模块及时进行系统补丁升级；操作系统的安装遵循最小安装的原则，仅安装需要的组件和应用程序，关闭多余服务等；另外，根据系统类型进行其他安全配置的加固处理。

针对网络入侵防范，可通过部署网络入侵检测系统来实现。将网络入侵检测系统位于有敏感数据需要保护的网络上，通过实时侦听网络数据流，寻找网络违规模式和未授权的网络访问尝试。当发现网络违规行为和未授权的网络访问时，网络监控系统能够根据系统安全策略作出反应，包括实时报警、事件登录或执行用户自定义的安全策略等。

入侵检测系统可以部署在网络的核心处以及主要服务器区，我们建议在这些区域的交换机上部署入侵检测系统，监视并记录网络中的所有访问行为和操作，有效防止非法操作和恶意攻击。同时，入侵检测系统还可以形象地重现操作的过程，帮助安全管理员发现网络安全的隐患。

需要说明的是，IDS 是对防火墙非常有必要的附加，而不仅仅是简单的补充。入侵检测系统作为网络安全体系的第二道防线，对在防火墙系统阻断攻击失败时，可以最大限度地减少相应的损失。因此，IDS 应具备更多的检测能力，能够和其他安全产品（边界防火墙、内网安全管理软件等）进行联动。

恶意代码防范。应采用免受恶意代码攻击的技术措施或主动免疫可信验证机制及时识别入侵和病毒行为，并将其有效阻断。

各类恶意代码尤其是病毒、木马等是对网络有重大危害的，病毒在爆发时将使路由器、3 层交换机、防火墙等网关设备性能急速下降，并且占用整个网络带宽。

针对病毒的风险，我们重点是将病毒消灭或封堵在终端这个源头上。同时，在所有终端主机和服务器上部署网络防病毒系统，加强终端主机的病毒防护能力并及时升级恶意代码软件版本以及恶意代码库。

在网络安全管理安全域中，可以部署防病毒服务器，负责制定和终端主机防病毒策略，在网络内网建立全网统一的一级升级服务器，在下级节点建立二级升级服务器，由管理中心升级服务器，通过互联网或手工方式获得最新的病毒特征库，分发到数据中心节点的各个终端，并下发到各二级服务器。在网络边界通过防火墙进行基于通信端口、带宽、连接数量的过滤控制，可以在一定程度上避免蠕虫病毒爆发时的大流量冲击。同时，防毒系统可以为安全管理平台提供关于病毒威胁和事件的监控、审计日志，为全网的病毒防护管理提供必要的信息。

数据完整性。应采用校验技术或密码技术保证重要数据在传输过程中的完整性，包括但不限于鉴别数据、重要业务数据、重要审计数据、重要配置数据、重要视频数据和重要个人信息等；应采用校验技术或密码技术保证重要数据在存储过程中的完整性，包括但不限于鉴别数据、重要业务数据、重要审计数据、重要配置数据、重要视频数据和重要个人信息等；采用基于数字证书的电子签名技术实现对鉴别数据、重要业务数据、重要审计数据、重要配置数据、重要视频数据和重要个人信息等重要数据的完整性保护，防止数据在传输、存储过程中被非法用户篡改，并影响日后对日志记录的分析、调查、取证。

数据保密性。应采用密码技术保证重要数据在传输过程中的保密性，包括但不限于鉴别数据、重要业务数据和重要个人信息等；应采用密码技术保证重要数据在存储过程中的保密性，包括但不限于鉴别数据、重要业务数据和重要个人信息等。

采用敏感信息脱敏技术、加密技术等实现对敏感信息及重要信息在存储、传输过程中机密性保护，防止敏感数据由于不严密的授权机制被非法调用、查阅、泄露，防止重要数据在传输、存储过程中被非法窃取、篡改。

在传输过程中主要依靠 VPN 系统来保障数据包的数据完整性、保密性、可用性。目前 VPN 的组建主要采用两种方式，基于 IPSec 协议的 VPN 以及基于 SSL 协议的 VPN。

IPSec VPN 适用于组建 site-to-site 形态的虚拟专有网络，IPSec 协议提供的安全服务包括：保密性，IPSec 在传输数据包之前将其加密，以保证数据的保密性；完整性，IPSec 在目的地要验证数据包，以保证该数据包在传输过程中没有被修改或替换，完整性校验是 IPSec VPN 重要的功能之一；真实性，IPSec 端要验证所有受 IPSec 保护的数据包；防重放，IPSec 防止了数据包被捕捉并重新投放到网上，即目的地会拒绝老的或重复的数据包，它通过报文的序列号实现。

SSL 适用于远程接入环境，如移动办公接入。它和 IPSec 适用于不同的应用场景，可配合使用。

SSL 的英文全称是"Secure Sockets Layer"，中文名为"安全套接层协议层"，它是网景（Netscape）公司提出的基于 WEB 应用的安全协议。SSL 协议指定了一种在应用程序协议（如 Http、Telenet、NMTP 和 FTP 等）和 TCP/IP 协议之间提供数据安全性分层的机制，它为 TCP/IP 连接提供数据加密、服务器认证、消息完整性以及可选的客户机认证。

SSL 与 IPSec 安全协议一样，也可提供加密和身份验证安全方法，因此安全性上二者无明显差别。

SSL 使用 SSL/HttpS 技术作为安全传输机制。这种机制在所有的标准 WEB 浏览器上都有，不用额外的软件实现。使用 SSL，在移动用户和内部资源之间的连接通过应用层的 WEB 连接实现，而不是像 IPSec VPN 在网络层开放的"通道"。SSL 对移动用户是理想的技术，因为 SSL 无须被加载到终端设备上；SSL 无须终端用户配置；SSL 无须被限于固定终端，只要有标准浏览器即可使用。

产品部署方面，SSL 加密设备只需单臂旁路方式接入。单臂旁路接入不改变原有网络结构和网络配置，不增加故障点，部署简单灵活，同时提供完整的 SSL VPN 服务。远程用户只需应用标准 IE 浏览器即可登录网关，通过身份鉴别，在基于角色的策略控制下实现对企业内部资源的存取访问。远程移动用户只需打开标准 IE 浏览器，登录 SSL 加密网关，经过用户认证后即可根据分配给该用户的相应策略进行相关业务系统的访问。

数据备份恢复。应提供重要数据的本地数据备份和恢复功能；应提供异地实时备份功能，利用通信网络将重要数据实时备份至备份场地；应提供重要数据处理系统的热冗余，保证系统的高可用性。

备份与恢复主要包含两方面内容，一方面是指数据备份与恢复，另一方面是关键网络设备、线路以及服务器等硬件设备的冗余。

数据是最重要的系统资源。数据丢失将使系统无法连续正常工作。数据错误则意味着不准确的事务处理。可靠的系统要求能立即访问准确信息。将综合存储战略作为计算机信息系统基础设施的一部分实施不再是一种选择，已成为必然的趋势。

数据备份系统应该遵循稳定性、全面性、自动化、高性能、操作简单、实时性等原则。备份系统先进的特性可提供增强的性能，易于管理，广泛的设备兼容性和较高的可靠性，以保证数据完整性。广泛的选件和代理能将数据保护扩展到整个系统，并提供增强的功能，其中包括联机备份应用系统和数据文件，先进的设备和介质管理，快速、顺利的灾难恢复以及对光纤通道存储区域网（SAN）的支持等。

本地完全数据备份至少每天一次，且备份介质需要场外存放。

提供能异地数据备份功能，利用通信网络将关键数据定时批量传送至异地备用场地。

对于核心交换设备、外部接入链路以及系统服务器进行双机、双线的冗余设计，保障从网络结构、硬件配置上满足不间断系统运行的需要。

剩余信息保护。应保证鉴别信息所在的存储空间被释放或重新分配前得到完全清除；应保证存有敏感数据的存储空间被释放或重新分配前得到完全清除。

个人信息保护。应仅采集和保存业务必需的用户个人信息；应禁止未授权访问和非法使用用户个人信息。

客体安全重用。应采用具有客体安全复用功能的系统软件或具有相应功能的信息技术产品，对用户使用的客体资源，在这些客体资源重新分配前，对其原使用者的信息进行清除，以确保信息不被泄露。

4.3.4.1.5 安全管理中心

系统管理。应对审计管理员进行身份鉴别，只允许其通过特定的命令或操作界面进行系统管理操作，并对这些操作进行审计；应通过审计管理员对系统的资源和运行进行配置、控制和管理，包括用户身份、系统资源配置、系统加载和启动、系统运行和异常处理、数据和设备的备份与恢复。

审计管理。应对安全审计员进行身份鉴别,只允许其通过特定的命令或操作界面进行安全审计操作,并对这些操作进行审计;应通过安全审计员对审计记录进行分析,并根据分析结果进行处理,包括根据安全审计策略对审计记录进行存储、管理和查询等。

安全管理。应对安全管理员进行身份鉴别,只允许其通过特定的命令或操作界面进行安全管理操作,并对这些操作进行审计;应通过安全管理员对系统中的安全策略进行配置,包括安全参数的设置,主体、客体进行统一安全标记,对主体进行授权,配置可信验证策略等。

集中管控。应划分出特定的管理区域,对分布在网络中的安全设备或安全组件进行管控;应能够建立一条安全的信息传输路径,对网络中的安全设备或安全组件进行管控;应对网络链路、安全设备、网络设备和服务器等的运行状况进行集中监测;应对分散在各个设备上的审计数据进行收集汇总和集中分析,并保证审计记录的留存时间符合法律法规要求;应对安全策略、恶意代码、补丁审计等安全相关事项进行集中管理;应能对网络中发生的各类安全事件进行识别、报警和分析。

根据基本要求,各项控制点结合医疗卫生系统自身特点,安全管理中心的总体技术架构建议如图4-15所示。

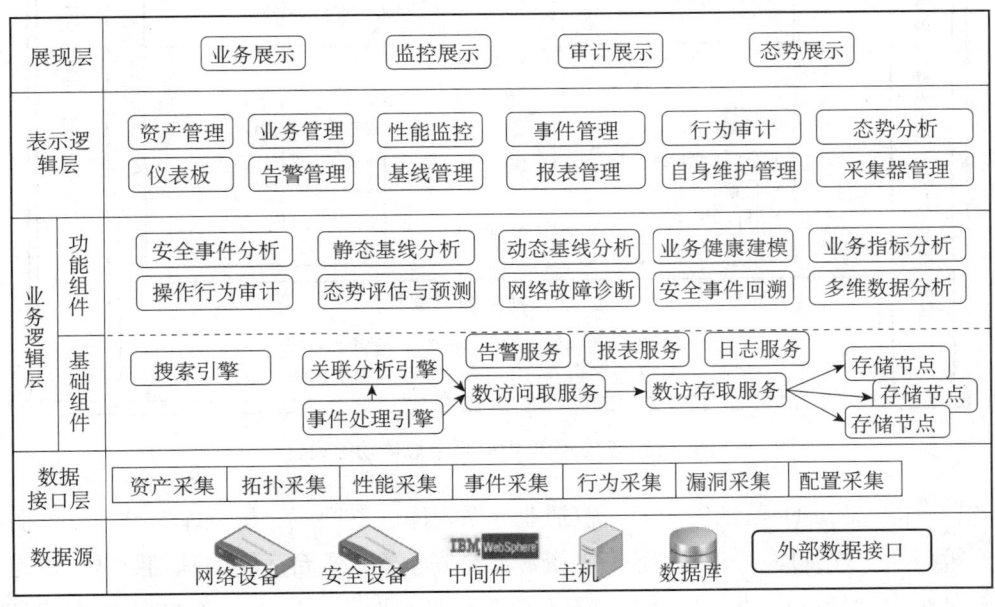

图4-15 安全管理中心的总体技术架构

安全管理中心平台的数据源都来自分布于网络不同地方的网络设备、安全设备、主机、数据库和中间件等软硬件基础设施。

安全管理平台通过多种数据接口采集所需的信息,这些信息包括资产、拓扑、性能、事件、行为、漏洞、配置等。同时,这些信息采集装置可以分布式部署,并且对网络性能影响极小甚至无影响。采集到的所有信息都会进行预处理,将其转换为统一的内部格式,并提交给业务逻辑层中的相应组件进行分析处理。

业务逻辑层的基础组件实现了管理平台的基础支撑功能,功能组件则实现对本系统的网络监控、安全监控、态势分析等具体功能。

表示逻辑层的窗口组件应能实现用户交互 UI,并以丰富的展现形式输出给展现层。

根据安全管理中心的总体设计思路,作为技术部分的安全管理技术(支撑)平台的功能组成至少应该包括"一库四中心",总体功能设计如图 4-16 所示。

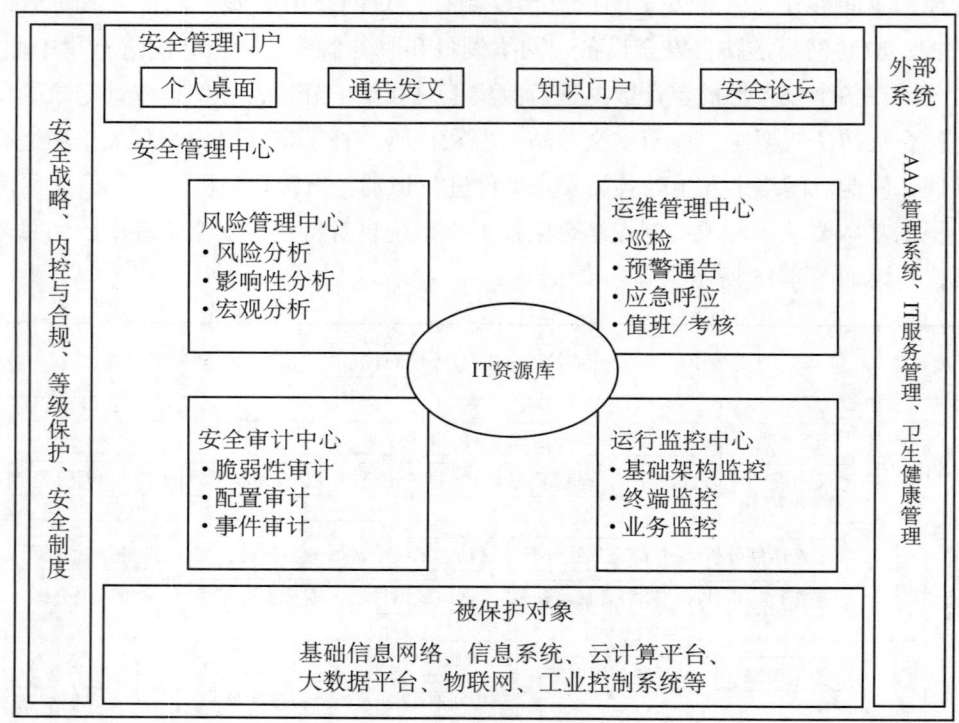

图 4-16　安全管理中心平台总体功能设计

"一库"是指 IT 基础资源库,包括业务系统库、资产库、配置库、补丁库、弱点库、策略库、规则库、知识库等。IT 资源库是安全管理平台运转的基础数据,也是安全管理平台运转的驱动力之一。对于安全管理平台而言,应该具备 IT 资源库信息的维护功能,如资产维护功能,包括资产的增删改查等;知识库的维护功能等。

"四中心"包括运行监控中心、安全审计中心、风险管理中心和运维管理中心。

运行监控中心负责对 IT 资源的运行状况、可用性和业务连续性进行持续监测。运行监控中心应该能够对全网各类 IT 资源(网络、安全、主机、终端、服务、应用、业务等）进行实时监控，采集各种性能和状态参数，建立业务健康指标体系，全面监控IT资源可用性。运行监控中心产生的各类告警信息，一方面，可以送入运维管理中心触发事件响应流程；另一方面，可以送入安全审计中心，作为可用性事件参与安全威胁与风险分析。同时，安全运行监控中心所需的监控信息可以来自现有的网络或应用管理系统。

安全审计中心最核心的工作就是对收集上来的全网安全日志及事件，以及安全监控中心发来的可用性告警等进行关联分析，发现外部入侵，识别内部违规。安全审计中心的核心组件是安全信息与事件管理（SIEM，Security Information and Event Management）系统。

风险管理中心通过风险评估过程和风险计算方法实现对IT资源风险的定量化计算，获得可衡量的安全风险，并提示安全管理人员进行相应的风险控制。风险（Risk）是将资产价值、弱点度量值与威胁度量值根据量化算法而得到的一个量化的安全检测结果。典型的风险评估过程和计算方法可以参照《信息安全技术 信息安全风险评估规范》（GB/T 20984—2007）来实现。

运维管理中心与前面三个中心有所不同。运行监控中心、安全审计中心和风险管理中心主要是从技术角度发现、识别和度量安全威胁与风险，而运维管理中心则主要用于借助流程化的手段去响应告警，消减风险和威胁，并帮助运维人员建立起一套例行化、常态化的安全运维管理机制。

运维管理中心两个最关键的流程分别是巡检流程和应急响应流程。

除了"一库四中心"，一个较完备的安全管理平台还应该包括一个"安全管理门户"。运维人员或者管理层用户访问这个门户，可以看到安全相关的各类通告发文，可以进入安全论坛进行交流，可以借助知识门户了解和使用各类安全知识、经验、案例等。

最重要的，运维人员通过门户可以登录到各自的工作台中。在个人工作台中，可以显示与该运维人员相关的预警、告警、待办事宜、计划任务，显示他所负责的业务系统的安全状况总览，可以快速开展与其相关的各项安全运维工作。

另外，安全管理中心不仅是一个技术平台，还包括依托于这个技术平台的运维流程和组织人员体系，其日常运维工作必须遵循相应的流程。下面列举的安全管理中心的关键流程，实际流程不限于此。

以下流程设计时参考了《信息技术安全技术信息安全事件管理指南》（GB/T 20985—2007）。

巡检流程。巡检流程作为一个正常处理工作流，指导运维人员根据预先制定好的工作计划和任务，定期开展IT信息系统安全检查，主动发现安全隐患，提前采取有效措施，防患未然，并做好记录。

应急响应流程。应急响应流程作为一个异常处理工作流，协助运维人员在发生突发事件（Incident）后，根据预先制定好的应急处置预案和处理流程，进行突发事件响应、评估、通报、提升、取证、上报、改进和审批确认等一系列操作，并记录在案。

预警通告流程。预警通告流程主要包括通告信息的发布子流程和重要通知的督办流程。

安全预警通告的一般性信息应包括最新的安全技术动态、安全公告、病毒信息、漏洞信息等内容。这些信息一般只需要发布即可，不需要督办。

另一类安全预警通告信息则可能涉及督办过程，如上级机关的检查通知、重要安全事件的通告等。

4.3.4.2 管理通用框架

安全体系管理层面设计主要是依据《网络安全技术网络安全等级保护基本要求》中的管理要求而设计。分别从以下方面进行设计。

4.3.4.2.1 安全管理制度

安全策略。应制定网络安全工作的总体方针和安全策略，阐明机构安全工作的总体目标、范围、原则和安全框架等。

管理制度。应对安全管理活动中的各类管理内容建立安全管理制度；应对管理人员或操作人员执行的日常管理操作建立操作规程；应形成由安全策略、管理制度、操作规程、记录表单等构成的全面的信息安全管理体系；应制定密码安全管理制度及操作规范、安全操作规范，包括密码建设、运维、人员、设备、密钥等密码管理相关内容。

制定和发布。应指定或授权专门的部门或人员负责安全管理制度的制定；安全管理制度应通过正式、有效的方式发布，并进行版本控制。

评审和修订。应定期对安全管理制度、密码安全管理制度的合理性和适用性进行论证和审定，对存在不足或需要改进的安全管理制度进行修订。

根据安全管理制度的基本要求制定各类管理规定、管理办法和暂行规定。从安全策略主文档中规定的安全各个方面所应遵守的原则方法和指导性策略引出的具体管理规定、管理办法和实施办法，是具有可操作性，且必须得到有效推行和实施的制度。

制定严格的制度与发布流程、方式、范围等，制度需要统一格式并进行有效版本控制；发布方式需要正式、有效并注明发布范围，对收发文进行登记。

信息安全领导小组负责定期组织相关部门和相关人员对安全管理制度体系的合理性和适用性进行审定，定期或不定期对安全管理制度进行评审和修订，修订不足及进行改进。

4.3.4.2.2 安全管理机构

岗位设置。应成立指导和管理安全工作的委员会或领导小组,其最高领导由单位主管领导委任或授权。应设立网络安全管理工作的职能部门,设立安全主管、安全管理各个方面的负责人岗位,并定义各负责人的职责。应设立系统管理员、审计管理员和安全管理员等岗位,并定义部门及各个工作岗位的职责。应根据相关密码管理政策、数据安全保密政策,结合组织实际情况,设置密钥管理人员、安全审计人员、密码操作人员等关键岗位;应建立相应岗位责任制度,明确相关人员在安全系统中的职责和权限,对关键岗位建立多人共管机制;密钥管理、安全审计、密码操作人员职责,互相制约互相监督,相关设备与系统的管理和使用账号不得多人共用。

人员配备。应配备一定数量的系统管理员、审计管理员和安全管理员等;应配备专职安全管理员,不可兼任。

授权和审批。应根据各个部门和岗位的职责明确授权审批事项、审批部门和审批人等;应针对系统变更、重要操作、物理访问和系统接入等事项建立审批程序,按照审批程序执行审批过程,对重要活动建立逐级审批制度;应定期审查审批事项,及时更新需授权和审批的项目、审批部门和审批人等信息。

沟通和合作。应加强各类管理人员、组织内部机构和网络安全管理部门之间的合作与沟通,定期召开协调会议,共同协作处理网络安全问题;应加强与网络安全职能部门、各类供应商、业界专家及安全组织的合作与沟通;应建立外联单位联系列表,包括外联单位名称、合作内容、联系人和联系方式等信息。

审核和检查。应定期进行常规安全检查,检查内容包括系统日常运行、系统漏洞和数据备份等情况。应定期进行全面安全检查,检查内容包括现有安全技术措施的有效性、安全配置与安全策略的一致性、安全管理制度的执行情况等。应制定安全检查表格,实施安全检查,汇总安全检查数据,形成安全检查报告,并对安全检查结果进行通报。根据基本要求设置安全管理机构的组织形式和运作方式,明确岗位职责。设置安全管理岗位,设立系统管理员、网络管理员、安全管理员等岗位,根据要求进行人员配备,配备专职安全员;成立指导和管理信息安全工作的委员会或领导小组,其最高领导由单位主管领导委任或授权;制定文件明确安全管理机构各个部门和岗位的职责、分工和技能要求。建立授权与审批制度。建立内外部沟通合作渠道。定期进行全面安全检查,特别是系统日常运行、系统漏洞和数据备份等。

4.3.4.2.3 人员安全管理

根据基本要求制定人员录用,人员离岗、安全意识教育和培训、外部人员访问管理几个方面的规定,并严格执行。

人员录用。应指定或授权专门的部门或人员负责人员录用;应对被录用人员的身份、安全背景、专业资格或资质等进行审查,对其所具有的技术技能进行考核;应与被录用人员签署保密协议，与关键岗位人员签署岗位责任协议。

人员离岗。应及时终止离岗人员的所有访问权限，取回各种身份证件、钥匙、徽章等以及机构提供的软硬件设备；应办理严格的调离手续，并承诺调离后的保密义务后方可离开。

安全意识教育和培训。应对各类人员进行安全意识教育和岗位技能培训，并告知相关的安全责任和惩戒措施；应针对不同岗位制订不同的培训计划，对安全基础知识、岗位操作规程等进行培训；应定期对不同岗位的人员进行技能考核；对于涉及密码的操作和管理以及密钥管理人员进行专门培训。

外部人员访问管理。应在外部人员物理访问受控区域前先提出书面申请，批准后由专人全程陪同，并登记备案；应在外部人员接入受控网络访问系统前先提出书面申请，批准后由专人开设账户、分配权限，并登记备案；外部人员离场后应及时清除其所有的访问权限；获得系统访问授权的外部人员应签署保密协议，不得进行非授权操作，不得复制和泄露任何敏感信息。

4.3.4.2.4 安全建设管理

根据基本要求制定安全建设管理制度，包括定级和备案、安全建设方案、产品采购和使用、自行软件开发、外包软件开发、工程实施、测试验收、系统交付、等级评测、服务供应商选择等方面。从工程实施的前、中、后三个阶段，从初始定级设计到验收评测完整的工程周期角度进行系统建设管理。

定级和备案。应以书面的形式说明保护对象的安全保护等级及确定等级的方法和理由；应组织相关部门和有关安全技术专家对定级结果的合理性和正确性进行论证和审定；应保证定级结果经过相关部门的批准；应将备案材料报主管部门和相应的公安机关备案。

安全建设方案。应根据安全保护等级选择基本安全措施，依据风险分析的结果补充和调整安全措施；应根据保护对象的安全保护等级及与其他级别保护对象的关系进行安全整体规划和安全方案设计，设计内容应包含密码相关内容，并形成配套文件；应组织相关部门和有关安全技术专家对安全整体规划及其配套文件的合理性和正确性进行论证和审定，经过批准后才能正式实施。按照国家相关标准制定实施方案，方案内容包括但不少于信息系统概述、安全需求分析、商用密码系统设计方案、商用密码产品清单（包括产品资质、功能及性能列表和产品生产单位等）、商用密码系统安全管理与维护策略、商用密码系统实施计划等。

产品采购和使用。应确保网络安全产品采购和使用符合国家的有关规定；应确保密码产品与服务的采购和使用符合国家密码管理主管部门的要求；应预先对产品进行选型测试，确定产品的候选范围，并定期审定和更新候选产品名单。

自行软件开发。应将开发环境与实际运行环境物理隔离，测试数据和测试结果受到控制；应制定软件开发管理制度，明确说明开发过程的控制方法和人员行为准则；应制定代码编写安全规范，要求开发人员参照规范编写代码；应具备软件设计的相关文档和使用指南，并对文档使用进行控制；应对程序资源库的修改、更新、发布进行授权和批准，并严格进行版本控制；应保证在软件开发过程中对安全性进行测试，在软件安装前对可能存在的恶意代码进行检测；应保证开发人员为专职人员，开发人员的开发活动受到控制、监视和审查。

外包软件开发。应在软件交付前检测其中可能存在的恶意代码；应保证开发单位提供软件设计文档和使用指南；应保证开发单位提供软件源代码，并审查软件中可能存在的后门和隐蔽信道。

工程实施。应指定或授权专门的部门或人员负责工程实施过程的管理；应制定安全工程实施方案控制工程实施过程；应通过第三方工程监理控制项目的实施过程。

测试验收。应制定测试验收方案，并依据测试验收方案实施测试验收，形成测试验收报告；应进行上线前的安全性测试，并出具安全测试报告，安全测试报告应包含密码应用安全性测试相关内容。

系统交付。应制定交付清单，并根据交付清单对所交接的设备、软件和文档进行清点；应对负责运行维护的技术人员进行相应的技能培训；应提供建设过程文档和运行维护文档。

等级评测。应定期进行等级测评，发现不符合相应等级保护标准要求的及时整改；应在发生重大变更或级别发生变化时进行等级测评；应确保测评机构的选择符合国家有关规定。

医疗信息系统投入运行后，责任单位每年应委托密码测评机构开展密码应用安全性评估，并根据评估意见进行整改；有重大安全隐患的，应停止系统运行，制定整改方案，整改完成并通过评估后方可投入运行。

服务供应商选择。应确保服务供应商的选择符合国家的有关规定；应与选定的服务供应商签订相关协议，明确整个服务供应链各方需履行的网络安全相关义务；应定期监督、评审和审核服务供应商提供的服务，并对其变更服务内容加以控制。

4.3.4.2.5 安全运维管理

根据基本要求进行信息系统日常运行维护管理，利用管理制度以及安全管理中心进行环境管理、资产管理、介质管理、设备维护管理、漏洞和风险管理、网络和系统安全管理、恶意代码防范管理、配置管理、密码管理、变更管理、备份与恢复管理、安全事件处置、应急预案管理、外包运维管理等，使系统始终处于相应等级安全状态中。

环境管理。应指定专门的部门或人员负责机房安全，对机房出入进行管理，定期对机房供配电、空调、温（湿）度控制、消防等设施进行维护管理；应建立机房安全管理制度，对有关物理访问、物品带进出和环境安全等方面的管理作出规定；应不在重要区域接待来访人员，不随意放置有敏感信息的纸档文件、移动介质等。

资产管理。应编制并保存与保护对象相关的资产清单，包括资产责任部门、重要程度和所处位置等内容；应根据资产的重要程度对资产进行标识管理，根据资产的价值选择相应的管理措施；应对信息分类与标识方法作出规定，并对信息的使用、传输和存储等进行规范化管理。

介质管理。应将介质存放在安全的环境中，对各类介质进行控制和保护，实行存储环境专人管理，并根据存档介质的目录清单定期盘点；应对介质在物理传输过程中的人员选择、打包、交付等情况进行控制，并对介质的归档和查询等进行登记记录。

设备维护管理。应对各种设备（包括备份和冗余设备）、线路等指定专门的部门和人员定期进行维护管理；应建立配套设施、软硬件维护方面的管理制度，对其维护进行有效的管理，包括明确维护人员的责任、维修和服务的审批、维修过程的监督控制等；信息处理设备应经过审批才能带离机房或办公地点，含有存储介质的设备带出工作环境时其中重要数据应加密；含有存储介质的设备在报废或重用前，应进行完全清除和被安全覆盖，保证该设备上的敏感数据和授权软件无法被恢复重用。

漏洞和风险管理。应采取必要的措施识别安全漏洞和隐患，对发现的安全漏洞和隐患及时进行修补或评估可能的影响后进行修补；应定期开展安全测评，形成安全测评报告，采取措施应对发现的安全问题。

网络和系统安全管理。应划分不同的管理员角色进行网络和系统的运维管理，明确各个角色的责任和权限；应指定专门的部门或人员进行账户管理，对申请账户、建立账户、删除账户等进行控制；应建立网络和系统安全管理制度，对安全策略、账户管理、配置管理、日志管理、日常操作、升级与打补丁、口令更新周期等方面作出规定；应制定重要设备的配置和操作手册，依据手册对设备进行安全配置和优化配置等；应详细记录运维操作日志，包括日常巡检工作、运行维护记录、参数的设置和修改等内容；应指定专门的部门或人员对日志、监测和报警数据等进行分析、统计，及时发现可疑行为；应严格控制变更性运维，经过审批后才可改变连接、安装系统组件或调整配置参数，操作过程中应保留不可更改的审计日志，操作结束后应同步更新配置信息库；应严格控制运维工具的使用，经过审批后才可接入进行操作，操作过程中应保留不可更改的审计日志，操作结束后应删除工具中的敏感数据；应严格控制远程运维的开通，经过审批后才可开通远程运维接口或通道，操作过程中应保留不可更改的审计日志，操作结束后立即关闭接口或通道；应保证所有与外部的连接均得到授权和批准，应定期检查违反规定无线上网及其他违反网络安全策略的行为。

恶意代码防范管理。应提高所有用户的恶意代码意识，对外来计算机或存储设备接入系统前进行恶意代码检查等；应定期验证防范恶意代码攻击的技术措施的有效性。

配置管理。应记录和保存基本配置信息，包括网络拓扑结构、各个设备安装的软件组件、软件组件的版本和补丁信息、各个设备或软件组件的配置参数等；应将基本配置信息改变纳入变更范畴，实施对配置信息改变的控制，并及时更新基本配置信息库。

密码管理。应遵循密码相关国家标准和行业标准；应使用国家密码管理主管部门认证核准的密码技术和产品。

变更管理。应明确变更需求，变更前根据变更需求制定变更方案，变更方案经过评审、审批后方可实施；应建立变更的申报和审批控制程序，依据程序控制所有的变更，记录变更实施过程；应建立中止变更并从失败变更中恢复的程序，明确过程控制方法和人员职责，必要时对恢复过程进行演练。

备份与恢复管理。应识别需要定期备份的重要业务信息、系统数据及软件系统等；应规定备份信息的备份方式、备份频度、存储介质、保存期等；应根据数据的重要性和数据对系统运行的影响，制定数据的备份策略和恢复策略、备份程序和恢复程序等。

安全事件处置。应及时向安全管理部门报告所发现的安全弱点和可疑事件；应制定安全事件报告和处置管理制度，明确不同安全事件的报告、处置和相应流程，规定安全事件的现场处理、实践报告和后期恢复的管理职责等；应在安全事件报告和响应处理过程中，分析和鉴定事件产生的原因，收集证据，记录处理过程，总结经验教训；对造成系统终端和造成信息泄露的重大安全事件应采用不同的处理程序和报告程序。

应急预案管理。应规定统一的应急预案框架，包括启动预案的条件、应急组织构成、应急资源保障、事后教育和培训等内容。应制定重要事件的应急预案，包括应急处理流程、系统恢复流程等内容。应定期对系统相关的人员进行应急预案培训，并进行应急预案的演练。应定期对原有的应急预案重新评估，修订完善；应制定密码应用应急预案，做好应急资源准备，当事件发生时，按照应急预案结合实际情况及时处置；事件发生后及时向信息系统的上级主管部门进行报告；事件处置完成后，及时向同级的密码主管部门报告事件发生情况及处置情况。

外包运维管理。应确保外包运维服务商的选择符合国家的有关规定；应保证选择的外包运维服务商在技术和管理方面均具有按照等级保护要求开展安全运维工作的能力，并在签订的协议中明确能力要求；应在与外包运维服务商签订的协议中明确所有相关的安全要求，如可能涉及对敏感信息的访问、处理、存储要求，对IT基础设施中断服务的应急保障要求等。

4.3.4.3 二级、三级管理输出对应表

在管理方面，信息系统安全等级保护二级与三级之间有一定的区别（表4-6）。

表 4-6 二级、三级管理输出区别

	二级	三级
安全管理机构	岗位说明书	岗位说明书
		安全组织体系文件
		安全检查管理规定
安全管理制度		安全方针
		安全策略
		安全管理制度体系文件
		安全管理制度编写及维护规范
人员安全	人员安全管理规定	人员安全管理规定
		安全考核管理规定
	安全培训教育管理规定	安全培训教育管理规定
	第三人员安全管理规定	第三人员安全管理规定
系统建设管理	等级保护安全管理规范	等级保护安全管理规范
	风险评估管理规范	风险评估管理规范
	软件开发管理规定	软件开发管理规定
	IT 外包管理规定	IT 外包管理规定
		工程安全管理规定
	产品采购安全管理规定	产品采购安全管理规定
	服务商安全管理规定	服务商安全管理规定
运维管理	机房管理制度	机房管理制度
	办公环境安全管理规定	办公环境安全管理规定
	资产安全管理制度	资产安全管理制度
	设备安全管理规定	设备安全管理规定
	介质安全管理规定	介质安全管理规定
	运行维护安全管理规范	运行维护安全管理规范
	网络安全管理规定	网络安全管理规定
	系统安全管理规定	系统安全管理规定
	防病毒安全管理规定	防病毒安全管理规定
	密码使用管理制度	密码使用管理制度
	变更管理制度	变更管理制度
	备份与恢复管理规定	备份与恢复管理规定
	安全事件管理制度	安全事件管理制度
	应急预案管理制度	应急预案管理制度

4.3.4.4 不同等级系统互联互通

在明确等级划分之后，不同等级的系统间面临着互联互通的问题，系统间需要进行数据交换。《电子政务信息安全等级保护实施指南》指出，不同安全等级的电子政务系统之间可以根据业务需要进行互联互通。

不同安全等级的系统互联互通，应遵循以下原则。

一是不同等级安全域互联后各级系统须能够满足本级各项基本技术要求，高安全等级的系统要充分考虑引入低安全等级系统后带来的风险，不能因为互联而无法达到相应的基本要求，破坏本等级的安全边界。

二是互联手段中重点是互联边界应采取相应的边界保护、访问控制等安全措施，防止高等级系统的安全受低等级系统的影响。边界产品可有针对性地选择安全隔离与信息交换系统（网闸）、防火墙、入侵防护等边界安全设备。

三是根据系统业务要求和安全保护要求，制定相应的互联互通安全策略，包括访问控制策略和数据交换策略等，严格控制数据在不同等级之间的流动。

以三级医院以下的医疗机构为例，信息系统中除了具有 HIS 系统、LIS 系统、PACS 系统等二级系统外，还具有类似于医院网站、OA 系统等系统，那么在不同等级互联时，我们可采用以下策略。

策略一：将所有系统放在一个安全域中，按照最高级别（二级和一级共存的情况，按照高级别的二级）进行防护；这样做的好处是所有系统都满足各自系统的防护需求，但是投资将会增加，增加的部分是原一级系统按照二级系统进行防护的差别费用。

策略二：将所有二级系统放在一个安全域中，利用访问控制手段与其他系统进行隔离，并按照二级要求进行防护；将所有一级系统放在一个安全域中，利用访问控制手段与其他系统进行隔离，并按照一级要求进行防护；边界产品可有针对性地选择安全隔离与信息交换系统（网闸）、防火墙、入侵防护等边界安全设备。这样做的好处是区域管理清晰，投资合理，防护得当。

在不同级别系统共存的情况下，采用策略二更节省投资。

4.3.5 技术体系建设

4.3.5.1 总体整改部署说明

以具备等级保护三级信息系统的三级甲等医院为例，为使等级保护工作真正落地，安全产品整体部署如图 4-17 所示。

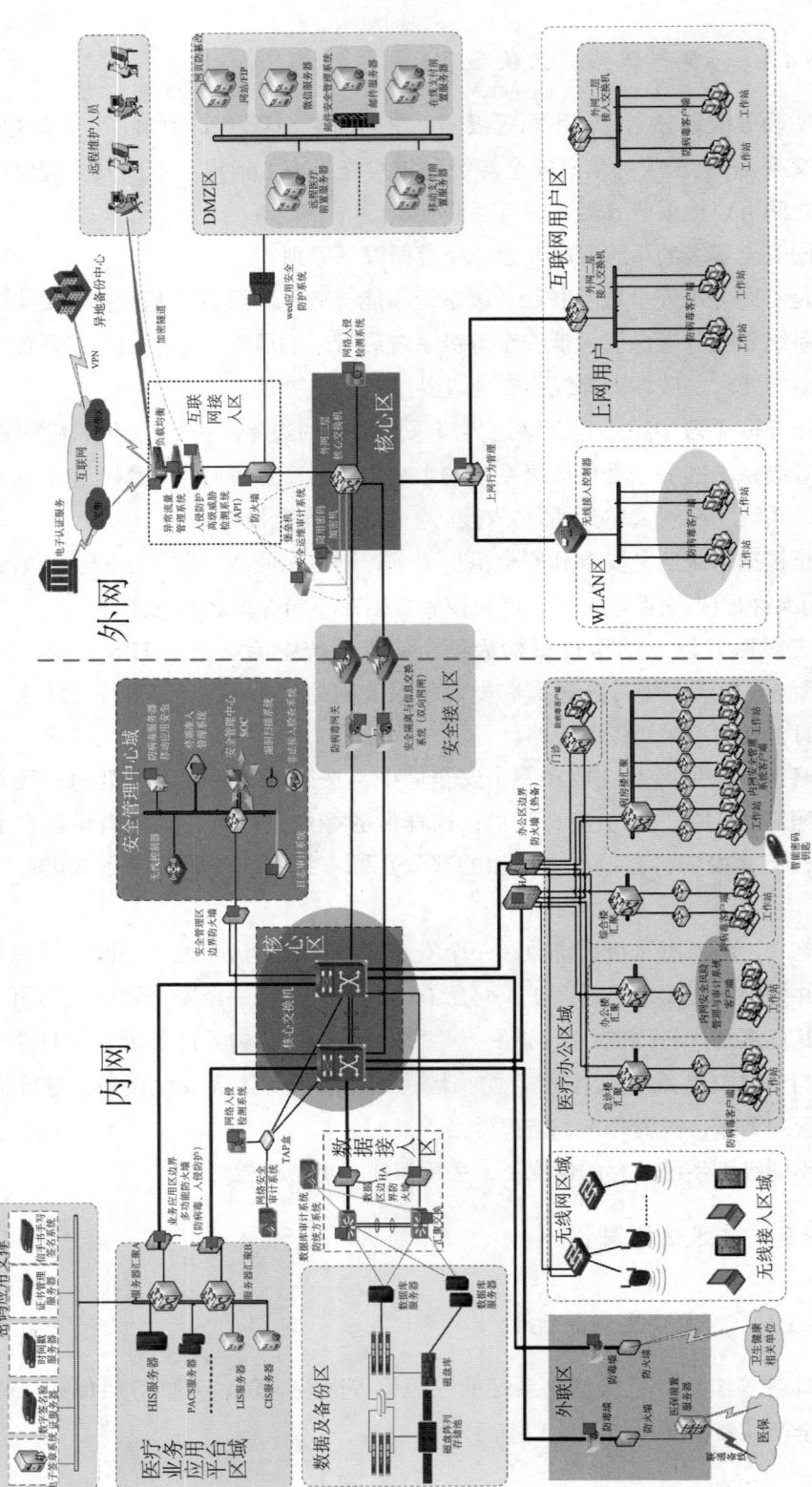

图 4-17 医疗机构网络安全等级保护拓扑示意图

图 4-17 中部署的安全设备的使用情况见表 4-7。

表 4-7 安全设备列表

部署产品	部署位置	部署作用
防火墙（或第二代防火墙）	安全管理中心区域边界	控制进出各安全域的所有数据流量，阻止各类非法应用，执行既定安全策略；防火墙是最基础的网络安全设备，网关型产品的一种。它是由软件系统和硬件设备组合而成，在两个或者多个网络之间构建起的安全保护屏障，主要的功能类似生活中的门，具有访问控制的作用，在医疗卫生健康行业机构边界主要功能有两个：一是控制内网办公网内各级网络用户与医疗业务应用系统之间的相互访问，规划网络的信息流向；二是起到一定的隔离作用，一旦某一子网发生安全事故，避免波及其他子网，安全管理区入口也进行防火墙的管控 统一威胁管理系统（多功能防火墙 UTM）、第二代防火墙（下一代防火墙）均属防火墙类，医疗卫生机构安全管理员可根据本单位网络具体情况合理选用
	医疗业务应用平台区域边界	
	互联网出口与 DMZ 区域边界	
	内网办公区与核心区边界	
	数据与备份区域与核心区边界	
安全隔离与信息交换系统（双向网闸）	内网和外网之间接入边界	基于安全隔离与信息交换系统要在硬件上实现接近于物理隔离的原则，要求系统的三部分硬件必须互相独立，并且通过隔离交换硬件实现切换来确保内外网两个主机系统任何时刻不直接相连。与外网等其他机构高度安全隔离，仅允许可控的特定数据进行交换，常见模块如下 文件交换模块：实现不同安全等级网络间文件的安全交换，包括 NFS、Smbfs、SAMBA 等常用文件系统，功能上一般支持更新传输、改名传输、传输后删除等多种方式，文件传输过程中，支持强制性的文件类型、文件内容（黑、白名单）等检查 数据库传输模块（访问）：在内外网隔离环境下实现对 Oracle、Sybase、SQL server、DB2 等多种数据库系统的安全访问和同步，软件模块一般支持 TNS 协议、支持授权用户安全 邮件传输模块：在内外网隔离环境下实现内网用户安全访问外网邮件服务器，支持电子邮件地址控制，支持邮件主题过滤、内容过滤、附件过滤 安全浏览模块：在内外网隔离环境下保证内网用户安全浏览外网资源，一般支持本级认证、Radius、LDAP 认证，支持 URL 过滤、ActiveX、Cookie、JavaApplet 等恶意代码过滤 FTP 访问模块：在内外网隔离环境下实现安全的 FTP 访问，支持动态建立数据通道，支持用户控制、命令控制、文件类型控制等细粒度访问控制 TCP/UDP 访问模块：在内外网隔离环境下特定 TCP、UDP 协议的数据交换 其他模块：根据医疗卫生业务应用系统而单独定制的专用应用模块

续表

部署产品	部署位置	部署作用
IPS 入侵防护	内网和外网之间数据交换边界	实时监控并阻断针对医疗业务核心 HIS、PACS、EMR 等业务服务器的入侵行为。入侵防护系统通常会具备流状态跟踪、协议分析、深度内容解析、异常检测、关联分析、主动探测、云防御等多种分析、检测技术，配合其实时更新的特征库，可拦截蠕虫、病毒、木马、间谍软件、恶意代码、DDos/Dos、SQL 注入、XSS 跨站脚本等 2～7 层网络攻击行为，有效净化网络流量，有些还提供 URL 分类过滤和丰富的上网行为管理功能，可对 P2P 下载、IM 聊天软件、在线视频、网络游戏、炒股软件等网络应用按用户和时间进行阻断或带宽限流，合理优化网络流量。从而，很好地弥补了防火墙、入侵检测等产品的不足，提供了动态、主动、深度的安全防护
AV 防毒网关（防毒墙）	外联区与内网之间边界	防病毒体系讲究"软硬结合、多重防护"原则，在网络边界集中进行病毒过滤，防止病毒侵入扩散，与网络防病毒组成多层次深度防御，弥补了仅有被动查杀的杀毒软件的短板
	内网和外网之间数据交换边界	
IDS 入侵检测系统	网络核心交换机，并接方式部署	实时监测全网的网络流量，及时发现外部及内部人员的网络入侵行为并进行报警。入侵检测系统定位于智能威胁检测、分析与管理产品，威胁管理涉及威胁发现、威胁展示、威胁分析、威胁处理四个环节，该产品对于病毒、蠕虫、木马、DDos、扫描、SQL 注入、XSS、缓冲区溢出、欺骗劫持等攻击行为以及网络资源滥用行为（如 P2P 上传/下载、网络游戏、视频/音频、网络炒股）等威胁具有高精度的检测能力，同时，该产品中通常会具有的流量模块对于网络流量的异常情况具有准确、有效的发现能力
异常流量管理系统	互联网出口边界	抗拒绝服务攻击系统是一种专业的抗攻击产品。通过对网络流量进行检测和过滤，去掉异常的流量，保留正常的流量。拒绝服务攻击（Dos 和 DDos）是当今一种极具破坏力，并且使用率相当高的攻击方式，抗 DDos 系统是专门针对防御此类型攻击而产生的产品。拒绝服务攻击通常伴随着巨大的流量，在海量的数据流量中检测和过滤掉攻击流量是该产品的主要任务。在医疗结构网络出入口部署具有流量清洗的作用，保证正常流量对网站等系统的访问，阻止竞争对手或恶意外网攻击对内部网站等系统的流量型攻击，保证系统不被 Dos 类攻击导致拒绝服务

续表

部署产品	部署位置	部署作用
ATP 防御系统	互联网出口边界	是一款针对恶意代码等未知威胁具有细粒度检测效果的专业安全产品，通常可实现包括对未知恶意代码检查、嵌套式攻击检测、木马蠕虫病毒识别、隐秘通道检测等多类型未知漏洞（0-day）利用行为的检测；我们的网络可能已经部署了一些安全防护设备，但当网络遭受了未知威胁和 0-day 攻击、APT 攻击时，并且部署的网络安全设备依然没有报警，现有网络安全设备普遍不具备对 APT 类型的攻击的检测能力，尤其是建立单独的未知威胁检测特征库。以防火墙为例，防火墙在 APT 攻击中需要解决的问题主要是检测恶意样本的 C&C 非法连接行为，即基于已知特征来进行数据匹配，显然，这种检测手段对于一个新的 0-day 攻击是无法奏效的。因此，这个产品很好地弥补了传统的基于特征库的被动防御体系的检测缺陷，能自动识别 APT 攻击，并可与防火墙、入侵防御、网闸等串行网络安全设备联动，提升防护 APT 攻击的能力
WAF 应用安全防护系统（WEB 防火墙）	互联网 DMZ 区域边界，防火墙之后	保护 DMZ 区的 WEB 应用，针对常见的 WEB 业务系统，提供综合的 WEB 应用安全解决方案，确保 WEB 业务风险最小化，对进出 WEB 服务器的 Http 流量相关内容的实时分析检测、过滤，来精确判定并阻止各种 WEB 应用攻击行为，阻断对 WEB 服务器的恶意访问与非法操作，如 SQL 注入、XSS、Cookie 篡改以及应用层 Dos 攻击等，有效应对网页篡改、网页挂马、敏感信息泄露等安全问题。系统使用主动实时监测过滤技术，将恶意代码、非授权篡改、应用攻击等众多威胁进行综合防范，从而做到对 WEB 服务器的多重保护，确保 WEB 应用安全的最大化，充分保障 WEB 应用的高可用性和可靠性
网络审计系统（互联网审计）	互联网边界，旁路部署	对内部人员上网行为的约束与审计，为医疗卫生健康行业机构高效解决网络安全审计、监控难题。该产品能够通过实名上网的技术手段对上网人员进行行为管理和内容合规细粒度审计，在加强上网机构内外部网络信息控制监管的同时，为避免相关信息外泄及事后的追溯取证提供了有效的技术支撑
数据库审计系统（或防统方系统）	旁路部署在业务服务器区	对重要/关键数据和服务器的访问进行审计；对数据库操作进行记录、审计、授权、命令回放等。特别是在医疗行业防统方领域，数据库审计起到关键作用。针对医疗业务环境下的网络操作行为进行细粒度审计的合规性管理系统。它通过对被授权人员和系统的网络行为进行解析、分析、记录、汇报，以帮助用户事前规划预防、事中实时监视、违规行为响应、事后合规报告、事故追踪溯源，加强内外部网络行为监管、促进核心资产（数据库、服务器、网络设备等）的正常运营

续表

部署产品	部署位置	部署作用
WEB业务审计系统	部署在WEB业务服务器区	针对Http/Https协议的应用系统进行审计的系统。通过对WEB应用系统流量镜像，旁路部署，分析记录应用系统中的所有操作，对WEB应用系统中的操作全审计，监视重点账号操作，监视重要业务模块的访问；同时，该产品着重对应用系统操作流程进行梳理，发现流程中的异常操作，提供页面仿真回放功能；根据应用系统中的操作数据智能发现越权行为，对敏感数据模糊化结果进行核查；WEB应用审计产品对应用系统中的疑似攻击、弱口令、性能瓶颈都具有监测能力
安全运维审计系统（堡垒机）	安全管理中心区域中	又叫作堡垒主机，是专用于运维管理的系统，贯彻"身份、认证、授权和审计"4A管理原则，针对业务环境下的用户运维操作进行控制和审计的合规性管控系统。通过对自然人身份以及资源、资源账号的集中管理建立"自然人—资源—资源账号"对应关系，实现自然人对资源的统一授权；对授权人员的运维操作进行记录、分析、展现，帮助内控工作事前规划预防、事中实时监控、违规行为响应、事后合规报告、事故追踪回放，加强内部业务操作行为监管、避免核心资产（服务器、网络设备、安全设备等）损失、保障业务系统的正常运营
日志审计系统	部署在安全管理中心区域	专业日志采集、监控、审计和管理的系统，也是整个网络和安全管理的重要基础平台。日志审计系统能够通过主被动结合的手段，实时不间断地采集用户网络中各种不同厂商的安全设备、网络设备、主机、操作系统以及各种应用系统产生的海量日志信息，将这些信息汇集到审计中心，进行集中化存储、备份、查询、审计、告警、响应，并出具丰富的报表报告，获悉全网的整体安全运行态势，实现全生命周期的日志管理；信息安全等级保护技术要求：审计系统具有详细的日志，记录每个用户的每次活动以及系统出错和配置修改等信息，应保证审计日志的保密性和完整性。应保证审计不被旁路，防止漏计审计数据。审计系统应具有存储器将满的告警和保护措施以防审计数据丢失。日志必须保留半年。海量的日志无法人工分析，通过对网络中网络设备、安全设备、服务器、中间件、数据库的日志留存，整合分析各类安全事件，使得用户清晰地了解网络运行状况或安全事件发生的过程
内网安全管理系统（终端安全管理系统）	所有终端安装客户端，安全管理中心部署服务器	统一进行内网终端的安全管理，通过对终端和访问行为进行限制和保护，实现终端安全加固、网络接入控制、非法外联控制、资产管理、I/O接口管理、终端配置维护、终端审计监控等

续表

部署产品	部署位置	部署作用
网络杀毒软件	所有服务器及客户端	抑制来自外部或内部网络的恶意病毒传播，保持网络清洁
		建立全网统一升级服务中心，实现全网统一升级管理
		保护全网终端及服务器，对各类病毒进行彻底查杀
漏洞扫描系统	网络可达被检测对象即可	定期对全网主要设备，包括网络设备、操作系统、数据库系统等进行系统漏洞扫描。按照"发现—扫描—定性—修复—审核"的安全体系构建法则，综合运用多种国际最新的漏洞扫描与检测技术，能够快速发现网络资产，准确识别资产属性、全面扫描安全漏洞，清晰定性安全风险，给出修复建议和预防措施，并对风险控制策略进行有效审核，从而帮助我们在弱点全面评估的基础上实现安全自主掌控
非法接入检查系统	安全管理中心区域中	以提高医疗卫生健康行业机构对网络边界完整性的保护能力为根本，系统支持对下述破坏网络边界行为的快速网络速检测、定位与阻断控制，并通过多种告警方式进行提示：网络中私自扩展的网络（即私建网中网检测）的检测与定位；网络中私自接入的无线AP与随身Wi-Fi设备的检测、定位与阻断控制；网络中以NAT方式私自接入的路由设备的检测、定位与阻断控制；网络中私自接入的BYOD设备（智能手机、平板等设备）的检测、定位与阻断控制；提供对BYOD类设备的快速筛选查询
上网行为管理系统	终端与互联网出口之间	对网络中的网络社区、P2P/IM带宽滥用、网络游戏、炒股、网络多媒体、非法网站访问等行为进行精细化识别和控制。通常会利用智能流控、智能阻断、智能路由等技术，配合创新的社交网络行为管理功能、清晰易管理的日志分析等功能，保障网络关键应用和服务的带宽，对网络流量、用户上网行为进行深入分析与全面的审计；对内网用户所有的上网行为进行记录，留存相关日志，支持超过180天以上的保存时间，满足公安部82号令和无线非经以及《网络安全法》要求；对外发内容关键字进行过滤，规避舆论风险；通过集中管理和数据分析系统可以轻松和网监系统对接，在满足法律合规需求的同时，为用户全面了解网络应用模型和流量趋势，优化其带宽资源，开展各项业务提供有力的支撑
网页防篡改	WEB服务器区域	顾名思义，保证网站页面不被篡改，该产品将篡改监测的核心程序通过内核文件底层驱动内嵌到操作系统中，通过事件触发方式进行自动监测，对文件夹的所有文件内容（包含html、asp、jsp、php、jpeg、gif、bmp、psd、png、flash等各类文件类型）对照其多个属性，经过内置散列快速算法，实时进行监测，若发现变更，实时阻断篡改行为。通过非协议方式，纯内核安全出站校验方式检查出站内容的完整性、可靠性，使得公众无法看到被篡改页面，其运行性能和检测实时性都达到最高水准

续表

部署产品	部署位置	部署作用
商密加密机	外网核心区域	加密机分为商密、普密、核密产品，商密产品通常需要支持国密商密算法 SM1、SM2、SM3、SM4。具备随机数发生数功能。且产品同时具备国密标准的 IPSec VPN 和 SSLVPN 功能，即可作为 Site-to-Site 互联的网关型隧道设备，亦可解决 End-to-Site 的安全接入场景
移动应用安全	内网安全管理中心区域	解决医疗机构在向移动办公拓展过程中面临的安全、管理以及部署等各种挑战，帮助医疗机构在享受移动办公带来成本下降、效率提升的同时加强对移动设备的管理控制以及安全防范。系统通常包括安全管理平台和移动客户端两个部分，通过管理平台对装有移动客户端的终端进行安全管理，有效地解决了在移动办公过程中遇到的安全以及设备管理的问题。移动安全管理平台主要包括设备管理、应用管理、内容管理和集中管理等功能，所有移动设备、移动应用、移动内容的情况都可在管理平台上进行可视化展现，并可灵活自定义首页展现内容和方式，为公共卫生监督执法提供有力的帮助
邮件安全管理系统	DMZ 区域邮件服务器旁	精准发现垃圾邮件，拦截病毒、勒索、钓鱼邮件，减少带宽消耗，减少垃圾干扰；防止邮件 DDos 攻击，字典攻击，有效保护邮件系统安全稳定；防止内部滥发，保护邮件系统不被列入黑名单，确保通信通畅，保护邮件系统稳定，从而实现对邮件系统全面有效的保护。邮件安全管理系统同邮件服务器一同部署在 DMZ 区域，接管邮件系统 SMTP 协议，可通过防火墙 NAT 设置或 DNS 域名服务器解析的方式进行设置，达到与外部邮件域交互过程中实现防护过滤的效果，确保往来邮件安全以后再将邮件转发到邮件服务器进行存储，并提供给用户进行读取和下载，从而避免邮件服务器直接暴露在互联网的风险
无线安全	内外网无线区域边界	安全无线通常会由安全无线控制器（SecAC）、安全无线接入点（SecAP）。安全无线控制器（SecAC）组成：融合无线与安全的功能，可灵活部署于网络中，提供包括无线接入、无线认证、无线防火墙、无线入侵防御、无线加密、无线定位等功能，提供高集成、高安全、高性能、高可靠性、易管理的无线 WLAN 网络设备。安全无线接入点（SecAP）：融合了安全的功能，具备 RTS/CTS、WDS、自动信道选择与功率调整、负载均衡、QoS、802.11i、WAPI、多认证方式、无线安全监控等特性，实现高密度、高安全、高性能、易管理的无线接入。与安全无线控制器配套部署，针对 AP 的接入或探针模式，既可以单独实现，也可以同时实现
电子认证服务	通过外网提供电子认证服务	提供支持 SM2、SM3、SM4 等国产算法的数字证书服务等密码基础设施服务

续表

部署产品	部署位置	部署作用
智能密码钥匙	在内网的医疗办公区域	内置 SM2、SM3、SM4 等国产算法，安全存放密钥及数字证书，提供身份认证、数据加解密、数字签名等密码运算功能
证书管理服务器	医疗业务应用平台区域	适用于内外网络隔离的应用场景，为数字证书用户提供证书更新、证书应用环境更新、移动证书下载等功能，方便用户进行证书更新和证书应用环境更新的安全系统
数字签名验证服务器	医疗业务应用平台区域	为业务应用系统提供数字签名及验证服务的专用密码设备
时间戳服务器	医疗业务应用平台区域	采用 PKI 技术，为应用系统提供精准、安全和可信时间认证服务的安全设备。可以有效证明医疗卫生信息系统中的电子数据的有效性及产生时间
电子签章系统	医疗业务应用平台区域	提供电子签章功能，实现了电子病历中数字签名的可视化、图形化，使可靠电子签名可在电子病历中形象展现
手写数字签名系统	医疗业务应用平台区域	采用手写数字签名模式，对电子文档的数字签名，实现无纸化签署
安全配置核查系统	安全管理中心区域中	专业检查平台——安全配置核查管理系统，使安全检查过程达到自动化、标准化、持续化、可视化。它可以大大提高检查结果的准确性和合规性，用以上线安全检查、第三方入网安全检查、合规安全检查（上级检查）、日常安全检查和安全服务任务中，协助查找设备在安全配置中存在的差距，并与安全整改与安全建设相结合，提升各类业务系统的安全防护能力和达到整体合规要求
安全管理平台	业务网及办公网安全管理区	该系统以 IT 资产为基础，以业务信息系统为核心，以用户体验为指引，从监控、审计、风险、运维四个维度建立一套可度量的统一业务支撑平台，使得各种用户能够对业务信息系统实现可用性、性能及服务水平的监测，结合内外部威胁情报信息的事件、流、漏洞及安全配置分析、审计、预警与响应，风险及态势的度量与评估，以及标准化、例行化、常态化的安全流程管控，通过面向业务的主动化、智能化安全管理，最终实现业务信息系统的持续安全运营。等级保护中重点提出安全管理中心的强制要求
等级保护服务	安全服务	进行等级保护建设全程服务，包括但不限于等级保护差距分析服务、风险评估服务、安全加固服务（操作系统、数据库、设备等）、安全管理体系咨询、辅助测评、等级测评（第三方测评机构）

通过以上产品和技术，医疗卫生健康行业机构根据"按需防御"的原则择优选

用，参考网络安全等级保护技术体系整改部分内容对 HIT 医疗业务应用系统进行等级化安全加固建设，使得医疗卫生健康行业机构网络信息化总体水平提升一个台阶，使信息化建设从体系化建设阶段跃升到平台化阶段。通过对等级保护定级对象的安全保障建设增加网络的可靠性、可用性，可以为医疗卫生健康行业机构患者及服务对象提供良好的通信环境，同时也为机构今后进一步扩容打下基础。通过技术体系改造建设，加强安全防护能力，提高办公及协同安全事件处理的效率，降低办公沟通成本，提高工作效率。由于工作效率的提升，在医疗机构中使医生能够将更多的精力投入到医疗服务工作中，从而提高日常工作的质量和服务水平，提升医疗卫生健康行业机构医疗服务的形象。技术体系整改的预期效益至少会有以下两点。

一是有效避免信息系统造成重大损失的需要。随着网络与信息技术的发展，不断出现网络被非法入侵、重要资料被窃取，甚至网络系统瘫痪等严重问题，这些问题已给众多医疗机构造成了严重的影响。基础网络和重要信息系统面临着严峻的安全威胁。构建一个完整的等级化安全管理体系，为医疗卫生健康行业机构 HIT 信息系统中的网络设备、安全设备、主机、数据库、中间件、应用系统等组件提供有效的综合管理，确保信息系统出现故障时能够在第一时间知晓，能够及时采取措施，避免造成重大损失。也就是说通过技术体系整改建设，可以节省网络由于发生安全事件而恢复建设的费用，避免由于安全事件带来的设备故障、数据丢失、资源占用等问题，达到较好的经济效益。

二是保障信息安全、维护社会秩序稳定的需要。随着信息技术的发展，医疗卫生健康行业机构以网络为平台，实现医疗业务的自动化处理，办事效率和患者满意度得到有效提高。由于内外网承载着整个系统关键业务系统的信息，特别包括了大量重要的敏感信息，一旦系统遭受攻击、大规模病毒爆发、设备损坏，就有可能导致无法提供服务、数据信息损坏甚至重要资料被窃取，严重侵害医疗卫生系统的利益，同时也会给医疗卫生健康行业机构信息化的声誉带来极大的负面影响，甚至影响社会秩序稳定，因此加强其安全强度十分必要 。

根据上述具备等级保护三级信息系统的三级甲等医院总体方案及设备配置，提出如下技术及管理体系规划建议。

依照等级保护 2.0 安全物理环境的要求，针对无线安全防护系统提出了系统建设建议。

依照等级保护 2.0 中安全区域边界的要求，针对边界访问控制、安全隔离与信息交换、边界入侵防御系统、网络入侵检测系统、异常流量管理系统、网关防病毒、高级威胁检测 ATP、WEB 应用安全防护、网络安全审计、数据库审计/防统方、安全运维审计、日志审计、内网完全管理、非法接入监察系统、上网行为管理系统、邮件安全管理系统、无线安全防护系统、安全配置核查系统方面提出了系统建设建议。

依照等级保护 2.0 中安全通信网络的要求，针对商密加密机、无线安全防护系统、电子认证服务体系建设、智能密码钥匙方面提出了系统建设建议。

依照等级保护 2.0 中安全计算环境的要求，针对网络入侵检测系统、恶意代码防护、高级威胁检测 ATP、网页防篡改系统、日志审计、内网安全管理系统、漏洞扫描系统、非法接入检查系统、移动应用安全、商密加密机、安全配置核查系统、数据备份与恢复、电子认证服务体系建设、认证管理服务器、智能密码钥匙、数字签名验证服务系统、时间戳服务系统、电子签章系统方面提出了系统建设建议。

依照等级保护 2.0 中安全管理中心的要求，针对安全管理中心提出了系统建设建议。

依照等级保护 2.0 中安全运维管理的要求，针对漏洞扫描系统、移动应用安全提出了系统建设建议。

依照等级保护 2.0 中安全建设管理的要求，针对移动应用安全提出了系统建设建议。

依照等级保护 2.0 中移动互联安全扩展要求和工控安全扩展要求中安全区域边界的要求，针对无线安全防护系统提出了系统建设建议。

4.3.5.2 边界访问控制建设

4.3.5.2.1 实施重点

三级系统在安全区域边界访问控制中要求："1. 应在网络边界或区域之间根据访问控制策略设置访问控制规则，默认情况下除允许通信外受控接口拒绝所有通信；2. 应能根据会话状态信息为进出数据流提供明确的允许/拒绝访问的能力，控制粒度为端口级；3. 应对原地址、目的地址、源端口、目的端口和协议等进行检查，以允许/拒绝数据包进出；4. 应对进出网络的数据流实现基于应用协议和应用内容的访问控制；5. 应删除多余或无效的访问控制规则，优化访问控制列表，并保证访问控制规则数量最小化"，在主要边界处进行访问控制是作为网络安全防护的基础要求，常见需求如下。

保护服务。通过过滤不安全的服务，保证只可访问到允许访问的业务系统，其他访问均被严格控制，可以极大地提高网络安全和减少子网中主机的风险。如可以禁止 NIS、NFS 服务通过，可以拒绝源路由和 ICMP 重定向封包等安全威胁。

控制对系统的访问。提供对系统的访问控制，如允许从外部访问某些主机；同时禁止访问另外的主机，如允许外部访问特定的 WEB 和 FTP 服务器或者在医疗卫生健康行业机构中对医疗业务应用系统（HIS、LIS、PACS、电子病历等）进行授权的访问控制。

记录和统计网络日志。记录和统计通过边界的网络通信，提供关于网络使用的统计数据并对非法访问做记录日志,从设备或专门的日志服务器提供统计数据来判断可能的攻击和探测,利用日志对入侵和非法访问进行跟踪以及事后分析。

防火墙技术是目前网络边界保护最有效也是最常见的技术。采用防火墙技术,对重要节点和网段进行边界保护,可以对所有流经防火墙的数据包按照严格的安全规则进行过滤,屏蔽所有不安全的或不符合安全规则的数据包,防范各类攻击行为,杜绝越权访问,防止非法攻击,抵御可能的 Dos 和 DDos 攻击。通过合理布局,形成多级的纵深防御体系。

设备分别部署在互联网边界、安全管理区域边界、与外联医保等专线边界、医疗业务应用系统边界等进行系统内外数据的访问控制,保护系统整体的网络安全;通过边界防火墙将这两个系统内部区域与其他区域进行逻辑隔离,保护上述两个内部安全域,实现基于数据包的源地址、目的地址、通信协议、端口、流量、用户、通信时间等信息,执行严格的访问控制。

采用防火墙可实现以下的安全策略。

安全域隔离:各边界防火墙以及新增的 UTM 设备(或第二代防火墙)逻辑上隔离了网络各区域,对各个计算环境提供有效的保护。

访问控制策略:防火墙 /UTM 工作在不同安全区域之间,对各个安全区域之间流转的数据进行深度分析,依据数据包的源地址、目的地址、通信协议、端口、流量、用户、通信时间等信息进行判断,确定是否存在非法或违规的操作,并进行阻断,从而有效保障了各个重要的计算环境。

应用控制策略:在防火墙 /UTM 上执行内容过滤策略,实现对应用层 Http、FTP、TELNET、SMTP、POP3 等协议命令级的控制,从而提供给系统更精准的安全性。

会话监控策略:在防火墙 /UTM 配置会话监控策略,当会话处于非活跃一定时间或会话结束后,防火墙自动将会话丢弃,访问来源必须重新建立会话才能继续访问资源。

会话限制策略:对于三级信息系统,从维护系统可用性的角度必须限制会话数来保障服务的有效性,防火墙 /UTM 可对保护的应用服务器采取会话限制策略,当服务器接收的连接数接近或达到阈值时,防火墙会自动阻断其他的访问连接请求,避免服务器接到过多的访问而崩溃。

地址绑定策略:对于三级系统,必须采取 IP+MAC 地址绑定技术,从而有效防止地址欺骗攻击,同时采取地址绑定策略后,还应当在各个三级计算环境的交换机上绑定 MAC,防止攻击者私自将终端设备接入三级计算环境进行破坏。

身份认证策略:配置防火墙 /UTM 用户认证功能,对保护的应用系统可采取身份认证的方式(包括用户名 / 口令方式、S/KEY 方式等),实现基于用户的访问控制;

此外，防火墙还能够和第三方认证技术结合起来，实现网络层面的身份认证，进一步提升系统的安全性，同时也满足三级系统对网络访问控制的要求。

日志审计策略：防火墙/UTM 详细记录了转发的访问数据包，可提供给网络管理人员进行分析。这里应当将防火墙记录日志统一导入到集中的日志管理服务器。

部署防火墙的主要作用如下。

网络安全的基础屏障。防火墙能极大地提高一个内部网络的安全性，并通过过滤不安全的服务而降低风险。由于只有经过精心选择的应用协议才能通过防火墙，所以网络环境变得更安全。如防火墙可以禁止不安全的协议（如 NFS）进出受保护网络，这样外部的攻击者就不可能利用这些"脆弱"的协议来攻击内部网络。防火墙同时可以保护网络免受基于路由的攻击，如 IP 选项中的源路由攻击和 ICMP 重定向中的重定向路径。防火墙可以拒绝所有以上类型攻击的报文并通知防火墙管理员。

对网络存取和访问进行监控审计。如果所有的访问都经过防火墙，防火墙就能记录下这些访问并作出日志记录，同时也能提供网络使用情况的统计数据。当发生可疑动作时，防火墙能进行适当的报警，并提供网络是否受到监测和攻击的详细信息。另外，收集一个网络的使用和误用情况也是非常重要的。这样可以清楚防火墙是否能够抵挡攻击者的探测和攻击，并且清楚防火墙的控制是否充足。而网络使用统计对网络需求分析和威胁分析等而言也是非常重要的。

防止内部信息的外泄。通过利用防火墙对内部网络的划分，可实现内部网重点网段的隔离，从而限制了局部重点或敏感网络安全问题对全局网络造成的影响。另外，隐私是内部网络非常关心的问题，一个内部网络中不引人注意的细节可能包含了有关安全的线索而引起外部攻击者的兴趣，甚至因此暴露了内部网络的某些安全漏洞。使用防火墙就可以隐蔽那些能够透露内部细节的服务，如 Finger、DNS 等服务。

4.3.5.2.2 满足指标

通过部署防火墙可以满足等级保护三级的指标（表 4-8）。

表 4-8 安全区域边界访问控制满足指标

整改项	控制类	控制点		指标名称	措施名称	改进动作	改进对象
区域边界访问控制安全防护	安全区域边界	访问控制	a	应在网络边界或区域之间根据访问控制策略设置访问控制规则，默认情况下除允许通信外受控接口拒绝所有通信	设置访问控制规则	规则部署	访问控制系统
区域边界访问控制安全防护	安全区域边界	访问控制	b	应能根据会话状态信息为进出数据流提供明确的允许/拒绝访问的能力	配置端口访问控制	配置访问控制设备	访问控制系统

续表

整改项	控制类	控制点		指标名称	措施名称	改进动作	改进对象
区域边界访问控制安全防护	安全区域边界	访问控制	c	应对源地址、目的地址、源端口、目的端口和协议等进行检查，以允许/拒绝数据包进出	配置协议过滤	配置访问控制设备	访问控制系统
区域边界访问控制安全防护	安全区域边界	访问控制	d	应对进出网络的数据流实现基于应用协议和应用内容的访问控制	数据流访问控制	配置访问控制策略	访问控制系统
区域边界访问控制安全防护	安全区域边界	访问控制	e	应删除多余或无效的访问控制规则，优化访问控制列表，并保证访问控制规则数量最小化	删除无效访问规则	配置访问规则	访问控制系统

4.3.5.3 安全隔离与信息交换建设

4.3.5.3.1 实施重点

三级系统在网络架构要求中指出，"应避免将重要网络区域部署在边界处，重要网络区域与其他网络区域之间应采取可靠的技术隔离手段"；在安全区域边界防护中指出，"应保证跨越边界的访问和数据流通过边界设备提供的受控接口进行通信；应能够对非授权设备私自联到内部网络的行为进行限制或检查；应能够对内部用户非授权联到外部网络的行为进行限制或检查"；在安全区域边界访问控制中指出，"应在网络边界或区域之间根据访问控制策略设置访问控制规则，默认情况下除允许通信外受控接口拒绝所有通信；应能根据会话状态信息为进出数据流提供明确的允许/拒绝访问的能力，控制粒度为端口级；应对源地址、目的地址、源端口、目的端口和协议等进行检查，以允许/拒绝数据包进出；应对进出网络的数据流实现基于应用协议和应用内容的访问控制；应删除多余或无效的访问控制规则，优化访问控制列表，并保证访问控制规则数量最小化"。

目前国内安全隔离技术的工作原理主要是使用带有多种控制功能的固态开关读写介质连接两个独立的主机系统，模拟人工在两个隔离网络之间的信息交换。其本质在于两个独立主机系统之间，不存在通信的物理连接和逻辑连接，不存在依据 TCP/IP 协议的信息包转发，只有格式化数据块的无协议"摆渡"。被隔离网络之间的数据传输方式采用完全的私有方式，不具备任何通用性。

安全隔离与信息交换系统两侧网络之间所有的 TCP/IP 连接在其主机系统上都要进行完全的应用协议还原，还原后的应用层信息根据用户的策略进行强制检查后，以格式化数据块的方式通过隔离交换矩阵进行单向交换，在另外一端的主机系统上通过自身建立的安全会话进行最终的数据通信，即实现"协议落地、内容检测"。这样，既从物理上隔离、阻断了具有潜在攻击可能的一切连接，又进行了强制内容检测，从而实现最高级别的安全。

安全隔离与信息交换系统（简称安全隔离网闸）对数据进行细粒度安全过滤后，以私有协议方式在安全隔离网闸内摆渡，彻底切断了不同安全级别网络间的任何连接，实现了高安全的隔离和实时的信息交换，在医疗卫生机构向智慧医疗等方向发展的同时，安全医疗业务办公网与原本不直接连接的互联网之间必须建立起直接或者间接的连接，以确保远程医疗、网上挂号、微信支付等新兴网络业务应用系统能够正常实施，为此我们分析几个医疗机构在此过程中面临的问题，看看安全隔离与信息交换系统是否能满足基本要求（表4-9）。

表4-9 医疗机构安全隔离网闸解决方案

医疗机构面临的问题	网闸解决方案
原本物理隔离的医疗业务办公网由于远程医疗、微信支付、网上挂号等业务的增加，与互联网需要比防火墙更安全的设备进行隔离交换	网闸主动防御，防火墙被动防御；网闸硬件结构为双层主机，防火墙为单层主机；网闸具备多重安全机制；网闸阻断TCP/IP协议，而防火墙允许TCP/IP通过，承载HIS\LIS\PACS等系统的医疗业务办公网，需要保证安全稳定的情况下与互联网发生业务关系
如何防范黑客的渗透和入侵	硬件架构中的隔离交换模块，做到7层协议终止使黑客或病毒无法穿越；数据包经过严格检查和过滤控制
进行内外网的数据同步或者数据传输，需要支持知名的大型数据库	支持SQL Server、Oracle、DB2、Sybase等数据库的同步（前置机方案中使用）或者数据库传输
是否可以实现"多对一"的内外网接入	网闸具备多网接入功能，支持"多对一""一对多"等
内外网间经常同步传输大文件（如视频、图片等），性能是否有保障	通常网闸的性能与同档次的防火墙相比要逊色一些，但其最大并发数通常可达到8万，高端产品最大吞吐量达到9G，硬件延迟小于1ns，可以满足医疗卫生健康行业对性能的需求

通过上面的分析可以看出，安全隔离与信息交换系统（网闸）可以很好地满足传统医疗向新型医疗的过渡隔离，其系统架构主流主要由内网主机系统、外网主机系统和隔离交换矩阵三部分构成。内网主机系统与内网相连，外网主机系统与外网相连，内/外网主机系统分别负责内/外网信息的获取和协议分析，隔离交换矩阵根据安全策略完成信息的安全检测、内/外网络之间的安全交换。整个系统通常会具备

以下技术特性：多网络隔离的体系结构，通过专用硬件完成两侧信息的"摆渡"。被隔离网络之间任何时刻不产生物理连接。内/外网主机系统之间没有网络协议逻辑连接，通过隔离交换矩阵的全部是应用层数据，也就是 OSI 模型的七层协议全部断开。数据交换方式完全私有，不具备可编程性。

现在国内安全隔离与信息交换系统业内的硬件架构设计主要有双主机架构、三主机架构和"2+1"架构三种，表 4-10 为三种硬件架构的简要说明和对比分析。

表 4-10 安全隔离与信息交换系统硬件架构分析

架构名称	架构组成	安全分析	安全性	性能
双主机架构	硬件由内网机、外网机和连接硬件组成，连接硬件，如网线、SCSI 线、USB 线等	两主机完成协议终止和内容检查，连接硬件采用通用可编程硬件	低	高
三主机架构	硬件由内网机、仲裁机、外网机组成	内网机和外网机完成协议终止，仲裁机独立完成数据检查	高	低
"2＋1"架构	硬件由内网机、外网机两个主机系统和一个隔离交换矩阵组成	两主机完成协议终止和内容检查，隔离交换矩阵不受主机系统控制	高	高

基于安全隔离与信息交换系统要在硬件上实现接近于物理隔离的原则，就要求系统的三部分硬件必须互相独立，并且通过隔离交换硬件实现切换来确保内/外网两个主机系统任何时刻不直接相连。

安全隔离与信息交换系统通过基本模块实现关键的数据交换功能，它是内/外网主机系统进行信息交换的唯一接口，其他任何功能模块都建立在基本模块之上，通过核心层驱动程序的设计和隔离交换模块高速全双工流水线设计，使得内部数据交换达到最大的性能。其他各功能模块建立在对通信过程 7 层还原的基础上，以模块化设计。对常见的网络协议以独立的功能模块完成，用户可根据不同的应用需求选用，系统还提供应用层检测二次开发功能来适应特殊的用户需求。此外，系统通常会提供基于数字认证的多种远程管理功能，功能强大的集中管理、日志审计等多种管理手段。

在医疗卫生健康行业中安全隔离与信息交换系统根据不同的应用需求，可以量身定制多个功能模块，满足公共卫生、医疗机构不同的应用需求，常见的功能模块如下所述。

文件交换模块：实现不同安全等级网络间文件的安全交换，支持 NFS、Smbfs、SAMBA 等常用文件系统，支持更新传输、改名传输、传输后删除等多种方式，文件传输过程中，支持强制性的文件类型、文件内容（黑、白名单）等检查。

数据库传输模块（访问）：在内/外网隔离环境下实现对 Oracle、Sybase、SQL server、DB2 等多种数据库系统的安全访问和同步，支持 TNS 协议，支持授权用户安全。

邮件传输模块：在内/外网隔离环境下实现内网用户安全访问外网邮件服务器，支持电子邮件地址控制，支持邮件主题过滤、内容过滤、附件过滤。

安全浏览模块：在内/外网隔离环境下保证内网用户安全浏览外网资源，支持本级认证、Radius、LDAP 认证，支持 URL 过滤、ActiveX、Cookie、JavaApplet 等恶意代码过滤。

FTP 访问模块：在内/外网隔离环境下实现安全的 FTP 访问，支持动态建立数据通道，支持用户控制、命令控制、文件类型控制等细粒度访问控制。

TCP/UDP 访问模块：在内/外网隔离环境下特定 TCP、UDP 协议的数据交换。

其他模块：用户定制的专用应用模块。

其他功能说明如下。

需要支持的应用协议有 HttpS、Http、FTP、SMTP、POP3、TNS、DNS、Telnet、SAMBA、NFS、IMAP、定制 TCP 和 UDP、SNMP、SSH、RTSP、MMS、H.323、LDAP 协议、IRC 等协议。

支持登录防爆破，登录密码超出设定次数，系统自动锁定。

支持用户访问控制，管理主机与网闸间通过证书认证和用户密码才可登录，其他应用中支持用户统一身份认证，保证登录系统的用户是合法的。

支持 IP/MAC 绑定功能，防止非授权管理及其登录系统。

完善的日志审计功能。日志支持远程和本地管理，支持标准的 Syslog 的接入。

不同的功能模块根据各自的需求特点，在应用层实现了功能强大的过滤机制，通过对应用层内容的过滤和检测，进一步保障数据的安全。这些包括关键字检测、黑白名单过滤、文件类型检验、用户名/口令校验、数据数字签名、身份认证、控件过滤、脚本过滤、URL 过滤、邮件属性过滤等。系统还可以根据医疗机构自身的安全需要进行二次开发，对用户数据进行深度安全检测。

其主机系统支持包过滤检测技术，支持通过源地址、目的地址、流经的物理端口、协议类型等多种元素设定过滤规则。通过对安全策略的设定，使安全隔离与信息交换系统直接在网络层就能拒绝部分非法连接的访问，很好地满足等级保护三级系统的要求。

4.3.5.3.2 满足指标

通过部署安全隔离与信息交换系统（网闸）可以满足等级保护三级的指标（表 4-11）。

表 4-11 安全区域边界访问控制满足指标

整改项	控制类	控制点		指标名称	措施名称	改进动作	改进对象
安全隔离与信息交换	安全通信网络	网络架构	d	应避免将重要网络区域部署在边界处,重要网络区域与其他网络区域之间应采取可靠的技术隔离手段	部署设备	指定接口部署	网络架构
安全隔离与信息交换	安全区域边界	边界防护	a	应保证跨越边界的访问和数据流通过边界设备提供的受控接口进行通信	设备接口	指定接口部署	边界防护系统
安全隔离与信息交换	安全区域边界	边界防护	c	应能够对内部用户非授权联到外部网络的行为进行检查或限制	设置访问控制规则	规则部署	访问控制系统
安全隔离与信息交换	安全区域边界	访问控制	a	应在网络边界或区域之间根据访问控制策略设置访问控制规则,默认情况下除允许通信外受控接口拒绝所有通信	设置访问控制规则	规则部署	访问控制系统
安全隔离与信息交换	安全区域边界	访问控制	b	应能根据会话状态信息为进出数据流提供明确的允许/拒绝访问的能力	配置端口访问控制	配置访问控制设备	访问控制系统
安全隔离与信息交换	安全区域边界	访问控制	c	应对源地址、目的地址、源端口、目的端口和协议等进行检查,以允许/拒绝数据包进出	配置协议过滤	配置访问控制设备	访问控制系统
安全隔离与信息交换	安全区域边界	访问控制	d	应对进出网络的数据流实现基于应用协议和应用内容的访问控制	数据流访问控制	配置访问控制策略	访问控制系统
安全隔离与信息交换	安全区域边界	访问控制	e	应删除多余或无效的访问控制规则,优化访问控制列表,并保证访问控制规则数量最小化	删除无效访问规则	配置访问规则	访问控制系统

4.3.5.4 边界入侵防御系统建设

4.3.5.4.1 实施重点

在业务服务器区边界冗余部署 IPS 入侵防御系统设备,保护核心信息资产。

入侵防御系统是新一代安全保障技术。它监视计算机系统或网络中发生的事件,并对它们进行分析,以寻找危及信息的机密性、完整性、可用性或试图绕过安全机制的入侵行为并进行有效拦截。

IPS具备基于协议异常、会话状态识别和7层应用行为的攻击识别功能,动态异常流量管理和7层应用行为识别等功能,同时配合零时差更新的特征库和自定义检测特征功能,可检测阻断各种网络攻击行为,阻断各类恶意代码进行渗透。包括病毒、蠕虫、木马、间谍软件、广告软件、可疑代码、端口扫描、非法连接等。

4.3.5.4.2 满足指标

通过部署入侵防御设备可以满足等级保护三级的指标(表4-12)。

表4-12 安全区域边界入侵防御满足指标

整改项	控制类	控制点		指标名称	措施名称	改进动作	改进对象
边界入侵防御	安全区域边界	入侵防范	a	应在关键网络节点处检测、防止或限制从外部发起的网络攻击行为	网络入侵防范外部发起网络攻击	采购部署	网络入侵防范设备
边界入侵防御	安全区域边界	入侵防范	b	应在关键网络节点处检测、防止或限制从内部发起的网络攻击行为	网络入侵防范内部发起网络攻击	采购部署	网络入侵防范设备
边界入侵防御	安全区域边界	入侵防范	c	应采取技术措施对网络行为进行分析,实现对网络攻击特别是新型网络攻击行为的分析	网络攻击分析	攻击分析	网络入侵防范设备
边界入侵防御	安全区域边界	入侵防范	d	当检测到攻击行为时,记录攻击源IP、攻击类型、攻击目标、攻击时间,在发生严重入侵事件时提供报警	网络攻击分析	攻击分析	网络入侵防范设备

4.3.5.5 网络入侵检测系统建设

4.3.5.5.1 实施重点

利用防火墙技术,经过仔细的配置,通常能够在内/外网之间提供安全的网络保护,降低了网络安全风险,但是入侵者可寻找防火墙背后可能敞开的后门,或者入侵者也可能就在防火墙内。通过部署安全措施,要实现主动阻断针对信息系统的各种攻击,如病毒、木马、间谍软件、可疑代码、端口扫描、Dos/DDos等,能防御针对操作系统漏洞的攻击,能够实现应用层的安全防护,保护核心信息资产免受攻击危害。

在核心交换机处分别并接部署 IDS 入侵检测系统，通过实时侦听网络数据流，寻找网络违规模式和未授权的网络访问尝试。当发现网络违规行为和未授权的网络访问时，网络监控系统能够根据系统安全策略作出反应，包括实时报警、事件登录等。

IDS 执行以下安全策略。

网络检测策略：在检测过程中入侵检测系统综合运用多种检测手段，在检测的各个部分使用合适的检测方式，采取基于特征和基于行为的检测，对数据包的特征进行分析，有效发现网络中异常的访问行为和数据包。

安全联动策略：与防火墙安全联动策略类似，通过安全联动策略，使防火墙能够与入侵检测系统进行联动，当入侵检测系统发现攻击行为时，及时通知防火墙，防火墙在接收到信息后动态生成安全规则，将攻击来源进行阻断，从而形成动态的防护体系。

监控管理策略：入侵检测系统提供人性化的控制台，提供初次安装探测器向导、探测器高级配置向导、报表定制向导等，易于用户使用。一站式管理结构，简化了配置流程。强大的日志报表功能，用户可定制查询和报表。

异常报警策略：入侵检测系统通过报警类型的制定，明确哪类事件，通过什么样的方式进行报警，可以选择的方式包括声音、电子邮件、消息以及与防火墙联动。

特征库升级策略：入侵检测系统内置的检测库是决定系统检测能力的关键因素，因此必须进行定期的升级，由于证件管理信息系统与互联网物理隔离，因此必须采用手工升级的办法进行。

日志集中设计：入侵检测系统详细记录了网络中转发的各类访问，对于分析网络的运行状态起着非常重要的作用，因此需要将这些记录统一汇总到日志审计中心。

网络入侵检测系统通过实时侦听网络数据流，寻找网络违规模式和未授权的网络访问尝试。当发现网络违规行为和未授权的网络访问时，网络监控系统能够根据系统安全策略作出反应，包括实时报警、事件登录或执行自定义的安全策略等。

需要说明的是，IDS 是对防火墙非常有必要的附加。入侵检测系统作为网络安全体系的第二道防线，对在防火墙系统阻断攻击失败时，可以最大限度地减少相应的损失。IDS 也可以与防火墙、内网安全管理等安全产品进行联动，实现动态的安全维护。

4.3.5.5.2 满足指标

通过部署入侵检测系统可以满足等级保护三级的指标（表 4-13）。

表 4-13 安全区域边界入侵检测满足指标

整改项	控制类	控制点		指标名称	措施名称	改进动作	改进对象
网络入侵检测	安全区域边界	入侵防范	a	应在关键网络节点处检测、防止或限制从外部发起的网络攻击行为	网络入侵防范外部发起网络攻击	采购部署	网络入侵防范设备
网络入侵检测	安全区域边界	入侵防范	b	应在关键网络节点处检测、防止或限制从内部发起的网络攻击行为	网络入侵防范内部发起网络攻击	采购部署	网络入侵防范设备
网络入侵检测	安全区域边界	入侵防范	c	应采取技术措施对网络行为进行分析,实现对网络攻击特别是新型网络攻击行为的分析	网络攻击分析	攻击分析	网络入侵防范设备
网络入侵检测	安全区域边界	入侵防范	d	当检测到攻击行为时,记录攻击源IP、攻击类型、攻击目标、攻击时间,在发生严重入侵事件时提供报警	网络攻击分析	攻击分析	网络入侵防范设备
网络入侵检测	安全计算环境	入侵防范	f	应能够检测到对重要节点进行入侵的行为,并在发生严重入侵事件时提供报警	网络攻击分析	攻击分析	网络入侵防范设备

4.3.5.6 异常流量管理系统建设

4.3.5.6.1 实施重点

三级系统中安全区域边界入侵防范控制点提出,"应在关键网络节点处检测、防止或限制从外部发起的网络攻击行为;应采取技术措施对网络行为进行分析,实现对网络攻击特别是新型网络攻击行为的分析",常见的抗攻击设备 IPS 入侵防护可以重点解决,然而最早也是最传统的 Dos/DDos 攻击(拒绝服务攻击),却在真正发生的时候起到了破坏性的作用。据统计,DDos 攻击流量经常占到其网络带宽的 50% 以上,导致网络性能下降和重要系统服务受影响,遭受大规模 DDos 攻击时,整个网络甚至中断。在医疗卫生健康行业机构实际网络环境中加入异常流量管理系统后,能有效针对网络中出现的拒绝服务攻击流量进行阻断、过滤和清洗,能够将被保护链路中异常流量所占用带宽降至总拥有带宽的 5% 以下,大大缓解了异常流量造成的不利影响,其针对采用带宽占用、服务处理能力消耗等多种方式的 DDos 攻击进行探测分析,基于已形成的安全基线,在发现有异常流量存在时,实现异常流量过滤并将正常的用户数据回注到主干网中,从而保证网络畅通和正常业务的连续性,尤其是对于医疗机构网上挂号、远程会诊、微信支付等新业务类型,可起到有力的保障作用。

异常流量管理系统可以协同完成全网流量分析、异常流量牵引、DDos攻击流量清洗、可视化监控等功能,帮助大家实时了解网络运行状况,及时发现网络中出现的问题并自动对异常行为作出响应,从而快速清除异常流量造成的危害。其拥有智能参数阈值,对 SYN Flood、UDP Flood、ICMP Flood、IGMP Flood、ACK Flood、DNS Query Flood、Ping Sweep 等流量型攻击,Http Proxy Flood、Http Get Flood、CC Proxy Flood、Connection Exhausted 等连接型攻击和 Smurf、Land-based、Teardrop、Fragment Flood、Red Code 等漏洞型攻击及其他各种常见的攻击行为均可有效识别,并通过内部集成的抗DDos拒绝服务模块、策略模板功能模块、异常流量牵引模块、自动配置功能模块、数据包底层分析模块、IP连接监控模块、账号管理模块实时对攻击流量进行阻断处理,保障业务系统正常运行。

系统可通过局域网连接,配置私网IP对防火墙进行管理,完全的网络隔离提供了强大的安全保障。在配置广域网IP后,系统须使用专用登录器远程控制,所有网络传输数据均使用加密报文,任何数据被截取均无法破译。同时,通常系统会具备日志功能,对所有登录操作均保存存档。

这种系统也支持旁路挂载模式,不需要对其他网络设备进行新的配置,在加入和撤离网络时不改变网络的拓扑结构。具备专用于WEB服务器和DNS服务器防护的抗攻击功能,内置的各种专门的防护插件提供了如高速缓存、宕机保护、防CC攻击等专属功能,彻底解决针对此类应用的攻击行为。

4.3.5.6.2 满足指标

通过部署异常流量管理系统可以满足等级保护三级的指标(表4-14)。

表4-14 安全区域边界异常流量管理系统满足指标

整改项	控制类	控制点		指标名称	措施名称	改进动作	改进对象
异常流量管理系统	安全区域边界	入侵防范	a	应在关键网络节点处检测、防止或限制从外部发起的网络攻击行为	网络入侵防范外部发起网络攻击	采购部署	异常流量管理系统
异常流量管理系统	安全区域边界	入侵防范	b	应在关键网络节点处检测、防止或限制从内部发起的网络攻击行为	网络入侵防范内部发起网络攻击	采购部署	异常流量管理系统
异常流量管理系统	安全区域边界	入侵防范	c	应采取技术措施对网络行为进行分析,实现对网络攻击特别是新型网络攻击行为的分析	网络攻击分析	攻击分析	异常流量管理系统

整改项	控制类	控制点		指标名称	措施名称	改进动作	改进对象
异常流量管理系统	安全区域边界	入侵防范	d	当检测到攻击行为时，记录攻击源IP、攻击类型、攻击目标、攻击时间，在发生严重入侵事件时提供报警	网络攻击分析	攻击分析	异常流量管理系统

4.3.5.7 网关防病毒系统建设

4.3.5.7.1 实施重点

现今，病毒的发展呈现以下趋势：病毒与黑客程序相结合、蠕虫病毒更加泛滥、病毒破坏性更大、制作病毒的方法更简单、病毒传播速度更快、传播渠道更多、病毒感染对象越来越广。斩断传播途径是防止传染病暴发最有效的手段之一，而这种防治手段不仅在传染病防治方面十分有效，在防止计算机病毒扩散方面也起到了同样的效果，因此迫切需要网关型产品在网络层面对病毒予以查杀。

在互联网边界防火墙设备之后部署AV防病毒网关，对夹杂在网络交换数据中的各类网络病毒进行过滤，可以对网络病毒、蠕虫、混合攻击、端口扫描、间谍软件、P2P软件带宽滥用等各种广义病毒进行全面的拦截。阻止病毒通过网络快速扩散，将经网络传播的病毒阻挡在外，可以有效防止病毒从其他区域传播到内部其他安全域中。AV设备的部署截断了病毒通过网络传播的途径，净化了网络流量。

AV防病毒功能执行以下安全策略。

病毒过滤策略：病毒过滤网关对SMTP、POP3、IMAP、Http和FTP等应用协议进行病毒扫描和过滤，通过恶意代码特征过滤，对病毒、木马、蠕虫以及移动代码进行过滤、清除和隔离，有效防止可能的病毒威胁，将病毒阻断在敏感数据处理区域之外。

恶意代码防护策略：病毒过滤网关支持对数据内容进行检查，可以采用关键字过滤，URL过滤等方式来阻止非法数据进入敏感数据处理区域，同时支持对Java等小程序进行过滤等，防止可能的恶意代码进入敏感数据处理区；此外，防火墙也支持对移动代码，如Vbscript、JAVA script、ActiveX、Applet的过滤，能够防范利用上述代码编写的恶意脚本。

蠕虫防范策略：病毒过滤网关可以实时检测到日益泛滥的蠕虫攻击，并对其进行实时阻断，从而有效防止信息网络因遭受蠕虫攻击而陷于瘫痪。

病毒库升级策略：病毒过滤网关支持自动和手动两种升级方式，在自动方式下，系统可自动到互联网上的厂家网站搜索最新的病毒库和病毒引擎，进行及时的升级。

日志策略：防病毒网关提供完整的病毒日志、访问日志和系统日志等记录，这些记录能够被部署在三级计算环境中的日志审计系统收集。

部署的 AV 防病毒网关应特别注意设备性能，产品必须具备良好的体系架构保证性能，能够灵活地进行网络部署。同时为达到最佳防毒效果，病毒网关设备和桌面防病毒软件应为不同的厂家产品，两类病毒防护产品共同组成立体病毒防护体系；同时为能达到最好的防护效果，病毒库及时升级至最新版本至关重要。应对病毒库升级进行准确配置，保证及时更新病毒库。

4.3.5.7.2 满足指标

通过部署网关防毒可以满足等级保护三级的指标（表 4-15）。

表 4-15 安全区域边界网关防病毒满足指标

整改项	控制类	控制点		指标名称	措施名称	改进动作	改进对象
网关防病毒	安全区域边界	恶意代码防范	a	应在关键网络节点处对恶意代码进行检测和清除，并维护恶意代码防护机制的升级和更新	网关防病毒设备采购与部署	采购部署并配置防病毒功能	网关防病毒设备
网关防病毒	安全区域边界	恶意代码防范	b	应在关键网络节点处对垃圾邮件进行检测和清除，并维护垃圾邮件防护机制的升级和更新	网关防病毒代码库与引擎更新	安全产品配置	网关防病毒新系统

4.3.5.8 恶意代码防护系统建设

4.3.5.8.1 实施重点

针对病毒的风险，重点是将病毒消灭或封堵在终端及服务器上。建议在所有的业务服务器和所有终端上部署网络防病毒系统，加强终端主机与服务器系统的病毒防护能力并及时升级恶意代码软件版本以及恶意代码库，同时终端病毒库和防病毒网关的病毒库进行异构设计，使得防护效果最大化。捍卫主机及服务器免受病毒、特洛伊木马和其他恶意程序的侵袭，不让其有机会透过文件及数据的分享进而散布到整个用户的网络环境，提供完整的病毒扫描防护功能；建议核心业务系统（第三级系统）部署分布式防病毒系统。对系统平台下（Windows 及 Linux 等）进行完整病毒查杀。

在医疗业务系统（定级系统）中的各服务器和客户端上部署防病毒客户端，由总部建立一级管理中心，分部核心业务系统（第三级系统）建立二级中心，统一从总部系统病毒库分发中心获取系统病毒库信息，并自动下载病毒库到服务器。服务器根据策略将病毒库分发至各客户端，客户端完成病毒库的安装过程。

杀毒软件网络版产品由以下几部分组成：系统中心、管理员控制台、杀毒软件服务器端、杀毒软件客户端。

通过对核心业务系统（第三级系统）网络建立统一的整体网络病毒防范体系，在网络内部建立统一的病毒防范策略，从而对整个网络达到以下病毒防范效果。

一是建立防病毒中央控管系统。可以通过病毒监控管理中心（系统中心）对网络内的服务器、客户机进行远程策略设置、病毒查杀、远程安装等各种管理操作，实现跨地区、跨平台的网络防毒系统实施统一管理和监控。

二是网络内总体安全概要分析。通过管理控制台全面直观地展现整个网络中的安全情况：网络内存在哪些病毒，哪些客户端存在病毒，客户端的升级情况和比例，防病毒系统的运行情况（系统中心升级情况，日志记录是否超大，授权数是否超出），并针对这些分析给出指导性的操作建议。让网络管理员能够轻松地掌握网络中的总体安全情况并及时调整防毒策略。

三是实时监控客户端防毒状况。网络管理员在管理控制台上能实时地查看到每个客户端的信息，如扫描状态、实时监控的状态、主动防御的状态、版本信息、感染了哪些病毒，根据上述信息，管理员可实时跟踪到每一个客户端的防毒状况，以便做出应对措施。

四是支持集中的病毒报警和报告。在管理服务器上能够方便地查看全部范围（或组范围）的病毒报警和报告，包括感染节点的主机名、IP地址、病毒名称、清除情况、被感染文件的路径等。

五是快速响应。建立及时、快速的病毒响应、处理机制，能够迅速抑制病毒在网络中的传播。从发现病毒及病毒行为到上报控制台报警信息更迅速，能够快速地定位病毒来源、病毒名称，以便网络管理员能够迅速觉察并进行处理。

六是统一的自动升级。面对当前病毒的种类层出不穷、病毒危害日益严重的形势，能够快速、及时、准确地查杀新型病毒及其变种，才是抑制病毒肆意妄为的有效手段。这就需要防病毒软件的病毒库能够及时地升级。

核心业务系统（第三级系统）网络中的系统中心具有智能升级功能，在允许连接外网的情况下能够快速地从外网的升级服务器获得每天不少于三次的病毒库升级，并可以根据策略分组、分时段进行升级。系统的统一自动升级不仅针对病毒库，对系统的控制台和所有客户端同样能够进行升级，甚至是跨版本的升级，从而极大地省去了重新安装新版本客户端及服务器的烦恼。

七是主动防御更可靠。当前病毒发展的趋势是病毒日益更新、变种层出不穷。通过传统的单纯依靠病毒分析、特征码查杀这种带有滞后性的手段明显不能有效地保障核心业务系统（第三级系统）的网络及终端日常应用的安全，所以主动防御的功能可谓是千呼万唤始出来。主动防御模块采用三层防御的体系，加入了文件访问控制、进程启用控制、注册表访问控制等功能，配合传统监控层及行为分析判定规则，使对未知病毒的查杀成为可能。

八是客户端防病毒策略强制保护。可以给网络内所有的服务器、客户机设置密码保护，防止内部用户修改防毒策略或删除杀毒客户端程序。

九是多层次的整体病毒防范。对核心业务系统（第三级系统）网络系统内的各种不同操作系统的服务器、邮件/群件系统、服务器机群、客户机进行多层次、全方位的病毒监控防范，监视所有病毒可能的来源途径，如 Internet、网络驱动器、网络共享、移动存储设备、光盘、软盘和 E-mail 等，彻底地斩断病毒在服务器、客户机内的寄生及传播。

4.3.5.8.2 满足指标

通过部署恶意代码防护解决方案可以满足等级保护三级的指标（表 4-16）。

表 4-16 安全计算环境恶意代码防护满足指标

整改项	控制类	控制点	指标名称	措施名称	改进动作	改进对象
病毒防护系统	安全计算环境	恶意代码防范	应采用免受恶意代码攻击的技术措施或主动免疫可信验证机制及时识别入侵和病毒行为，并将其有效阻断	采用免受恶意代码攻击的技术措施或主动免疫可信计算检验机制	安全机制	主机与终端防病毒软件

4.3.5.9 高级威胁检测 APT 系统建设

4.3.5.9.1 实施重点

在三级系统中安全区域边界入侵防范控制点提出，"应在关键网络节点处检测、防止或限制从外部发起的网络攻击行为；应采取技术措施对网络行为进行分析，实现对网络攻击特别是新型网络攻击行为的分析"。

不得不承认，网络的发展带来了各种各样的安全问题，尤其是近几年来，网络中蠕虫病毒、垃圾邮件肆虐、攻击工具泛滥、木马后门无孔不入、拒绝服务司空见惯，黑客的攻击行为也正在不断升级，他们已经不局限于传统的攻击工具利用上，正逐步向 0-day 漏洞利用、嵌套式攻击、木马潜伏植入等更高级的攻击形态变化，这些以行为本身为主导的黑客攻击行为，掺杂了大量的人工智能、躲避手段、情报手段、社会工程等多维度的变化，这无疑给我们的公共卫生和医疗机构带来了极大的麻烦。

在刚刚过去的这几年间，被媒体披露出来的知名黑客攻击不胜枚举，一些专业级黑客组织还在不断对我国的各级政府部门、行业组织和企业单位发起攻势，这些攻击有一部分就是新型网络攻击行为——APT 攻击（高级持续性威胁，Advanced Persistent Threat）。APT 攻击的杀伤力，不仅通过网络跳转窃取网络内部的敏感信息，而且这类攻击难以被发现,甚至控制或破坏整个网络,它的破坏性无疑是强悍的。

APT攻击的特殊性在于攻击的潜伏时间长,驻留在隐秘的网络中发现困难,爆发后的破坏力很大。这些重大的APT安全事件,从震网到微软Office逻辑漏洞,都是在被媒体披露后才浮出水面。《一起针对中国政府机构的APT攻击事件详细分析报告》指出,2015年6月11日,我们成功截获一起针对中国政府机构的APT攻击事件,利用BlackFox黑狐木马直接下载成功,实现C&C攻击,篡改svchost.exe进程等系列手法。

APT攻击之所以称为高级持续性威胁,是因为攻击本身复杂多维度,手段变化多样,且让传统的网络安全设备,诸如防火墙、入侵检测、入侵防御、上网行为管理等设备难以招架,所谓术业有专攻,APT攻击防护在应对新型网络攻击方面具有绝对优势。

边界防护的防火墙(Firewall)和入侵防御系统(NIPS)应对APT攻击的局限性:这两类安全设备主要采用访问控制手段,针对网络中数据包进行过滤,当发现符合特征的可疑数据包时及时拦截报警,但在APT攻击中,主要采用的是复合文档类文件结合行为嵌套,是介于2层到7层的威胁,因此,这类边界防护的设备存在一定的劣势。即便我们在市场上能看到需要运用防病毒功能、应用控制功能、流量控制功能等在内容层上做检测的安全设备,依然对嵌套式攻击的防护能力捉襟见肘。

基于网络检测的入侵检测(NIDS)应对APT攻击的局限性:入侵检测系统是基于已知特征码进行数据包检测的,但对于漏洞利用无法检测,尤其当APT攻击中用到的各种未知0-day攻击时,存在"未知检测"的一块短板,加上Office文件、PDF文件等文档类文件均需要采用内容还原的措施,存在"还原有效性"和耗费系统资源过多的难题,加上这类文件往往都有自己特有的格式,或采用加密格式、压缩格式,这使得检测有效性大为降低。攻击代码又往往在解密或解压缩之后的数据里,入侵检测系统在扫描网络数据包的时候不对这些特定格式的文件进行一一解析,也就无法检测出APT攻击。

专业防病毒网关(AV)针对APT攻击的局限性:专业防病毒网关(AV)的确对文件格式识别、文件预处理等技术手段有内容解析的效果,它们发现病毒后,主要采用特征匹配(包括已知精确特征、家族特征、启发式特征)的处置手段也是典型的处理模式。但就APT攻击的特点而言,恶意样本很容易将它们一一击破或者绕过。仍以CVE-2014-4114漏洞样本为例,从第三方杀毒软件集合引擎扫描结果中可以看到,主流防病毒厂商的杀毒软件和防病毒网关报警情况,在针对0-day漏洞样本面前基本无能为力。

它针对恶意代码等未知威胁具有细粒度检测效果,可实现包括对未知恶意代码检查、嵌套式攻击检测、木马蠕虫病毒识别、隐秘通道检测等多类型未知漏洞(0-day)利用行为的检测。

APT检测像入侵检测系统一样，具有实时检测、报警和动态响应等功能，还能够很好地帮助网络管理员对特定威胁、未知威胁、恶意代码、隐秘通道、嵌套攻击等进行深度识别，找到网络中可能存在的隐患。所以在医疗卫生健康行业机构中选择APT防御，应该从以下几个方面做选型考虑：是否能够准确地检测出APT的入侵行为，即检测精度；针对APT的检测性能如何；检测所采用的技术手段是否完善；管理能力是否做到易管理、易配置，操作简单；检测设备是否采用了专业的硬件设备；检测设备是否具有良好的自身安全性，不易遭受攻击；检测设备是否具有丰富的响应能力，报警的准确率高，误报和漏报率低；检测设备是否具有能够满足不同网络规模的检测需求；检测设备是否具有与其他网络安全设备联动的能力。

4.3.5.9.2 满足指标

通过部署恶意代码防护解决方案可以满足等级保护三级的指标（表4-17）。

表4-17 安全区域边界高级持续威胁APT检测满足指标

整改项	控制类	控制点		指标名称	措施名称	改进动作	改进对象
高级持续威胁APT检测系统	安全区域边界	入侵防范	a	应在关键网络节点处检测、防止或限制从外部发起的网络攻击行为	网络入侵防范外部发起网络攻击	采购部署	高级持续威胁APT检测系统
高级持续威胁APT检测系统	安全区域边界	入侵防范	b	应在关键网络节点处检测、防止或限制从内部发起的网络攻击行为	网络入侵防范内部发起网络攻击	采购部署	高级持续威胁APT检测系统
高级持续威胁APT检测系统	安全区域边界	入侵防范	c	应采取技术措施对网络行为进行分析，实现对网络攻击特别是新型网络攻击行为的分析	网络攻击分析	攻击分析	高级持续威胁APT检测系统
高级持续威胁APT检测系统	安全区域边界	入侵防范	d	当检测到攻击行为时，记录攻击源IP、攻击类型、攻击目标、攻击时间，在发生严重入侵事件时提供报警	网络攻击分析	攻击分析	高级持续威胁APT检测系统
高级持续威胁APT检测系统	安全计算环境	入侵防范	f	应能够检测到对重要节点进行入侵的行为，并在发生严重入侵事件时提供报警	网络攻击分析	攻击分析	高级持续威胁APT检测系统

4.3.5.10 WEB应用安全防护系统建设

4.3.5.10.1 实施重点

具有等级保护三级系统的机构中，如规划了互联网DMZ区域，承载在WWW、

FTP、网上预约挂号等外部应用，特别是 WEB 应用面临着上述一系列威胁，因此需要专业的 WAF（WEB 应用防火墙）抵御针对 WEB 的各类攻击行为。

WEB 应用安全防护。WAF 需要防护基于 Http/HttpS/FTP 协议的蠕虫攻击、木马后门、CGI 扫描、间谍软件、灰色软件、网络钓鱼、漏洞扫描、SQL 注入攻击及 XSS 攻击等常见的 WEB 攻击。

应用层 Dos 攻击防护。WAF 需要防护带宽及资源耗尽型拒绝服务攻击。XML Dos 攻击防护是对 Http 请求中的 XML 数据流进行合规检查，防止非法用户通过构造异常的 XML 文档对 WEB 服务器进行 Dos 攻击。

WEB 虚拟服务。通过部署 WAF 来管理多个独立的 WEB 应用，各 WEB 应用可采用不同的安全策略，可在不修改用户网络架构的情况下增加新的应用，为多元化的 WEB 业务运营机构提供显著的运营优势与便利条件。

WEB 请求信息的安全过滤。针对 Http 请求，WAF 能够针对请求信息中的请求头长度、Cookie 个数、Http 协议参数个数、协议参数值长度、协议参数名长度等进行限制。对于检测出的不合规请求，允许进行丢弃或返回错误页面处理。

WEB 敏感信息防泄露。WAF 应内置敏感信息泄露防护策略，可以灵活定义 Http 错误时返回的默认页面，避免因为 WEB 服务异常而导致的敏感信息（如 WEB 服务器操作系统类型、WEB 服务器类型、WEB 错误页面信息、银行卡卡号等）的泄露。

Cookie 防篡改。WAF 产品通常能够针对 Cookie 进行签名保护，避免 Cookie 在明文传输过程中被篡改。用户可指定需要重点保护的 Cookie，对于检测出的不符合签名的请求，允许进行丢弃或删除 Cookie 处理，同时记录相应日志。

网页防篡改。WAF 产品可按照网页篡改事件发生的时序，事中，实时过滤 Http 请求中混杂的网页篡改攻击流量（如 SQL 注入、XSS 攻击等）；事后，自动监控网站所有需保护页面的完整性，检测到网页被篡改，第一时间对管理员进行告警，对外仍显示篡改前的正常页面，用户可正常访问网站。

WEB 业务的连续性。作为串行安全防护设备，WAF 需要考虑 WEB 系统业务连续性保障措施，以有效避免单点故障。

采用 WAF 系统，可以起到如下效果。

一是保障网络的可用性：以降低网络故障、网络攻击、不合规网络协议传输对 WEB 应用的影响为目标，主要包含网络访问控制、代理模式部署、协议合规、应用层 Dos 防护等功能。

二是保障 WEB 应用的安全性：以 WEB 安全防护为主要目标，主要包含 Http/HttpS 应用防护、WEB 请求信息限制、WEB 敏感信息防护、Cookie 防篡改、网页防篡改、WEB 应用防护事件库升级等功能。

三是保障 WEB 应用的快速访问：以 WEB 应用交付为主要目标，主要包含 SSL 卸载、多服务器负载均衡、WEB 服务器访问质量监控等功能。

4.3.5.10.2 满足指标

通过部署 WEB 应用防护系统可以满足等级保护三级的指标（表 4-18）。

表 4-18 安全区域边界 WEB 应用防护系统满足指标

整改项	控制类	控制点		指标名称	措施名称	改进动作	改进对象
WAF	安全区域边界	入侵防范	a	应在关键网络节点处检测、防止或限制从外部发起的网络攻击行为	网络入侵防范设备采购与部署	网络入侵防范外部发起网络攻击	采购部署
WAF	安全区域边界	入侵防范	b	应在关键网络节点处检测、防止或限制从内部发起的网络攻击行为	网络入侵防范设备配置	网络入侵防范内部发起网络攻击	采购部署
WAF	安全区域边界	入侵防范	c	应采取技术措施对网络行为进行分析，实现对网络攻击特别是新型网络攻击行为的分析	网络入侵防范设备配置	网络攻击分析	攻击分析
WAF	安全区域边界	入侵防范	d	当检测到攻击行为时，记录攻击源 IP、攻击类型、攻击目标、攻击时间，在发生严重入侵事件时提供报警	网络入侵防范设备配置	网络入侵防范外部发起网络攻击	采购部署

4.3.5.11 网页防篡改系统建设

4.3.5.11.1 实施重点

当今的医疗卫生健康行业机构网络环境中，以医疗机构为例，医院网上挂号等网页系统文件需要被公众访问暴露于网络上，因此容易成为黑客的攻击目标。虽然已有防火墙等安全防范手段，但现代操作系统的复杂性和多样性导致系统漏洞层出不穷、防不胜防，黑客入侵和篡改页面的事件时有发生。网页篡改攻击事件具有以下特点：篡改网站页面传播速度快、阅读人群多、复制容易、事后消除影响难、预先检查和实时防范较难、网络环境复杂难以追查责任。另外，攻击工具泛滥且向智能自动化趋势发展。据不完全统计，我国 98% 以上的站点都受到过不同程度的黑客攻击，攻击形式繁多，网站的安全防范日益成为大家关注的焦点，尤其是现代化的医院网站最易成为攻击目标。网页防篡改系统可以通过服务器文件底层驱动技术，对保护的对象（静态网页、执行脚本、二进制文件）实时保护，并监测其属性，一旦发现更改，实时启动自动恢复功能，并实时通知管理控制台，彻底地保证了网页内容不被篡改。

通常该系统包含三个部分——监控代理、集中管理中心和管理控制台，各部分功能如下。

监控代理（Monitor Client）安装在 WEB 站点服务器上，安装完后后台自动运行，无界面，主要用于监控站点攻击状态，执行管理中心所配置的策略，有效阻止各类篡改攻击。

集中管理中心（Center Server）建议部署在独立 PC 服务器上，若所管理的 WEB 服务器数量较少，也可以同时部署在管理客户端；主要用于用户管理、策略下发、日志监控以及发布各监控代理安全策略；此程序以后台服务模式运行上，无程序界面。

管理控制台（Console）部署在网管员任意一台计算机上，主要用于登录管理中心服务器进行管理。

4.3.5.11.2 满足指标

通过部署网页防篡改系统可以满足等级保护三级的指标（表 4-19）。

表 4-19 安全计算环境网页防篡改系统满足指标

整改项	控制类	控制点		指标名称	措施名称	改进动作	改进对象
网页防篡改系统	安全计算环境	可信验证	a	可基于可信根对通信设备的系统引导程序、系统程序、重要配置参数和通信应用程序等进行可信验证，并在应用程序的关键执行环节进行动态可信验证，在检测到其可信性受到破坏后进行报警，并将验证结果形成审计记录送至安全管理中心	网页防篡改系统采购与部署	网页防篡改	网页防篡改系统采购部署
网页防篡改系统	安全计算环境	入侵防范	a	应遵循最小安装的原则，仅安装需要的组件和应用程序	网页防篡改设备配置	网页防篡改	采购部署
网页防篡改系统	安全计算环境	入侵防范	b	应关闭不需要的系统服务、默认共享和高危端口	网页防篡改设备配置	网页防篡改	采购部署

续表

整改项	控制类	控制点		指标名称	措施名称	改进动作	改进对象
网页防篡改系统	安全计算环境	入侵防范	d	应提供数据有效性检验功能，保证通过人机接口输入或通过通信接口输入的内容符合系统设定要求	网页防篡改设备配置	网页防篡改	采购部署
网页防篡改系统	安全计算环境	数据完整性	a	应采用校验技术和密码技术保证重要数据在传输过程中的完整性，包括但不限于鉴别数据、重要业务数据、重要审计数据、重要配置数据、重要视频数据和重要个人信息等	网页防篡改设备配置	网页防篡改	采购部署
网页防篡改系统	安全计算环境	数据完整性	b	应采用校验技术和密码技术保证重要数据在存储过程中的完整性，包括但不限于鉴别数据、重要业务数据、重要审计数据、重要配置数据、重要视频数据和重要个人信息等	网页防篡改设备配置	网页防篡改	采购部署

4.3.5.12 网络安全审计系统建设

4.3.5.12.1 实施重点

信息系统的快速发展和网络安全管理问题的矛盾日益凸显，如何有效监控第三级系统、医疗卫生健康行业核心业务系统网络资源的使用和敏感信息的传播，准确掌握网络系统的安全状态，及时发现违反安全策略的事件并实时告警、记录，同时进行安全事件定位分析，事后追查取证，满足合规性审计要求，是迫切需要解决的问题。具体表现有以下几种。

等级保护：安全等级保护技术要求，在确立为第二级（指导保护级）及以上级的信息系统中必须建立并保存各种访问日志。

2005年11月23日，公安部颁布的《互联网安全保护技术措施规定》(第82号令）要求，"记录并留存用户访问的互联网地址或域名""在公共信息服务中发现、停止传输违法信息，并保留相关记录，能够记录并留存发布的信息内容及发布时间""电子邮件或者短信息""应当具有至少保存六十天记录备份的功能"。

《网络安全法》第二十一条规定："国家实行网络安全等级保护制度。网络运营者应当按照网络安全等级保护制度的要求，履行下列安全保护义务……（二）采取防范计算机病毒和网络攻击、网络侵入等危害网络安全行为的技术措施；（三）采取监测、记录网络运行状态、网络安全事件的技术措施，并按照规定留存相关的网络日志不少于六个月；（四）采取数据分类、重要数据备份和加密等措施（数据安全）。"

网络安全审计系统主要用于监视并记录网络中的各类操作，侦查系统中存在的现有和潜在的威胁，实时地综合分析出网络中发生的安全事件，包括各种外部事件和内部事件。主要涉及两类审计：第一是互联网行为审计，用于审计内部用户的上网行为；第二是数据库审计，对所有数据库的访问操作行为进行审计，特别是在医院的防统方领域，数据库审计可用于网络取证。

网络的数据采集有基于旁路监听、网关/网桥或在被监控机器中安装 AGENT 三种方式。其中基于网关/网桥的设备需要改变原有网络结构，接入设备有可能成为整个网络的单点故障点。而在被监控机器中安装 AGENT 的方法也会增加被监控主机的不稳定性，并且会占用一定的机器资源，减慢被监控机器的运行速度，同时部署升级等的维护工作量也很大。基于旁路监听的技术，安装后完全不影响原有的网络运行，也不会成为单点故障，而且部署极为方便，只要简单地安装在网络口的交换机镜像口或是共享 HUB 上。因此，在网络的核心交换机处旁挂部署网络审计系统，部署方式类似入侵检测系统（IDS），形成对全网网络数据的流量监测并进行相应安全审计，同时和其他网络安全设备共同为集中安全管理提供监控数据用于分析及检测。

部署的审计系统实现以下策略。

日志集中管理策略：收集信息系统中各种网络设备、系统的日志信息，包括设备运行状况、网络流量、用户行为等信息，进行统一集中存储。

审计分析集中展示策略：提供多样、灵活的日志信息查询，包括事件的日期和时间、用户、事件类型、事件结果等条件进行查询，并把不同设备及平台的事件关联起来，帮助管理员实现更加全面、深入地分析事件。支持将事件进行详尽的分析及统计的基础上支持丰富的报表，实现分析结果的可视化。

多种网络设备的日志收集：系统全面支持安全设备（如防火墙、IDS、AV 等）、网络设备（如 router、switch）等多种产品及系统的日志数据的采集和分析。

自身安全策略：用户分级管理，严格限制各级用户的管理权限，同时对超级用户数量进行限制，密码采用强密码机制，避免管理用户的职权滥用。设置数据库的备份策略，定期备份导出数据，并且进行数据库上限及报警上限，避免数据库信息的不预期删除、覆盖和修改。

4.3.5.12.2 满足指标

通过部署网络安全审计可以满足等级保护三级的指标（表 4-20）。

表 4-20 网络安全审计满足指标

整改项	控制类	控制点		指标名称	措施名称	改进动作	改进对象
网络安全审计	安全区域边界	安全审计	a	应在网络边界、重要网络节点进行安全审计,审计覆盖每个用户,对重要的用户行为和重要安全事件进行审计	网络审计设备采购与部署	采购部署	网络审计安全管理系统
网络安全审计	安全区域边界	安全审计	b	审计记录应包括事件的日期和时间、用户、事件类型、事件是否成功及其他与审计相关的信息	审计数据记录要求	网络审计功能配置	网络审计
网络安全审计	安全区域边界	安全审计	c	应对审计记录进行保护,定期备份,避免受到未预期的删除、修改或覆盖等	审计记录保护	网络审计功能配置	网络审计
网络安全审计	安全区域边界	安全审计	d	应能对远程访问的用户行为、访问互联网的用户行为等单独进行行为审计和数据分析	行为审计和数据分析	网络审计功能配置	网络审计

4.3.5.13 数据库审计/防统方系统建设

4.3.5.13.1 实施重点

医疗卫生健康行业数据库系统日益复杂,由内部员工违规操作导致的安全问题变得日益突出。防火墙、防病毒、入侵检测系统等常规的安全产品可以解决一部分安全问题,但对于内部人员的违规操作无能为力。根据最新统计资料,对单位造成严重攻击中的 70% 来自组织里的内部人员;同时在医疗机构发展的过程中,因为战略定位和人力等诸多原因,越来越多地将非核心业务外包给设备商或者其他专业代维公司。如何有效地监视设备厂商和代维人员的操作行为,并进行严格的审计是医疗机构面临的一个关键问题。一般来说,我们是从各种系统日志里面发现是否有入侵后留下来的"蛛丝马迹"来判断是否发生过安全事件。但是,系统是在经历了大量的操作和变化后,才逐渐变得不安全。从系统变更的角度来看,网络审计日志比系统日志在定位系统安全问题上更可信(如系统的最高权限用户 root/Administrators 等长期以来一直处于不可管理的状态)。审计数据库不是一项简单工作,数据库系统服务于各有不同权限的大量用户,支持高事务处理率,还必须满足苛刻的服务水平要求。商业数据库软件内建的审计能力不能满足独立性的基本要求,还会降低数据库性能并增加管理费用。

随着信息技术在各类医疗机构大行其道之时,也给各医疗机构各信息系统的技术管理提出了更高的要求。虽然各医院采取了许多措施加强对医院信息系统的管理,但由于多方面的原因，医院已成为医药购销领域商业贿赂的重点。特别是在医疗卫生健康行业的药品、器械销售竞争日益激烈的大背景下，医药厂商采用不正当的技术手段渗透到医疗卫生健康行业中来，一些医院内部工作人员与医药营销人员内外勾结，私自进行处方统计，并将统计数据作为发放回扣的依据。这种行为不仅严重干扰了正常的医疗秩序，而且增加了患者的经济负担，不利于和谐医患关系的建设，阻碍了医疗卫生事业的改革和发展。从已发生的商业贿赂案件来看，医药代表通过医院信息科工作人员或运维人员的"统方"来掌握某个药品医生每个月的实际处方量，是"统方"主要渠道。

防统方专用系统（统方审计系统）是一款专门针对医疗行业非法"统方"行为进行甄别记录的数据库审计产品。系统不但可以发现用户操作 HIS 数据库进行"统方"的行为，还可以对业务运维操作行为进行细粒度的合规性审计和管理。系统通过对各种网络行为进行解析、分析、记录、汇报，可以帮助医疗行业用户对"统方"行为进行监控与审计，从"统方"的事前规划预防、事中实时监视、事后日志报告、事件追踪溯源等多角度、多方位对"统方"行为进行管理，从而加强医院监管，进而完善业务系统的安全防范体系，遏制医疗腐败事件的发生。防统方系统建设是目前最有效的解决手段，通过威慑降低"统方"行为，通过记录审查找到"统方"源头，从根本上满足现有信息系统状况下的"防统方"需求。医疗卫生机构有使用医院信息管理系统的，应对系统中"统方"功能进行全面排查，对需要采取身份认证等安全与保密措施的要尽快完善，对所有"统方"功能和相应的查询统计功能要保留使用痕迹，确保凡是进行过"统方"或查询过相应数据的人员都有据可查。

整改中通过部署防统方系统或数据库审计系统可以做到以下几点。

行为监控：全面监控所有"统方"行为，包括通过 HIS 系统"统方"、直接访问数据库、利用存储过程等各种手段。

特征分析：根据 HIS 系统的特点自动分析"统方"特征，无须人工干预即可完成"统方"及疑似"统方"行为的识别。

日志展示：将统方操作日志以中文形式描述，直观展示操作内容。

"统方"事件告警：发现"统方"行为，通过界面告警、短信、邮件等方式在第一时间向相关人员发送告警通知，使"统方"行为能及时被发现和处理。

"统方"行为阻断：根据预先设定的策略，对"统方"操作进行会话级阻断，阻止"统方"数据被违规获取。

"统方"策略设置：实现正常业务处方统计人员操作不纳入违规"统方"范畴。

"统方"内容记录：全面记录"统方"行为，包括"统方"人员账号、"统方"时间、"统方"药品、"统方"结果等。

"统方"人员定位：将"统方"人员的身份信息（账号、终端电脑、科室房间等）

与"统方"操作进行关联,实现"统方"人员的定位。

"统方"追查取证:实现"统方"行为的事前发现响应、事后追查取证功能,包括"统方"操作取证、"统方"结果取证等。

4.3.5.13.2 满足指标

通过部署数据库审计/防统方系统可以满足等级保护三级的指标(表4-21)。

表4-21 数据库审计/防统方系统满足指标

整改项	控制类	控制点		指标名称	措施名称	改进动作	改进对象
数据库审计/防统方系统	安全区域边界	安全审计	a	应在网络边界、重要网络节点进行安全审计,审计覆盖每个用户,对重要的用户行为和重要安全事件进行审计	网络审计设备采购与部署	采购部署	数据库审计/防统方系统
数据库审计/防统方系统	安全区域边界	安全审计	b	审计记录应包括事件的日期和时间、用户、事件类型、事件是否成功及其他与审计相关的信息	审计数据记录要求	审计功能配置	数据库审计/防统方系统
数据库审计/防统方系统	安全区域边界	安全审计	c	应对审计记录进行保护,定期备份,避免受到未预期的删除、修改或覆盖等	审计记录保护	审计功能配置	数据库审计/防统方系统
数据库审计/防统方系统	安全区域边界	安全审计	d	应能对远程访问的用户行为、访问互联网的用户行为等单独进行行为审计和数据分析	行为审计和数据分析	审计功能配置	数据库审计/防统方系统

4.3.5.14 安全运维审计系统建设

4.3.5.14.1 实施重点

随着医疗卫生信息化进程不断深入,公共卫生系统以及医院业务应用系统变得日益复杂,由内部员工违规操作导致的安全问题变得日益突出。防火墙、防病毒、入侵检测系统等常规的安全产品可以解决一部分安全问题,但对于内部人员的违规操作无能为力。同时在发展的过程中,因为战略定位和人力等诸多原因,会越来越多地将非核心业务外包给设备商或者其他专业代维公司。如何有效地监控设备厂商和代维人员的操作行为,并进行严格的审计是医疗机构面临的一个关键问题。严格的规章制度只能约束一部分人的行为,只有通过严格的权限控制和操作审计才能确保安全管理制度的有效执行。同时因为种种历史遗留问题,并不是所有的信息系统都有严格的身份认证和权限划分,权限划分混乱,高权限账号(如root账号)共用等问题一直困扰着医疗机构网络管理人员，高权限账号往往掌握着数据库和业务系统的命脉，任何一个操作都可能导致数据的修改和泄露，最高权限的滥用让运维安全变得更加脆弱，也让责任划分和威胁追踪变得更加困难。

无论是内部运维人员还是第三方代维人员，基于传统的维护方式，都是直接采用系统账号完成系统级别的认证即可进行维护操作。随着系统的不断庞大，运维人员与系统账号之间的交叉关系越来越复杂，一个账号多个人同时使用，是多对一的关系，账号不具有唯一性，系统账号的密码策略很难执行，密码修改要通知所有知道这个账号的人，如果有人离职或部门调动，密码需要立即修改，如果密码泄露无法追查，如果有误操作或者恶意操作，无法追查到责任人。网络管理员也总是试图定义各种操作条例来规范内部员工的网络访问行为，但是除了在造成恶性后果后追查责任人，没有更好的方式来限制员工的合规操作。而事后追查只能是亡羊补牢，损失已经造成。

安全运维审计系统——运维安全网关是针对运维操作进行控制和审计的管控系统。该系统对整个运维过程从事前预防、事中控制和事后审计进行全程参与。

事前预防：建立"自然人—资源—资源账号"关系，实现统一认证和授权。

事中控制：建立"自然人—操作—资源"关系，实现操作审计和控制。

事后审计：建立"自然人—资源—审计日志"关系，实现事后溯源和责任界定。

在等级保护三级系统安全区域边界的安全审计控制项中提出，"应在网络边界、重要网络节点进行安全审计，审计覆盖每个用户，对重要的用户行为和重要安全事件进行审计；审计记录应包括事件的日期和时间、用户、事件类型、事件是否成功及其他与审计相关的信息；应对审计记录进行保护，定期备份，避免受到未预期的删除、修改或覆盖等；应能对远程访问的用户行为、访问互联网的用户行为等单独进行行为审计和数据分析"。在安全计算环境的安全审计控制项中提出，"应启用安全审计功能，审计覆盖每个用户，对重要的用户行为和重要安全事件进行审计；审计记录应包括事件的日期和时间、用户、事件类型、事件是否成功及其他与审计相关的信息；应对审计进程进行保护，防止未经授权的中断；应对审计记录进行保护，定期备份，避免受到未预期的删除、修改或覆盖等"。

运维安全网关能够对运维人员维护过程进行全面跟踪、控制、记录、回放；支持细粒度配置运维人员的访问权限，实时阻断违规、越权的访问行为，同时提供维护人员操作的全过程的记录与报告；系统支持对加密与图形协议进行审计，消除了传统行为审计系统中的审计盲点，是医疗卫生健康行业系统内部控制和等级保护建设最有力的支撑平台之一。

4.3.5.14.2 满足指标

通过部署安全运维审计可以满足等级保护三级的指标（表4-22）。

表 4-22 安全运维审计满足指标

整改项	控制类	控制点		指标名称	措施名称	改进动作	改进对象
安全运维审计	安全区域边界	安全审计	a	应在网络边界、重要网络节点进行安全审计,审计覆盖每个用户,对重要的用户行为和重要安全事件进行审计	网络审计设备采购与部署	采购部署	安全运维审计
安全运维审计	安全区域边界	安全审计	b	审计记录应包括事件的日期和时间、用户、事件类型、事件是否成功及其他与审计相关的信息	审计数据记录要求	审计功能配置	安全运维审计
安全运维审计	安全区域边界	安全审计	c	应对审计记录进行保护,定期备份,避免受到未预期的删除、修改或覆盖等	审计记录保护	审计功能配置	安全运维审计
安全运维审计	安全区域边界	安全审计	d	应能对远程访问的用户行为、访问互联网的用户行为等单独进行行为审计和数据分析	行为审计和数据分析	审计功能配置	安全运维审计

4.3.5.15 日志审计系统建设

4.3.5.15.1 实施重点

在等级保护三级系统安全区域边界的安全审计控制项中提出,"应对审计记录进行保护,定期备份,避免受到未预期的删除、修改或覆盖等;应能对远程访问的用户行为、访问互联网的用户行为等单独进行行为审计和数据分析"。在安全计算环境的安全审计控制项中提出,"应启用安全审计功能,审计覆盖每个用户,对重要的用户行为和重要安全事件进行审计;审计记录应包括事件的日期和时间、用户、事件类型、事件是否成功及其他与审计相关的信息;应对审计进程进行保护,防止未经授权的中断;应对审计记录进行保护,定期备份,避免受到未预期的删除、修改或覆盖等"。

《网络安全法》第二十一条指出,"国家实行网络安全等级保护制度。网络运营者应当按照网络安全等级保护制度的要求,履行下列安全保护义务……(二)采取防范计算机病毒和网络攻击、网络侵入等危害网络安全行为的技术措施;(三)采取监测、记录网络运行状态、网络安全事件的技术措施,并按照规定留存相关的网络日志不少于六个月;(四)采取数据分类、重要数据备份和加密等措施"。

然而我们在进行日志审计的过程中几乎面临着相似的挑战。这其中最主要的三个挑战是:日志分散、日志格式不统一、日志量巨大。

日志分散:医疗卫生健康行业机构网络中信息系统相关的各种软硬件设备、安全防护设施都会产生日志,并且这些设备都分散在网络的不同位置。他们各自产生日志,并有各自的控制台进行日志查看,这对审计人员而言简直就是噩梦,根本没有精力去查看这么多控制台,更不要说分析其中的日志信息了。

日志格式不统一:每种设备类型的日志格式都不相同,各有各的表达,即使是表达同一件事情,也都有各自的表达方式。例如,同样的登录失败信息,防火墙中的描述和主机操作系统中的描述格式就可能根本不相同。这迫使审计人员去了解每种设备类型的格式。

日志量巨大:很多设备,尤其是网络安全设备产生的日志量十分巨大,单个防火墙每秒就可能产生上千条的日志信息,而全网的设备每天产生的日志量就更加可观,可能数以百 GB 计。审计员去查看这么多的日志根本不可能,即便是将它们存起来都是个问题。

从组织策略、处理流程和技术体系等多方面进行统筹考量,各医疗卫生健康行业机构应该借助一个日志审计平台来为其审计工作提供技术支撑。这个日志审计平台应该能够实现对分散的海量日志进行收集,对这些日志格式进行规范化统一描述,实现对日志的集中化存储、分析、审计和展示,并符合相关法规标准的符合性要求。

这个日志审计系统应能够通过主被动结合的手段,实时不间断地采集用户网络中各种不同厂商的安全设备、网络设备、主机、操作系统以及各种应用系统产生的海量日志信息,并将这些信息汇集到审计中心,进行集中化存储、备份、查询、审计、告警、响应,并出具丰富的报表报告,获悉全网的整体安全运行态势,实现全生命周期的日志管理。再融合多种信息安全技术和管理理念,充分实现组织、管理、技术三个体系的合理调配,进行基于日志的综合审计和日志全生命周期管理,从而最大化保障网络、主机和应用系统安全机制的有效性。

4.3.5.15.2 满足指标

通过部署日志审计可以满足等级保护三级的指标(表 4-23)。

表 4-23 日志审计满足指标

整改项	控制类	控制点		指标名称	措施名称	改进动作	改进对象
日志审计	安全区域边界	安全审计	a	应在网络边界、重要网络节点进行安全审计,审计覆盖每个用户,对重要的用户行为和重要安全事件进行审计	网络审计设备采购与部署	采购部署	日志审计
日志审计	安全区域边界	安全审计	b	审计记录应包括事件的日期和时间、用户、事件类型、事件是否成功及其他与审计相关的信息	审计数据记录要求	审计功能配置	日志审计

续表

整改项	控制类	控制点		指标名称	措施名称	改进动作	改进对象
日志审计	安全区域边界	安全审计	c	应对审计记录进行保护,定期备份,避免受到未预期的删除、修改或覆盖等	审计记录保护	审计功能配置	日志审计
日志审计	安全区域边界	安全审计	d	应能对远程访问的用户行为、访问互联网的用户行为等单独进行行为审计和数据分析	行为审计和数据分析	审计功能配置	日志审计
日志审计	安全计算环境	安全审计	a	应启用安全审计功能,审计覆盖每个用户,对重要的用户行为和重要安全事件进行审计	审计和数据分析	审计功能配置	日志审计
日志审计	安全计算环境	安全审计	b	审计记录应包括事件的日期和时间、用户、事件类型、事件是否成功及其他与审计相关的信息	审计和数据分析	审计功能配置	日志审计
日志审计	安全计算环境	安全审计	c	应对审计进程进行保护,防止未经授权的中断	审计和数据分析	审计功能配置	日志审计
日志审计	安全计算环境	安全审计	d	应对审计记录进行保护,定期备份,避免受到未预期的删除、修改或覆盖等	行为审计和数据分析	审计功能配置	日志审计

4.3.5.16 内网安全管理系统建设

4.3.5.16.1 实施重点

公共卫生与医疗机构核心业务系统(第三级系统)建设涉及大量的业务终端。终端系统安全风险主要包括以下几个方面。

桌面系统漏洞。系统终端设备部署在各级单位的局域网中,非常分散,也没有采取统一管理,这样极易构成内部用户的违规操作,例如,内部用户安装恶意软件、修改客户端 IP 地址等欺骗行为。

内部用户误操作。系统各级用户对计算机相关的知识水平参差不齐,一旦某些安全意识薄弱的用户误操作,也将带来巨大的破坏。例如,某些用户在恶意网站上下载或是错误使用了某些存储介质,从而导致计算机感染了病毒或木马程序,很可能会给整个内部网络带来灾难性的破坏。

合法用户的恶意行为。从网络诞生的那一天开始,黑客就存在,发展到今天已经到了无孔不入的地步,而且在进一步蔓延,许多黑客攻击行为已经不需要太多的网络攻击知识,只需简单的攻击程序和设置就可以实现。在内部用户当中,也不乏这样的角色,他们本身不具有很高超的攻击水平,而只是用现成的攻击程序来实现

"黑客"的目的,甚至可能在不知情的情况下被一些真正的黑客所利用去攻击内部网络。

非法外联。终端用户不经许可私自利用其他线路非法外联将直接破坏网络边界,使得网络边界的各类防护措施由于非法外联线路的存在而失效。因此,需要及时发现终端试图访问非授信网络资源的行为,如试图与没有通过系统授权许可的终端进行通信,自行试图通过拨号连接互联网等行为。对于发现的非法外联行为,可以记录日志并产生报警信息。

非法接入。医院有不少网络端口安装在公开的地方,黑客正是通过这些端口,将自带的电脑接入医院的内部网络,通过技术手段获取每月药品的处方量,得到"统方"。

外来终端未经授权接入网络,会导致IP地址冲突、病毒传播、数据信息泄露等问题;网络的正常办公终端也因未处于监管,而系统补丁和病毒库不及时升级、非法外联等情况时有发生。脆弱的、缺乏控制的终端接入网络,等同于给潜在的安全威胁敞开了大门,进而导致网络管理的"失控"。因此,保证终端的安全、阻止威胁入侵网络,对用户的网络访问行为进行有效的控制,是保证网络安全运行的前提。

因此,需要采取安全措施保证所有终端的安全防护,并实现所有终端的安全策略统一化和可监控。

解决终端安全的方式是安装内网安全管理软件系统。系统分为两个组件。

管理服务器:安装了管理程序的服务器,负责给被管终端下发安全策略、补丁、接收客户端程序的检查结果并进行审计。这个组件安装在管理区的管理服务器上。

终端系统:安装了客户端程序的终端,客户端程序负责收集终端信息,接收并执行管理服务器对终端下达的管理指令。

部署的终端安全管理平台(内网安全管理系统)将执行以下安全策略。

行为监管:对桌面系统打印行为、外存使用行为、文件操作行为的监控(文件操作只进行监视),确保数据的安全,避免泄密。

系统监管:使管理员能够轻松地进行局域网的管理维护。通过系统监管模块管理员能够远程查看桌面系统的详细硬件配置信息和已经安装的软件;能够很容易地进行IP地址管理,避免IP地址混乱;可以轻松完成网络内Windows系统的补丁检测、下发和安装。

非法外联和非法内联监控策略:内网安全管理系统能够检测内部网络中出现的内部用户未通过准许私自联到外部网络的行为,即"非法外联"行为;应能够对非授权设备私自联到网络的行为进行检查,并准确定出位置,进行有效阻断;应能够对内部网络用户私自联到外部网络的行为进行检测后准确定出位置,并对其进行有效阻断。

安全状态检测策略:系统能够自动检测桌面系统的病毒防护工作是否正常,如果发觉终端未安装防病毒系统，或者安装的防病毒系统没有及时升级到最新版本，那么终端安全管理系统将自动通知终端用户，督促其尽快安装防病毒软件或者将病毒库进行升级。

补丁自动升级：帮助管理员对网内基于 Windows 等机器快速部署最新的重要更新和安全更新。能够检测桌面系统已安装的补丁和需要安装的补丁，管理员能通过 Console Portal 对桌面系统下发安装未安装补丁的命令。只要终端接入网络中，通过统一的内网安全管理系统，便可自动获得补丁，实现操作系统补丁的自动升级，从而确保操作系统的强壮性。

部署的终端安全管理平台（内网安全管理系统）达到如下效果。

接入控制。员工或临时的外来人员所使用的笔记本电脑、掌上电脑等移动设备由于经常接入各种网络环境使用，如果管理不善，很有可能携带病毒或木马，一旦未经审查就接入内网，可能对内网安全构成巨大的威胁。

在终端安全实施的过程中，虽然可以从客户端的角度采用很多技术工作来防止被卸载的情况出现，但是最根本的推行终端安全管理的方式是结合准入控制来实现的。不安全和私自卸载客户端的用户将被限制对网络的使用，这样就逼迫终端用户接受统一的管理。同时完善的接入管理还可以对安全策略不完善的客户端进行接入控制，防止薄弱的主机接入网络，避免了被控制和干扰其他主机的情况出现。

通过部署内网安全管理系统的安全接入模块，采用非常灵活的 ARP 干扰模式，可以对接入网络的所有计算机进行有效管理。内网安全管理系统的安全接入模块针对自动接入计算机的合法性进行鉴别，合法计算机将允许接入网络，非法计算机将被阻断在网络之外，直到非法计算机获得或恢复合法身份才能接入网络，与网络内其他计算机、网络设备进行通信。

内网安全管理系统的安全接入模块可以方便地进行部署，不依赖于交换机等网络设备，也不用更改网络拓扑，提供最大的兼容性。同时，支持使用 HUB 设备的网络环境。

内网安全管理系统的安全接入模块支持在局域网内对非法接入的管理，但考虑到第三级系统医院网络的复杂性以及将来网络升级改造也可能增大网络复杂性，内网安全管理系统的安全接入模块还支持防火墙联动功能，可以实现在网络边界处的访问控制，从而为第三级系统医院提供了更为灵活和完善的管理机制。

外设、接口管理。通过部署内网安全管理系统可以禁止使用非授权的存储设备，如软盘、移动硬盘、刻录机等，禁止使用任何的通信端口（USB、串口、红外线等），禁止使用打印机设备、详细记录终端 PC 文件的使用操作，禁止非授权的网络访问。这些措施严格控制了信息输出渠道，对计算机的各种设备进行管理，包括存储设备（软驱、光驱、刻录机、磁带驱动器、USB 存储设备）、通信设备（串口、并口、调制解调器、USB、SCSI、1394总线、红外通信设备以及笔记本电脑使用的PCMCIA卡接口）及文件打印控制，使信息流向受到控制，保证信息不被随意外泄。与此同时，本系统还详细记录终端PC用户对文件的各种操作，包括对文件的创建、打印、访问、复制、改名、恢复、删除、移动等，方便事后查阅。管理者还可以选择记录终端PC的屏幕快照，根据需要播放操作记录。

以上这些措施包括了事前预防（对各种设备、端口的控制）、事中监控（屏幕快照、报警响应）、事后审计（屏幕快照回放、操作记录查询等）三个方面，有效实现了对接口外设的管理，能够全面防止重要信息外泄。

补丁分发。大多数补丁管理产品仅仅基于原厂商所发布的补丁库，对于系统配置不当等原因所导致的安全漏洞无能为力。通过部署内网安全管理系统的补丁分发管理系统不仅包括厂商所发布的补丁，也包括针对漏洞的修补脚本程序和用户自定义的补丁，修补能力更加全面。除了全面补丁库外，补丁分发管理系统还允许用户自定义补丁并提供脚本定义接口。用户通过使用该接口编写相应的脚本程序，可以实现对分发点主机系统存在的可能引发安全问题的配置项目进行修改等操作。对于一些常见的由于系统不安全配置导致的漏洞，补丁库中已经包括了这类脚本补丁。内网安全管理系统的补丁分发管理系统可以根据扫描的漏洞信息进行相应的补丁分发修补。自定义补丁和脚本可以方便地为用户提供定制化命令执行、软件下发与安装。

传统的补丁分发系统采用级联的方式来分散网络带宽压力，但是这样需要增加部署实施的成本，需要在每个局部网络增加硬件服务器，尤其是对地域分布较广、每个地方设备数量不多的网络，性价比较低。有些国外产品可以通过组播的方式提高网络分发效率，这种方式比级联有了明显的改进，但是组播要求网络拓扑规划比较合理，才能发挥出较高的效率。最新的分发方式应该是在兼容级联的基础上，支持P2P的分发，这样才能彻底规避服务器和网络带宽的瓶颈，达到网络分发的最高效率。内网安全管理系统即可采用基于P2P的分发模式，可最大限度保证用户网络资源的合理使用。

非法外联。通过部署内网安全管理系统可以详细记录内部人员日常的网络活动，可以防止非法的外部连接，通过封堵聊天（如QQ、MSN等）、网络游戏、股票等程序，限制上网站点，从而规范员工的网络行为，使网络资源得到有效利用。具体功能包括禁止非授权的电脑访问网站、禁止授权电脑访问非授权的网站、实时监视并记录各电脑访问的网站信息、实时监视对各电脑特定端口的访问连接、对非法接入的设备（如笔记本电脑）进行完全隔离、使其无法对系统资源有任何的操作权限、防止对非授权资源的操作、对特定文件的访问进行控制、禁止非授权的操作（如读取、复制、删除等）、对特定文件的访问进行实时监视、实时报警、禁止对系统关键配置信息进行查看和更改（如更改IP/MAC地址、使用设备资源管理器等）、禁止终端PC通过非法拨号方式接入Internet、禁止运行特定的应用程序（如QQ、MSN等聊天工具）并提供实时报警等。

资产管理（变更报警）。通过部署内网安全管理系统可以对终端 PC 的硬件、软件信息进行查询统计，控制终端 PC 的共享及运行的程序，终止终端 PC 非法程序运行，关闭共享的文件夹（包括 Windows 的默认共享）。具体获取项包括自动获取终端 PC 硬件配置信息、自动获取终端 PC 所安装的软件信息、自动获取和控制终端 PC 当前运行的系统进程、自动获取和控制终端 PC 当前的共享目录、查询终端 PC 的 IP/MAC 地址、查询终端 PC 的系统启动项目信息等。当客户端的资产发生变动的时候，可以根据预先设置的基线，及时提出警报和提醒。

终端使用行为。通过部署内网安全管理系统的终端行为监控功能可以记录管理员的操作，只有审计员才能删除相关记录，这样可对管理员的权利进行制约，防止因管理员权限过大形成安全隐患。对终端用户的行为进行记录和审计可帮助进行事后追查，能对用户行为进行更多了解。具体的行为控制包括详细记录管理员对系统进行的所有配置操作、详细记录终端 PC 文件的使用操作（如复制、删除、移动、打印、更改等）、针对终端 PC 使用应用程序的情况进行详细的记录、对终端 PC 使用的应用程序和浏览网站的信息进行统计并能以列表与柱形图和饼图等样式显示结果、轻松对多种操作信息提供快速查询功能（如文档监视、应用程序监视、系统信息等）、多种重要的审计信息可以生成个性化的报表、对终端 PC 的各种操作以屏幕快照的方式记录、查询方便。

以医院为例，在医院内网，如存在针对所连接的医疗设备的终端计算机 PC 存在电话拨号上网、无线上网、3G 上网等不受控的非授权外联行为，则来自互联网的攻击者就有可能假借设备厂商的第三方系统维护人员的电脑，或通过医院无线网络，接入医院内网网络系统来调试设备，实施恶意攻击。

根据承载介质的不同，医院的网络可分为有线网络和无线网络。根据传统习惯，如果不特别说明，内网、外网和设备网均特指有线网络。但实际上无线网络承载的业务也有内网、外网之分。有的医院无线网只承载内网业务，如无线查房、无线护理、无线补液等；有的医院无线网不仅承载内网业务，还会提供与外网相关的业务，如员工外网业务、病房 VIP Internet 业务等。无线网络中的内网业务都要访问 HIS、RIS 等核心业务信息系统，所以作为有线网络的有效补充，无线网络也应是三级安全等级保护检查中的一部分。

如前所述，大部分地区规定的核心业务信息系统是内网业务，即三级安全等级保护只与医院的内网业务系统相关，而对于内网、外网物理隔离的工作场景，与传统的以防范 Internet 业务为主的安全解决方案明显不同。

从医院无线网络的建议模式来看，通常分为运营商代建和医院自建两种。无论哪种建设模式，无线技术本身安全性的问题都无法回避。不像有线网络，只要不提供接入点，就无法侵入；无线是开放的，任何外来人员都可以和内部人员一样接收到无线信号，所以必须进行接入认证安全保护。但如果像家庭一样只提供密码接入保护，那么无线网络的安全形同虚设，因为整网单一的密码很容易外泄。除了内网及外网业务，运营商代建的无线网络还提供公共无线网接入（如电信的 ChinaNet、移动的 CMCC 等）。公网和私网的混用还会引入更多的安全问题。另外，无线终端比传统的医用终端更容易做接入网络切换，而考虑到病毒和木马的防范，医院不希望用于内网的无线终端在访问外网后再接入内网。

医院的无线网络安全方案的构建需要考虑以下几个问题。考虑到医院的业务模式，传统的用户名口令无法作为唯一的认证因素，原因是医生、护士的用户名口令几乎是半公开的。那么如何识别医院的合法移动终端？随着平板电脑和智能手机的普及，传统的移动推车+PDA 的应用受到冲击，如何支持新型的移动终端，如何防止合法终端接入运营商提供的无线网络？对于运营商承建的无线网络，如何防止登录公共无线网络的用户的黑客入侵？针对以上需求，根据医院对安全级别考虑的不同，提供以下几种方案：端点准入控制方案、移动终端证书认证方案和终端接入控制方案。

其中端点准入控制方案安全级别最高，可以解决目前考虑到的所有问题，但需要在移动终端上安装客户端软件。移动终端证书认证方案可以完美地实现用户安全认证，但无法做到控制合法终端登录其他无线网络。终端接入控制方案不需要安装任何客户软件，但具有 MAC 地址仿冒的漏洞，同时也无法做到控制合法终端登录其他无线网络。这三种方案的共性是在无线网络中提供认证网关。如果无线网是医院自建的，则 AC 可以兼做认证网关。如果无线网是运营商代建的，考虑到无线的设备产权及运维都是运营商负责，需要在 AC 与有线网络之间单独部署认证网关。

4.3.5.16.2　满足指标

通过部署终端安全管理解决方案可以满足等级保护三级的指标（表 4-24）。

表 4-24　终端安全管理满足指标

整改项	控制类	控制点		指标名称	措施名称	改进动作	改进对象
终端安全管理	安全区域边界	边界防护	b	应能够对非授权设备私自联到内部网络的行为进行检查或限制	终端安全管理采购与部署	采购部署配置非法外联功能	终端管理系统
终端安全管理	安全区域边界	边界防护	c	应能够对内部用户非授权联到外部网络的行为进行检查或限制	终端安全管理采购与部署	采购部署配置非法外联功能	终端管理系统
终端安全管理	安全区域边界	边界防护	d	应限制无线网络的使用，保证无线网络通过受控的边界设备接入内部网络	终端安全管理采购与部署	采购部署配置非法外联功能	终端管理系统

续表

整改项	控制类	控制点		指标名称	措施名称	改进动作	改进对象
终端安全管理	安全计算环境	身份鉴别	a	应对登录的用户进行身份标识和鉴别,身份标识具有唯一性,身份鉴别信息具有复杂度要求并定期更换	终端安全管理采购与部署	部署配置终端安全管理	终端管理系统
终端安全管理	安全计算环境	身份鉴别	b	应具有登录失败处理能力,应配置并启用结束会话、限制非法登录次数和当登录连接超时自动退出等相关措施	终端安全管理采购与部署	部署配置终端安全管理	终端管理系统
终端安全管理	安全计算环境	身份鉴别	c	当进行远程管理时,应采取必要措施,防止鉴别信息在网络传输过程中被窃听	终端安全管理采购与部署	部署配置终端安全管理	终端管理系统
终端安全管理	安全计算环境	身份鉴别	d	应采用口令、密码技术、生物技术等两种或两种以上组合的鉴别技术对用户进行身份鉴别,且其中一种鉴别技术至少应使用密码技术来实现	终端安全管理采购与部署	部署配置终端安全管理	终端管理系统
终端安全管理	安全计算环境	访问控制	a	应对登录的用户分配账户和权限	终端安全管理采购与部署	部署配置终端安全管理	终端管理系统
终端安全管理	安全计算环境	访问控制	d	应授予管理用户所需的最小权限,实现管理用户的权限分离	终端安全管理采购与部署	部署配置终端安全管理	终端管理系统
终端安全管理	安全计算环境	访问控制	e	应由授权主体配置访问控制策略,访问控制策略规定主体对客体的访问规则	终端安全管理采购与部署	部署配置终端安全管理	终端管理系统
终端安全管理	安全计算环境	访问控制	b	应重命名或删除默认账户,修改默认账户的默认口令	终端安全管理采购与部署	部署配置终端安全管理	终端管理系统
终端安全管理	安全计算环境	访问控制	c	应及时删除或停用多余的、过期的账户,避免共享账户的存在	终端安全管理采购与部署	部署配置终端安全管理	终端管理系统

续表

整改项	控制类	控制点		指标名称	措施名称	改进动作	改进对象
终端安全管理	安全计算环境	访问控制	f	访问控制的粒度应达到主体为用户级或进程级，客体为文件、数据库表级	终端安全管理采购与部署	部署配置终端安全管理	终端管理系统
终端安全管理	安全计算环境	访问控制	g	应对重要主体和客体设置安全标记，并控制主体对有安全标记信息资源的访问	终端安全管理采购与部署	部署配置终端安全管理	终端管理系统
终端安全管理	安全计算环境	安全审计	a	应启用安全审计功能，审计覆盖每个用户，对重要的用户行为和重要安全事件进行审计	终端安全管理采购与部署	部署配置终端安全管理	终端管理系统
终端安全管理	安全计算环境	安全审计	b	审计记录应包括事件的日期和时间、用户、事件类型、事件是否成功及其他与审计相关的信息	终端安全管理采购与部署	部署配置终端安全管理	终端管理系统
终端安全管理	安全计算环境	安全审计	d	应对审计进程进行保护，防止未经授权的中断	终端安全管理采购与部署	部署配置终端安全管理	终端管理系统
终端安全管理	安全计算环境	安全审计	c	应对审计记录进行保护，定期备份，避免受到未预期的删除、修改或覆盖等	终端安全管理采购与部署	部署配置终端安全管理	终端管理系统
终端安全管理	安全计算环境	入侵防范	a	应遵循最小安装的原则，仅安装需要的组件和应用程序	终端安全管理采购与部署	部署配置终端安全管理	终端管理系统
终端安全管理	安全计算环境	入侵防范	b	应关闭不需要的系统服务、默认共享和高危端口	终端安全管理采购与部署	部署配置终端安全管理	终端管理系统
终端安全管理	安全计算环境	入侵防范	c	应通过设定终端接入方式或网络地址范围对通过网络进行管理的管理终端进行限制	终端安全管理采购与部署	部署配置终端安全管理	终端管理系统
终端安全管理	安全计算环境	入侵防范	d	应提供数据有效性检验功能，保证通过人机接口输入或通过通信接口输入的内容符合系统设定要求	终端安全管理采购与部署	部署配置终端安全管理	终端管理系统

续表

整改项	控制类	控制点		指标名称	措施名称	改进动作	改进对象
终端安全管理	安全计算环境	入侵防范	e	应能发现可能存在的已知漏洞,并在经过充分测试评估后,及时修补漏洞	终端安全管理采购与部署	部署配置终端安全管理	终端管理系统
终端安全管理	安全计算环境	入侵防范	f	应能够检测到对重要节点进行入侵的行为,并在发生严重入侵事件时提供报警	终端安全管理采购与部署	部署配置终端安全管理	终端管理系统
终端安全管理	安全计算环境	剩余信息保护	a	应保证鉴别信息所在的存储空间被释放或重新分配前得到完全清除	终端安全管理采购与部署	部署配置终端安全管理	终端管理系统
终端安全管理	安全计算环境	剩余信息保护	b	应保证存有敏感数据的存储空间被释放或重新分配前得到完全清除	终端安全管理采购与部署	部署配置终端安全管理	终端管理系统

4.3.5.17 漏洞扫描系统建设

4.3.5.17.1 实施重点

漏洞扫描系统是一种主动检测本地或远程主机系统安全性弱点的程序,采用模仿黑客入侵的手法对目标网络中的工作站、服务器、数据库等各种系统以及路由器、交换机、防火墙等网络设备可能存在的安全漏洞进行逐项检查,测试该系统上有没有安全漏洞存在,然后将扫描结果向系统管理员提供周密可靠的安全性分析报告,从而让管理人员从扫描出来的安全漏洞报告中了解网络中服务器提供的各种服务及这些服务呈现在网络上的安全漏洞,在系统安全防护中做到"有的放矢",及时修补漏洞,从根本上解决网络安全问题,有效地阻止入侵事件的发生。

部署漏洞扫描系统在核心业务系统(第三级系统)中,定期对全网的操作系统、数据库、网络设备、安全设备等进行全面漏洞评估。

隐患扫描就是对计算机系统或者其他网络设备进行安全相关的检测,以找出安全隐患和可被黑客利用的漏洞。显然,隐患扫描软件是把双刃剑,黑客利用它入侵系统,而系统管理员掌握它以后又可以有效地防范黑客入侵。因此,隐患扫描是保证系统和网络安全必不可少的手段,必须仔细研究利用。

隐患扫描通常采用两种策略,第一种是被动式策略,第二种是主动式策略。所谓被动式策略就是基于主机之上,对系统中不合适的设置,脆弱的口令以及其他同安全规则抵触的对象进行检查;而主动式策略是基于网络的,它通过执行一些脚本文件模拟对系统进行攻击的行为并记录系统的反应，从而发现其中的漏洞。利用被动式策略扫描称为系统安全扫描，利用主动式策略扫描称为网络安全扫描。

隐患扫描主要实现以下功能。

能够对网络设备、操作系统和数据库三个方面进行扫描，指出有关网络的安全漏洞及被测系统的薄弱环节，给出详细的检测报告，并针对检测到的网络安全隐患给出相应的修补措施和安全建议。机架式设备提供了三合一的扫描能力，不仅方便管理员一次就可进行完全扫描，而且具有极高的性价比。

可以扫描包括网络协议、主流应用程序，如 WEB Server 的安全漏洞；扫描对象不受主机服务器类型的限制，可以扫描 HP-UX、AIX、SUN SOLARIS、LINUX、WINNT、WIN2000、CompaqTRU64 等网络操作系统和个人工作站的桌面操作系统。

可以扫描主流数据库服务器，如 Sybase、SQL Server、Oracle、MySql 等。我们通过预先配置合理针对主流数据库的扫描策略，用户可以方便地进行检测。

系统集成二十二大类以上的实践性方法，能全方位、多侧面地对网络安全隐患进行扫描分析，基本上覆盖了目前网络和操作系统存在的主要弱点和漏洞，具有强大的扫描分析能力。在网络漏洞检测中，RJ-iTop 网络隐患扫描系统将漏洞主要分为 22 个类别：FTP 测试、网络设备测试、信息获取测试、CGI 攻击测试、WEB 服务器测试、杂项测试、MAIL 系统测试、类 UNIX 测试、后门测试、DNS 测试、Finger 攻击测试、防火墙测试、打印服务测试、数据库测试、Windows 测试、SSH 测试、RPC 测试、注册表测试、SNMP 测试、LDAP 测试、VPN 测试、SSL 测试。

通过专用的接口，可以跟防火墙、IDS 等安全设备进行联动，从而进一步提高系统的安全响应能力。

安全管理功能。系统将所发现的隐患和漏洞依照风险等级进行分类，向用户发出不同的警告提示，提交风险评估报告，并给出详细的解决办法；采用多级的用户权限管理，确保只有合法的用户才能够使用本系统；系统对可扫描的 IP 地址进行了严格的限定，有效地防止系统被滥用和盗用；扫描数据结果与升级包文件采用专用的算法加密，确保扫描漏洞信息的保密性，升级数据包的合法来源性；系统具有定时扫描功能，用户可以定制扫描时间，从而实现自动化扫描，生成报表；通过浏览器进行操作管理，采用 Https 协议加密传输数据，保证了数据传输的安全性。

策略管理功能。系统针对不同用户的需求，对扫描项进行合理的组合，更快、更有效地帮助不同用户构建自己专用的安全策略；系统预制了丰富的扫描策略，用户只需要装载相应的策略就可以选中相应的扫描漏洞。用户还可以根据自己的需要灵活定制。

分布管理功能。网络隐患扫描系统根据用户的多级分布，通过单位管理、消息管理、结果上传、任务下达、策略下达、补丁发布、补丁下载等功能对各级的榕基网络隐患扫描系统进行分布管理。

快捷升级功能。系统利用程序内置的产品升级模块，通过网络或者本地数据包，可以对漏洞库、程序、可扫描 IP 和策略进行升级；每周至少一次的漏洞库升级，确保系统可以及时准确地检测到最新公布的漏洞，确保系统的安全。

统计分析功能。系统采用报表和图形的形式对扫描结果进行分析，可以方便直观地对用户进行安全性能评估和检查。不仅能发现系统存在的弱点和漏洞，还能给用户提出修补这些弱点和漏洞的建议和措施，能给用户建议保证系统安全的安全策略，最大限度地保证用户信息系统的安全。系统提供了丰富报表类型，支持 html、Word、PDF、TXT 等多种报表文件格式。同时用户可以根据需要自定义报表的内容。系统提供风险级别定义功能，用户可以根据自己对于安全的敏感程度自定义风险级别。

4.3.5.17.2 满足指标

通过部署漏洞扫描解决方案可以满足等级保护三级的指标（表 4-25）。

表 4-25 漏洞扫描满足指标

整改项	控制类	控制点		指标名称	措施名称	改进动作	改进对象
漏洞扫描解决方案	安全计算环境	入侵防范	e	应能发现可能存在的已知漏洞，并在经过充分测试评估后，及时修补漏洞	采购扫描软件或服务，完成定期扫描报告与修补记录	采购部署	采购扫描软件或服务
漏洞扫描解决方案	安全运维管理	漏洞和风险管理	a	应采取必要的措施识别安全漏洞和隐患，对发现的安全漏洞和隐患及时进行修补或评估可能的影响后进行修补	采购扫描软件或服务，完成定期扫描报告与修补记录	采购部署	采购扫描软件或服务
漏洞扫描解决方案	安全运维管理	漏洞和风险管理	b	应定期开展安全测评，形成安全测评报告，采取措施应对发现的安全问题	开展安全测评	开展安全测评	采购安全测评服务

4.3.5.18 非法接入检查系统建设

4.3.5.18.1 实施重点

2014 年，中央网络安全和信息化领导小组成立，国家已经将网络安全上升到国家战略的高度，没有网络安全就没有国家安全，而网络边界完整性的保护是整个网络安全的基石，保护网络边界完整性的意义重大。

《信息安全技术　网络安全等级保护基本要求》（GB/T 22239—2019）明确提出了针对网络边界完整性检查的内容和要求，在边界防护控制点中，应保证跨越边界的访问和数据流通过边界设备提供的受控接口进行通信；应能够对非授权设备私自联到内部网络的行为进行限制或检查；应能够对内部用户非授权联到外部网络的行为进行限制或检查；应限制无线网络的使用，保证无线网络通过受控的边界设备接入内部网络。

保护网络边界的完整性，如同保护国家的国境线，随着网络规模的扩大，网络边界在不断发生变化和调整，边界的完整防护也变得越发困难，为防止网络边界被撕开口子、开启后门，加强对网络边界完整性的检查和保护就变得很重要，随着智能手机、无线 Wi-Fi 技术的发展，网络边界遭受破坏的概率大幅提升，且隐蔽性极强，网络边界一旦被破坏，医疗卫生健康行业机构在网络边界防护上的巨大投入［包括防火墙、UTM、入侵防御（IPS）、入侵检测（IDS）、上网行为审计等］和努力将化为乌有，由此引发的核心数据外泄，甚至网络瘫痪的代价将是巨大的。

《网络安全法》于 2017 年 6 月 1 日起施行，标志着我国网络安全行业正式进入有法可依、逐步规范和完善的法制化轨道。但现实是，作为管理者没有合适的技术手段去快速发现破坏网络边界完整性的违规行为，无法落实等级保护及自身管理的规范要求，因边界遭受破坏引发巨大安全损失的风险却一直存在。

场景 1：很多著名的三甲医院网络规模很大，少则三四百台终端，多则上千台甚至更多，这些网络已建成多年，网络规模在不断扩大，网络边界也在发生变化，与最初的网络规划是否切合，网络边界到底止于何处，是否存在设备私接等问题，这是很多医疗机构管理者的困惑。

形成上述局面的主要因素在于以下几点。

第一，管理人员少，事情多，缺乏专业的技术监管手段，管理人员疲于应付各类事件，使得监管效率不高。

第二，很多大网站是由若干相对独立的子网组成，若没有采用自上而下的统一监管，统一配备技术和管理手段，统一培训和考核监管人员的素质水平，各子网的管理水平肯定会参差不齐，木桶的短板效应就会显现，监管水平最弱的子网就会给整个网络带来安全风险。

第三，堡垒最易从内部突破，破坏网络边界的行为多数是内部人员所为，内部人员或为了节省手机、平板等的 3G/4G 流量，或为了共享数据方便，更希望以无线 Wi-Fi 的方式接入内部网络来快速获取必要资源，网络私接存在现实强烈需求，随身 Wi-Fi、AP 等设备为网络私接提供了既便利又隐蔽的手段，但管理者苦于没有合适的技术手段进行监管，网络私接得不到遏制，只会使得私设路由、私接设备的现象越发严重。

场景2：定级为等级保护二级或更高安全等级的医院网络，针对违规内联，会专门部署终端桌面管理系统，并对网络接入实行准入控制。准入控制手段主要有：基于802.1X进行准入控制；基于交换机端口绑定实行准入控制；基于认证网关进行准入控制；其他，如DHCP等准入控制。

上述技术手段的组合，会对边界完整性保护发挥重要作用，但仍无法完全杜绝违规内联问题。原因解析如下。

第一，无线AP通过NAT结合其DMZ，可以轻松突破802.1X的准入控制。通过将合法终端接入AP的DMZ区，然后AP以NAT方式接入原有网络，接入认证通过DMZ区的合法终端完成，认证通过后，其他接入AP的无线设备均可以通过DMZ区的合法终端作为堡垒机接入内网，最终轻松实现对802.1X的突破；此外，基于802.1X的接入控制虽更为严格，但部署和维护都是一个难题，因802.1X导致网络瘫痪的案例不少，倒逼信息科室放松甚至放弃基于802.1X对接入的控制。

第二，对于无法部署客户端的亚终端（如IP电话、网络打印机等），其认证方式多是基于MAC或IP地址进行验证，无线AP可以通过MAC克隆+NAT轻易实现；对于交换机端口绑定，无线AP可以通过MAC克隆+NAT轻易突破此限制。

第三，终端桌面管理系统的部署率影响监管效果，部署率达到100%是很难完成的任务，总有终端能够通过各种方式逃避监管，直接进入免认证的白名单；另外，针对终端的策略是否有效，是否存在监管盲区，这都是终端桌面管理类系统绕不开的技术难题。

第四，即使有了"好身体"，也需要定期"体检"进行验证，网络的技术管理措施是否到位、是否有效，还需要其他专业的检测手段进行配合和评估。

斯诺登事件再次警示我们，扎好自己的篱笆的同时还要加强对篱笆的巡视，时刻保证篱笆的完整，保护网络边界的完整性，否则网络边界会千疮百孔，边界防护方面的努力和巨额投入都将功亏一篑。

在医疗卫生健康行业，我们建议通过非法接入检查系统提高对网络边界完整性的保护能力，通过对下述破坏网络边界行为的快速网络检测、定位与阻断控制，并支持多种告警方式给予管理支撑：网络中私自扩展的网络（即私建网中网检测）的检测与定位；网络中私自接入的无线AP与随身Wi-Fi设备的检测、定位与阻断控制；网络中以NAT方式私自接入的路由设备的检测、定位与阻断控制；网络中私自接入的BYOD设备（智能手机、平板等设备）的检测、定位与阻断控制；提供对BYOD类设备的快速筛选查询。

非法接入检查系统通常由三部分组成，包括主扫描引擎系统、数据库系统和前台用户管理系统三部分（图 4-18）。

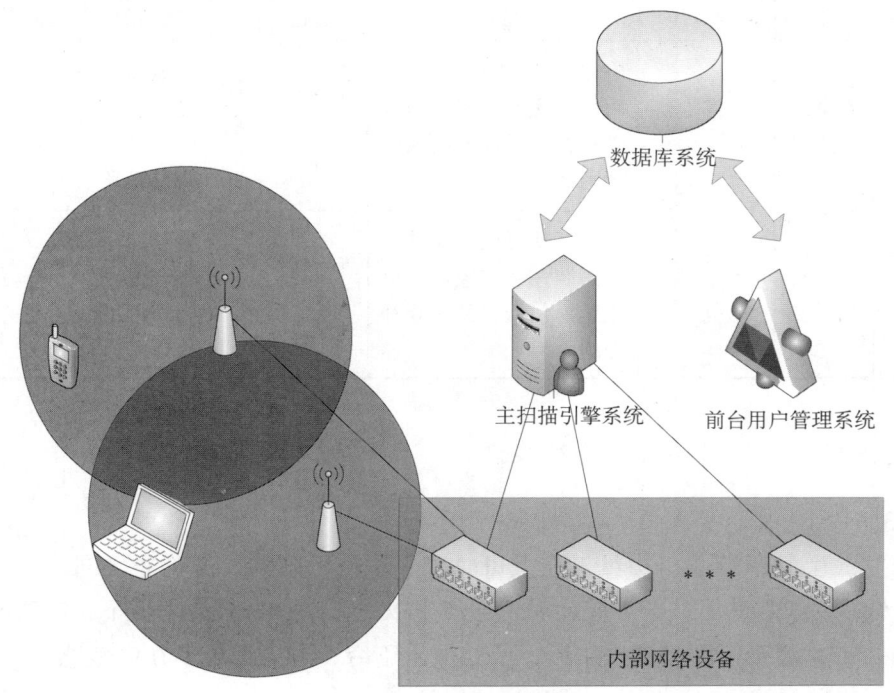

图 4-18　非法接入检查系统组成框架

对于已经建立企业级无线局域网的医疗卫生健康行业机构，系统最好可以通过与 AC 联动直接获取"流氓"AP 的相关信息，来取代无线探针，尤其是与常见的品牌，如 Cisco、华为、华三以及锐捷 AC 进行联动。

4.3.5.18.2　满足指标

通过部署非法接入检查系统可以满足等级保护三级的指标（表 4-26）。

表 4-26　非法接入检查系统满足指标

整改项	控制类	控制点		指标名称	措施名称	改进动作	改进对象
非法接入检查系统	安全区域边界	边界防护	b	应能够对非授权设备私自联到内部网络的行为进行检查或限制	非法接入检查系统采购与部署	采购部署配置非法接入检查系统采购与部署	非法接入检查系统
非法接入检查系统	安全区域边界	边界防护	c	应能够对内部用户非授权联到外部网络的行为进行检查或限制	非法接入检查系统采购与部署	采购部署配置非法接入检查系统采购与部署	非法接入检查系统

续表

整改项	控制类	控制点		指标名称	措施名称	改进动作	改进对象
非法接入检查系统	安全区域边界	边界防护	d	应限制无线网络的使用，保证无线网络通过受控的边界设备接入内部网络	非法接入检查系统采购与部署	采购部署配置非法接入检查系统采购与部署	非法接入检查系统
非法接入检查系统	安全计算环境	入侵防范	e	应能发现可能存在的已知漏洞，并在经过充分测试评估后，及时修补漏洞	非法接入检查系统采购与部署	采购部署配置非法接入检查系统采购与部署	非法接入检查系统

4.3.5.19 上网行为管理系统建设

4.3.5.19.1 实施重点

医疗卫生健康行业机构员工在上班时间非法使用邮件、浏览非法网站、网络聊天、在线视频、P2P下载、炒股会对工作产生以下影响：办公效率低下，制度形同虚设；网络带宽浪费，网速越来越慢；威胁层出不穷，隐患无处不在；敏感信息外泄，业务无形流失；网络违法行为，难逃法律风险。

如何对网络行为进行统计、分析、评估？如何限制工作时间 IM 聊天、网购、浏览无关网站等非工作行为？如何封堵 BT、迅雷、优酷等 P2P 行为，并进行流控，提升带宽效率？如何防范网络潜在的木马、蠕虫和恶意攻击？如何杜绝通过 E-mail、网盘等途径潜在的泄密行为？如何避免恶意发帖、反动言论等法律问题，并在发生问题时有据可查？

以上种种问题如何应对解决？通过上网行为管理系统，能对网络中的网络社区、P2P/IM 带宽滥用、网络游戏、炒股、网络多媒体、非法网站访问等行为进行精细化识别和控制。利用智能流控、智能阻断、智能路由等技术，配合社交网络行为管理功能、清晰易管理的日志分析等功能，可以提供完善的上网行为管理解决方案。从而保障网络关键应用和服务的带宽，对网络流量、用户上网行为进行深入分析与全面的审计。同时，对医疗卫生健康行业机构上互联网的用户所有的上网行为进行记录，留存相关日志，支持超过 180 天以上的保存时间，满足公安部 82 号令和无线非经以及《网络安全法》的要求；对外发内容关键字要进行过滤，规避舆论风险；通过集中管理和数据分析以及网监系统对接，在满足法律、合规需求的同时，为用户全面了解网络应用模型和流量趋势，优化其带宽资源，开展各项业务提供有力的支撑。

4.3.5.19.2 满足指标

通过部署上网行为管理可以满足等级保护三级的指标（表 4-27）。

表 4-27 上网行为管理满足指标

整改项	控制类	控制点		指标名称	措施名称	改进动作	改进对象
上网行为管理	安全区域边界	边界防护	c	应能够对内部用户非授权联到外部网络的行为进行检查或限制	采购部署配置上网行为管理	采购部署配置上网行为管理	上网行为管理
上网行为管理	安全区域边界	边界防护	d	应限制无线网络的使用,保证无线网络通过受控的边界设备接入内部网络	采购部署配置上网行为管理	采购部署配置上网行为管理	上网行为管理
上网行为管理	安全区域边界	访问控制	c	应对源地址、目的地址、源端口、目的端口和协议等进行检查,以允许/拒绝数据包进出	采购部署配置上网行为管理	采购部署配置上网行为管理	上网行为管理
上网行为管理	安全区域边界	访问控制	e	应对进出网络的数据流实现基于应用协议和应用内容的访问控制	采购部署配置上网行为管理	采购部署配置上网行为管理	上网行为管理
上网行为管理	安全区域边界	安全审计	a	应在网络边界、重要网络节点进行安全审计,审计覆盖每个用户,对重要的用户行为和重要安全事件进行审计	采购部署配置上网行为管理	采购部署配置上网行为管理	上网行为管理
上网行为管理	安全区域边界	安全审计	b	审计记录应包括事件的日期和时间、用户、事件类型、事件是否成功及其他与审计相关的信息	采购部署配置上网行为管理	采购部署配置上网行为管理	上网行为管理
上网行为管理	安全区域边界	安全审计	c	应对审计记录进行保护,定期备份,避免受到未预期的删除、修改或覆盖等	采购部署配置上网行为管理	采购部署配置上网行为管理	上网行为管理
上网行为管理	安全区域边界	安全审计	d	应能对远程访问的用户行为、访问互联网的用户行为等单独进行行为审计和数据分析	采购部署配置上网行为管理	采购部署配置上网行为管理	上网行为管理

4.3.5.20 移动应用安全系统建设

4.3.5.20.1 实施重点

随着移动信息化的不断发展、技术的不断成熟,越来越多的医院员工开始通过移动信息化系统来处理日常工作事务。目前多数医院部署使用了相关移动应用,如护士移动巡房系统、医生一体化工作站、医疗短信服务系统、门(急)诊电子病历以及门

（急）诊移动输液管理系统。

部署使用各种移动医疗应用系统，大幅提高了医院信息的沟通效率，但与此同时也带来了新的问题：移动设备过于分散难以管理，设备易丢失损坏，由此可能造成患者的敏感信息泄露或重要的医疗信息被篡改，进而造成严重的安全风险；多个医生或护士共用一台设备，权责不清，用户名和密码管理混乱等。这些问题的存在，无疑严重影响了医疗业移动信息化应用的推广和使用。并且在最新的国家等级保护要求 2.0 中的移动互联安全扩展要求中也明确表明，需要对移动设备进行安全管理。首先移动应用安全平台针对初登的移动设备进行初始合规性检测，并将移动设备登记加入移动设备安全管理平台，管理系统的证书中心会给用户颁发其专属证书，该证书保证了用户和服务器之间的身份认证，并且该证书具有可设置的生命周期，可以设定用户的权限期限。从登记完成开始，该移动设备即开始接受移动安全平台的全面管理，平台对用户设备接入医疗卫生健康行业机构环境的整个生命周期中所有的状态信息、操作行为进行严密的监控和统一的配置管理。

以各级卫生监督为例，手持执法设备需要进行统一的安全管理，管理方式应采用安全操作系统或移动设备安全管理系统（MDM）等手段，使设备支持下列四种授权。

接入授权：应通过授权管理系统对手持执法设备接入的业务信息系统进行授权，监督手持执法设备软件中应可选择被授权的业务信息系统的地址，并与之对接。

软件授权：应通过授权管理系统对手持执法设备中可以安装的软件进行统一管理和授权，应具备屏蔽非工作需要软件的功能。

设备授权：应通过对设备的唯一标识码对设备进行统一的授权管理和维护，禁止非授权设备使用执法软件功能。

用户授权：应结合业务信息系统的用户管理功能对使用执法设备的用户进行授权认证，非系统用户禁止使用手持执法设备。

4.3.5.20.2 满足指标

通过部署移动应用安全系统可以满足等级保护三级的指标（表 4-28）。

表 4-28 移动应用安全系统满足指标

整改项	控制类	控制点		指标名称	措施名称	改进动作	改进对象
移动应用安全系统	安全计算环境	移动终端管控	a	应保证移动终端安装、注册并运行终端管理客户端软件	移动应用安全系统采购与部署	采购部署配置移动应用安全系统	移动应用安全系统
移动应用安全系统	安全计算环境	移动终端管控	b	移动终端应接收移动终端管理服务端的设备生命周期管理、设备远程控制，如远程锁定、远程擦除等	移动应用安全系统采购与部署	采购部署配置移动应用安全系统	移动应用安全系统

续表

整改项	控制类	控制点		指标名称	措施名称	改进动作	改进对象
移动应用安全系统	安全计算环境	移动应用管控	a	应具有选择应用软件安装、运行的功能	移动应用安全系统采购与部署	采购部署配置移动应用安全系统	移动应用安全系统
移动应用安全系统	安全计算环境	移动应用管控	b	应只允许指定证书签名的应用软件安装和运行	移动应用安全系统采购与部署	采购部署配置移动应用安全系统	移动应用安全系统
移动应用安全系统	安全计算环境	移动应用管控	c	应具有软件白名单功能,应能根据白名单控制应用软件安装、运行	移动应用安全系统采购与部署	采购部署配置移动应用安全系统	移动应用安全系统
移动应用安全系统	安全建设管理	移动应用软件采购	a	应保证移动终端安装、运行的应用软件来自可靠分发渠道或使用可靠证书签名	移动应用安全系统采购与部署	采购部署配置移动应用安全系统	移动应用安全系统
移动应用安全系统	安全建设管理	移动应用软件采购	b	应保证移动终端安装、运行的应用软件经指定的开发者开发	移动应用安全系统采购与部署	采购部署配置移动应用安全系统	移动应用安全系统
移动应用安全系统	安全建设管理	移动应用软件开发	a	应对移动业务应用软件开发者进行资格审查	移动应用安全系统采购与部署	采购部署配置移动应用安全系统	移动应用安全系统
移动应用安全系统	安全建设管理	移动应用软件开发	b	应保证开发移动业务应用软件的签名证书合法性	移动应用安全系统采购与部署	采购部署配置移动应用安全系统	移动应用安全系统
移动应用安全系统	安全运维管理	配置管理	e	应建立合法无线接入设备和合法移动终端配置库,用于对非法无线接入设备和非法移动终端的识别	移动应用安全系统采购与部署	采购部署配置移动应用安全系统	移动应用安全系统

4.3.5.21 商密加密机系统建设

4.3.5.21.1 实施重点

根据《商用密码管理条例》(国务院第273号令)规定,商用密码产品所采用的密码算法应当是国家密码管理局认可的算法。商用密码产品的品种和型号必须经国家密码管理局批准。

根据《商用密码管理条例》规定,"商用密码的科研成果,由国家密码管理机构组织专家按照商用密码技术标准和技术规范审查、鉴定,密码算法必须采用国家密码管理局审批的硬件算法"，随着国家对信息安全要求的提高，医疗卫生健康行业对高性能的国产加密机产品也有了迫切的需求。

加密机是通过国家商用密码主管部门鉴定并批准使用的国内自主开发的加密设备，加密机和通信发起者之间使用 TCP/IP 协议通信。

商用密码是指对不涉及国家秘密内容的信息进行加密保护或者安全认证所使用的密码技术和密码产品。商用密码技术是商用密码的核心，是信息化时代社会团体、组织、企事业单位和个人用于保护自身权益的重要工具。国家将商用密码技术列入国家秘密，任何单位和个人都有责任和义务保护商用密码技术的秘密。

商用密码的应用领域十分广泛，主要用于对不涉及国家秘密内容但又具有敏感性的内部信息、行政事务信息、经济信息等进行加密保护。比如，商用密码可用于公共卫生与医疗卫生机构内部的各类敏感信息的传输加密、存储加密，防止非法第三方获取信息内容，也可用于各种安全认证、数字签名等。加密机一般具有加解密、PKI、身份认证、隧道等功能的密码类设备，对称算法主要有 SM1、SM4 等；非对称算法主要有 SM2；杂凑散列算法有 SM3，同时具有真随机数发生器功能。通常该设备需要通过《IPSec VPN 技术规范》（GM/T 0022—2014）和《SSL VPN 技术规范》（GM/T 0024—2014）。

4.3.5.21.2 满足指标

通过部署商密加密机可以满足等级保护三级的指标（表 4-29）。

表 4-29 商密加密机满足指标

整改项	控制类	控制点		指标名称	措施名称	改进动作	改进对象
商密加密机	安全通信网络	通信传输	a	应采用校验技术和密码技术保证通信过程中数据的完整性	商密加密机采购与部署	商密加密机采购与部署	商密加密机
商密加密机	安全通信网络	通信传输	b	应采用密码技术保证通信过程中数据的保密性	商密加密机采购与部署	商密加密机采购与部署	商密加密机
商密加密机	安全通信网络	可信验证	a	可基于可信根对通信设备的系统引导程序、系统程序、重要配置参数和通信应用程序等进行可信验证，并在应用程序的关键执行环节进行动态可信验证，在检测到其可信性受到破坏后进行报警，并将验证结果形成审计记录送至安全管理中心	商密加密机采购与部署	商密加密机采购与部署	商密加密机

续表

整改项	控制类	控制点		指标名称	措施名称	改进动作	改进对象
商密加密机	安全计算环境	身份鉴别	a	应对登录的用户进行身份标识和鉴别,身份标识具有唯一性,身份鉴别信息具有复杂度要求并定期更换	商密加密机采购与部署	商密加密机采购与部署	商密加密机
商密加密机	安全计算环境	身份鉴别	b	应具有登录失败处理能力,应配置并启用结束会话、限制非法登录次数和当登录连接超时自动退出等相关措施	商密加密机采购与部署	商密加密机采购与部署	商密加密机
商密加密机	安全计算环境	身份鉴别	c	当进行远程管理时,应采取必要措施,防止鉴别信息在网络传输过程中被窃听	商密加密机采购与部署	商密加密机采购与部署	商密加密机
商密加密机	安全计算环境	身份鉴别	d	应采用口令、密码技术、生物技术等两种或两种以上组合的鉴别技术对用户进行身份鉴别,且其中一种鉴别技术至少应使用密码技术来实现	商密加密机采购与部署	商密加密机采购与部署	商密加密机
商密加密机	安全计算环境	访问控制	a	应对登录的用户分配账户和权限	商密加密机采购与部署	商密加密机采购与部署	商密加密机
商密加密机	安全计算环境	访问控制	c	应授予管理用户所需的最小权限,实现管理用户的权限分离	商密加密机采购与部署	商密加密机采购与部署	商密加密机
商密加密机	安全计算环境	访问控制	e	应由授权主体配置访问控制策略,访问控制策略规定主体对客体的访问规则	商密加密机采购与部署	商密加密机采购与部署	商密加密机
商密加密机	安全计算环境	访问控制	b	应重命名或删除默认账户,修改默认账户的默认口令	商密加密机采购与部署	商密加密机采购与部署	商密加密机
商密加密机	安全计算环境	访问控制	c	应及时删除或停用多余的、过期的账户,避免共享账户的存在	商密加密机采购与部署	商密加密机采购与部署	商密加密机
商密加密机	安全计算环境	访问控制	f	访问控制的粒度应达到主体为用户级或进程级,客体为文件、数据库表级	商密加密机采购与部署	商密加密机采购与部署	商密加密机

续表

整改项	控制类	控制点		指标名称	措施名称	改进动作	改进对象
商密加密机	安全计算环境	访问控制	g	应对重要主体和客体设置安全标记，并控制主体对有安全标记信息资源的访问	商密加密机采购与部署	商密加密机采购与部署	商密加密机
商密加密机	安全计算环境	安全审计	a	应启用安全审计功能，审计覆盖每个用户，对重要的用户行为和重要安全事件进行审计	商密加密机采购与部署	商密加密机采购与部署	商密加密机
商密加密机	安全计算环境	安全审计	b	审计记录应包括事件的日期和时间、用户、事件类型、事件是否成功及其他与审计相关的信息	商密加密机采购与部署	商密加密机采购与部署	商密加密机
商密加密机	安全计算环境	安全审计	c	应对审计进程进行保护，防止未经授权的中断	商密加密机采购与部署	商密加密机采购与部署	商密加密机
商密加密机	安全计算环境	安全审计	d	应对审计记录进行保护，定期备份，避免受到未预期的删除、修改或覆盖等	商密加密机采购与部署	商密加密机采购与部署	商密加密机
商密加密机	安全计算环境	数据完整性	a	应采用校验技术和密码技术保证重要数据在传输过程中的完整性，包括但不限于鉴别数据、重要业务数据、重要审计数据、重要配置数据、重要视频数据和重要个人信息等	商密加密机采购与部署	商密加密机采购与部署	商密加密机
商密加密机	安全计算环境	数据完整性	b	应采用校验技术和密码技术保证重要数据在存储过程中的完整性，包括但不限于鉴别数据、重要业务数据、重要审计数据、重要配置数据、重要视频数据和重要个人信息等	商密加密机采购与部署	商密加密机采购与部署	商密加密机
商密加密机	安全计算环境	数据保密性	c	应采用密码技术保证重要数据在传输过程中的保密性，包括但不限于鉴别数据、重要业务数据和重要个人信息等	商密加密机采购与部署	商密加密机采购与部署	商密加密机

续表

整改项	控制类	控制点		指标名称	措施名称	改进动作	改进对象
商密加密机	安全计算环境	数据保密性	d	应采用密码技术保证重要数据在存储过程中的保密性，包括但不限于鉴别数据、重要业务数据和重要个人信息等	商密加密机采购与部署	商密加密机采购与部署	商密加密机

4.3.5.22 邮件安全管理系统建设

4.3.5.22.1 实施重点

众所周知，电子邮件是互相沟通和信息传递最重要的手段，在大力推进医改的同时，电子邮件系统面临着十分严峻的安全威胁：既要防止黑客的攻击，又要防范邮件系统病毒邮件蔓延；既要防止垃圾邮件泛滥，又要提防内部敏感资料的泄露。

在国内，垃圾邮件泛滥的现象不容忽视。2011 年发布的《全球互联网安全统计报告》指出，中国垃圾邮件比重高达 84.6%。而到了 2015 年 6 月，我国垃圾邮件占全球范围电子邮件总数的 49.7%，垃圾邮件比重首次降低到 50% 以下，国内的垃圾邮件较正常邮件的比重依旧高达 70% 以上。

大量垃圾邮件的存在占用了大量的网络带宽资源，服务器存储资源以及邮件用户的时间；日益增加的垃圾邮件有淹没正常邮件的趋势，严重干扰了正常信息的传递与流动，为了保障正常信息的有效、稳定、高效传递，邮件系统的安全加固方案越来越受到医疗卫生健康行业机构信息部门的重视。

邮件安全管理系统是一套将反垃圾邮件、病毒过滤、防内部滥发、反恶意攻击、邮件归档等功能进行无缝整合的一体化的电子邮件安全防护解决方案。精准发现垃圾邮件，拦截病毒、勒索、钓鱼邮件，减少带宽消耗，减少垃圾干扰；防止邮件 DDos 攻击、字典攻击，有效保护邮件系统安全稳定；防止内部滥发，保护邮件系统不被列入黑名单，确保通信通畅，保护邮件系统稳定，从而实现对邮件系统全面有效的保护。

在等级保护三级系统安全区域边界的恶意代码防范控制项中，特别指出"应在关键网络节点处对垃圾邮件进行检测和清除，并维护垃圾邮件防护机制的升级和更新"。邮件安全管理系统同邮件服务器一同部署在 DMZ 区域，接管邮件系统 SMTP 协议，作为公网和内部邮件服务器数据沟通的唯一途径，可控性极高。网络邮件首先要进入邮件安全管理系统进行过滤，从而无法入侵内部邮件服务器；同时可通过防火墙 NAT 设置或 DNS 域名服务器解析的方式进行设置，达到与外部邮件域交互过程中实现防护过滤的效果，确保往来邮件安全以后再将邮件转发到邮件服务器进行存储，并提供用户进行读取和下载，从而避免邮件服务器直接暴露在互联网的风险，实现了对邮件系统的轻松管理。同时要关注的是，若网关因病毒等原因出现故障，管理员可快速中断网关内外部之间的通信，有效保护邮件系统的正常运行，而且所有的数据信息仍保存在内部邮件系统上，不会因为该邮件安全管理系统的任何故障而损害或影响用户的各种数据信息，有效地保证数据零丢失也很重要。

4.3.5.22.2 满足指标

通过部署邮件安全管理系统可以满足等级保护三级的指标（表4-30）。

表4-30 邮件安全管理系统满足指标

整改项	控制类	控制点	指标名称	措施名称	改进动作	改进对象
网关防病毒	安全区域边界	恶意代码防范	应在关键网络节点处对垃圾邮件进行检测和清除，并维护垃圾邮件防护机制的升级和更新	网关防病毒代码库与引擎更新	安全产品配置	网关防病毒新系统

4.3.5.23 无线安全防护系统建设

4.3.5.23.1 实施重点

国际数据公司报告显示，2013年全球WLAN市场收入创纪录地突破了85亿美元。其中，企业级WLAN市场规模为46亿美元，较上一年增长15%，预计2017年企业级WLAN市场规模将达到78亿美元。伴随着移动互联网、物联网、万物互联网（IoE）的迅速发展、移动办公的强烈需求及WLAN关键芯片制造成本的大幅下降，具备Wi-Fi功能的各类终端设备逐渐普及，利用WLAN实现数据通信成为即将进入IoE时代的人们的迫切需求。同时，从IEEE于1997年发布第一个WLAN标准（802.11）至今，WLAN的带宽越来越大，随着802.11ac设备的部署与使用，人们已被带入了Wi-Fi千兆时代，也使得"全无线移动办公"成为现实。

目前医疗卫生健康行业机构WLAN已经作为基础网络设施之一，已成为不可逆转的趋势，甚至呈现了以WLAN代替传统有线网络作为用户末端接入的趋势。然而，随之而来的难题是WLAN网络的建设和运营如何面对大量无线设备进行高效管理和控制？如何确保WLAN网络不受攻击，安全使用？

由于WLAN网络的飞速发展，人们对WLAN安全的认知还处于比较低级的阶段。不论是未部署WLAN的医疗卫生健康行业机构，还是已部署WLAN的医疗卫生健康行业机构，均存在信息泄露的风险。诸如"与我们没有关系""我们的WLAN网络足够安全""我安装了×××安全卫士"之类的想法与言论，都是不合实际的。在进行无线安全防护的过程中应将安全无线结合射频信号及802.11特点，结合无线防火墙安全策略，根据 AP 或 Station 的安全属性制定无线网络准入规则，通过射频信号阻断非法用户接入，建立射频安全区，提供物理安全、可信的无线网络。同时，配合安全无线控制器（SecAC）及安全无线接入点（SecAP）的接入控制，净化可信网络的非法接入、攻击行为等网络环境，为医疗卫生健康行业机构提供稳定、高效的无线接入功能（图 4-19）。

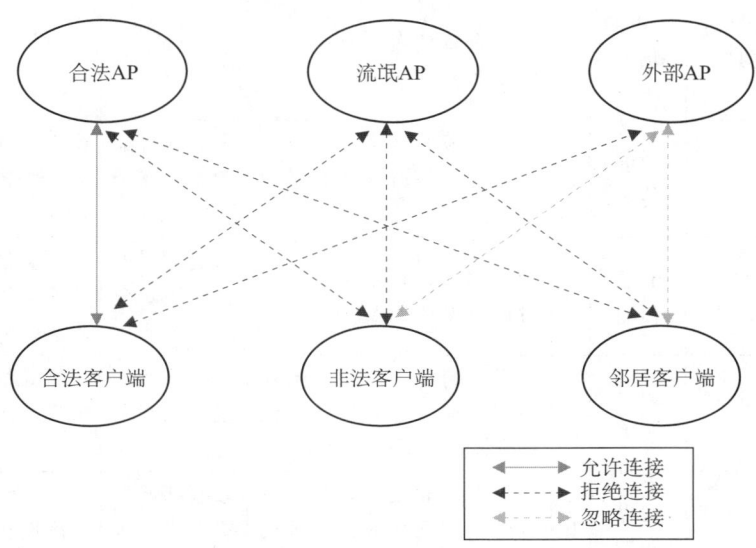

图 4-19　无线网络安全分类

同时对于传统有线网络而言，网络管理员通过在网络规划时，将具体的网络设备、用户终端与指定的物理端口进行对应，之后就可以方便地进行管理了。而对于无线网络而言，由于终端的"无线""便携"特性，使得网络管理员很难将无线用户对应到具体的物理位置，即使是了解无线网络运行的状态，也是一项棘手的任务。

无线安全引擎应能够自动学习无线网络架构，并将无线网络状态、无线设备属性、无线拓扑等内容直观展示给用户，将无线网络设备至少分为三大类：合法设备、非法设备、邻居设备。其中合法设备是指部署在用户内网，且经过用户授权的 AP 和客户端；非法设备是指私自连接到用户内网，未经用户授权的 AP 和客户端；邻居设备是指未部署在用户内网，而是相邻网络中出现的无线设备。另外，安全引擎应将无线设备之间的连接至少也分为三大类：允许连接、拒绝连接、忽略连接。其中允许连接发生在授权的合法设备之间，而非法设备到其他任何设备的连接属于拒绝连接的范畴之内，邻居网络中无线设备之间的连接则为忽略连接。

同时，安全无线整改方案的主要关注应包括无线接入、无线认证、无线防火墙、无线入侵防御、无线加密、无线定位等。

4.3.5.23.2 满足指标

通过部署无线安全防护系统可以满足等级保护三级的指标（表 4-31）。

表 4-31 无线安全防护系统满足指标

整改项	控制类	控制点		指标名称	措施名称	改进动作	改进对象
无线安全防护	安全物理环境	无线接入点的物理位置	a	应为无线接入设备的安装选择合理位置，避免过度覆盖和电磁干扰	选址	选址	无线安全防护
无线安全防护	安全通信网络	通信传输	a	应采用校验技术和密码技术保证通信过程中数据的完整性	采购部署配置无线安全防护产品	配置无线安全防护产品	无线安全防护
无线安全防护	安全通信网络	通信传输	b	应采用密码技术保证通信过程中数据的保密性	采购部署配置无线安全防护产品	配置无线安全防护产品	无线安全防护
无线安全防护	安全区域边界	边界防护	a	应保证跨越边界的访问和数据流通过边界设备提供的受控接口进行通信	采购部署配置无线安全防护产品	配置无线安全防护产品	无线安全防护
无线安全防护	安全区域边界	边界防护	b	应能够对非授权设备私自联到内部网络的行为进行检查或限制	采购部署配置无线安全防护产品	配置无线安全防护产品	无线安全防护
无线安全防护	安全区域边界	边界防护	c	应能够对内部用户非授权联到外部网络的行为进行检查或限制	采购部署配置无线安全防护产品	配置无线安全防护产品	无线安全防护
无线安全防护	安全区域边界	边界防护	d	应限制无线网络的使用，保证无线网络通过受控的边界设备接入内部网络	采购部署配置无线安全防护产品	配置无线安全防护产品	无线安全防护
无线安全防护	安全区域边界	访问控制	a	应在网络边界或区域之间根据访问控制策略设置访问控制规则，默认情况下除允许通信外受控接口拒绝所有通信	采购部署配置无线安全防护产品	配置无线安全防护产品	无线安全防护
无线安全防护	安全区域边界	访问控制	d	应能根据会话状态信息为进出数据流提供明确的允许/拒绝访问的能力	采购部署配置无线安全防护产品	配置无线安全防护产品	无线安全防护
无线安全防护	安全区域边界	访问控制	c	应对源地址、目的地址、源端口、目的端口和协议等进行检查，以允许/拒绝数据包进出	采购部署配置无线安全防护产品	配置无线安全防护产品	无线安全防护

4 医疗卫生网络安全等级保护实施

续表

整改项	控制类	控制点		指标名称	措施名称	改进动作	改进对象
无线安全防护	安全区域边界	访问控制	e	应对进出网络的数据流实现基于应用协议和应用内容的访问控制	采购部署配置无线安全防护产品	配置无线安全防护产品	无线安全防护
无线安全防护	安全区域边界	访问控制	b	应删除多余或无效的访问控制规则，优化访问控制列表，并保证访问控制规则数量最小化	采购部署配置无线安全防护产品	配置无线安全防护产品	无线安全防护
无线安全防护	安全区域边界	入侵防范	a	应在关键网络节点处检测、防止或限制从外部发起的网络攻击行为	采购部署配置无线安全防护产品	配置无线安全防护产品	无线安全防护
无线安全防护	安全区域边界	入侵防范	b	应在关键网络节点处检测、防止和限制从内部发起的网络攻击行为	采购部署配置无线安全防护产品	配置无线安全防护产品	无线安全防护
无线安全防护	安全区域边界	入侵防范	c	应采取技术措施对网络行为进行分析，实现对网络攻击特别是新型网络攻击行为的分析	采购部署配置无线安全防护产品	配置无线安全防护产品	无线安全防护
无线安全防护	安全区域边界	入侵防范	d	当检测到攻击行为时，记录攻击源IP、攻击类型、攻击目标、攻击时间，在发生严重入侵事件时提供报警	采购部署配置无线安全防护产品	配置无线安全防护产品	无线安全防护
无线安全防护	移动互联扩展：安全区域边界	边界防护	a	应保证有线网络与无线网络之间的访问和数据流通过无线接入网关设备	采购部署配置无线安全防护产品	配置无线安全防护产品	无线安全防护
无线安全防护	移动互联扩展：安全区域边界	访问控制	a	无线接入设备应开启接入认证功能，并支持采用认证服务器认证或国家密码管理机构批准的密码模块进行认证	采购部署配置无线安全防护产品	配置无线安全防护产品	无线安全防护
无线安全防护	移动互联扩展：安全区域边界	入侵防范	a	应能够检测到非授权无线接入设备和非授权移动终端的接入行为	采购部署配置无线安全防护产品	配置无线安全防护产品	无线安全防护
无线安全防护	移动互联扩展：安全区域边界	入侵防范	b	应能够检测到针对无线接入设备的网络扫描、DDos攻击、密钥破解、中间人攻击和欺骗攻击等行为	采购部署配置无线安全防护产品	配置无线安全防护产品	无线安全防护

续表

整改项	控制类	控制点		指标名称	措施名称	改进动作	改进对象
无线安全防护	移动互联扩展：安全区域边界	入侵防范	c	应能够检测到无线接入设备的 SSID 广播、WPS 等高风险功能的开启状态	采购部署配置无线安全防护产品	配置无线安全防护产品	无线安全防护
无线安全防护	移动互联扩展：安全区域边界	入侵防范	d	应禁用无线接入设备和无线接入网关存在风险的功能，如 SSID 广播、WEP 认证等	采购部署配置无线安全防护产品	配置无线安全防护产品	无线安全防护
无线安全防护	移动互联扩展：安全区域边界	入侵防范	e	应禁止多个 AP 使用同一个认证密钥	采购部署配置无线安全防护产品	配置无线安全防护产品	无线安全防护
无线安全防护	移动互联扩展：安全区域边界	入侵防范	f	应能够阻断非授权无线接入设备或非授权移动终端	采购部署配置无线安全防护产品	配置无线安全防护产品	无线安全防护
无线安全防护	工控安全扩展：安全区域边界	无线使用控制	a	应对所有参与无线通信的用户（人员、软件进程或者设备）提供唯一性标识和鉴别	采购部署配置无线安全防护产品	配置无线安全防护产品	无线安全防护
无线安全防护	工控安全扩展：安全区域边界	无线使用控制	b	应对所有参与无线通信的用户（人员、软件进程或者设备）进行授权以及执行使用进行限制	采购部署配置无线安全防护产品	配置无线安全防护产品	无线安全防护
无线安全防护	工控安全扩展：安全区域边界	无线使用控制	c	应对无线通信采取传输加密的安全措施，实现传输报文的机密性保护	采购部署配置无线安全防护产品	配置无线安全防护产品	无线安全防护
无线安全防护	工控安全扩展：安全区域边界	无线使用控制	d	对采用无线通信技术进行控制的工业控制系统，应能识别其物理环境中发射的未经授权的无线设备，报告未经授权试图接入或干扰控制系统行为	采购部署配置无线安全防护产品	配置无线安全防护产品	无线安全防护
无线安全防护	移动互联扩展：安全运维管理	配置管理	a	应建立合法无线接入设备和合法移动终端配置库，用于对非法无线接入设备和非法移动终端的识别	采购部署配置无线安全防护产品	配置无线安全防护产品	无线安全防护

4.3.5.24 电子认证服务体系建设

4.3.5.24.1 实施重点

电子认证服务是网络信任体系建设的重要内容，使用密码技术保障用户身份的真实性、数据机密性、数据完整性、行为不可否认性是等级保护建设的重点。在等级保护的安全计算环境中，从三个方面提出了使用密码技术实现身份鉴别、保证数据完整性、数据保密性的要求。

在身份鉴别方面，"应采用口令、密码技术、生物技术等两种或两种以上组合的鉴别技术对用户进行身份鉴别，且其中一种鉴别技术至少应使用密码技术来实现"。

在数据完整性方面，"应采用校验技术或密码技术保证重要数据在传输过程中的完整性，包括但不限于鉴别数据、重要业务数据、重要审计数据、重要配置数据、重要视频数据和重要个人信息等""应采用校验技术或密码技术保证重要数据在存储过程中的完整性，包括但不限于鉴别数据、重要业务数据、重要审计数据、重要配置数据、重要视频数据和重要个人信息等"。

在数据保密性方面，"应采用密码技术保证重要数据在传输过程中的保密性，包括但不限于鉴别数据、重要业务数据和重要个人信息等""应采用密码技术保证重要数据在存储过程中的保密性，包括但不限于鉴别数据、重要业务数据和重要个人信息等"。

而电子认证服务作为密码基础设施，能够通过 PKI/CA 密码技术保障用户身份的真实性、数据机密性、数据完整性、行为不可否认性。

近年来，医疗卫生主管部门先后印发了《卫生系统电子认证服务管理办法（试行）》的通知（卫办发〔2009〕125 号）、《卫生部办公厅关于做好卫生系统电子认证服务体系建设工作的通知》（卫办综发〔2010〕74 号）。强调全国已建或在建各类卫生信息系统，均需要采取电子认证技术有效防止假冒身份、篡改信息、越权操作、否定责任等问题；而且推进电子认证服务是卫生信息化发展的需要，统一的身份认证是各类卫生信息系统实现互联互通、业务协同的基础，有助于解决信息"孤岛"和信息"烟囱"等制约卫生信息化发展的难题。各部门必须充分认识，高度重视，认真组织，切实做好电子认证服务工作。

在国家卫生健康委员会相关政策指导下，以电子病历为核心的医院信息化建设发展迅速，电子病历已经成为医院日常医疗服务的核心，2017 年 4 月 1 日发布实施的《电子病历应用管理规范（试行）》作为行业内权威应用规范，第十条明确提出"有条件的医疗机构电子病历系统可以使用电子签名进行身份认证，可靠的电子签名与手写签名或盖章具有同等的法律效力"，这是首次在医疗卫生健康行业电子病历的规范中明确电子病历的法律地位。因此，解决病历无纸化的核心问题是电子病历法律效力问题。

电子病历具备法律效力的核心是实现可靠的电子签名。区别于传统的纸质病历，电子病历隶属数据电文，需满足《中华人民共和国电子签名法》的相关要求才能保证其合法的形式，参考《中华人民共和国电子签名法》第十四条的规定，"可靠的电子签名与手写签名或者盖章具有同等的法律效力"。可见，电子病历具备法律效力的核心是实现可靠的电子签名。按照国家现行法律法规要求，具有法律效力的可靠电子签名的基础是使用合法可信的第三方电子认证服务。

在医疗卫生信息安全方面要求提供强大的身份鉴别、数据存储与传输过程中的完整性保护等措施，这些需求需要通过基于 PKI 公钥密码基础设施的电子认证技术得到实现。公钥基础设施（PKI，Public Key Infrastructure），从字面上去理解，就是利用公开密钥理论和技术建立的提供安全服务的在线基础设施。公钥系统中的用户都有一对相关的密钥，其中一个密钥加密的信息只能被相应的另一个密钥解密。用户保存其中一个密钥作为私钥，而把另一个密钥与拥有者的信息捆绑后公开发布为公钥。这样，人们可以用别人的公钥加密信息，而只有私钥持有者才能读懂该信息；还可以用自己的私钥签名信息，其他人利用公钥就可鉴别信息发送者的身份。

在 PKI 中，为了确保用户的身份及他所持有密钥的正确匹配，公开密钥系统需要一个值得信赖而且独立的第三方机构充当认证中心（CA，Certification Authority），来确认声称拥有公开密钥的人的真正身份。任何想发放自己公钥的用户，可以去认证中心（CA）申请自己的证书。认证中心（CA）在鉴定该人的真实身份后，颁发包含用户公钥的数字证书。其他用户只要能验证证书是真实的，并且信任颁发证书的认证中心，就可以确认用户的公钥。

医疗卫生信息电子认证服务的主要用户包括最终用户、证书受理点管理员等。

最终用户。最终用户是电子认证服务的最终服务对象。通过电子认证服务，最终用户可以使用申请获得的数字证书通过证书受理点，或其他密码产品实现证书的更新、介质解锁、证书吊销等操作。最终用户可基于数字证书实现系统登录的身份认证、数字签名等密码应用。最终用户在申请数字证书时可通过所在单位的证书受理点，或直接通过第三方电子认证服务中心提交相关证件、填写相关信息，身份鉴别通过后即可获得数字证书。

证书受理点管理员。证书受理点管理员是负责对所在单位或地区的最终用户提供证书申请、更新、吊销、介质解锁等证书生命周期服务。管理员通过部署在该单位或地区的证书受理点系统与第三方电子认证服务中心连接，以执行相应的证书服务操作。

医疗卫生信息系统主要使用证书管理服务器、智能密码钥匙（数字证书介质）、数字签名验证服务器、时间戳服务器、电子签章系统、手写数字签名系统等密码产品来使用电子认证服务。

4.3.5.24.2 满足指标

通过部署电子认证服务可以满足等级保护三级安全通用要求的指标（表4-32）。

表4-32 电子认证服务满足指标

整改项	控制类	控制点		指标名称	措施名称	改进动作	改进对象
电子认证服务建设	安全通信网络	通信传输	a	应采用校验技术或密码技术保证通信过程中数据的完整性	部署电子认证服务及IPSecVPN或SSL-VPN等密码产品	采购部署	通信完整性保护
电子认证服务建设	安全通信网络	通信传输	b	应采用密码技术保证通信过程中数据的保密性	部署电子认证服务及IPSecVPN或SSL-VPN等密码产品	采购部署	通信机密性保护
电子认证服务建设	安全计算环境	身份鉴别	d	应采用口令、密码技术、生物技术等两种或两种以上组合的鉴别技术对用户进行身份鉴别，且其中一种鉴别技术至少应使用密码技术来实现	部署电子认证服务及配套密码产品，签发数字证书，进行应用集成	采购部署	双因素鉴别应用系统登录认证
电子认证服务建设	安全计算环境	数据完整性	a	应采用校验技术或密码技术保证重要数据在传输过程中的完整性，包括但不限于鉴别数据、重要业务数据、重要审计数据、重要配置数据、重要视频数据和重要个人信息等	部署电子认证服务及配套密码产品，签发数字证书，进行应用集成	采购部署	应用系统数据安全传输
电子认证服务建设	安全计算环境	数据完整性	b	应采用校验技术或密码技术保证重要数据在存储过程中的完整性，包括但不限于鉴别数据、重要业务数据、重要审计数据、重要配置数据、重要视频数据和重要个人信息等	部署电子认证服务及配套密码产品，签发数字证书，进行应用集成	采购部署	应用系统数据安全存储

续表

整改项	控制类	控制点	指标名称		措施名称	改进动作	改进对象
电子认证服务建设	安全计算环境	数据保密性	a	应采用密码技术保证重要数据在传输过程中的保密性，包括但不限于鉴别数据、重要业务数据和重要个人信息等	部署电子认证服务或加密机等密码产品，签发数字证书，进行应用集成	采购部署	应用系统数据加密传输
电子认证服务建设	安全计算环境	数据保密性	b	应采用密码技术保证重要数据在存储过程中的保密性，包括但不限于鉴别数据、重要业务数据和重要个人信息等	部署电子认证服务或加密机等密码产品，签发数字证书，进行应用集成	采购部署	应用系统数据加密存储

4.3.5.25 证书管理服务系统建设

4.3.5.25.1 实施重点

等级保护提出要使用密码技术实现身份鉴别、保证数据完整性、数据机密性的要求。电子认证密码基础设施是实现医疗卫生信息安全等级保护的重要支撑，而医疗卫生信息系统一般按内、外网隔离方式建设。因此需要有一种证书管理服务器能应用于内、外网隔离应用场景，面向医疗机构提供数字证书管理服务。

证书管理服务器须遵照国家《基于 SM2 密码算法的证书认证系统密码及其相关安全技术规范》（GM/T 0034—2014）、《卫生系统电子认证服务规范》、《卫生系统数字证书格式规范》、《卫生系统数字证书介质技术规范》、《卫生系统数字证书应用集成规范》和《卫生系统数字证书服务管理平台接入规范》等标准规范的要求，采用 PKI 技术，为证书用户单位内、外部网络环境应用场景下提供证书更新、证书应用环境更新、移动证书下载等功能，方便用户进行证书更新和证书应用环境更新的安全系统，具体功能如表 4-33 所示。

表 4-33 证书管理服务器功能说明

功能列表	详细说明
证书更新	证书管理服务器收集证书应用客户端发起的证书更新请求，再统一由证书管理服务器管理员批量从 CA 更新证书并由证书应用环境自动更新证书，证书更新支持移动端和 PC 端在线和离线更新
客户端更新	证书管理服务器发布客户端软件更新包，用户客户端从证书管理服务器服务端获取相关更新包进行更新（客户端软件由 CA 根据具体客户需定制放置在证书管理服务器中）

续表

功能列表	详细说明
系统管理	系统支持查看系统状态、配置系统 IP/端口，管理员管理、日志管理、证书更新服务管理、备份恢复、审计日志管理等功能

证书管理服务器通常部署在业务系统服务端的安全域中。典型部署方式如图 4-20 所示。

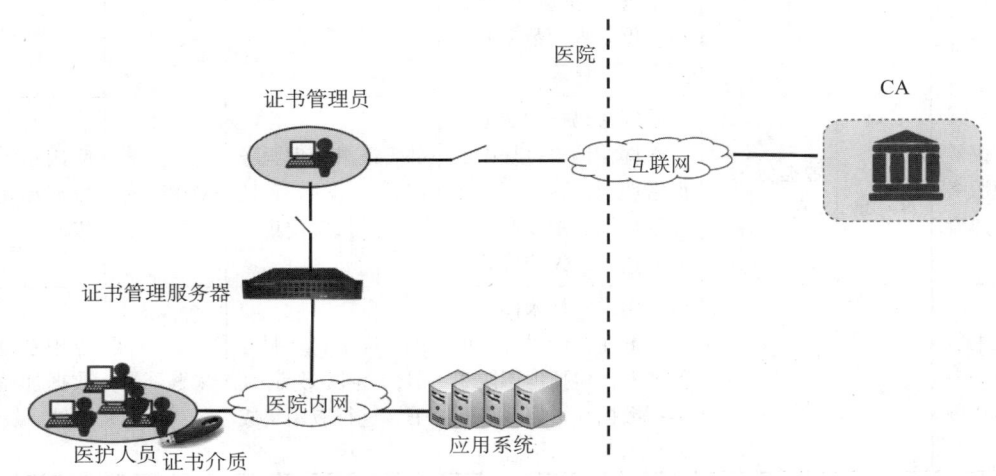

图 4-20　证书管理服务器部署方式

4.3.5.25.2　满足指标

通过部署证书管理服务器可以满足等级保护三级安全通用要求的指标（表 4-34）。

表 4-34　证书管理服务器满足指标

整改项	控制类	控制点		指标名称	措施名称	改进动作	改进对象
证书管理服务器建设	安全计算环境	身份鉴别	d	应采用口令、密码技术、生物技术等两种或两种以上组合的鉴别技术对用户进行身份鉴别，且其中一种鉴别技术至少应使用密码技术来实现	部署证书管理服务器，签发数字证书，进行应用安全开发与改造	采购部署	双因素鉴别，应用系统登录认证
证书管理服务器建设	安全计算环境	数据完整性	a	应采用校验技术或密码技术保证重要数据在传输过程中的完整性，包括但不限于鉴别数据、重要业务数据、重要审计数据、重要配置数据、重要视频数据和重要个人信息等	部署证书管理服务器，签发数字证书，进行应用集成	采购部署	应用系统数据安全传输

续表

整改项	控制类	控制点	指标名称		措施名称	改进动作	改进对象
证书管理服务器建设	安全计算环境	数据完整性	应采用校验技术或密码技术保证重要数据在存储过程中的完整性,包括但不限于鉴别数据、重要业务数据、重要审计数据、重要配置数据、重要视频数据和重要个人信息等	b	部署证书管理服务器,签发数字证书,进行应用集成	采购部署	应用系统数据安全存储
证书管理服务器建设	安全计算环境	数据保密性	应采用密码技术保证重要数据在传输过程中的保密性,包括但不限于鉴别数据、重要业务数据和重要个人信息等	a	部署证书管理服务器,签发数字证书,进行应用集成	采购部署	应用系统数据加密传输
证书管理服务器建设	安全计算环境	数据保密性	应采用密码技术保证重要数据在存储过程中的保密性,包括但不限于鉴别数据、重要业务数据和重要个人信息等	b	部署证书管理服务器,签发数字证书,进行应用集成	采购部署	应用系统数据加密存储

4.3.5.26 智能密码钥匙系统建设

4.3.5.26.1 实施重点

在等级保护的安全计算环境中,从三方面提出了使用密码技术实现身份鉴别、保证数据完整性、数据机密性的要求。

在身份鉴别方面,"应采用口令、密码技术、生物技术等两种或两种以上组合的鉴别技术对用户进行身份鉴别,且其中一种鉴别技术至少应使用密码技术来实现"。

在数据完整性方面,"应采用校验技术或密码技术保证重要数据在传输过程中的完整性,包括但不限于鉴别数据、重要业务数据、重要审计数据、重要配置数据、重要视频数据和重要个人信息等""应采用校验技术或密码技术保证重要数据在存储过程中的完整性,包括但不限于鉴别数据、重要业务数据、重要审计数据、重要配置数据、重要视频数据和重要个人信息等"。

在数据机密性方面,"应采用密码技术保证重要数据在传输过程中的保密性,包括但不限于鉴别数据、重要业务数据和重要个人信息等""应采用密码技术保证重要数据在存储过程中的保密性,包括但不限于鉴别数据、重要业务数据和重要个人信息等"。

智能密码钥匙作为一种便携式密码产品,可以存储数字证书及密钥,实现身份鉴别、数据加解密、数字签名等密码功能。

智能密码钥匙通常是一种外形小巧的终端密码设备，内置安全 CPU 芯片及卡片操作系统（COS），可用于安全存放密钥及数字证书，实现密码运算、密钥管理功能可进行数字签名和签名验证的运算安全性高，一般使用 USB 接口或蓝牙等其他接口形态。

智能密码钥匙须遵照国家密码管理局颁布的《智能密码钥匙密码应用接口规范》（GM/T 0016）、《智能密码钥匙技术规范》（GM/T 0027）等要求，采用国产高性能智能卡芯片，内置 SM2、SM3、SM4 等国产算法，用于实现身份认证、数据加解密、数字签名及认证、信息安全存储等功能。具体功能如表 4-35 所示。

表 4-35　智能密码钥匙功能说明

产品功能	详细说明
支持密码算法	支持 SM2、SM3、SM4 等密码算法
支持证书和标准	支持 X.509 v3 标准证书格式，兼容 ISO7816，符合 CE 和 FCC 标准；支持《智能密码钥匙密码应用接口规范》（GM/T 0016）等国密接口
密码运算	实现身份认证、数据加解密、数字签名及认证等密码功能。仅在硬件中进行加密运算，SM2 密钥对在 USB key 内生成，私钥永远不能导出，确保证书持有人的信息安全。同时采用"硬件+PIN 码"的双因子认证，保证数字证书和私钥的合法使用
证书管理	实现用户证书申请、更新、注销、修改 PIN 码、解锁等证书生命周期管理
驱动模式	标准 HID 驱动
支持操作系统平台	Windows XP/2003/Vista/2008/Win7/Win8 Android4.0 及以上 IOS6.0 及以上（iPhone 4S 以上）

4.3.5.26.2　满足指标

通过部署智能密码钥匙可以满足等级保护三级安全通用要求的指标（表 4-36）。

表 4-36　智能密码钥匙满足指标

整改项	控制类	控制点		指标名称	措施名称	改进动作	改进对象
智能密码钥匙建设	安全通信网络	通信传输	a	应采用校验技术或密码技术保证通信过程中数据的完整性	部署智能密码钥匙及配套 IPSecVPN 或 SSL-VPN 密码产品，签发数字证书，进行应用集成	采购部署	通信完整性保护
智能密码钥匙建设	安全通信网络	通信传输	b	应采用密码技术保证通信过程中数据的保密性	部署智能密码钥匙及配套 IPSecVPN 或 SSL-VPN 密码产品，签发数字证书，进行应用集成	采购部署	通信加密

续表

整改项	控制类	控制点		指标名称	措施名称	改进动作	改进对象
智能密码钥匙建设	安全计算环境	身份鉴别	d	应采用口令、密码技术、生物技术等两种或两种以上组合的鉴别技术对用户进行身份鉴别,且其中一种鉴别技术至少应使用密码技术来实现	部署智能密码钥匙及配套密码产品,签发数字证书,进行应用集成	采购部署	双因素鉴别应用系统登录认证
智能密码钥匙建设	安全计算环境	数据完整性	a	应采用校验技术或密码技术保证重要数据在传输过程中的完整性,包括但不限于鉴别数据、重要业务数据、重要审计数据、重要配置数据、重要视频数据和重要个人信息等	部署智能密码钥匙及配套密码产品,签发数字证书,进行应用集成	采购部署	应用系统数据安全传输
智能密码钥匙建设	安全计算环境	数据完整性	b	应采用校验技术或密码技术保证重要数据在存储过程中的完整性,包括但不限于鉴别数据、重要业务数据、重要审计数据、重要配置数据、重要视频数据和重要个人信息等	部署智能密码钥匙及配套密码产品,签发数字证书,进行应用集成	采购部署	应用系统数据安全存储
智能密码钥匙建设	安全计算环境	数据保密性	a	应采用密码技术保证重要数据在传输过程中的保密性,包括但不限于鉴别数据、重要业务数据和重要个人信息等	部署智能密码钥匙及配套密码产品,签发数字证书,进行应用集成	采购部署	应用系统数据加密传输
智能密码钥匙建设	安全计算环境	数据保密性	b	应采用密码技术保证重要数据在存储过程中的保密性,包括但不限于鉴别数据、重要业务数据和重要个人信息等	部署智能密码钥匙及配套密码产品,签发数字证书,进行应用集成	采购部署	应用系统数据加密传输

4.3.5.27 数字签名验证服务系统建设

4.3.5.27.1 实施重点

在等级保护的安全计算环境中,提出了使用密码技术实现身份鉴别和保证数据完整性的要求。

在身份鉴别方面,"应采用口令、密码技术、生物技术等两种或两种以上组合的鉴别技术对用户进行身份鉴别,且其中一种鉴别技术至少应使用密码技术来实现"。

在数据完整性方面,"应采用校验技术或密码技术保证重要数据在传输过程中的完整性,包括但不限于鉴别数据、重要业务数据、重要审计数据、重要配置数据、重要视频数据和重要个人信息等""应采用校验技术或密码技术保证重要数据在存储过程中的完整性,包括但不限于鉴别数据、重要业务数据、重要审计数据、重要配置数据、重要视频数据和重要个人信息等"。

目前,数字签名验证服务器实现基于数字证书的身份认证、数字签名、数据加密等功能,核心是将提交的医疗数据进行数字签名,以保证数据的不可抵赖性、完整性需求,并在查询相关数据时,实现用户对所查询的数据的有效性验证。通过部署数字签名验证服务器实现电子病历生成等医院内部重要业务环节中的数字签名及验证。

数字签名验证服务器是一种为业务应用系统提供数字签名及验证服务的专用密码设备,须遵照《签名验签服务器技术规范》(GM/T 0029—2014),通常为业务应用系统提供数据签名、签名验证、身份认证、证书验证等多种密码服务功能。具体功能如表4-37所示。

表4-37 数字签名验证服务器功能说明

产品功能	详细说明
数据签名与签名验证	支持 SM2、SM3 密码算法,提供 PKCS1/ PKCS7 attach/PKCS7 detach/ XML Sign 等多种格式的数字签名和数字签名验证功能
文件签名与验证	对文件提供数字签名和数字签名验证功能
身份认证功能	实现基于数字证书的身份认证,支持不同 CA 的证书验证,提供 CRL/ OCSP 等多种方式的证书有效性验证
证书有效性验证功能	提供 CRL/OCSP 等多种方式的证书有效性验证
多证书链功能	可同时配置多条证书链,验证不同 CA 系统签发的数字证书
获取证书信息功能	提供证书解析功能,获取证书中的任意主题信息以及扩展项信息
证书存储功能	实现对客户端证书的存储,管理员可以通过页面进行证书导入和查找,业务系统可以通过接口获取已存储的证书

续表

产品功能	详细说明
证书动态黑名单功能	可以自动更新黑名单，采用动态更新方式，无须重启服务
服务端热备负载	支持服务端负载均衡功能，来解决不能对外提供大数据量服务的问题，即多台机器负载时，多台机器能够同时对外提供一样的服务来处理大数据量，能够提供一个高性能的服务

此外数字签名验证服务器还应提供产品自身管理功能，主要包括初始化配置、证书管理、系统管理、高级配置等设备管理功能。

典型部署方式如图 4-21 所示。

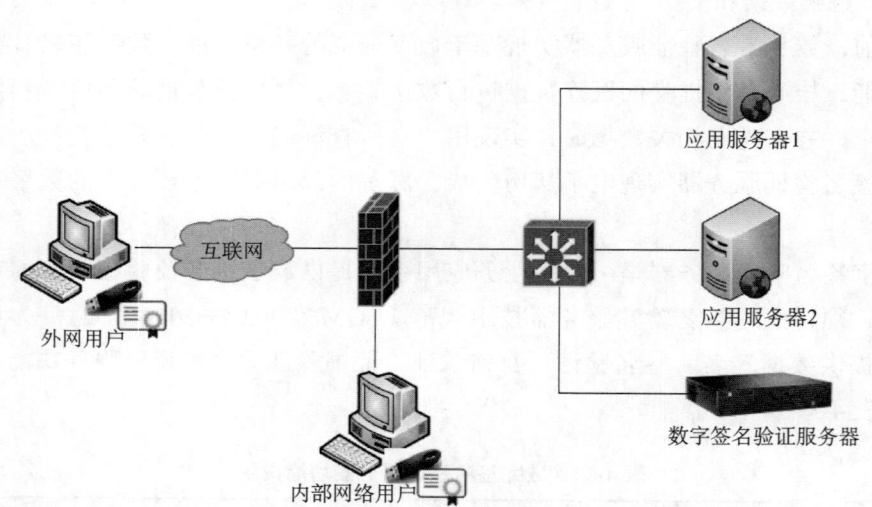

图 4-21　数字签名验证服务器产品应用典型部署方式

基于数字证书的身份鉴别流程如图 4-22 所示。

步骤如下：

用户访问登录页面；

医疗卫生信息系统调用数字签名验证服务器；

数字签名验证服务器产生随机数；

使用数字签名验证服务器证书对应的私钥对随机数进行签名；

医疗卫生信息系统返回带有随机数、随机数签名、服务器证书的登录页面；

客户端获得服务器证书和随机数签名；

客户端对服务器证书和随机数签名进行验证；

用户输入客户端证书介质的 PIN 口令，并再次对随机数进行签名；

医疗卫生信息系统服务器获取客户端证书、随机数、随机数签名后调用数字签名验证服务器对其进行验证；

数字签名验证服务器验证客户端证书、随机数签名，成功后对随机数进行比对；

所有验证过程正确将验证结果返回到医疗卫生信息系统服务器；

医疗卫生信息系统服务器根据客户端证书查询数据库进行用户身份匹配，匹配成功后展现登录成功页面；

登录系统成功开始业务操作。

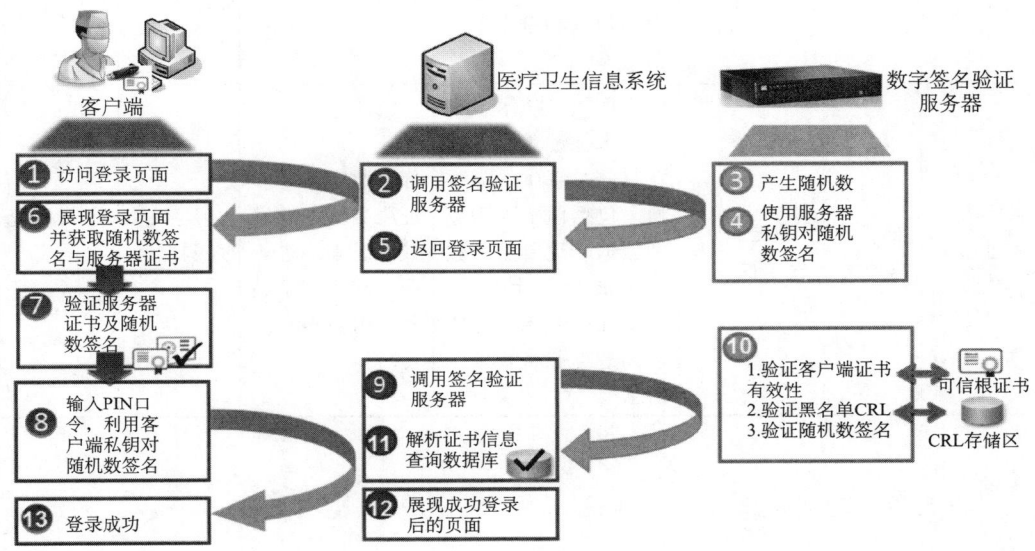

图 4-22 基于数字证书的身份鉴别流程

4.3.5.27.2 满足指标

通过部署数字签名验证服务器可以满足等级保护三级安全通用要求的指标（表 4-38）。

表 4-38 数字签名验证服务器满足指标

整改项	控制类	控制点		指标名称	措施名称	改进动作	改进对象
数字签名验证服务器建设	安全计算环境	身份鉴别	d	应采用口令、密码技术、生物技术等两种或两种以上组合的鉴别技术对用户进行身份鉴别，且其中一鉴别技术至少应使用密码技术来实现	部署数字签名验证服务器，签发数字证书，进行应用安全开发与改造	采购部署	应用系统登录认证，实现基于密码技术的身份鉴别

续表

整改项	控制类	控制点		指标名称	措施名称	改进动作	改进对象
数字签名验证服务器建设	安全计算环境	数据完整性	a	应采用校验技术或密码技术保证重要数据在传输过程中的完整性,包括但不限于鉴别数据、重要业务数据、重要审计数据、重要配置数据、重要视频数据和重要个人信息等	部署数字签名验证服务器,签发数字证书,进行应用软件身份认证应用集成	采购部署	应用系统数据安全传输
数字签名验证服务器建设	安全计算环境	数据完整性	b	应采用校验技术或密码技术保证重要数据在存储过程中的完整性,包括但不限于鉴别数据、重要业务数据、重要审计数据、重要配置数据、重要视频数据和重要个人信息等	部署数字签名验证服务器,签发数字证书,进行应用软件数字签名应用集成	采购部署	应用系统数据安全存储

4.3.5.28 时间戳服务系统建设

4.3.5.28.1 实施重点

在等级保护的安全计算环境中,相关标准规定"应采用密码技术保证重要数据在传输或存储过程中的完整性"。时间戳服务系统,可以有效证明医疗卫生信息系统中的电子数据的有效性及产生时间,将经签名的一个可信赖的日期和时间与特定电子数据绑定在一起,为服务器端应用提供可信的时间证明,从而为数据提供完整性保护。

时间戳服务器是一款基于标准时间源,采用 PKI 技术,为应用系统提供精准、安全和可信时间认证服务的安全设备。具体功能如表 4-39 所示。

表 4-39 时间戳服务器功能说明

功能列表	详细说明
签发/验证时间戳	签发可信时间戳、验证时间戳有效性
权威时间源	内置权威时间源,权威可靠,支持 CDMA、BD2、GPS 等技术从国家授时中心获得可信时间
系统管理	时间戳证书管理、时间源管理、服务管理、日志管理、网络配置、系统配置、备份与恢复等

续表

功能列表	详细说明
设备监控	时间戳服务器提供设备监控服务，通过专有设备监控软件能够监控设备资源使用情况、系统服务状态、时间源模块状态、服务器时间、时间戳证书等
高可用性	支持双机并行、负载均衡
审计日志管理	系统记录管理员的操作日志并支持对操作日志进行审计管理

典型部署模式如图 4-23 所示。

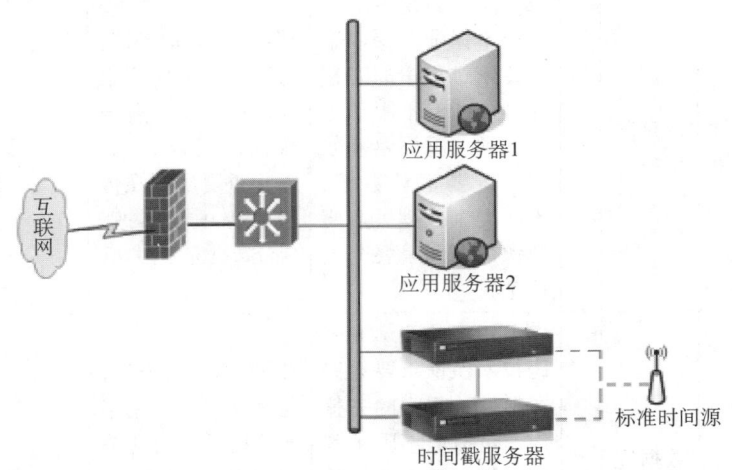

图 4-23　时间戳服务器产品应用典型部署模式

可信时间戳服务流程如图 4-24 所示：医院信息系统调用接口程序通过 Hash 算法对原文计算出数字摘要；医院信息系统将数字摘要通过网络发送给时间戳服务器；时

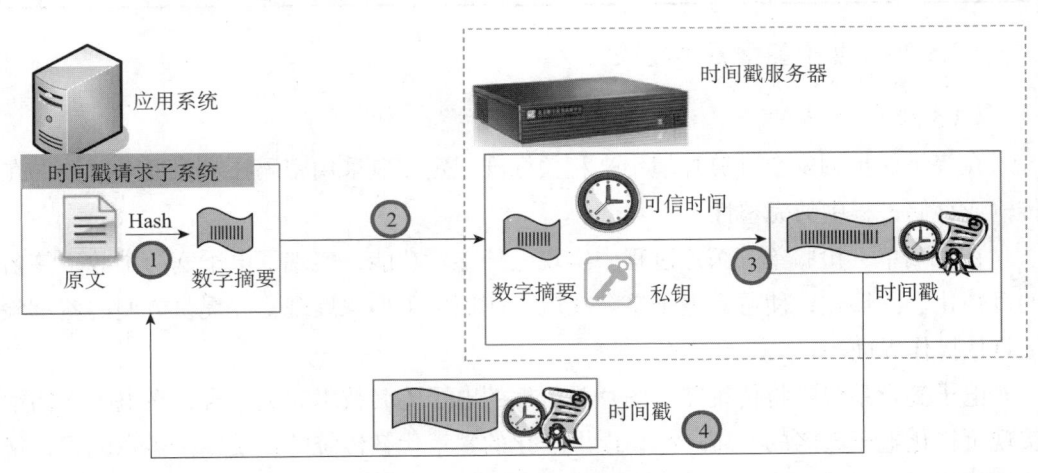

图 4-24　可信时间戳服务流程

间戳服务器读取时间源的标准时间，利用第三方CA机构签发的时间戳服务器证书对应的私钥对数字摘要和可信时间进行签名，产生时间戳；时间戳通过网络传回医院信息系统，医院信息系统验证通过后进行存储，此后，时间戳和原文绑定在一起成为可以证明某个时间的有效证据。

4.3.5.28.2 满足指标

通过部署时间戳服务系统可以满足等级保护三级安全通用要求的指标（表4-40）。

表4-40 时间戳服务系统满足指标

整改项	控制类	控制点		指标名称	措施名称	改进动作	改进对象
时间戳服务系统建设	安全计算环境	数据完整性	a	应采用校验技术或密码技术保证重要数据在传输过程中的完整性，包括但不限于鉴别数据、重要业务数据、重要审计数据、重要配置数据、重要视频数据和重要个人信息等	部署时间戳服务器，与医疗卫生应用集成，提供重要业务数据的时间证明，防止重要数据在传输过程中被篡改，保证数据完整性	采购部署	应用系统数据安全传输
时间戳服务系统建设	安全计算环境	数据完整性	b	应采用校验技术或密码技术保证重要数据在存储过程中的完整性，包括但不限于鉴别数据、重要业务数据、重要审计数据、重要配置数据、重要视频数据和重要个人信息等	部署时间戳服务器，与医疗卫生应用集成，提供重要业务数据的时间证明，防止重要数据在存储过程中被篡改，保证数据完整性	采购部署	应用系统数据安全存储

4.3.5.29 电子签章系统建设

4.3.5.29.1 实施重点

在等级保护的安全计算环境中，相关标准规定"应采用密码技术保证重要数据在传输或存储过程中的完整性"。

在医嘱单、检验单等医疗过程中实现电子签章功能，实现了电子病历中数字签名的可视化、图形化，使可靠电子签名在电子病历中可形象展现，并提供方便的签章验证辨伪操作界面。

电子签章系统是将传统印章图片与可靠的电子签名技术完美结合，在电子文档中实现可视化电子签名的专用产品，以电子化的签章代替传统的纸质签字盖章流程，帮助医院真正实现无纸化应用，可有效确认电子文档来源、确保文档的完整性、防止对文档未经授权的篡改、确保签名行为的不可否认。具体功能如表 4-41 所示。

表 4-41 电子签章系统功能说明

功能名称	说明
客户端电子签章软件	客户端电子签章软件以 ActiveX 组件实体存在，可以整合嵌入医疗卫生现有的应用平台系统中，如 HIS 系统、办公自动化平台等，支持的文档类型包括 Word、Excel、WPS、PDF、html 网页等，充分满足客户在业务中的各种签章需求
电子印章管理系统	电子印章管理系统包括印章管理、签章认证、签章日志审计、安全控制等模块，实现对电子签章操作的管理功能

典型部署模式如图 4-25 所示。

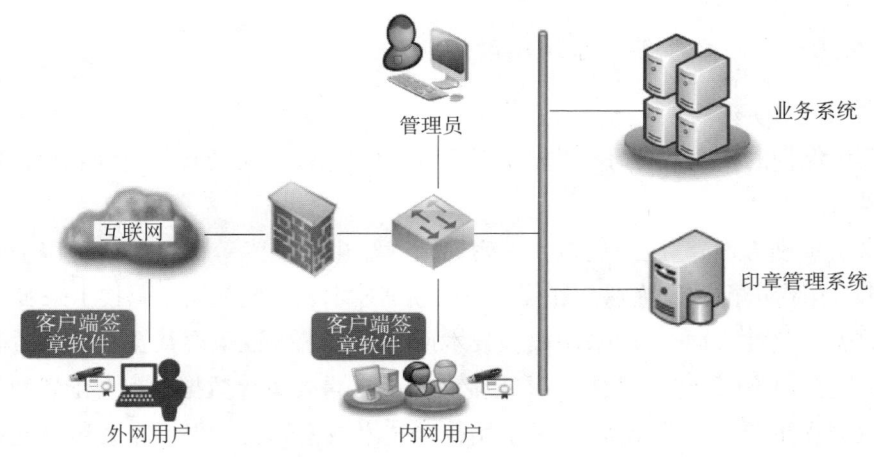

图 4-25 电子签章系统典型部署模式

4.3.5.29.2 满足指标

通过部署电子签章系统可以满足等级保护三级安全通用要求的指标（表 4-42）。

表 4-42 电子签章系统满足指标

整改项	控制类	控制点	指标名称	措施名称	改进动作	改进对象
电子签章系统建设	安全计算环境	数据完整性	a 应采用校验技术或密码技术保证重要数据在传输过程中的完整性，包括但不限于鉴别数据、重要业务数据、重要审计数据、重要配置数据、重要视频数据和重要个人信息等	部署电子签章系统，签发数字证书，进行应用集成	采购部署	应用系统数据安全传输

续表

整改项	控制类	控制点		指标名称	措施名称	改进动作	改进对象
电子签章系统建设	安全计算环境	数据完整性	b	应采用校验技术或密码技术保证重要数据在存储过程中的完整性，包括但不限于鉴别数据、重要业务数据、重要审计数据、重要配置数据、重要视频数据和重要个人信息等	部署电子签章系统，签发数字证书，进行应用集成	采购部署	应用系统数据安全存储

4.3.5.30 手写数字签名系统建设

4.3.5.30.1 实施重点

在等级保护的安全计算环境中，提出了使用密码技术实现身份鉴别和保证数据完整性的要求。

在身份鉴别方面，"应采用口令、密码技术、生物技术等两种或两种以上组合的鉴别技术对用户进行身份鉴别，且其中一种鉴别技术至少应使用密码技术来实现"。

在数据完整性方面，"应采用校验技术或密码技术保证重要数据在传输过程中的完整性，包括但不限于鉴别数据、重要业务数据、重要审计数据、重要配置数据、重要视频数据和重要个人信息等""应采用校验技术或密码技术保证重要数据在存储过程中的完整性，包括但不限于鉴别数据、重要业务数据、重要审计数据、重要配置数据、重要视频数据和重要个人信息等"。

随着医疗卫生信息化建设的逐步推进，医疗卫生的无纸化建设越来越受到重视。在医院推行无纸化，患者或家属知情文书的无纸化签署，采用手写数字签名模式，由手写签名系统根据当事人个人身份信息，手写签名笔迹数据，当前可靠时间信息，签署时权威采集指纹的数据，为当事人签发数字证书，并完成对电子文档的数字签名。取消纸质病历后，为医院节省大量的纸张耗材成本的同时，也能够降低医护人员工作负担。

手写数字签名系统通常是一款在无纸化应用中实现可靠手写数字签名的产品。通过将 PKI 技术与手写电子签名的有效结合，技术上保证电子数据的安全可靠，政策上满足电子签名的合法性。产品重点面向大众化的个人电子签字场景，让业务中的签名脱离纸张制约，节省耗材及管理成本，提高医疗服务效率。

手写数字签名系统通过采集与固化签署过程的行为与内容数据，统一经由合法第三方 CA 认证，进行数字签名处理，最终形成符合法律要求的电子证据，能够证明电子签署真实性、合法性。具体功能如表 4-43 所示。

表 4-43 手写数字签名系统功能说明

功能名称	说明
手写签名采集	通过手写输入设备（手写板、手机、平板电脑等），获取签名人手写签字笔迹，作为数字签名可视化展现效果图示
行为证据采集	通过外接设备（高拍仪、摄像头、麦克风、指纹仪等），采集照片、声像、生物特征等，形成签名行为的证据链
事件证书认证	申请和获取签名事件证书。根据签名业务及签名人鉴证信息，向第三方 CA 中心证书服务平台申请颁发数字证书
数字签名/签章	利用数字证书，进行个人或机构数字签名（签章），确保签署行为身份真实性、内容完整性和签名行为的不可抵赖性

典型部署模式如图 4-26 所示。

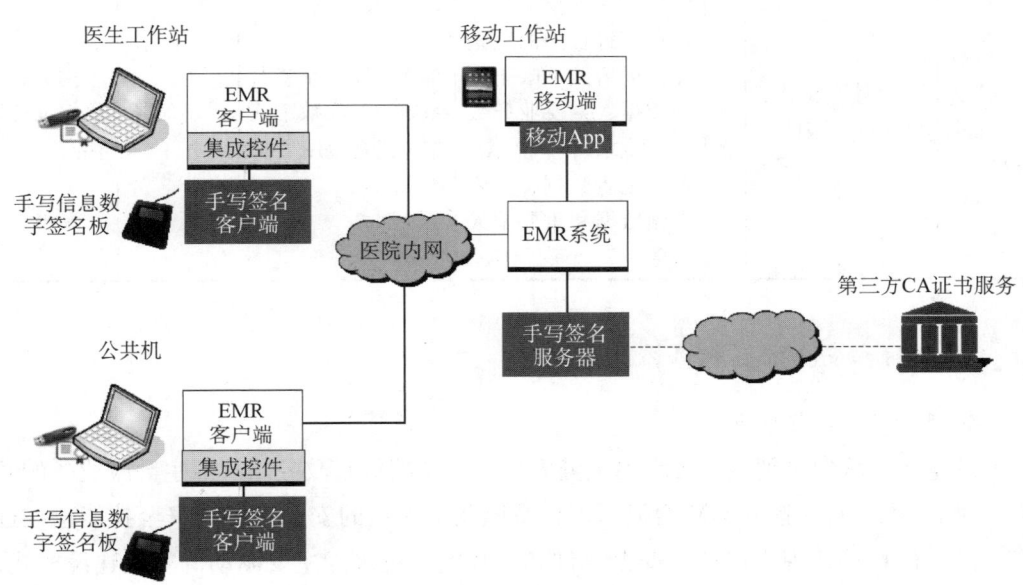

图 4-26 手写数字签名系统部署模式

4.3.5.30.2 满足指标

通过部署手写数字签名系统可以满足等级保护三级安全通用要求的指标（表 4-44）。

表 4-44　手写数字签名系统满足指标

整改项	控制类	控制点		指标名称	措施名称	改进动作	改进对象
手写数字签名系统建设	安全计算环境	身份鉴别	d	应采用口令、密码技术、生物技术等两种或两种以上组合的鉴别技术对用户进行身份鉴别,且其中一种鉴别技术至少应使用密码技术来实现	部署手写数字签名系统,签发数字证书,进行应用安全开发与改造	采购部署	双因素鉴别,应用系统登录认证
手写数字签名系统建设	安全计算环境	数据完整性	a	应采用校验技术或密码技术保证重要数据在传输过程中的完整性,包括但不限于鉴别数据、重要业务数据、重要审计数据、重要配置数据、重要视频数据和重要个人信息等	部署手写数字签名系统,签发数字证书,进行应用集成	采购部署	应用系统数据安全传输
手写数字签名系统建设	安全计算环境	数据完整性	b	应采用校验技术或密码技术保证重要数据在存储过程中的完整性,包括但不限于鉴别数据、重要业务数据、重要审计数据、重要配置数据、重要视频数据和重要个人信息等	部署手写数字签名系统,签发数字证书,进行应用集成	采购部署	应用系统数据安全存储

4.3.5.31　安全配置核查系统建设

4.3.5.31.1　实施重点

近年来,从中央到地方各级卫生健康行政单位的日常政务以及卫生健康业务的开展,对 IT 系统的依赖度不断增强,信息系统运维人员的安全意识和安全技能也在逐步提高。最直接体现为以传统安全事件和新兴安全技术为主要驱动的安全建设模式,已经逐渐演进为以业务安全需求为主要驱动的主动式安全建设模式。从典型的信息安全建设过程来看,是由业务需求导出的安全需求驱动着安全建设的全过程。那么在医疗卫生健康行业如何获取准确全面的安全需求以指导未来的安全建设并为业务发展服务,如何建立一套行之有效的风险控制与管理手段,是每一个信息化主管所面临的共同挑战。

随着各类通信和 IT 设备采用通用操作系统、数据库及各类设备间越来越多地使用 IP 协议进行通信，其网络安全问题更为突出。为了维持医疗机构的医疗办公网、医疗业务系统和支撑系统设备安全，必须从入网测试、工程验收和运行维护等环节抓起，从设备全生命周期各个阶段加强和落实网络安全等级保护的要求。这样就迫切需要有一种方式进行风险的控制和管理。

通过我们对医疗卫生健康行业安全事件的分析，发现安全事件主要由安全漏洞方面、安全配置方面以及异常事件等方面引起。安全配置通常是由于人为的疏忽造成的，主要包括了账号、口令、授权、日志、IP 通信等方面内容，反映了系统自身的安全脆弱性。安全配置不足可能带来非常多的安全隐患，因此对安全配置进行有效的检查和加固成为整体安全体系建设中的重要一环。

针对医疗卫生健康行业的需求，我们可以采用安全基线的思想进行风险的控制和管理。顾名思义，"安全基线"概念借用了传统的"基线"概念。字典上对"基线"的解释是：测量时作为基准的线段。类比于"木桶理论"，可以认为安全基线是安全木桶的最短板，或者说是最基本的安全要求。

假如我们为医疗机构信息系统建立安全基线，如对每个网元、应用系统定义安全基准点，即设定满足最基本安全要求的条件，并在设备入网测试、工程验收和运行维护等设备全生命周期各个阶段加强和落实安全基线要求，则可以进行风险的度量，做到风险可控可管。

安全基线模型以业务系统为核心，分为业务层、功能架构层、系统实现层三层架构。

第一层是业务层。这个层面中主要是根据不同业务系统的特性，定义不同安全防护的要求，是一个比较宏观的要求。形成基于医疗业务系统的风险管理系统。

第二层是功能架构层。将业务系统分解为相对应的应用系统、数据库、操作系统、网络设备、安全设备等不同的设备和系统类型，这些设备类型针对业务层定义的安全防护要求细化为此层不同模块应该具备的要求，即在技术手段上实现脆弱性、安全策略以及重要信息的监控。

第三层是系统实现层。将第二层模块根据业务系统的特性进一步分解，找到基准安全配置项和重要策略文件等，即建立安全基线弱点库，如将操作系统分解为 Windows、Linux 等具体系统模块。这些模块中又具体地把第二层的安全防护要求细化到可执行和实现的要求，称为该业务系统的 Windows 安全基线、Linux 安全基线等网元的安全基线。

下面以医院 WEB 网站安全为例对模型的应用进行说明。

首先，WEB 网站必须对公众用户提供网上挂号服务，存在互联网的接口，那么就会受到互联网中各种攻击威胁，造成例如网页内容篡改、网站挂马等情况。在第一层业务需求中就定义需要防范网页内容篡改、网站挂马的要求。而这些防护要求对于功能架构层的 WEB Server、操作系统、安全设备等存在可能的影响，因此在这些不同的模块中需要定义相对应的防范要求。而针对这些防范要求，如何来实现呢？这就需要定义全面、有效的第三层模块要求了。第三层就是依据 WEB 应用的承载系统，针对各种安全威胁在不同的模块定义不同的防护要求，这些不同模块的防护要求就统一称为该 WEB 网站的安全基线。针对该 WEB 网站安全基线的检查，就可以转化为针对 WEB Server、承载系统等的脆弱性检查上面。

其次，根据医疗机构实际运营状况，建立一套本组织在当前时期的"理想化安全水平基准点"，即"安全基线"。这个"安全基线"可以同时包含政策合规性的需求、自身的安全建设发展需求、特殊时期的安全保障需求等，然后通过一些手段（如自动化的评估工具）对组织现有的安全水平进行分析，通过对比"理想化安全水平基准点"就形成了一套差距分析结论。医疗机构自身针对这个差距进行适时监测、确认和跟踪即可，对任何违规情况进行预警或通报，提出"补足差距"的建议方案，而这个"理想安全水平基准点"就是该组织的最优安全状态。追求规避全部风险也是不现实的，信息系统在达到基线水平之后，部分风险自然会被转移或降低。这样便可以实现持续定义安全基线，持续监管和持续改进，可以使每一时期、每一阶段的安全水平都是可控的。同时，收集完数据后，根据企业安全状况进行风险的度量，输出结合政策法规要求的风险报表（图 4-27）。

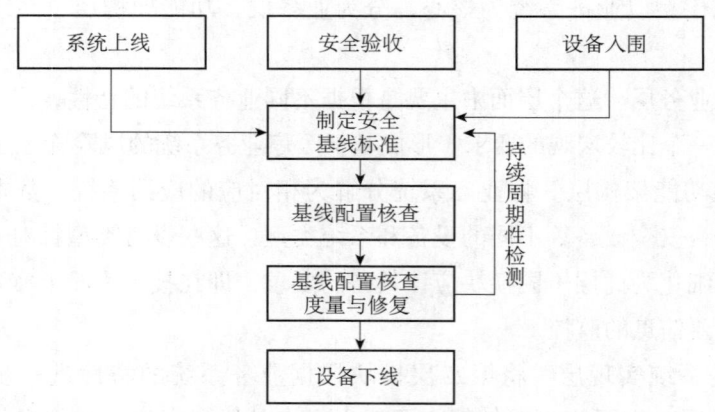

图 4-27　配置核查控制

在整改中部署安全配置核查管理系统，主要实现集中自动化对目标区域中的主机设备、数据库、中间件、网络设备、防火墙等安全设备的配置进行安全检查，检查后自动生成符合情况报告，并对不符合项提出详细的改进方案。

再通过第三方专业厂商的支持型安全服务，主要提供安全告警、安全加固、安全咨询等专业安全服务，为该医疗机构提供完善的网络设备安全风险管理，提高医院各部门对新业务系统上线、第三方系统接入和日常安全运维检查和加固的实际效果,有效降低安全风险的发生概率。

最后,通过整改部署实施,形成全部医疗业务应用系统范围内各医疗单位设备配置安全核查数据的汇总与分析能力。通过分析处理汇总的核查数据,形成全面的安全配置现状,能够有效利用资源、解决关键问题、降低系统的脆弱性、提高抗风险的能力。同时,也能周期性地根据医院自身的"安全运维要求"进行合规检查,有利于上级安全检查。

4.3.5.31.2 满足指标

通过部署安全配置核查系统可以满足等级保护三级的指标(表4-45)。

表4-45 安全配置核查系统满足指标

整改项	控制类	控制点		指标名称	措施名称	改进动作	改进对象
安全配置核查系统	安全区域边界	访问控制	c	应删除多余或无效的访问控制规则,优化访问控制列表,并保证访问控制规则数量最小化	采购部署配置安全配置核查系统	配置安全配置核查系统产品	安全配置核查系统
安全配置核查系统	安全计算环境	身份鉴别	b	应具有登录失败处理能力,应配置并启用结束会话、限制非法登录次数和当登录连接超时自动退出等相关措施	采购部署配置安全配置核查系统	配置安全配置核查系统产品	安全配置核查系统
安全配置核查系统	安全计算环境	访问控制	e	应及时删除或停用多余的、过期的账户,避免共享账户的存在	采购部署配置安全配置核查系统	配置安全配置核查系统产品	安全配置核查系统
安全配置核查系统	安全计算环境	访问控制	g	应对重要主体和客体设置安全标记,并控制主体对有安全标记信息资源的访问	采购部署配置安全配置核查系统	配置安全配置核查系统产品	安全配置核查系统
安全配置核查系统	安全计算环境	个人信息保护	a	应仅采集和保存业务必需的用户个人信息	采购部署配置安全配置核查系统	配置安全配置核查系统产品	安全配置核查系统
安全配置核查系统	安全计算环境	个人信息保护	b	应禁止未授权访问和非法使用用户个人信息	采购部署配置安全配置核查系统	配置安全配置核查系统产品	安全配置核查系统

4.3.5.32 安全管理系统建设

4.3.5.32.1 实施重点

为了能准确了解系统的运行状态、设备的运行情况,统一部署安全策略,医疗机构应进行安全管理中心的设计,根据要求,应在系统管理、审计管理和安全管理几个大方面进行建设。

在安全管理安全域中建立安全管理中心，是有效帮助管理人员实施好安全措施的重要保障，是实现业务稳定运行、长治久安的基础。通过安全管理中心的建设，真正实现安全技术层面和管理层面的结合，全面提升用户网络的信息安全保障能力。

第三级系统网络安全管理系统采用三层分布式体系结构（图4-28），主要由被管设备、管理中心、控制台组成。

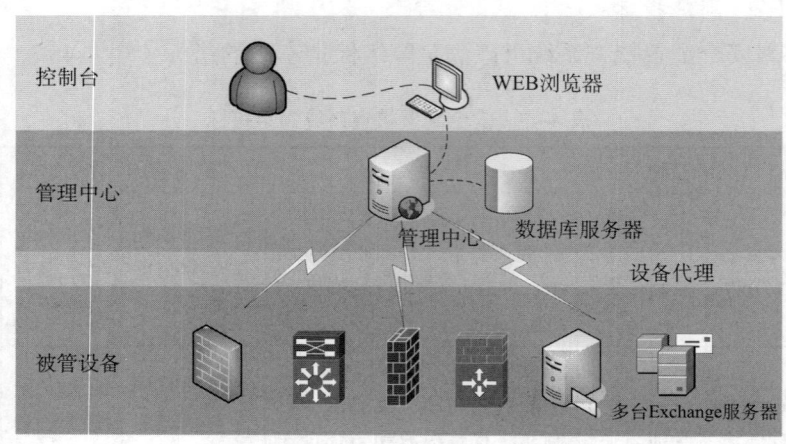

图4-28 三层分布式体系结构

被管设备。用户网络环境内的防火墙、VPN、IDS、UTM、路由器、交换机、服务器、PC机等安全设备和网络设备是安全管理系统的管理对象，它们的正常运行是用户最关心的。

管理中心。部署在专用服务器上，负责分析、组织、处理网络环境内的安全事件、告警、日志、设备运行信息。它是安全管理系统产品的核心，负责连接其他模块，传递运行数据，并完成所有管理功能的后台处理。

数据库服务器部署在专用服务器上或者与管理中心部署在一起，负责存储安全告警、事件、日志、信息、中间统计数据及系统运行控制数据，支持SQLSERVER / MSDE数据库。

事件服务器完成信息采集功能，在管理中心内包括了事件服务器模块，若用户网络环境复杂或者存在大量安全设备，仅仅依靠管理中心自带的事件服务器模块，可能会出现信息处理瓶颈，此时可以单独部署事件服务器，完成设备信息的分布式处理。

控制台。用户控制台通过IE浏览器登录，通过Http方式连接服务器，可以远程连接访问任意的一个管理中心。用户可以通过管理程序客户端进行设备监控、报警管理，或进行事件的审计分析。

设备代理。设备代理部署在安全设备或网络设备上，负责采集设备运行数据、下发设备控制信息。支持与安全管理中心通过 SNMP 协议、SYSLOG 协议、文件或私有加密通道进行通信。

系统管理功能框架如图 4-29 所示。

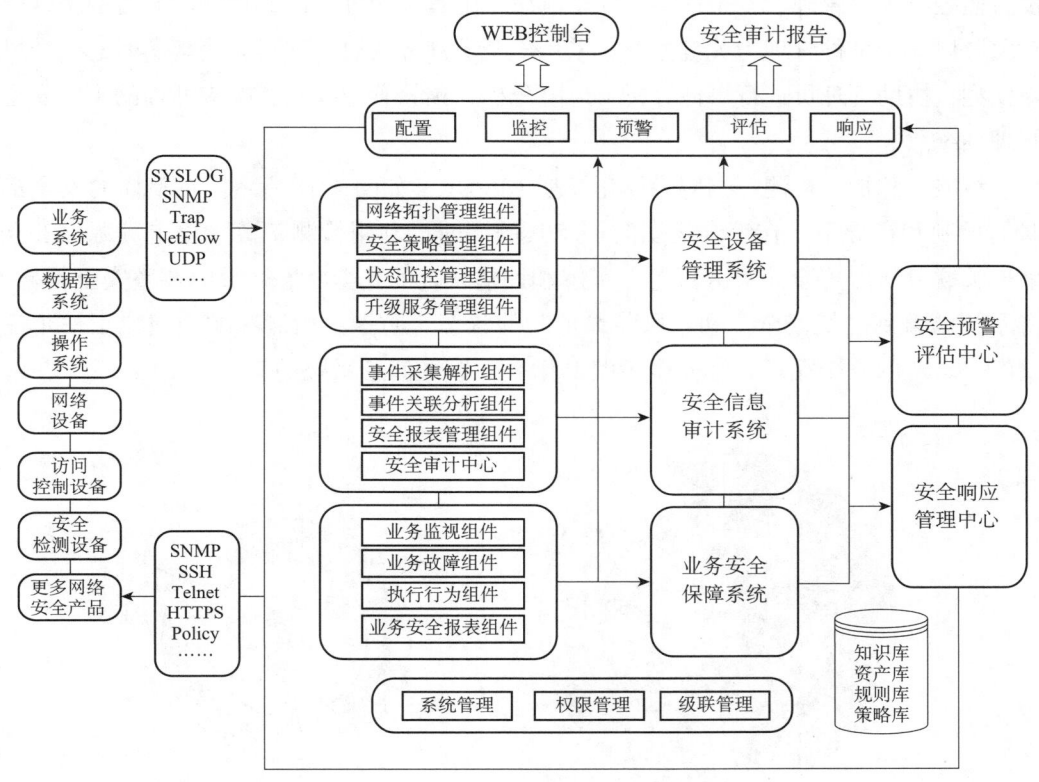

图 4-29　系统管理功能框架

安全管理系统通过 SNMP 管理协议、ICMP、SYSLOG 等与安全设备通信，以标准平台服务——发现服务、轮询服务、内核服务、访问接口服务、数据管理服务、权限认证服务、级联服务、调度服务、日志服务、事件服务、告警服务、通知服务为基础，通过管理客户端、WEB 客户端为用户提供了日志审计、告警管理、设备管理、设备监控、策略管理、权限管理、级联管理等服务。同时支持上级管理中心级联和第三方集成管理的定制。

在第三级系统安全管理运维区部署集中安全管理平台，对全网的安全设备、安全事件、安全策略、安全运维、终端进行统一集中的监控、调度、预警和管理。通过安全管理中心实现安全设备的统一管理，安全事件和告警的集中监控，安全事件审计等功能，提高安全管理的效率，保障网络的安全运行。通过安全管理中心的建设，真正实现安全技术层面和管理层面的结合，全面提升数据中心信息安全保障能力。

通过部署安全管理系统，实现了业务与安全的融合，符合面向全网管理需求和趋势，是以保障业务安全为核心，全面满足用户网络、应用、业务整体安全需求出发设计的安全管理系统。

资产的统一配置、监控、预警、评估、响应模型如图 4-30 所示。具备资产管理、设备监控、预警管理、安全评估、安全响应、配置管理等方面的功能。同时围绕资产对象，以安全事件管理为关键流程，采用安全域划分的思想，建立一套实时的资产风险模型，协助管理员进行事件分析、风险分析、预警管理和应急响应处理的集中安全管理系统。

策略、防护、检测、响应一体化模型（PPDR）如图 4-31 所示。在整体的安全策略的控制和指导下，在综合运用防护工具的同时，利用检测工具（攻击溯源、安全事件关联分析、安全态势分析等）了解和评估系统的安全状态，及时调整安全策略，将系统调整到"最安全"和"风险最低"的状态。防护、检测和响应组成了一个完整的、动态的安全循环，在安全策略的指导下保证信息系统的安全。

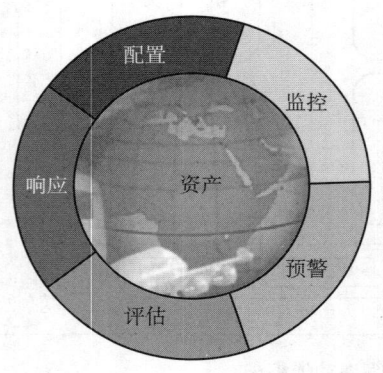

图 4-30　资产管理模型

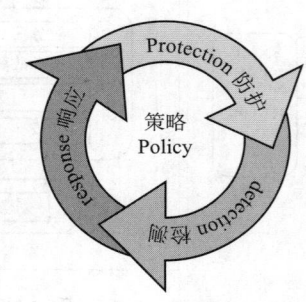

图 4-31　PPDR 模型

策略：统一策略管理，是安全防护管理的前提。所有的防护、检测和响应是依据安全策略实施的。安全管理系统，通过统一的安全策略管理功能，实现网络策略的统一管理、发布、自动调整功能。

防护：防护是根据系统可能出现的安全问题采取的预防措施。计算机网络中大量采用的防护技术通常包括数据加密、身份认证、访问控制、授权和虚拟专用网（VPN）技术、防火墙、安全扫描和数据备份等。当安全管理系统检测到攻击或威胁来到时，如果计算机网络原有的安全防护措施不足以达到安全防护的目的，就需要及时调整安全策略。

检测：当攻击者穿透防护系统时，检测功能就发挥作用，与防护系统形成互补。

检测是动态响应的依据。安全管理系统通过事件在线分析、攻击溯源、安全态势监控等多种手段，进行攻击检测和威胁分析。

响应：系统一旦检测到入侵，响应系统就开始工作，进行事件处理。响应包括紧急响应和恢复处理，恢复处理又包括系统恢复和信息恢复。安全管理系统响应管理中心，集中处理安全响应，保障全网安全。

网络、应用、业务三维安全健康管理模型如图 4-32 所示。

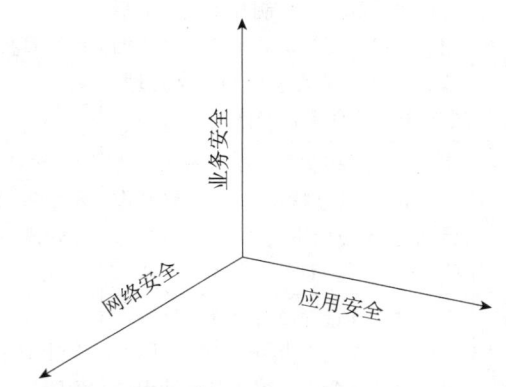

图 4-32　网络、应用、业务三维安全健康管理模型

安全与业务的融合是客户需求发展使然，也是安全技术发展的必然。下一代安全管理系统在解决用户传统网络安全管理需求的技术上，其核心价值在于融合了网络安全管理、应用安全管理和业务安全管理的功能，从全网安全的角度，提供了一套网络、应用、业务三维安全健康管理方案。

我们可以将业务分为业务的载体和业务的使用者。一个 IT 支撑系统一般是由一组 IT 资源（主机、网络、存储等）和一套业务流程构成的。对于 IT 支撑系统而言，IT 资源的种类往往相对是稳定的，而业务的复杂性就体现在业务流程上。传统的网络安全管理，保障了业务支撑系统的安全。在此基础上，下一代安全管理系统从业务出发，通过业务需求分析、业务建模、面向业务的安全域和资产管理、业务连续性监控、业务价值分析、业务风险和影响性分析、业务可视化等各个环节，采用主动、被动相结合的方法采集来自企业和组织中构成业务系统的各种 IT 资源的安全信息，从业务的角度进行归一化、监控、分析、审计、报警、响应、存储和报告。下一代安全管理系统通过整合应用监控功能和内网安全管理功能，实现对业务载体和业务流程的全面监控管理，将边界安全、内网安全和业务安全统一到一起，从整体的角度，统一管理、统一预警、全局审计。

4.3.5.32.2　满足指标

通过安全管理中心可以满足等级保护三级的指标（表 4-46）。

表 4-46 安全管理中心满足指标

整改项	控制类	控制点		指标名称	措施名称	改进动作	改进对象
安全管理中心解决方案	安全管理中心	系统管理	a	应对系统管理员进行身份鉴别,只允许其通过特定的命令或操作界面进行系统管理操作,并对这些操作进行审计	系统管理员管控	规划和审计系统管理操作	系统管理员
安全管理中心解决方案	安全管理中心	系统管理	b	应通过系统管理员对系统的资源和运行进行配置、控制和管理,包括用户身份、系统资源配置、系统加载和启动、系统运行和异常处理、数据和设备的备份与恢复	系统管控	系统资源配置、控制和管理	系统
安全管理中心解决方案	安全管理中心	审计管理	a	应对审计管理员进行身份鉴别,只允许其通过特定的命令或操作界面进行安全审计操作,并对这些操作进行审计	安全审计员管理	安全审计员身份鉴别	安全审计员
安全管理中心解决方案	安全管理中心	审计管理	b	应通过审计管理员对审计记录进行分析,并根据分析结果进行处理,包括根据安全审计策略对审计记录进行存储、管理和查询等	审计记录管理	审计记录分析处理	审计记录
安全管理中心解决方案	安全管理中心	安全管理	a	应对安全管理员进行身份鉴别,只允许其通过特定的命令或操作界面进行安全管理操作,并对这些操作进行审计	安全管理员身份鉴别	规划和审计安全管理员的操作	安全管理员
安全管理中心解决方案	安全管理中心	安全管理	b	应通过安全管理员对系统中的安全策略进行配置,包括安全参数的设置,主体、客体进行统一安全标记,对主体进行授权,配置可信验证策略等	系统安全策略	配置系统安全策略	系统
安全管理中心解决方案	安全管理中心	集中管控	a	应划分出特定的管理区域,对分布在网络中的安全设备或安全组件进行管控	分区域管控	安全设备及组件管控	安全设备或安全组件
安全管理中心解决方案	安全管理中心	集中管控	b	应能够建立一条安全的信息传输路径,对网络中的安全设备或安全组件进行管理	建立安全信息传输路径	—	安全设备或安全组件
安全管理中心解决方案	安全管理中心	集中管控	c	应对网络链路、安全设备、网络设备和服务器等的运行状况进行集中监测	集中监测	运行状况监测	硬件设备

续表

整改项	控制类	控制点		指标名称	措施名称	改进动作	改进对象
安全管理中心解决方案	安全管理中心	集中管控	d	应对分散在各个设备上的审计数据进行收集汇总和集中分析,并保证审计记录的留存时间符合法律法规要求	汇总分析	审计数据汇总分析	硬件设备
安全管理中心解决方案	安全管理中心	集中管控	e	应对安全策略、恶意代码、补丁升级等安全相关事项进行集中管理	—	—	—
安全管理中心解决方案	安全管理中心	集中管控	f	应能对网络中发生的各类安全事件进行识别、报警和分析	—	—	—

注:"—"表示无法获得。

4.3.5.33 数据备份与恢复系统建设

4.3.5.33.1 实施重点

信息系统最宝贵的财富就是数据,要保证业务持续的运作和成功,信息系统中最宝贵的财富是数据资源,为了保证业务的持续运作,就要确保数据资源的完整性和可用性。人为的错误、硬盘的损毁、电脑病毒、自然灾难等都有可能造成数据的丢失,给用户造成无可估量的损失。这时,最关键的问题在于如何尽快恢复计算机系统,使其能正常运行,保证数据的安全和应用系统的连续性。

由于数据备份和管理所占有的重要地位,它已经成为计算机领域里相对独立的一个分支。一般来说,各种操作系统所附带的备份程序都有着这样或那样的缺陷,所以若想对数据进行可靠的备份及管理,必须选择专门的备份软、硬件,并制定相应的备份管理及恢复方案。通常会用服务器和数据备份设备(如磁带机、磁带库、磁盘阵列)的连接率,即一百台服务器中有多少配置了数据备份设备,作为评价备份普及程度和对网络数据安全程度的一个重要衡量指标。如果每一台服务器或每一个局域网络配置了数据备份设备以及相应的备份软件,那么无论网络硬件还是软件出了问题,都能够很轻松地恢复,保证系统的正常运行。

存储备份系统按连接方式有直连方式和 SAN 两种,由于系统采用传统的直连方式存储,如 SCSI、SSA 已经不能满足需求。部署数据共享的 SAN 网络存储架构的存储模式,可以适应容量、安全和灾备的要求。存储备份系统采用 SAN 网络架构技术,主要包括磁盘阵列、磁带库、光纤交换机 NAS 引擎和存储管理软件几部分。主流厂商的磁盘阵列产品都采取关键部分冗余设计、支持多种 RAID 方式等技术，选择主流厂商的产品可最大限度保证减少因为硬件故障造成数据丢失的情况出现。

在保证设备可靠性的基础之上，设计合理的存储架构来提高存储备份系统整体的可靠性，通常采用的方法是双链路冗余连接设计。服务器上配置双 HBA 卡，配置双光纤交换机，磁盘阵列配备多个光纤端口。在正常情况下，两条链路实现负载均衡以提供更好的传输性能和可靠性；当一条线路出现 HBA 卡、连接线路、交换机或连接端口故障时，另一条冗余线路可提供可靠性的数据正常访问。

备份系统实现数据的离线保护，通过自动化存储备份管理软件和自动化磁带库，根据一定的备份策略实施关键数据的自动备份。

根据对核心业务系统（第三级系统）存储备份系统总体需求的分析，核心业务系统（第三级系统）存储备份系统应具备如下功能。

一是可对网络中现存的各类数据按策略进行相应的备份操作。实现以 LANfree 为主的备份方式，原有的基于 NAS 的应用数据也要求实现 LANfree 的备份。在应用系统和数据库不关闭的情况下，确保整个备份过程对应用系统和数据库的性能及功能没有任何影响。

二是具备快速恢复所有备份数据的能力。兼容性要高，应支持环保系统现有核心业务系统（第三级系统）各种操作系统和数据库系统，同时支持其他主流操作系统和数据库系统。

三是配置灵活、管理界面友好、系统功能强大。

四是具有较强的扩展能力。备份系统的磁带库通过光纤交换机与 SAN 中的服务器和磁盘阵列相连接，通过两台光纤交换机实现冗余备份和负载均衡，每台光纤交换机与磁带库之间至少各有 1 条独立的链路，保证连接带宽至少为 200Mbps，连入 SAN 的服务器需另配置至少一块 HBA 卡，用于连接光纤交换机，备份数据至磁带库。备份系统应能与各主流厂家的服务器及操作系统互操作。备份系统通过备份服务器设置备份策略，要求系统定时进行全备份、增量备份或差分备份。为了提高系统的可靠性和数据的安全性，应对操作系统、应用系统和数据库三方面内容进行备份。备份系统本身应具备大数据量的备份能力以及安全、可靠、快速的备份及迅速恢复手段，且在满足预测的备份数据量后，具有足够的扩充能力。备份管理软件利用专用备份管理服务器。

核心业务系统（第三级系统）项目中采用本地数据集中备份的方式，第三级系统备份设计如图 4-33 所示。

数据存储系统要有足够的存储容量、高可靠性和良好的性能，同时设备须支持远程数据异步复制技术。

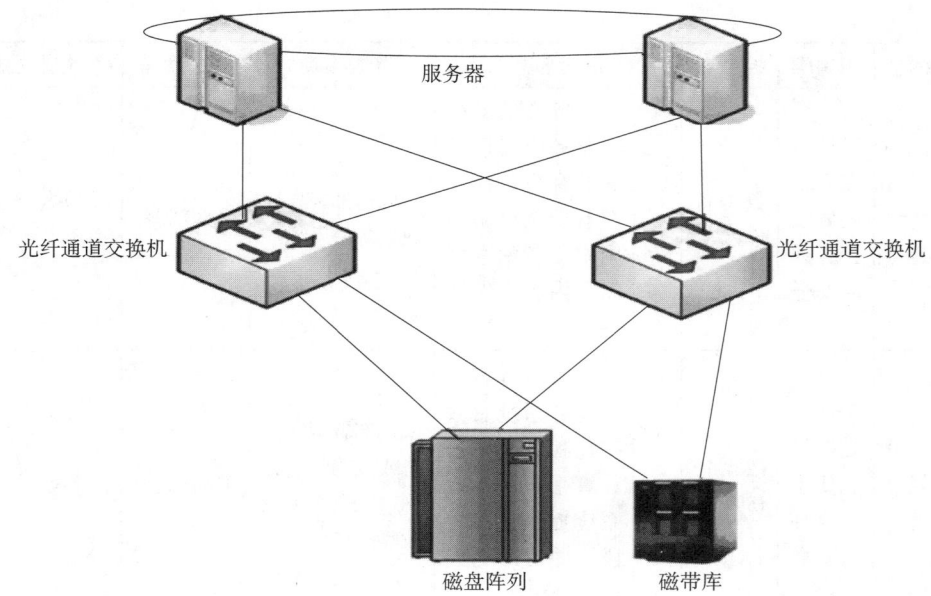

图 4-33 第三级系统备份设计

数据中心存储备份系统通过 SAN 网络与服务器连接到一起，需要使用 SAN 存储资源的服务器均配置两块以上的光纤通道卡，服务器到存储系统采用交叉连接，两台交换机互为备份，保证链路连接的可靠性。

磁盘阵列上可以采用多种 RAID 技术，保证数据的安全；在光纤通道交换机和磁盘阵列上，可以采取分区技术保证各服务器间对存储资源的访问互不干扰，提高数据安全性。

磁盘阵列要支持全交换技术，RAID 0、1、5、0+1 等。

4.3.5.33.2 满足指标

通过部署数据备份与恢复可以满足等级保护三级的指标（表 4-47）。

表 4-47 数据备份与恢复满足指标

整改项	控制类	控制点		指标名称	措施名称	改进动作	改进对象
数据备份与恢复解决方案	云计算安全扩展要求计算环境安全	数据备份恢复	a	云服务客户应在本地保存其业务数据的备份	采购与部署本地数据备份系统，并备份介质场外存放	采购部署	数据备份系统
数据备份与恢复解决方案	云计算安全扩展要求计算环境安全	数据备份恢复	b	应提供查询云服务客户数据及备份存储位置的能力	采购与部署本地数据备份系统，并备份介质场外存放	采购部署	数据备份系统

续表

整改项	控制类	控制点	指标名称		措施名称	改进动作	改进对象
数据备份与恢复解决方案	云计算安全扩展要求计算环境安全	数据备份恢复	c	云服务商的云存储服务应保证云服务客户数据存在若干个可用的副本,各副本之间的内容应保持一致	采购与部署异地数据备份系统	采购部署	异地数据备份系统
数据备份与恢复解决方案	云计算安全扩展要求计算环境安全	数据备份恢复	d	应为云服务客户将业务系统及数据迁移到其他云计算平台和本地系统提供技术手段,并协助完成迁移过程	采购部署网络设备或线路,实施网络冗余与单点故障改造	采购部署	网络设备与线路

4.3.5.34 安全加固建设

评估加固的范围是医院核心业务系统(第三级系统)中的主机系统和网络设备,以及相关的数据库系统。主要有三个方面。

服务器加固。主要包括对 Windows 服务器和 Unix 服务器的评估加固,其中还包括对服务器操作系统层面的评估和数据库层面的评估加固。

网络设备加固。主要包括对路由器、防护墙、交换机的评估加固。

安全加固。主要以人工的方式实现。根据等级保护三级对强制访问控制的要求,建议针对重要服务器进行标记和强制访问控制加固,其他则进行常规操作系统及数据库安全加固、操作系统内核加固。安全加固流程如图 4-34 所示。

安全加固步骤如下。

准备工作:一人操作,一人记录,尽量防止可能出现的误操作。

收集系统信息:加固之前收集所有的系统信息和用户服务需求,收集所有应用和服务软件信息,做好加固前预备工作。

做好数据备份工作:系统加固之前,先对系统做完全备份。加固过程可能存在任何不可预见的风险,当加固失败时,可以恢复到加固前状态。

加固系统:按照系统加固核对表逐项按顺序执行操作。

复查配置:对加固后的系统,全部复查一次所作加固内容,确保正确无误。

应急恢复:当出现不可预料的后果时,首先使用备份恢复系统提供服务,同时与安全专家小组取得联系,寻求帮助,解决问题。

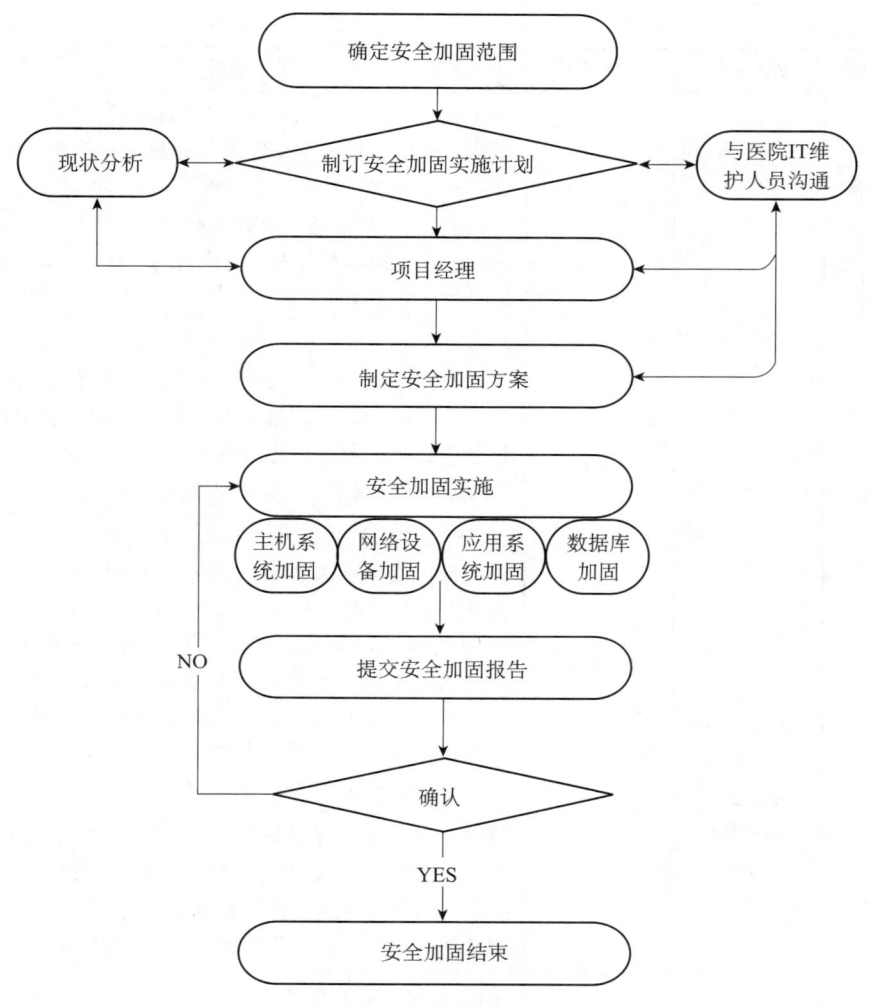

图 4-34 安全加固流程

安全加固内容如表 4-48 所示。

表 4-48 安全加固内容

加固对象	操作系统	加固项目	说明
UNIX 系统及类 UNIX 系统	Solaris、HP-UX、AIX、linux、FreeBSD、OpenBSD、SCO	补丁	从厂家网站或者可信任站点下载系统的补丁包，不同的操作系统版本以及运行不同的服务，都可能造成需要安装的补丁包不同，所以必须选择适合本机的补丁包安装（视机器配置而定）
		文件系统	UNIX 文件系统的权限配置项目繁多，要求也很严格，不适当的配置可能造成用户非法取得操作系统超级用户的控制权，从而完全控制操作系统（有 30 项左右配置）

续表

加固对象	操作系统	加固项目	说明
UNIX 系统及类 UNIX 系统	Solaris、HP-UX、AIX、Linux、FreeBSD、OpenBSD、SCO	配置文件	UNIX 配置文件功能有点类似微软的注册表，UNIX 对操作系统配置基本上是通过各种配置文件来完成，不合理的配置文件可能造成用户非法取得操作系统超级用户的控制权，从而完全控制操作系统。例如，/etc/inittab 文件是系统加载时首先自动执行的文件，/etc/hosts/equiv 是限制主机信任关系的文件等（有 20 项左右配置）
		账号管理	账号口令是从网络访问 UNIX 系统的基本认证方式，很多系统被入侵是因为账号管理不善，设置超级用户密码强度，密码的缺省配置策略（如密码长度、更换时间、账号所在组、账号锁定等方面）。有些系统可以配置使用更强的加密算法（有 10 项左右配置）
		网络及服务	UNIX 有很多缺省打开的服务，这些服务都可能泄露本机信息，或存在未被发现的安全漏洞，关闭不必要的服务，能尽量降低被入侵的可能性，例如，r 系列服务和 rpc 的 rstatd 都出过不止一次远程安全漏洞。UNIX 缺省的网络配置参数也不尽合理，例如，TCP 序列号随机强度，对 Dos 攻击的抵抗能力等，合理配置网络参数，能优化操作系统性能，提高安全性（视机器配置而定 >30 项）
		NFS 系统	网络文件系统协议最早是 SUN 医院开发出来的，以实现文件系统共享。NFS 使用 RPC 服务，其验证方式存在缺陷，NFS 服务的缺省配置也很不安全，如果必须使用 NFS 系统，一定进行安全的配置（视操作系统而定）
		应用软件	建议操作系统安装最小软件包，如不安装开发包、不安装不必要的库、不安装编译器等，但在很多情况下必须安装一些软件包。APACHE 或 NETSCAPE ENTERPRISE SERVER 是一般 UNIX 首选的 WEB 服务器，其配置本身就是一项独立的服务邮件和域名服务等，都需要进行合理的配置
		审计、日志	做好系统的审计和日志工作，能为事后取证追查、帮助发现问题提供很多必要信息。例如，打开账号审计功能，记录所有用户执行过的命令，实现日志集中管理，避免被入侵主机日志被删除等（视机器配置而定）
		其他	不同的 UNIX 系统有一些特别的安全配置，如 solaris 有 ASET、HP 的高级别安全，FreeBSD 的 jail 等（视机器配置而定）
		最后工作	建议用户做系统完全备份，并对关键部分做数字签名

续表

加固对象	操作系统	加固项目	说明
微软操作系统	NT 4.0 / W2K	补丁	微软操作系统对新发现的漏洞修补是使用 Service Pack 及 hotfix，另外，还需要安装 C2 级安全配置（视机器配置而定）
		文件系统	配置 NTFS 文件系统，NTFS 可以支持更多、更强大的安全配置，设置需要特殊保护的目录和文件，设置不同目录和文件的权限，移动或删除特别的系统命令文件，增加入侵者操作的难度（有 20 项左右配置）
		账号管理	账号口令是从网络访问 NT/2K 系统的基本认证方式，很多系统被入侵是因为账号管理不善，设置超级用户密码强度，密码的缺省配置策略（例如，密码长度、更换时间、账号所在组、账号可访问资源、账号锁定等多方面），GUEST 账号以及加强的密码管理（SYSKEY）等（有 10 项左右配置）
		网络及服务	网络和服务是互联网上用户与此服务器接口的部分，网络协议的配置不当、服务进程设置不当，都可能为入侵系统打开方便之门。合理地配置网络及服务将能阻挡 80% 的普通入侵（视机器配置而定）
		注册表	微软操作系统缺省的安装是为了能兼容各种运行环境，因此很多权限设置都很宽，这不符合"最小权限"的基本原则，需要根据不同的环境，备份注册表，再人为地更改注册表内容，配置最小权限的稳定运行的系统。例如，不允许远程注册表配置，设置 LSA 尽量减少远程用户可以获取的信息，设置注册表本身的访问控制，禁止空连接，对其他操作系统和 POSIX 的支持，对登录信息的缓存等。也有很多选项需要根据不同用户需求来制定，如当安全策略因为某些因素（磁盘满）而不能运作时，是否强制系统停止运行（有 40 项以上配置）
		共享	共享是向网络上的用户开放对本机的资源访问权限，不合理的配置以及系统的缺省共享配置，都可能造成远程用户对系统的文件、打印机等资源的非法访问和操作。我们需要删除不必要的共享，合理配置共享的访问控制列表（视机器配置而定）

续表

加固对象	操作系统	加固项目	说明
微软操作系统	NT 4.0 / W2K	应用软件	建议安装最小的软件包，不安装不必要的应用软件。但是很多情况应用软件提供不可缺少的服务，这时我们就必须安全地配置它们。IE 被微软绑定为操作系统的一部分，IE 的安全直接影响到系统的安全。我们需要升级 IE 的版本，安装 IE 的补丁，设置 IE 的安全级别，各项安全相关配置 outlook、powerpoint 及其他等多种软件可能存在安全问题，需要安装补丁程序。IIS 提供 WWW 的服务，这是一般 NT 服务器首选的 WEB 服务器，但是 IIS 本身存在很多安全漏洞，直到现在仍然经常发现新的安全漏洞，IIS 的缺省配置、目录设置、权限设置、安全设置等多方面配置不当也是系统安全的巨大隐患。IIS 的加固本身就可以成为一项独立的服务内容（视机器配置而定）
		审计、日志	做好系统的审计和日志工作，对于事后取证追查、帮助发现问题都能提供很多必要信息（视机器配置而定）
		其他	其他方面视不同环境而定，如需要删除多余的系统安装包、安装主机防病毒软件等多项操作
		最后工作	重新制作新的系统紧急恢复盘（ERD），建议用户做系统完全备份，并对关键部分做数字签名
网络设备	交换机、路由器、防火墙	检查及加固项目会根据不同厂商的设备而不同，具体内容在加固前将会根据评估的实际情况而定	制定或调整完善网络设备安全策略
			配置登录地址限制
			配置登录用户身份鉴别
			配置特权用户权限分离
			消除共享用户
			配置口令复杂度与更换要求
			配置登录失败处理功能
			配置远程管理采用 SSH 等加密方式
			采购与配置网络设备双因素鉴别设备
			用户拿到 IOS 升级包，在设备厂家工程师现场协助下进行 IOS 升级
			关闭不必要的服务
			关闭不使用的网络接口
			给出重要协议、地址和端口访问控制配置原型
			SNMP、TFTP、NTP 等服务
			建议网络设备的配置文件离线备份，并由专人保管

续表

加固对象	操作系统	加固项目	说明
网络设备	交换机、路由器、防火墙		定期进行网络设备用户和口令维护，进行口令强度管理
			使用、访问权限进行严格限制
			相应的日志检查，审计和归档安全管理策略

加固重点——安全操作系统。

安全操作系统有效弥补了底层操作系统在安全方面存在的不足，面对信息系统带来的安全风险，通常商业操作系统无法在底层上提供足够的安全保障，体现在对超级用户账号没有分权、无法实现强制访问控制、无法实现标记性的管理，因此需要使用更为稳健的 B 级以上的安全操作系统，方可满足三级系统对标记强制访问控制等方面的要求。

针对等级保护中三级计算环境的安全性要求，这里采用的安全操作系统将执行以下安全策略。

针对用户身份鉴别的建设要求的策略包括以下几方面。

在登录安全操作系统时，可采用 USB 证书和 Smart Card 等进行身份鉴别，从而实现比用户名/口令方式更为严格的身份认证——双因素认证。

安全操作系统采取的 USB 证书和 Smart Card 等辅助措施的身份标识具有不易被冒用的特点。口令的复杂度可以在设置口令时加以检验，不合要求的口令被拒绝。定期更换的要求可以通过设置完成。

安全操作系统对登录失败可进行以下处理：非法登录次数可以设定；用户名或口令错只给出模糊的出错信息；非法登录次数达到后结束会话，锁定时间可以设置。

对服务器进行远程访问时，安全操作系统采用 SSH 加密访问方式，大大提升远程操作的安全性，该协议通过 RSA ＋ AES 等密码学算法防止鉴别信息在网络传输过程中被窃听。

安全操作系统为每个用户建立唯一的 UID，可以保障用户身份的唯一性，并且安全操作系统还专为数据库建立用户，只有该用户才能启动数据库进程，从而实现了操作系统用户与数据库用户的分离。

实现"四权分离"的系统管理。传统操作系统都由一个超级用户（如 UNIX 的 root 账号，Windows 的 Administrator 账号）管理，他具有超越系统所有限制的特权。由于缺乏对其必要的限制，一旦超级用户进行了偶然或恶意的误操作，都有可能对整个系统造成破坏，从而成为服务器的一个安全隐患。安全操作系统去除了超级用户，将系统管理功能分配给 4 个固有用户完成，即系统管理员（Sysadmin）、安全管理员（Secadmin）、网络管理员（Netadmin）和审计管理员（Audadmin）。系统管理员主要完成系统设备的管理，安全管理员主要完成系统用户的管理，网络管理员主要完成网络的管理，审计管理员用于管理审计信息，只有他才能使用独立的口令登录安全辅机，查看和管理审计日志。使用这种"四权分立"原则完成系统的管理任务，各个管理员都不能控制整个服务器系统，他们之间相互牵制、相互制约，能够防止因管理员的疏忽而削弱整个系统的安全性。另外，管理员的登录路径得到严格限制，防止用户轻易获得管理员权限，这也大大提高了系统的安全性。

针对标记和强制访问控制的建设要求的策略包括以下几方面。

安全操作系统可实现基于主、客体标记（标签）的多级安全（MLS）强制访问控制（BLP模型），对比 C 级操作系统，实现更为强制的访问控制。

根据管理员用户角色进行权限分离，根据常见的管理员类型，通常安全操作系统将管理员划分为系统管理员、网络管理员、安全管理员以及审计管理员，分别负责操作系统维护、网络配置管理、安全配置及监管以及访问日志审计，削弱超级用户的权限。

安全操作系统能够有效分离操作系统特权用户和数据库操作用户，常见的做法就是把数据库操作用户配置为操作系统的一般用户。

安全操作系统能够有效监控账户的运行情况，对于过期账户自动挂起（在配置的时间范围内该账户没有登录记录或远程登录记录），保障对无用账户的监管。

安全操作系统采用"标记"的方式，对访问的主体（访问者）、客体（文件）分别打上不同标识，并根据标识进行访问控制（按照强制访问控制规则或者自主访问控制规则），从而有效避免非法或越权的访问行为。

安全操作系统在访问控制上往往采用强制访问控制和自主访问控制的方式，在控制策略上往往采用 BLP 的访问模型（即控制上读下写），可有效实现机密性的防护。

针对用户数据完整性保护和数据保密性保护的建设要求，通过安全操作系统将执行的策略包括以下几方面。

用户文件保密性保护策略：安全操作系统支持对文件的加密，采用对称加密算法，将制定的用户文件进行加密，只有对文件有访问权限的用户方可解密文件进行操作。

用户文件完整性保护策略：由用户制定需要建立校验信息的关键性只读目录及数据文件名称，检测程序自动记录目录中所有文件的基本属性及内容校验和。通过定期进行校验和有效性检测，可以达到验证重要文件或目录完整性的目的。

应用级服务完整性检测策略：检测程序自动记录目录中所有服务的基本属性及内容校验和。通过定期进行校验和的有效性检测，可以达到验证服务完整性的目的。

剩余信息保护方面的策略包括以下几方面。

安全操作系统通过内核处理程序，可实现剩余信息保护的机制，即操作系统和数据库系统用户的鉴别信息所在的存储空间，被释放或再分配给其他用户前得到完全清除，无论这些信息是存放在硬盘上还是在内存中。

安全操作系统还能够确保系统内的文件、目录和数据库记录等资源所在的存储空间，被释放或重新分配给其他用户前得到完全清除。

加固重点——安全数据库管理系统。

类似于安全操作系统，这里建议在数据库层面上也应当采取安全数据库系统，来实现更强的标记和强制访问控制，安全数据库管理系统采用了多级安全模型，目的就是防止未被许可的用户访问到具有一定密级的信息。当用户存取安全数据库管理系统时，除了具有自主存取的权限外，还受到强制存取控制。即必须满足多级安全模型"向下读"和"向上写"的原则。"向下读"原则规定只有当主体安全级中的密级大于或等于客体安全级中的密级，且主体安全级中的范围包含客体安全级中的所有范围时，该主体才能读该客体。"向上写"原则规定只有当主体安全级中的密级小于或等于客体安全级中的密级，且主体安全级中的所有范围包含于客体安全级的范围时，该主体才能写该客体。在安全数据库管理系统中可以定义系统安全级集合，对每个用户、每个基表也可定义安全级别（或叫用户签证和客体敏感度）。

针对三级计算环境的建设要求，在证件安全管理系统中，采取安全数据库管理系统，将执行以下安全策略。

三权分立的安全机制：通常数据库管理系统往往存在超级用户账号，这些超级用户账号如果管理不善，那么超级用户将利用自己的特权，对数据库系统造成很大的威胁，严重破坏数据的完整性和机密性保护。而安全数据库管理系统在安全管理方面采用了三权分立的安全管理体制，把系统管理员分为数据库管理员（DBA）、数据库安全管理员（SSO）、数据库审计员（AUDITOR）三类。DBA负责自主访问控制及系统维护与管理方面的工作，SSO负责强制访问控制，AUDITOR负责系统的审计。这种管理体制真正做到三权分立，各行其责，相互制约，更好地实现了数据的保密性、完整性和可用性。

实现严格的身份验证：安全数据库管理系统能够根据用户在系统中的登录名和密码确定该用户是否具有登录的权限和其在系统中的系统级角色，确定该用户能够做什么和不能够做什么。安全数据库管理系统提供两种身份验证模式来保护对服务器访问的安全，即数据库身份验证模式和外部身份验证模式。这里对于证件信息管理系统，实施重点为数据库身份验证模式，以实现数据库身份认证与操作系统登录认证的分离。

双因素认证策略：安全数据库管理系统采取USB证书/SMART CARD＋用户口令的认证方式，实现两种因素的身份认证技术。

资源限制策略：资源限制是控制用户对安全数据库资源的使用情况，以尽可能减少人为的安全隐患。通过资源限制可以提供一个规划数据库系统资源使用的接口，可以人为地规划数据库资源的分配。这样做对恶意抢占资源的访问可以起到有效的遏制作用，保证普通数据库应用的正常进行，同时资源限制还起到保证身份验证可靠性的作用。

基于标记的强制访问控制策略：安全数据库管理系统利用策略和标记来实现数据库的强制访问控制机制。强制访问控制主要是针对用户和元组，用户操作元组时，不仅要满足自主访问控制的权限要求，还要满足用户和元组之间标记的相容性。这样，就避免了出现管理权限全部由数据库管理员一人负责的局面，同时也相应地增强了系统的安全性。

标记管理策略：安全数据库管理系统中设立了SSO（安全管理员）角色，只有具有SSO角色权限的用户才能进行标记操作。当把策略应用于用户（主体）或表（客体）时，主体或客体就会获得一个标记，用来标识其在该策略中的位置。当在一个表上应用了基于标记的一个安全策略时，每条元组均具备了与该策略相关的一个标记，此标记反映了该元组的敏感度，由此，在该策略上，通过比较用户的标记与元组的标记可决定对该元组的访问级别。当主体访问客体时，通过比较主体与客体的标记来决定该客体是否能被该主体访问，这就是强制访问控制机制的主要作用。

数据库审计策略：审计机制是安全数据库管理系统安全管理的重要组成部分之一。安全数据库管理系统具有一个灵活的审计子系统，可以通过它来记录系统级事件、个别用户的行为以及对数据库对象的访问。通过查看审计信息，数据库审计员可以知道用户访问的形式以及试图对该系统进行的操作。一旦出现问题，数据库审计员可分析审计信息，跟踪审计事件，查出原因。

通信加密策略：安全数据库管理系统提供三种通信方式，即不加密、简单加密和SSL安全通信。选择何种通信方式以服务器端为准，通过设置服务器端配置文件中相应选项来指定，客户端以服务器采用的通信方式与其进行通信。

存储加密策略：某些信息具有保密要求，实现存储加密的重要性不言而喻。安全数据库管理系统实现了对存储数据的加密，另外，还提供了内置的数据加密、解密函数，为用户的隐私数据提供更加可靠的保护。

客体重用策略：安全数据库管理系统内置的客体重用机制使数据库管理系统能够清扫被重新分配的系统资源，以保证数据信息不会因为资源的动态分配而泄露给未授权的用户。

加固重点——操作系统核心加固。

采用安全操作系统后，将从底层上全面提升服务器的安全能力，但是由于安全操作系统的应用还比较少，因此还可以采取操作系统核心加固方式。

操作系统核心加固通过对操作系统原有系统管理员的无限权力进行分散，使其不再具有对系统自身安全构成威胁的能力，从而达到从根本上保障操作系统安全的目的。也就是说即使非法入侵者拥有了操作系统管理员最高权限，也不能对经过内核加固技术保护的系统一切核心或重要内容进行任何破坏和操作。此外，内核加固模块稳定的工作于操作系统下，提升系统的安全等级，为用户构造一个更加安全的操作系统平台。针对证件信息管理系统三级计算环境的服务器系统，通过核心加固将执行以下安全策略。

双因素身份认证策略：在尊重传统的身份认证下，运用硬件 USB-KEY 和密码分别对安全管理员及审计管理员进行双因素身份认证。具有安全可靠性，为数据机密性、完整性、有效性提供保证。

内核级文件强制访问控制策略：安全加固系统允许对用户或进程以不同访问权限对文件/目录设置访问规则，并且可以对文件/目录和用户设定安全级别，按级别通过安全模型实施访问控制，任何用户（包括系统管理员）及其调用的进程对敏感文件或目录进行创建、删除、修改、读取等操作时，将根据安全加固系统制定的规则进行过滤（允许或拒绝）。

内核级注册表强制访问控制策略：内核加固系统允许对进程以不同访问权限对注册表项设置访问规则，任何用户（包括系统管理员）及其调用的非授权进程对内核加固系统设置为"只读"或"禁止访问"的注册表项进行写操作将无条件拒绝。

内核级进程强制访问控制策略：内核加固系统允许以不同访问权限对进程设置访问规则，任何用户（包括系统管理员）及其调用的非授权进程都无权终止与操作受内核加固系统保护的进程。

内核级服务强制访问控制策略：内核加固系统通过及时发现新增应用服务或驱动，并立即强行终止应用服务或驱动的注册，达到对服务进行访问控制的目的。

应用级文件完整性检测策略：由用户指定需要建立校验信息的关键性只读目录及数据文件名称，检测程序自动记录目录中所有文件的基本属性及内容校验。通过定期进行校验和有效性检测，可以达到验证重要文件或目录完整性的目的。

应用级服务完整性检测策略：检测程序自动记录目录中所有服务的基本属性及内容校验。通过定期进行校验和有效性检测，可以达到验证服务完整性的目的。

应用级文件机密性保护策略：由用户制定需要加密的文件，并通过对称加密算法对文件进行加密，加密后的文件根据强制访问控制策略，只有访问权限用户方可成功解密文件。

基于 IIS 的 WEB 页面监测过滤：监测所有用户提交的 GET、POST 请求，监测服务器的返回信息，防止非法的请求和返回非法的信息。

加固重点——应用系统开发优化。

以下功能通过系统软件的优化和开发实现。

开发应用审计功能，具有在请求的情况下为数据原发者或接收者提供数据接收证据的功能。

在故障发生时，系统应能够继续提供一部分功能，确保能够实施必要的措施。

应提供数据有效性检验功能，保证通过人机接口输入或通过通信接口输入的数据格式或长度符合系统设定要求。

应提供自动保护功能，当故障发生时自动保护当前所有状态，保证系统能够进行恢复。

应保证系统内的文件、目录和数据库记录等资源所在的存储空间被释放或重新分配给其他用户前得到完全清除。

应保证用户鉴别信息所在的存储空间被释放或再分配给其他用户前得到完全清除，无论这些信息是存放在硬盘上还是在内存中。

应能够对单个账户的多重并发会话进行限制。

应提供服务优先级设定功能，并在安装后根据安全策略设定访问账户或请求进程的优先级，根据优先级分配系统资源。

应能够对系统服务水平降低到预先规定的最小值进行检测和报警。

应能够对一个时间段内可能的并发会话连接数进行限制。

应能够对系统的最大并发会话连接数进行限制。

当应用系统的通信双方中的一方在一段时间内未做任何响应，另一方应能够自动结束会话。

应能够对一个访问账户或一个请求进程占用的资源分配最大限额和最小限额。

应对重要信息资源设置敏感标记。

应及时删除多余的、过期的账户，避免共享账户的存在。

应严格限制默认账户的访问权限，重命名系统默认账户，修改这些账户的默认口令。

应实现操作系统和数据库系统特权用户的权限分离。

应根据管理用户的角色分配权限，实现管理用户的权限分离，仅授予管理用户所需的最小权限。

应启用访问控制功能，依据安全策略控制用户对资源的访问。

应依据安全策略严格控制用户对有敏感标记重要信息资源的操作。

操作系统应遵循最小安装的原则，仅安装需要的组件和应用程序，并通过设置升级服务器等方式保持系统补丁及时得到更新。

应能够对重要程序的完整性进行检测，并在检测到完整性受到破坏后具有恢复的措施。

应能够检测到对重要服务器进行入侵的行为，能够记录入侵的源IP、攻击的类型、攻击的目标、攻击的时间，并在发生严重入侵事件时提供报警。

应根据安全策略设置登录终端的操作超时锁定。

应对重要服务器进行监视，包括监视服务器的CPU、硬盘、内存、网络等资源的使用情况。

应通过设定终端接入方式、网络地址范围等条件限制终端登录。

应能够对系统的服务水平降低到预先规定的最小值进行检测和报警。

应限制单个用户对系统资源的最大或最小使用限度。

4.3.6 管理体系建设

4.3.6.1 安全制度制定

安全制度是指导医疗卫生机构做好安全管理工作的基本依据，安全管理和维护管理人员必须认真制定制度，并根据工作实际情况，制定并遵守相应的安全标准、流程和安全制度实施细则，做好安全维护管理工作。

安全管理制定的适用范围是医疗卫生机构拥有、控制和管理的所有信息系统、数据和网络环境，适用于属于公共卫生系统、医院核心业务系统（第三级系统）范围内的所有部门。对人员的适用范围包括所有与医疗卫生机构各方面相关联的人员，它适用于全部应用等级保护的相关工作人员（维护人员、集成商、软件开发商、产品提供商、顾问、临时工、商务伙伴其他第三方）。

安全策略体系建立的价值在于：推进信息安全管理体系的建立，包括安全策略和制度体系的建设、安全组织体系的建设、安全运作体系的建设；规范信息安全规划、采购、建设、维护和管理工作，推进信息安全的规范化和制度化建设。

4.3.6.1.1 策略结构描述

信息安全策略为信息安全提供管理指导和支持。医疗卫生机构应该制定一套清晰的指导方针，并通过在组织内对信息安全策略的发布和保持来证明对信息安全的支持与承诺。

策略系列文档结构如图 4-35 所示。

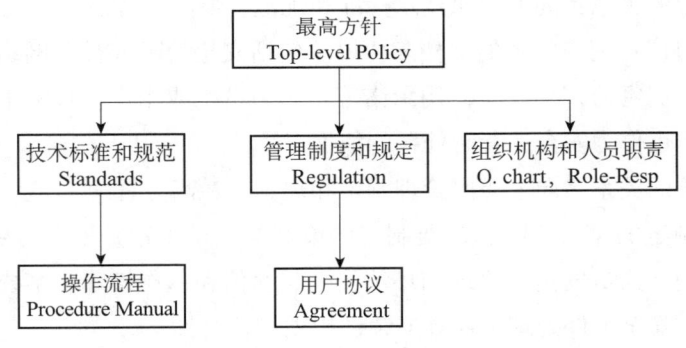

图 4-35 安全策略系列文档结构

（1）最高方针：纲领性的安全策略主文档，陈述本策略的目的、适用范围、信息安全的管理意图、支持目标以及指导原则，信息安全各个方面所应遵守的原则方法和指导性策略。

与其他部分的关系：其他部分都从最高方针引申出来，并遵照最高方针，不与之发生违背和抵触。其具体执行和实施由管理规定、技术标准规范、操作流程和用户手册来落实。

（2）技术标准和规范：包括各个网络设备、主机操作系统和主要应用程序应遵守的安全配置和管理的技术标准和规范。技术标准和规范将作为各个网络设备、主机操作系统和应用程序的安装、配置、采购、项目评审、日常安全管理和维护时必须遵照的标准，不允许发生违背和冲突。

与其他部分的关系：向上遵照最高方针，向下延伸到安全操作流程，作为安全操作流程的依据。

（3）管理制度和规定：各类管理规定、管理办法和暂行规定。从安全策略主文档中规定的安全各个方面所应遵守的原则方法和指导性策略引出的具体管理规定、管理办法和实施办法，必须具有可操作性，而且必须得到有效推行和实施。此部分文档较多。

与其他部分的关系：向上遵照最高方针。向下延伸到用户签署的文档和协议。用户协议必须遵照管理规定和管理办法，不与之违背。

（4）组织机构和人员职责：安全管理组织机构和人员的安全职责，包括安全管理机构组织形式和运作方式，机构和人员的一般责任和具体责任。作为机构和员工具体工作时的具体职责依照，此部分必须具有可操作性，而且必须得到有效推行和实施。

（5）操作流程：详细规定主要业务应用和事件处理的流程、步骤和相关注意事项。作为具体工作时的具体依照，此部分必须具有可操作性，而且必须得到有效推行和实施。

与其他部分的关系：向上遵照技术标准和规范、最高方针。

（6）用户协议：用户签署的文档和协议。包括安全管理人员、网络和系统管理员的安全责任书、保密协议、安全使用承诺等。作为员工或用户对日常工作中的遵守安全规定的承诺，也作为安全违背时处罚的依据。

与其他部分的关系：向上遵照管理制定和规定、最高方针。

（7）需要制定的策略文档：需要制定的策略文档至少覆盖安全方针、安全组织、资产分类及控制、人员安全、物理和环境安全、通信和运作管理、系统访问控制、系统开发与维护、安全事件处理、业务连续性规划和符合性。

4.3.6.1.2 安全制度的制定

实施安全制度的首要问题是安全制度的制定，医疗卫生机构在制定安全制度过程中需考虑如下内容。

一是界定安全策略制度的制定权限。以具有三级系统的单位为例，单位网络与信息安全管理小组负责制定单位层的安全策略，主要包括单位信息安全体系、单位安全策略框架、单位信息安全方针、单位信息安全体系等级化标准、单位全局性安全技术标准和技术规范、单位全局性安全管理制度和规定、单位安全组织机构和人员职责、单位层全局性用户协议。

各部门信息安全组织遵照单位下发的安全策略，结合本部门系统实际情况，制定和细化成适用于本部门的具体管理办法、实施细则和操作规程等，不得与单位的规章制度相抵触，须报单位信息安全管理部门备案。

二是安全策略的制定要求。单位安全策略中不得出现单位的涉密信息。对单位安全策略进行汇编时，须保留各安全策略的版本控制信息和密级标识。

4.3.6.1.3 满足指标

通过制定安全管理制度可以满足等级保护三级的指标（表4-49）。

表4-49 制定安全管理制度满足指标

整改项	控制类	控制点		指标名称	措施名称	改进动作
安全管理制度制定解决方案	安全管理制度	安全策略	a	应制定网络安全工作的总体方针和安全策略，阐明机构安全工作的总体目标、范围、原则和安全框架等	制定安全策略	安全制度开发
安全制度制定解决方案	安全管理制度	管理制度	a	应对安全管理活动中的各类管理内容建立安全管理制度	建立各类安全管理制度	安全制度开发
安全制度制定解决方案	安全管理制度	管理制度	b	应对管理人员或操作人员执行的日常管理操作建立操作规程	建立各类操作规程	安全制度开发
安全制度制定解决方案	安全管理制度	管理制度	c	应形成由安全策略、管理制度、操作规程、记录表单等构成的全面的安全管理制度体系	编制制度体系说明文档	安全制度开发

4.3.6.2 安全管理制度管理

安全管理制度制定后的管理工作十分重要，在对安全管理制度管理过程中，需要注意如下内容。

4.3.6.2.1 安全管理制度发布

安全策略须以正式文件的形式发布施行。

单位层安全策略由单位网络与信息安全工作组制定，单位网络与信息安全领导小组审批、发布。

部门层安全策略由各科室安全管理组织制定，单位网络与信息安全工作组审批、发布，同时要留存单位信息安全管理部门备案。

系统层安全策略由各系统管理员制定、本中心安全管理员协助，本部门安全管理组织审批、发布，同时要留存单位信息安全管理部门备案。

安全策略发布后，如有必要，安全策略制定部门应召集相关人员学习安全策略，详细讲解规章制度的内容并解答疑问。

安全策略修订后需要以正式文件的形式重新发布施行，修订后的策略也须经相应层次的管理部门审批。

签署发布的规章制度必须标明该规章制度的施行日期。

4.3.6.2.2 安全管理制度修改与废止

应定期对安全管理制度的合理性和适用性进行论证和审定，对存在不足或需要改进的安全管理制度进行修订。

当现行安全策略有下列情形之一时，须及时修改：当发生重大安全事件，暴露出安全策略存在漏洞和缺陷时；组织机构或生产系统进行重大调整和变更后；同一个事项在两个规章制度中不一致；与上级部门的安全策略相抵触；其他需要修改安全策略的情形。

当现行安全策略有下列情形之一时，必须及时予以废止：因有关信息安全制度或规定废止，使该信息安全制度或规定失去依据，或与单位现行上层策略相抵触；因已规定的事项已经执行完毕，没有存在必要；已被新的规章制度替代。

单位层安全策略的修改与废止须经单位信息安全领导组织审批确认，单位信息安全管理部门备案。

部门层安全策略的修改与废止须经各部门信息安全维护组织及单位信息安全管理部门审批确认，同时报单位信息安全管理部门备案。

4.3.6.2.3 安全管理制度监督和检查

安全策略发布实施后，各部门应就安全策略制度或规定的贯彻执行、执行中存在的问题以及对规章制度修改或废止的意见建议等情况进行检查、监督，并将意见和建议及时反馈给制度的制定部门。

为保障各项信息安全管理制度的贯彻落实，单位信息安全管理部门必须定期检查安全策略的落实情况，信息安全管理制度的落实情况检查是信息安全检查工作的重要内容。

信息安全检查工作结束后，在起草检查报告时，必须通报安全策略的落实情况，对执行不力的行为必须提出整改意见，限期纠改，并继续追踪其落实情况。

安全策略的贯彻落实情况，必须作为重要的考核项目，纳入部门的综合考评体系。

为安全策略落实做出显著成绩的部门或个人，应给予表彰和奖励；对违反规章制度造成严重后果的部门或个人，应追究当事人、相关单位及主管领导的责任。具体参照单位考核制度办理。

4.3.6.2.4 安全管理制度管理流程

制度管理流程如表4-50所示。

表 4-50 制度管理流程

流程名称	策略管理流程		流程编码	OPT-6	流程负责人	单位信息安全办公室
流程起点：制定安全策略	流程目的：规范单位以及各部门信息安全策略的制定、发布、修改、废止、检查和监督落实，建立科学、严谨的信息安全策略管理体系				流程终点：审议安全策略执行	
步骤编号	操作步骤		操作描述		操作岗位	
1	策略制定		单位级信息安全策略由单位信息安全办公室负责制定 部门级信息安全策略由部门信息安全组织负责制定		部门信息安全组织、单位信息安全办公室	
2	审核与发布		单位级策略： 单位信息安全工作组审核 单位信息安全领导小组审批 单位信息安全办公室发布 部门级策略： 单位信息安全办公室审核 单位信息安全工作组审批 部门信息安全组织发布		部门信息安全组织、单位信息安全办公室、单位信息安全工作组、工作信息安全领导小组	
3	修改与废止		制定部门负责修改和废止 单位信息安全办公室审核、备案 单位信息安全工作组、领导小组审批		部门信息安全组织、单位信息安全办公室、单位信息安全工作组、工作信息安全领导小组	
4	监督和检查		单位信息安全办公室监督、检查		单位信息安全办公室	
流程输入	步骤编号	输入部门	输入内容	输入标准	载体名称	
	1	部门信息安全组织	策略（制度、标准、规范、运行维护计划）	完整	策略文档	
	1	单位信息安全办公室	策略（制度、标准、规范、运行维护计划）	完整	策略文档	
流程输出	步骤编号	接收部门	输出内容	输出标准	载体名称	
	2、3、4	信息安全办公室	策略审批、备案信息	及时、准确	信息安全平台	
使能器	IT					
	信息平台		单位信息安全平台			
	策略		策略文档			

医院级制度的管理流程如图 4-36 所示。

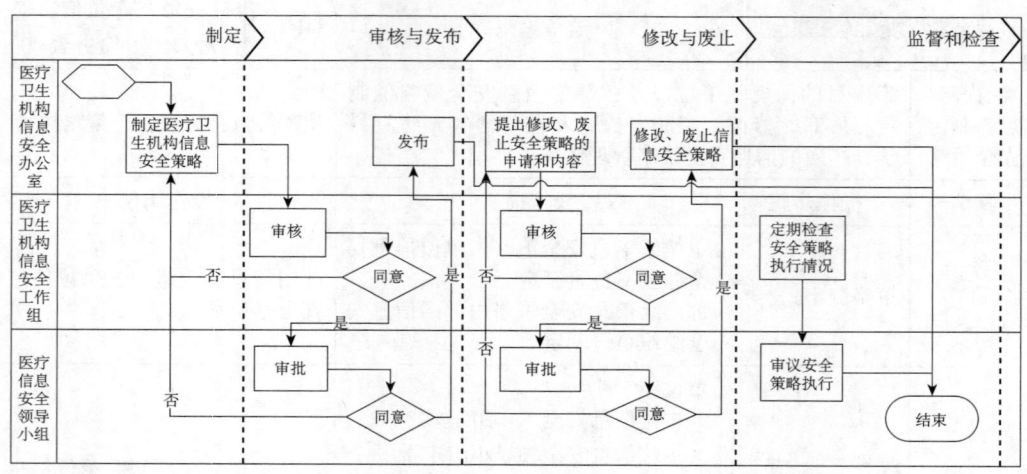

图 4-36　医院级制度管理流程

部门级制度管理流程如图 4-37 所示。

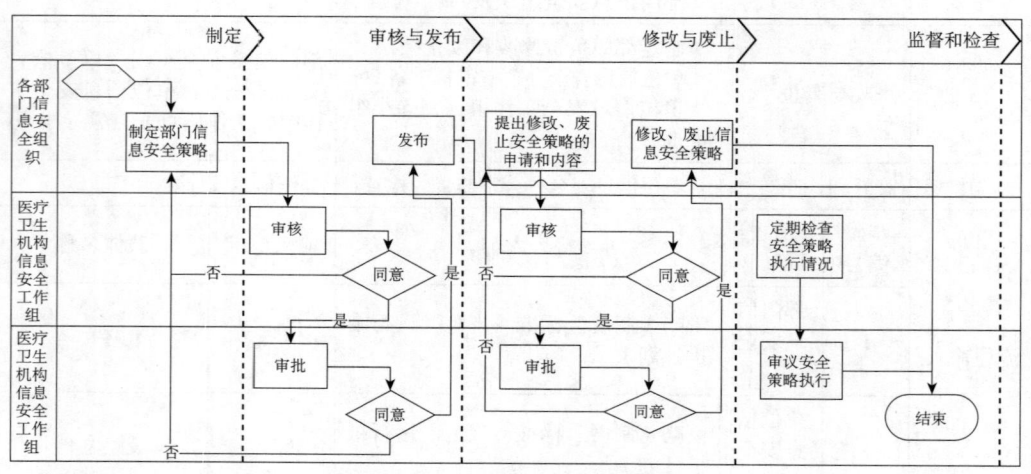

图 4-37　部门级制度管理流程

4.3.6.2.5　满足指标

通过安全管理制度管理可以满足等级保护三级的指标（如表 4-51）。

4.3.6.3　安全教育与培训

组织内的人员安全意识决定了信息安全的管理水平，有必要定期对所有人员进行全面的安全培训，提高信息系统使用人员和管理人员的安全技能与安全意识，在安全教育和培训过程中着重考虑如下几个方面。

表 4-51 安全管理制度管理满足指标

整改项	控制类	控制点		指标名称	措施名称	改进动作
安全制度管理解决方案	安全管理制度	制定和发布	a	应指定或授权专门的部门或人员负责安全管理制度的制定	专人制定的规定	制度管理规定与记录
安全制度管理解决方案	安全管理制度	制定和发布	b	安全管理制度应通过正式、有效的方式发布,并进行版本控制	版本控制规定与记录	制度管理规定与记录
安全制度管理解决方案	安全管理制度	评审和修订	a	应定期对安全管理制度的合理性和适用性进行论证和审定,对存在不足或需要改进的安全管理制度进行修订	定期修订的规定与记录	制度管理规定与记录

4.3.6.3.1 信息安全培训的对象

信息安全培训工作需要分层次、分阶段、循序渐进地进行,而且必须是能够覆盖全员的培训;分层次培训是指对不同层次的人员,如对管理层(包括决策层)、信息安全管理人员、系统管理员和员工开展有针对性和不同侧重点的培训;分阶段是指在信息安全管理体系的建立、实施和保持的不同阶段,培训工作要有计划地分步实施;信息安全培训要采用内部和外部结合的方式进行,安全培训对象主要包括如下几个类型的员工。

(1)管理层(决策层)。管理层培训目标是明确建立医院信息安全体系的迫切性和重要性,获得医院管理层(决策层)的支持和承诺。

管理层培训方式可以采用聘请外部信息安全培训、专业的技术专家和咨询顾问以专题讲座、研讨会等形式。

(2)信息安全管理人员。信息安全管理人员培训目标是理解及掌握信息安全原理和相关技术,强化信息安全意识,支撑医院信息安全体系的建立、实施和保持。

信息安全管理人员培训方式可以采用聘请外部信息安全专业资格授证培训、参加信息安全专业培训、自学信息安全管理理论及技术和医院内部学习研讨的方式。

(3)系统管理员。系统管理员培训目标是掌握各系统相关专业安全技术,协助单位和各部门信息安全管理人员维护和保障系统正常、安全运行。

单位系统管理员培训方式可以采用外部和内部相结合的培训以及自学的方式。

(4)员工。员工培训目标是了解单位相关信息安全制度和技术规范,并安全、高效地使用单位信息系统。

员工培训方式应主要采取内部培训的方式。

4.3.6.3.2 信息安全培训的内容

信息安全培训的内容主要包含以下几个方面。

安全体系及安全职责分工培训。单位各级领导及员工明确了解单位信息安全体系，并明确各自的安全职责，明确自身对维护保障单位系统正常、安全运行所需承担的相关责任和义务。培训应采用长期形式，并覆盖单位全员。

新员工入职安全培训。新员工在正式上岗前，应进行信息安全方面的培训，明确岗位所要求遵守的单位信息安全制度和技术规范。

员工安全技术教育。医院系统的维护人员和管理员应定期开展安全技术教育培训（每年至少一次），明确如何安全使用有关系统，包括各业务系统、主机操作系统、电子邮件系统、内部网站以及普通计算机周边硬件设备。

各项安全专业技术教育。单位安全管理员和系统管理员应定期开展由供应商或厂家提供的专业安全技术培训，帮助相关安全管理人员和系统管理员了解、掌握正确、安全地安装、配置、维护系统。

安全专业资格认证。针对单位安全管理员和系统管理员应根据实际情况，挑选单位信息安全管理及安全技术人员进行相关的认证考试培训，并参加认证考试，以提高单位安全管理人员对信息安全的管理理论和技术的水平。

信息安全内部考核（含培训）。单位安全管理员和系统管理员应根据岗位不同，对员工进行相关的信息安全培训，并在培训后实行书面（开卷或闭卷）信息安全考核。

4.3.6.3.3 信息安全培训的管理

对于信息安全培训的管理主要控制信息安全培训的发起和实施，保证信息安全培训的质量。

安全培训的发起。单位及部门安全管理组织可根据自身安全管理的需要，发起相应的安全培训计划。涉及纳入员工考核的培训，需要单位人事部门的确实，以及单位网络与信息安全办公室备案考核结果。新员工、单位全员的安全培训教育纳入单位人事部门的整体培训计划中。具体操作过程遵守单位人事部门的相关培训管理制度。

安全培训的实施。培训的实施，建议由单位人事部门负责。对专业性很强的培训，由培训发起的各级安全培训组织负责。具体操作过程遵守单位人事部门的相关培训管理制度。

4.3.6.3.4 满足指标

通过安全教育与培训可以满足等级保护三级的指标（如表4-52）。

表 4-52 安全教育与培训满足指标

整改项	控制类	控制点		指标名称	措施名称	改进动作	改进对象
安全教育与培训解决方案	安全管理人员	安全意识教育和培训	b	应针对不同岗位制订不同的培训计划,对信息基础知识、岗位操作规程等进行培训	培训教材与记录	培训	各类人员
安全教育与培训解决方案	安全管理人员	安全意识教育和培训	a	应对各类人员进行安全意识教育和岗位技能培训,并告知相关的安全责任和惩戒措施	处罚制度	培训及制度	各类人员
安全教育与培训解决方案	安全管理人员	安全意识教育和培训	c	应定期对不同岗位的人员进行技能考核	考核制度	培训考核	各类人员

4.3.6.4 人员安全管理

在安全管理的过程中,内部人员的安全管理作为安全管理的重中之重,内部人员安全是信息系统主要面临的内部安全威胁,在对人员的管理中,需要重点考虑如下几个方面的内容。

4.3.6.4.1 普通员工安全管理

(1)员工录用安全管理。员工录用,除了应该遵守相关人事和劳动法律法规外,还必须考虑以下安全事项。

除了严格考察该人员的业务技术水平和相关资质认证(相关计算机认证证书)外,还必须考虑政治、社会和素质等多方面的因素。

不考虑录用有犯罪前科、重大行政处分记录和"黑客"经历的人员。如有特殊情况,需要经单位主管安全的一级领导同意后,方可考虑录用。在签订劳动合同之外,必须签订保密协议,明确该人员应严格遵守的相关安全管理制度、安全技术规范和保守商业机密的要求以及违约责任等。

(2)员工工作调动的安全管理。由于业务工作的需要或其他原因,需要对员工进行岗位调动时,必须考虑以下安全事项。

根据新岗位的需要,增加、删除或修改该人员的计算机信息系统访问权限,包括电子邮件系统、业务应用系统、网络系统和其他计算机信息软硬件系统。

如有必要,重新创建相关管理员账号并修改其口令。

如有必要,修改合同中有关条款和相应的保密条款或保密协议,并拟定新的雇佣合同,而且原合同中的保密条款或保密协议将继续有效。

与原岗位有关的所有资料文件,包括其软硬件拷贝都需要移交,不允许私自带走。遵循"需要知道"原则,尽量避免由于不当或过于频繁的调动造成人员权限过多的情况。

(3)员工离职的安全管理。员工在离职时,必须遵守以下安全操作流程。

删除该员工的所有信息系统访问账号和权限,如有必要将重新创建有关管理员账号和口令。

由相关人员和该员工一起回顾签订的保密协议,并使该员工明确所有保密事项,以及在离开医院后 3 年内不得披露、使用技术资料。

(4)对员工的安全审计。网络与信息安全领导小组及各生产中心安全管理组织定期组织对员工进行安全审计和监督工作,并把审计和监督结果报告抄送给该人员所属部门主管,作为对该人员工作考核的依据之一。对于不遵守单位信息安全管理制度和安全技术规范的员工,经查实后,由其所属部门主管根据有关规定,报请人事行政部门对该员工进行处罚。

(5)对员工的安全培训及教育。员工的安全培训及教育由单位网络与信息安全办公室及各部门安全管理组织统一计划,单位人事部门协助实施。具体培训的内容及要求遵照《信息安全培训及教育管理办法》。对涉及密码操作、管理以及密钥管理的人员进行专门培训。员工的安全培训及教育成绩作为对该人员工作考核的依据之一。

4.3.6.4.2 安全岗位人员管理

专职安全管理员:专职负责信息安全管理工作,是信息安全管理部门的主要成员。具体人员在网络中心(信息中心、计算机室),归属网络中心主任管理、考核。

各部门专、兼职安全管理员:负责本部门信息安全管理工作,是信息安全管理组织的成员。人员编制在各部门,日常工作归属相应部门管理。同时作为信息安全组织的成员,其工作考核的一部分归属信息安全管理部门(人事部门和信息安全领导小组确定)。

安全岗位的人员需要进行相关安全管理技能的专业培训及教育等工作,安全岗位人员的培训由信息安全管理部门牵头负责,安全岗位人员的培训成绩作为其相应工作考核项之一。

安全岗位人员职责如表 4-53 所示。

表 4-53 安全岗位人员职责

岗位名称	岗位技能要求	具体工作内容
信息安全主管	大学本科以上学历,计算机/信息安全专业	1. 制定信息安全管理制度和技术规范 2. 领导、组织信息安全管理制度和技术规范的具体实施 3. 监督、检查信息安全管理工作 4. 定期就信息安全管理的效果和有关重大问题及时向单位信息安全管理部门汇报

续表

岗位名称	岗位技能要求	具体工作内容
安全管理	大学本科以上学历，计算机/信息安全专业	1. 参与信息安全管理制度的制定 2. 负责实施和维护信息安全管理制度和技术规范 3. 负责监督、检查信息安全工作情况，负责对各部门信息安全考核及各部门安全管理员的工作考核 4. 组织、领导对安全岗位人员的信息安全教育培训 5. 定期向信息安全主管汇报总体及各部门信息安全的工作情况
安全技术	大学本科以上学历，计算机/信息安全专业	1. 参与信息安全技术规范的制定 2. 负责实施和维护信息安全管理制度和技术规范 3. 负责信息安全解决方案的评估检查工作 4. 负责监督、检查信息系统安全运行情况（保密性、完整性和可用性） 5. 负责安全预警及安全审计工作 6. 负责安全事件监控及重大安全事件响应 7. 领导、监督、检查各部门安全管理员的工作 8. 负责信息安全技术的跟踪及研究工作
技术支持处信息安全管理	大学本科以上学历，计算机/信息安全专业	1. 制定技术支持处信息安全管理制度和技术规范 2. 组织技术支持处信息安全管理制度和技术规范的具体实施 3. 负责落实单位信息安全在技术支持处的工作职责 4. 负责技术支持建设项目及信息安全项目的方案编制，安全评估、安全检查、实施等工作 5. 监督、检查技术支持处信息系统安全运行情况（保密性、完整性和可用性） 6. 定期就技术支持处信息安全管理的效果和有关重大问题及时向单位信息安全管理部门汇报

表 4-54 明确了和信息安全相关岗位人员的安全职责要求。

表 4-54 信息安全相关岗位人员安全职责

岗位名称	具体工作内容
系统规划及建设	1. 根据各部门安全建设的要求，在规划中提前考虑信息安全因素 2. 为系统建设提供安全功能开发和建设的指导 3. 在项目建设中同步考虑项目的信息安全因素，做好安全加固等级保护工作 4. 为系统维护人员提供系统安全运行和维护的指导
系统维护	1. 在项目规划和建设阶段提出信息安全方面的建议 2. 负责系统交付后的网络设备、操作系统、数据库等信息安全状况的检查和验收 3. 负责系统设备的日常运行、安全维护和管理工作，保持系统处于良好的运行状态

续表

岗位名称	具体工作内容
应用维护	1. 在应用系统规划和建设阶段提出信息安全方面的建议 2. 负责系统交付后业务应用系统信息安全状况的检查和验收 3. 负责业务和应用系统的日常运行、安全维护和管理工作，保持应用系统处于良好的运行状态
安全技术人员	1. 严格遵循安全管理办法的相关安全要求 2. 参加和配合单位及本部门的信息安全检查工作
员工安全	1. 配合信息安全管理员做好个人用机的安全检查和安全加固工作 2. 严格遵循安全管理规定及技术规范等相关安全要求 3. 配合单位及部门的信息安全检查工作

安全岗位人员的安全控制。在安全岗位人员录用、审计、调动和解聘方面进行严格的安全控制，是保障信息安全组织体系的关键。

安全岗位人员的录用。对于安全岗位人员的录用，除了应该遵守相关人事和劳动法律法规外，还必须考虑以下安全事项。在严格考察该人员的业务技术水平和相关资质认证（相关计算机认证证书等）的同时，必须考虑政治、社会和素质等多方面的因素。不考虑录用有犯罪前科、重大行政处分记录和"黑客"经历的人员。如有特殊情况，需要经主管安全的局长同意后，方可考虑录用。在签订劳动合同之外，必须签订保密协议，明确该人员应严格遵守的相关安全管理制度、安全技术规范和保守商业机密的要求以及违约责任等。

安全岗位人员的审计。单位定期进行安全工作检查，内容包括对安全岗位人员的审计，同时将安全检查的结果作为安全岗位人员的工作考核的依据之一。

安全岗位人员的调动。由于业务工作的需要或其他原因，需要对安全岗位人员进行岗位调动时，必须考虑以下安全事项：根据新岗位的需要，增加、删除或修改该人员的信息系统访问权限；如有必要，修改保密协议，并拟定新的雇佣合同，而且原合同中的保密协议将继续有效；与原岗位有关的所有资料文件，包括其软硬件拷贝都需要移交，不允许私自带走；遵循"需要知道"原则，尽量避免由于不当或过于频繁的调动，造成人员的权限过大的情况。

安全岗位人员的离职。安全岗位人员在离职时，必须遵守以下安全操作流程：删除该员工的所有信息系统访问账号和权限，如有必要将重新创建有关管理员账号和口令；由相关人员和该员工一起回顾签订的保密协议，并使该员工明确所有保密事项，以及在离开单位后3年内不得披露、使用单位的技术资料。

关于信息安全的奖励及考核。

员工安全管理由各部门专、兼职安全管理员具体操作，把执行情况向本部门安全管理组织及单位网络与信息安全办公室汇报,并由单位网络与信息安全办公室直接呈报给单位网络与信息安全领导小组作为单位各部门年度目标责任制考核的内容之一。

对执行制度好、信息安全工作成绩显著的部门和个人,给予表彰和适当奖励;对违反单位安全管理制度、信息安全工作存在不足和隐患的部门,由单位网络与信息安全领导小组发出书面整改通知,限期整改;对刻意不执行单位安全管理制度、漠视信息安全工作和存在安全隐患没有及时整改的,以致造成重大安全事故和案件的,将追究其部门主要负责人和直接责任者的责任,并按单位有关考核管理办法予以处理,构成犯罪的,将依法追究其刑事责任。

4.3.6.4.3 满足指标

安全管理人员可以满足等级保护三级的指标,如表 4-55 所示。

表 4-55 安全管理人员满足指标

整改项	控制类	控制点		指标名称	措施名称	改进动作	改进对象
人员安全管理解决方案	安全管理人员	人员录用	a	应指定或授权专门的部门或人员负责人员录用	人员录用管理部门说明	指定或授权专门的部门或人员	人员管理
人员安全管理解决方案	安全管理人员	人员录用	b	应对被录用人员的身份、安全背景、专业资格或资质等进行审查,对其所具有的技术技能进行考核	人员录用管理制度	严格规范人员录用	人员管理
人员安全管理解决方案	安全管理人员	人员录用	c	应与被录用人员签署保密协议,与关键岗位人员签署岗位责任协议	保密协议	签署保密协议	人员管理
人员安全管理解决方案	安全管理人员	人员离岗	a	应及时终止离岗人员的所有访问权限,取回各种身份证件、钥匙、徽章等以及机构提供的软硬件设备	离职缴回记录	离职缴回	人员管理
人员安全管理解决方案	安全管理人员	人员离岗	b	应办理严格的调离手续,并承诺调离后的保密义务后方可离开	离岗保密规定	严格的调离手续	人员管理

4.3.6.5 第三方人员安全管理

在信息系统使用过程中,除内部员工外,还有第三方人员。第三方人员包括为本单位提供服务的软件开发商、产品供应商、系统集成商、设备维护商和服务提供商等非本单位人员。第三方人员管理的范畴包括临时第三方人员和长期第三方人员。临时第三方人员指因业务洽谈、技术交流、提供短期和不频繁的技术支持服务而临时来访的第三方人员;长期第三方人员指因从事合作开发、参与项目工程、提供技术支持或顾问服务,必须在一定时间内在单位内部办公的第三方人员。接待人是指单位与来访第三方相关部门派出的,负责接待和管理第三方人员的员工。

第三方人员访问单位的方式包括现场访问和远程网络访问,第三方人员带来的安全风险必须定期评估,防范以下安全风险:第三方人员物理访问带来的设备、资料被盗窃;第三方人员误操作导致各种软硬件故障;第三方人员的资料、信息外传导致泄密;第三方人员对业务系统的滥用和越权访问;第三方人员给主机系统、软件留下后门;第三方人员对系统的恶意攻击。

4.3.6.5.1 第三方人员短期访问安全管理

(1)物理安全。

第三方人员现场访问需要遵从单位物理安全的管理制度,具体物理安全的负责部门是行政部。要求如下:第三方人员进出单位均需登记,遵照单位物理安全管理制度执行;工作时间内机房必须有当班、值班人员,第三方人员进入机房内部一律进行登记;重要机房实行安全保卫管理,对第三方人员进入机房需要接待员工所属科长的同意,同时在本部门内部进行登记。

(2)网络访问安全。

原则上不允许第三方人员现场访问单位网络。如果必须访问,需要第三方人员及接待人员遵守如下安全要求:临时接入单位办公网络的第三方人员,需要单位接待人员的同意,一旦发生并经核实其起因是第三方人员引起的安全事件,相关责任由单位接待人员负责;临时接入医院生产网络的第三方人员,需要单位接待人员所属科长的同意,同时在本部门内部进行登记,一旦发生并经核实其起因是第三方人员引起的安全事件,相关责任由单位接待人员及所属科长负责。

原则上不允许第三方人员远程访问单位网络。如果必须访问,需要第三方人员及接待人员遵守如下安全要求:临时远程访问单位网络的第三方人员,需要单位接待人员所属科长的同意,并在本部门内部进行登记,一旦发生并经核实其起因是第三方人员引起的安全事件,相关责任由单位接待人员及所属科长负责;临时远程访问单位网络的第三方人员在访问过程中,单位接待人员应能够确定其访问的内容;在访问结束后，单位接待人员应及时关闭或敦促相关技术负责人员关闭临时访问的通路，并在本部门内部记录访问结束时间。

4.3.6.5.2 第三方人员长期访问安全管理

（1）物理安全。第三方人员现场访问需要遵照单位物理安全的管理制度执行，具体物理安全的负责部门是行政部门，要求如下：遵守单位物理安全管理制度，在单位安全保卫部门办理第三方人员进出证件，证件表明访问时间段及接待部门；工作时间内机房必须有当班、值班人员，对进入机房内部的第三方人员一律进行登记；重要机房实行安全保卫管理，对第三方人员进入机房需要接待员工所属科长的同意，同时在本部门内部进行登记；第三方人员均应遵从机房管理人员的管理。

（2）网络访问安全。

第三方人员现场长期访问单位网络，除遵守单位的安全管理制度及规范之外，第三方人员及接待人员还必须遵守如下安全要求。

长期访问单位网络的第三方人员需要签署《第三方人员安全保密协议》，承诺遵守单位安全制度及规范。

需要单位办公网管理部门相关工作负责人审批确认，详细内容见表4-56。在长期访问终止后，接待人通知办公网管理部门相关工作人员，工作人员备案并作相应安全评估、检查工作。

第三方人员在访问单位网络期间如违反单位安全管理制度，除根据保密协议及相关单位安全管理制度进行处罚以外，单位接待人及所属部门也应承担责任。

原则上不允许第三方人员长期远程访问单位网络。如果必须访问，需要第三方人员及接待人员遵守如下安全要求：需要签署《第三方人员安全保密协议》，承诺遵守单位安全制度及规范；需要单位办公网管理部门（信息中心/计算机室）相关工作人员审批确认（表4-56），在长期访问终止后，接待人通知办公网管理部门相关工作人员，工作人员备案并作相应安全评估、检查工作。

第三方人员在访问单位网络期间如违反单位安全管理制度，除根据保密协议及相关单位安全管理制度进行处罚以外，单位接待人及所属部门也应承担责任。

4.3.6.5.3 第三方人员访问申请审批流程信息

第三方人员访问申请审批流程如表4-56、图4-38所示。

表4-56 第三方人员访问申请审批流程

流程名称	办公网络环境第三方人员访问申请审批流程	流程编码	OPT-7	流程负责人	单位网络与信息安全办公室
流程起点：第三方访问申请	流程目的：第三方人员长期访问单位网络			流程终点：访问终止	

续表

流程名称	办公网络环境第三方人员访问申请审批流程		流程编码	OPT-7	流程负责人	单位网络与信息安全办公室
步骤编号	操作步骤	操作描述			操作岗位	
1	访问申请	接待人根据第三方人员实际需要提出长期访问单位网络的申请			接待人	
2	审批访问申请	接待人所属科室科长审批申请 审批后，报单位IT服务部门主管办公网络环境的管理员备案			接待人所属科室科长 办公网络安全管理员	
3	注销访问申请	第三方人员访问结束，接待人终止访问申请，通报单位IT服务部门主管办公网络环境的安全管理员			接待人	
4	审计、检查第三方人员访问	如单位IT服务部门主管办公网络环境的安全管理员认为有必要，对访问环境进行审计及安全检查 发现问题，通报所属接待人科长，同时根据考核管理办法，对接待人及所属部门进行考核 结果备案			信息中心/计算机室主管办公网络安全管理员/科长	
流程输入	步骤编号	输入部门	输入内容	输入标准	载体名称	
	1	接待人	申请表	适用		
流程输出	步骤编号	接收部门	输出内容	输出标准	载体名称	
	4	单位IT服务部门主管办公网络安全管理员	第三方人员长期访问网络访问备案	反映实际问题		
使能器	IT信息平台					
	表单	《第三方人员网络访问申请表》				

4 医疗卫生网络安全等级保护实施

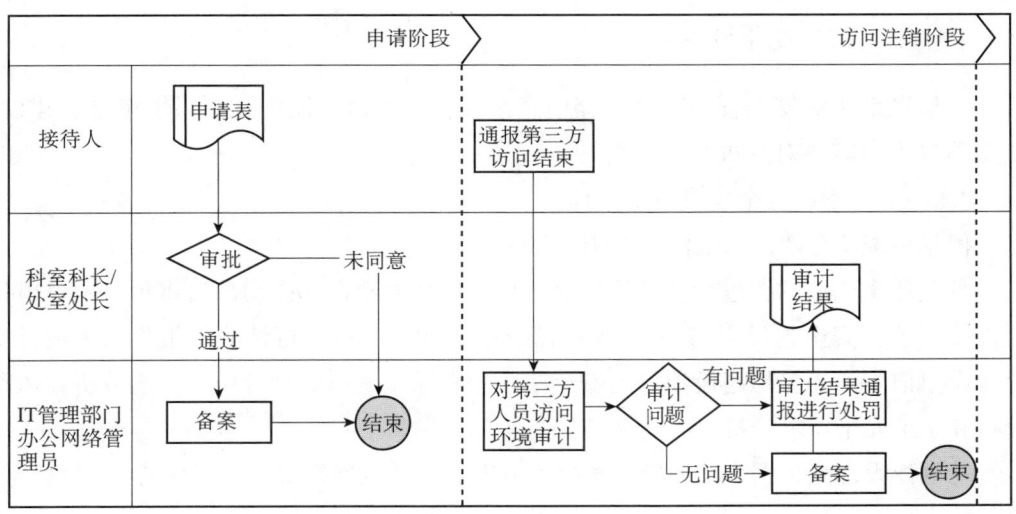

图 4-38 第三方人员访问申请审批流程

4.3.6.5.4 满足指标

通过第三方人员安全管理可以满足等级保护三级的指标（表 4-57）。

表 4-57 第三方人员安全管理满足指标

整改项	控制类	控制点		指标名称	措施名称	改进动作	改进对象
第三方人员安全管理解决方案	安全管理人员	外部人员访问管理	a	应在外部人员物理访问受控区域前先提出书面申请，批准后由专人全程陪同，并登记备案	外部访问制度与记录	记录监督	外部人员访问管理
第三方人员安全管理解决方案	安全管理人员	外部人员访问管理	b	应在外部人员接入受控网络访问系统前先提出书面申请，批准后由专人开设账户、分配权限，并登记备案	外部访问制度	规定访问范围	外部人员访问管理
第三方人员安全管理解决方案	安全管理人员	外部人员访问管理	c	外部人员离场后应及时清除其所有的访问权限	外部访问离场制度	规定离场制度	外部人员访问管理
第三方人员安全管理解决方案	安全管理人员	外部人员访问管理	d	获得系统访问授权的外部人员应签署保密协议，不得进行非授权操作，不得复制和泄露任何敏感信息	外部访问制度	规定访问制度	外部人员访问管理

4.3.6.6 系统安全建设管理

对信息系统的安全管理需要贯穿信息系统整个生命周期中,在系统审批、建设、使用等过程中需要对其进行安全管理。

4.3.6.6.1 系统安全建设审批流程

信息系统安全建设审批流程如图 4-39 所示。

各业务生产部门在进行项目建设前,首先向计划建设部提出项目申报,项目申报要提交《项目安全建设申请表》《项目需求书》和《项目可行性分析报告》,《项目安全建设申请表》要包括建设项目的安全威胁分析、系统脆弱性分析、影响分析、风险分析和系统安全需求分析。

计划建设部会根据申报内容,把技术方案提交单位网络部(信息中心/计算机室)进行技术可行性分析。

单位网络部(信息中心/计算机室)会综合单位的总体安全状况、网络状况和业务系统接入规范中的相关内容进行整体分析,并在 5 个工作日内给出项目是否可行的意见和办法。

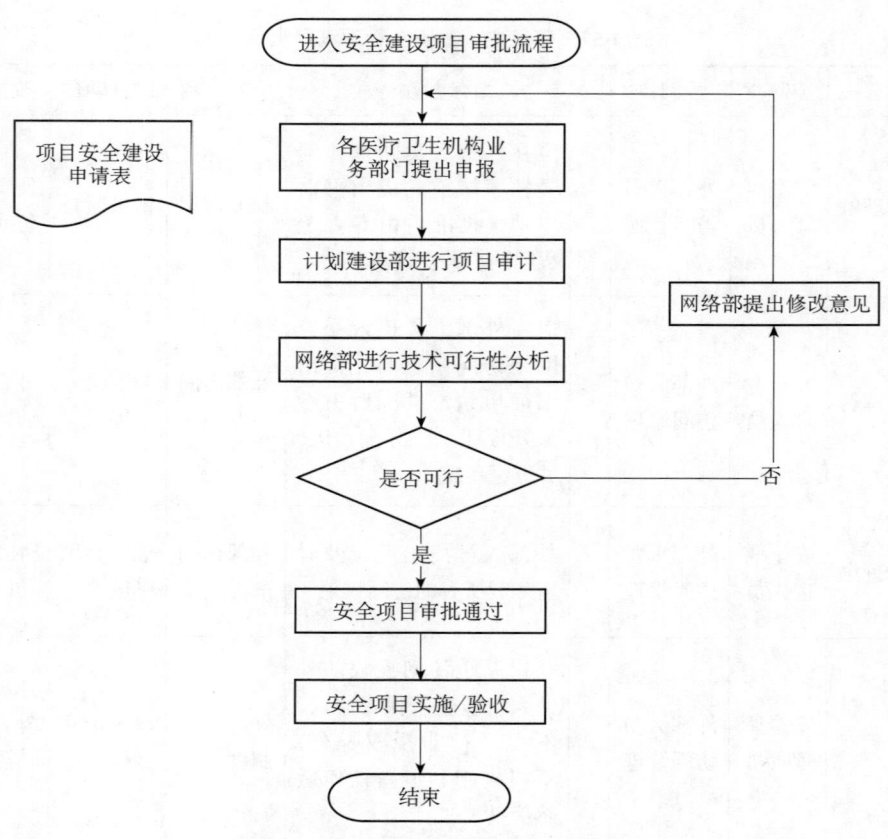

图 4-39 信息系统安全建设审批流程

如果项目不可行，各业务系统需要根据单位网络部（信息中心/计算机室）给出的意见和办法进行实施重点的修改，重新提出申请。

如果项目可行，则项目建设安全审批通过，在没有其他因素影响的情况下，项目可以进入实施和验收阶段。

在项目实施和验收阶段，网络部对安全建设部分进行跟踪和监督。

审批流程结束。

4.3.6.6.2 项目立项安全管理

安全要求。各职能管理部门、各直属单位在进行核心业务系统建设项目立项申请过程中，应由单位信息安全办公室对项目提出安全建议；单位项目立项中的项目立项申请、立项论证、立项评估和立项审批四个程序，都应结合单位各类的安全技术规范；各职能管理部门、各直属单位进行项目立项申请时，在提交项目申报相关资料中应增加以下安全方面的资料：系统安全需求分析说明书、系统安全功能说明书、系统中采用的安全设备以及性能指标参数。

对提交立项申请的项目，在进行项目立项论证和评估的过程中，应包括项目安全建设的论证和评估；通过项目安全建设的立项论证和评估，可作为计划建设部审批项目立项的重要依据之一。

评估和论证安全管理。各职能管理部门、各直属单位进行项目立项申请前，在进行项目规划和设计的过程中，应参照单位各安全技术规范中的相关技术要求进行安全建设；项目安全性论证对项目的安全需求分析、安全功能说明、安全设备、性能指标以及技术方案的技术可行性进行总体分析和审计；在项目立项论证和评估过程中，单位信息安全办公室负责IT项目安全性建设的技术部分论证和评估；在提交项目立项申请时，应在技术方案中增加安全方面的说明和文档。

根据单位安全规范中的要求，系统在建设过程中进行安全部署的说明；根据单位安全规范中的要求，系统在建设过程中无法实现的安全部署的说明和论证；系统在建设过程中具体的安全功能以及安全功能的实现方法和技术；系统在建设过程中所采用的安全设备的品牌、型号、性能指标说明以及对业务系统的影响分析。

IT项目安全性的论证和评估主要关注以下内容：IT项目建设中网络规划中安全域的划分、网络冗余、网络传输安全、网络访问控制、网络边界安全、远程访问安全；IT项目建设中系统的性能、容量以及系统和业务的兼容性；IT项目建设中应用系统中身份验证、角色访问控制、数据加密、备份、日志审计等安全功能；IT项目建设中应用系统是否有后门、漏洞和不安全的隐患。

4.3.6.6.3 信息安全项目建设管理

项目建设管理的总体安全要求。项目建设的生命周期与周期的子阶段如表4-58所示。

表 4-58 项目建设周期与周期的子阶段

项目管理生命周期	项目管理生命周期的子阶段
项目申报	需求分析
项目审批和立项	总体方案设计
项目实施	概要设计、详细设计、项目实施
项目验收和投产	项目验收

在项目的申报、审批、立项、实施、验收等关键环节中,职能部门必须依照规定的职能行使职权,在接到业务生产部门申请的情况下,规定的时限内完成各个环节的安全管理行为,否则须承担相应的行政责任。

项目申报安全管理。《业务需求书》除了描述系统业务需求之外,还须进行系统的安全性需求分析,至少包括以下信息安全方面的内容:安全威胁分析报告、系统脆弱性分析报告、影响分析报告、风险分析报告和系统安全需求报告。

在《可行性分析报告》中须包括以下信息安全方面的内容。

项目目标、主要内容与关键技术:增加项目的总体安全目标,并在主要内容后面增加针对安全需求所提出的相应安全对策,每个安全需求至少对应一个安全对策,安全对策的强度根据相应资产的重要性来选择。

项目采用的技术路线或者技术方案:增加描述如何从技术、运作、组织以及制度四个方面来实现所有的安全对策,并形成安全方案。

项目的承建单位及人员情况介绍:增加项目各承担单位的信息安全方面的资质和经验介绍,并增加介绍项目主要参与人员的信息安全背景。

项目安全管理:增加项目建设中的安全管理模式、安全组织结构、人员的安全职责、建设实施中的安全操作程序和相应安全管理要求。

成本效益分析:对安全方案进行成本—效益分析。

方案论证和审批安全管理。安全性论证对项目的安全需求分析、安全对策以及总体安全方案进行成本—效益、合理性、可行性和有效性分析;项目方案报计划建设部或财务部进行项目可行性审计;项目技术方案需网络部进行技术可行性审计;项目最终由计划建设部或财务部和网络部共同批准方可立项;在项目立项后,《项目任务书》的以下条目中须增加相应的信息安全方面的内容。项目的管理模式、组织结构和责任,即增加项目建设中的安全管理模式、安全组织结构以及人员的安全职责;项目实施的基本程序和相应的管理要求,即增加项目建设实施中的安全操作程序和相应安全管理要求;项目设计目标、主要内容和关键技术,即增加总体安全目标、安全对策以及用于实现安全对策的总体安全方案;项目实现功能和性能指标,即增加描述系统拥有的具体安全功能以及安全功能的强度;项目验收考核指标,即增加安全性测试和考核指标。

项目实施方案和实施过程安全管理。项目实施阶段包括3个子阶段,即概要设计、详细设计和项目实施,本阶段的主要工作由项目开发承担单位来完成,项目审批单位负责监督工作。

概要设计子阶段,《概要设计说明书》中包括以下信息安全要求:按子系统来描述系统的安全体系结构;描述每一个子系统所提供的安全功能;标识所要求的任何基础性的硬件、固件或软件,以及在这些硬件、固件或软件中实现的支持性保护机制提供的功能标识;标识子系统的所有接口,并说明哪些接口是外部可见的;子系统所有接口的用途与使用方法,并适当提供影响、例外情况和错误消息的细节;确证子系统(不论是开发的还是买来的)的安全功能指标满足系统安全需求。

详细设计子阶段,《详细设计说明书》中至少要包括以下信息安全内容:详细设计中须提出相应的具体安全方案,标明实现的安全功能,并检查其技术原理;对系统层面上的和模块层面上的安全设计进行审查;完成安全测试和评估要求(通常包括完整的、系统的、软件的、硬件的安全测试方案,至少是相关测试程序的一个草案);确认各模块的设计以及模块间的接口设计能否满足系统层面的安全要求。

项目实施子阶段的安全要求:更新系统安全威胁评估,预测系统的使用寿命;找出并描述实现安全方案后系统和模块的安全要求和限制,以及相关的系统验证机制及检查方法;完善系统的运行程序和全生命期支持的安全计划,如密钥的分发等;在《系统集成操作手册》中,制定安全集成的操作程序;在《系统修改操作手册》中,制定系统修改的安全操作程序;对项目参与人员进行信息安全意识培训;项目建设部门参加项目建设的安全管理和技术人员,要进行安全职责检查。

在概要设计、详细设计和项目实施三个阶段,单位信息安全管理部门(网络部)、投资建设管理部门(计划建设部或财务部)根据项目建设方案和相关项目文档,定期和不定期对项目质量、项目进度、项目阶段性成果进行审查。

项目验收安全管理。项目验收须得到单位信息安全管理部门(网络部)、投资建设管理部门(计划建设部或财务部)和项目业务生产部门共同确认签字验收;项目须达到项目任务书中制定的总体安全目标和安全指标,实现全部安全功能;采用技术须符合国家、电信行业安全技术标准及规范;项目建设过程中的各种文档资料须规范、齐全;验收报告中有项目设计总体安全目标及主要内容;验收报告中有项目采用的关键安全技术内容;验收报告中有验收专家组中的安全专家及安全验收评价意见。

4.3.6.6.4 满足指标

通过系统建设安全管理可以满足等级保护三级的指标(表4-59)。

表 4-59 系统建设安全管理满足指标

整改项	控制类	控制点		指标名称	措施名称	改进动作	改进对象
系统建设安全管理解决方案	安全建设管理	安全方案设计	a	应根据安全保护等级选择基本安全措施，依据风险分析的结果补充和调整安全措施	等级保护方案	选择基本安全措施	安全方案
系统建设安全管理解决方案	安全建设管理	安全方案设计	b	应根据保护对象的安全保护等级及与其他级别保护对象的关系进行安全整体规划和安全方案设计，设计内容应包含密码相关内容，并形成配套文件	安全规划与计划	安全规划与计划	安全方案
系统建设安全管理解决方案	安全建设管理	安全方案设计	c	应组织相关部门和有关安全技术专家对安全整体规划及其配套文件的合理性和正确性进行论证和审定，经过批准后才能正式实施	评审记录	论证和审定	安全方案
系统建设安全管理解决方案	安全建设管理	产品采购和使用	a	应确保安全产品采购和使用符合国家的有关规定	产品采购符合说明	安全产品采购和使用符合国家的有关规定	产品采购和使用
系统建设安全管理解决方案	安全建设管理	产品采购和使用	b	应确保密码产品与服务的采购和使用符合国家密码管理主管部门的要求	密码符合说明	密码产品符合标准	产品采购和使用
系统建设安全管理解决方案	安全建设管理	产品采购和使用	c	应预先对产品进行选型测试，确定产品的候选范围，并定期审定和更新候选产品名单	选项测试说明与记录	选项测试说明与记录	产品采购和使用
系统建设安全管理解决方案	安全建设管理	工程实施	a	应指定或授权专门的部门或人员负责工程实施过程的管理	工程负责部门说明	工程负责	工程实施
系统建设安全管理解决方案	安全建设管理	工程实施	b	应制定安全工程实施方案控制安全工程实施过程	工程实施方案与过程记录	方案与过程记录	工程实施
系统建设安全管理解决方案	安全建设管理	工程实施	c	应通过第三方工程监理控制项目的实施过程	工程实施管理制度	管理制度	工程实施
系统建设安全管理解决方案	安全建设管理	测试验收	a	应制定测试验收方案，并依据测试验收方案实施测试验收，形成测试验收报告	第三方安全性测试报告	第三方	测试验收

续表

整改项	控制类	控制点		指标名称	措施名称	改进动作	改进对象
系统建设安全管理解决方案	安全建设管理	测试验收	b	应进行上线前的安全性测试，并出具安全测试报告，安全测试报告应包含密码应用安全性测试相关内容	测试验收方案，测试验收报告	制定测试验收方案，测试验收报告	测试验收
系统建设安全管理解决方案	安全建设管理	系统交付	a	应制定详细的系统交付清单，并根据交付清单对所交接的设备、软件和文档等进行清点	系统交付清单与记录	进行清点	系统交付
系统建设安全管理解决方案	安全建设管理	系统交付	b	应对负责系统运行维护的技术人员进行相应的技能培训	维护技能培训记录	培训	系统交付
系统建设安全管理解决方案	安全建设管理	系统交付	c	应提供建设过程文档和运行维护文档	系统建设过程文档和维护文档	文档管理	系统交付
系统建设安全管理解决方案	安全建设管理	服务供应商选择	a	应确保服务供应商的选择符合国家的有关规定	服务商选择说明	确保符合规定	安全服务商
系统建设安全管理解决方案	安全建设管理	服务供应商选择	b	应与选定的服务供应商签订相关协议，明确整个服务供应链各方需履行的网络安全相关义务	服务商责任协议	责任协议	安全服务商
系统建设安全管理解决方案	安全建设管理	服务供应商选择	c	应定期监督、评审和审核服务供应商提供的服务，并对其变更服务内容加以控制	服务承诺说明或合同	承诺说明	安全服务商

4.3.6.7 等级保护实施管理

等级保护作为信息系统设计、建设、运维的基础，在对信息系统的安全管理过程中需要考虑等级保护要求。根据经验，等级保护实施管理分为9个阶段（图4-40）。

下面分别对等级保护实施管理的各个阶段进行介绍。

4.3.6.7.1 信息系统描述

信息系统描述是开始等级保护实施流程的第一步，主要工作是调查和描述信息系统以及系统内信息资产。准确的描述是正确的安全保护的基础，在进行保护之前，

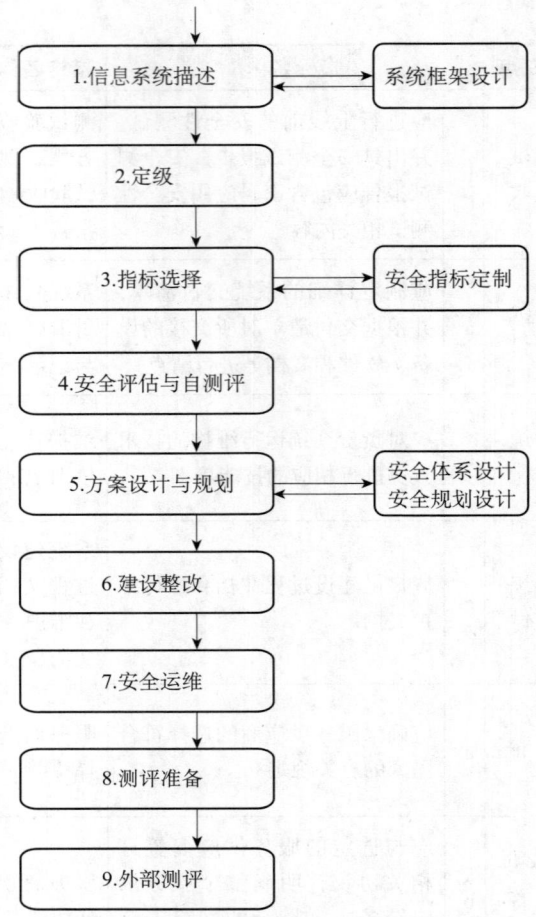

图 4-40　等级保护实施管理阶段

我们需要从安全角度，正确和完整地描述信息系统的安全特性和安全要求，在此之前，需要描述之所以产生这些安全特性和要求的背景信息，即信息系统的业务情况、使用情况和所处的环境。对于咨询服务来说，为了后续的安全保护系统有的放矢，需要设计描述组织全部和单个信息系统的信息系统框架，作为后续安全体系的保护对象。

信息系统描述主流程、信息系统详细描述流程及信息系统框架描述流程如图 4-41、图 4-42、图 4-43 所示。

信息系统框架分类。

信息系统框架分类的原理与主要原则如下。

系统功能和应用相似性原则：区域的划分要以服务业务应用为基本原则，根据应用的功能和应用内容划分不同的安全区域。

管理组织或模式统一性：不同的管理组织、行政级别和管理模式。

资产价值相似性原则：同一安全区域内的信息资产应具有相近的资产价值，重要业务应用与一般的应用分成不同区域。

安全要求相似性原则：在信息安全的三个基本属性方面，同一安全区域内的信息资产应具有相似的机密性要求、完整性要求和可用性要求。

威胁相似性原则：同一安全区域内的信息资产应处在相似的风险环境中，面临相似的威胁。

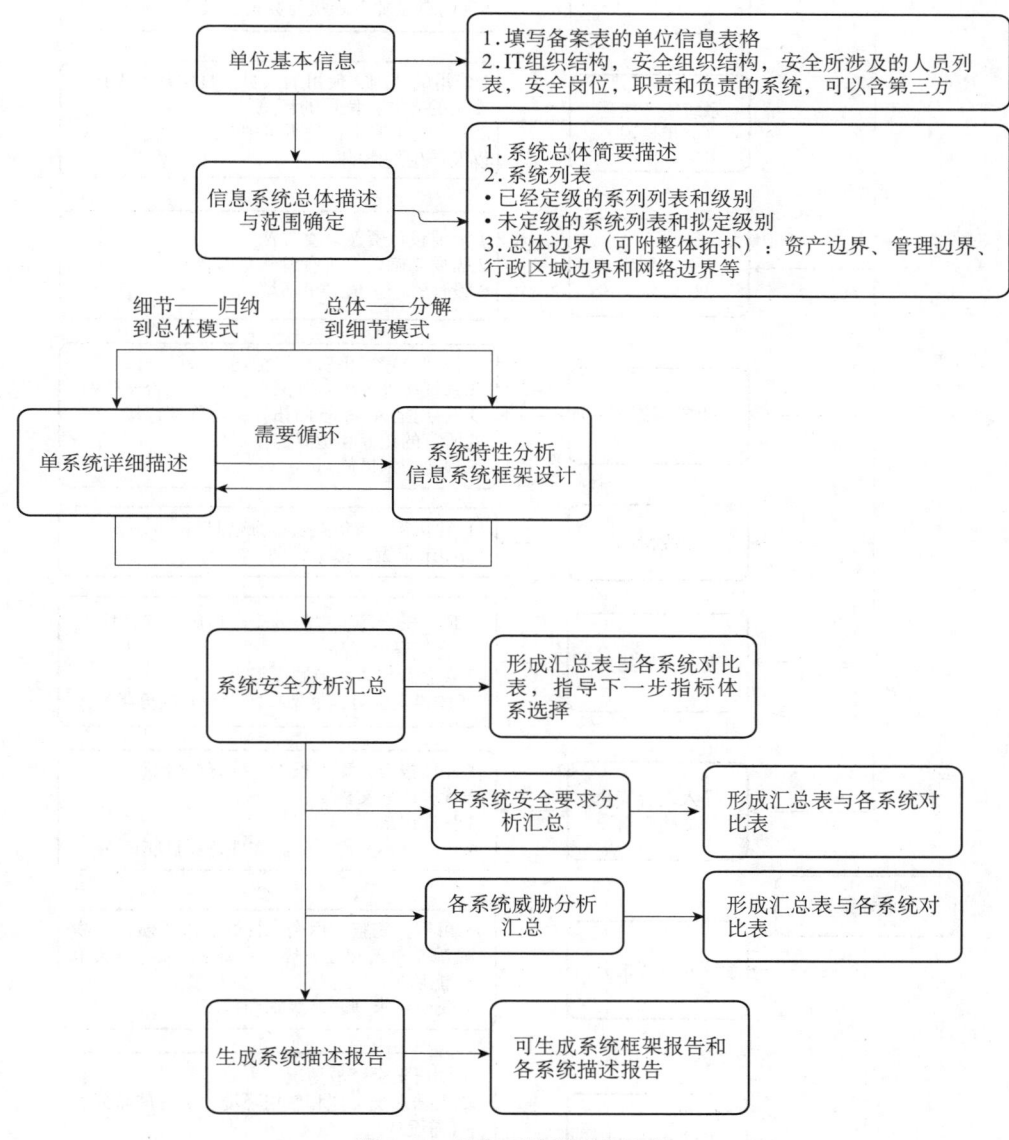

图 4-41 信息系统描述主流程

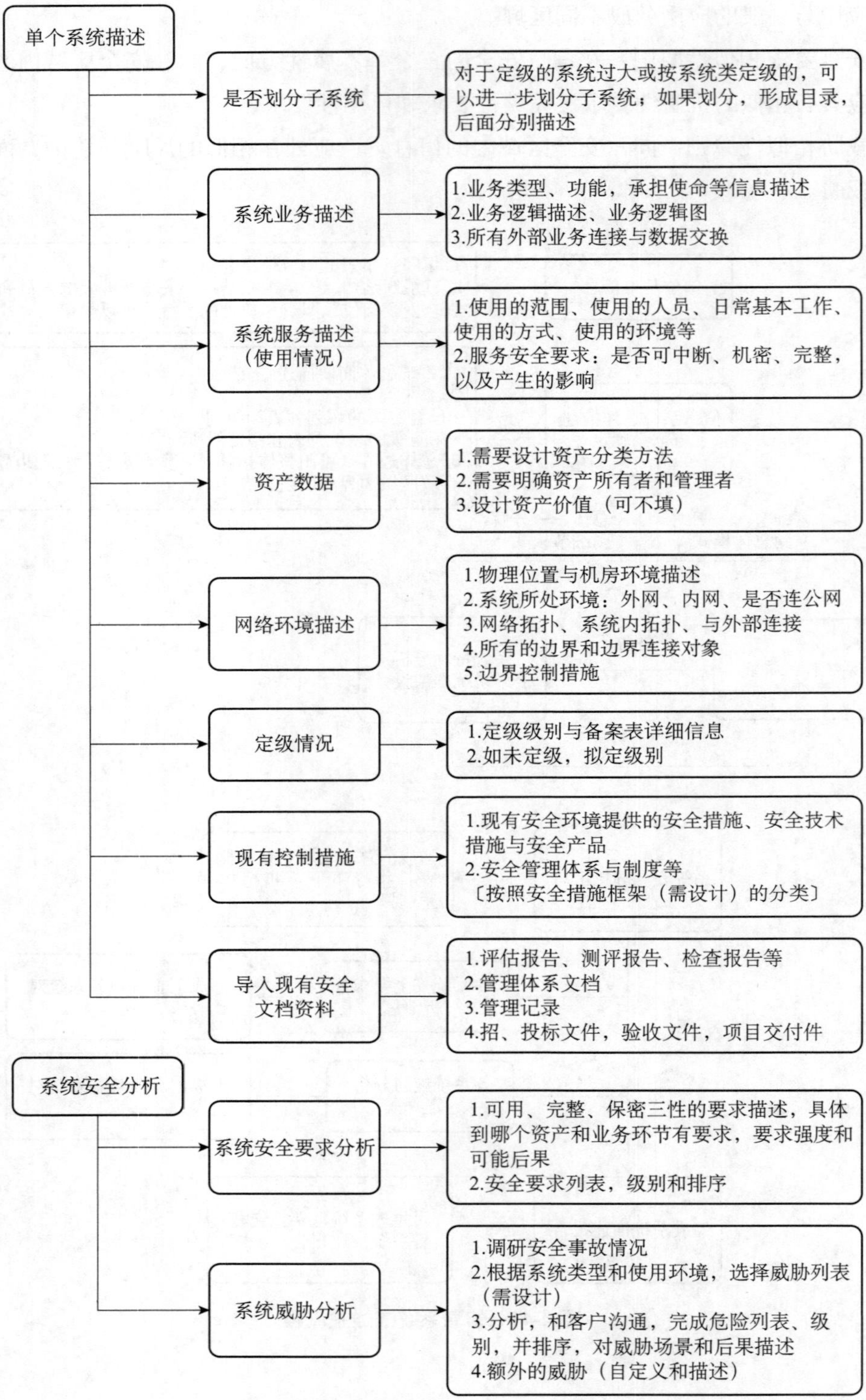

图 4-42　信息系统详细描述流程

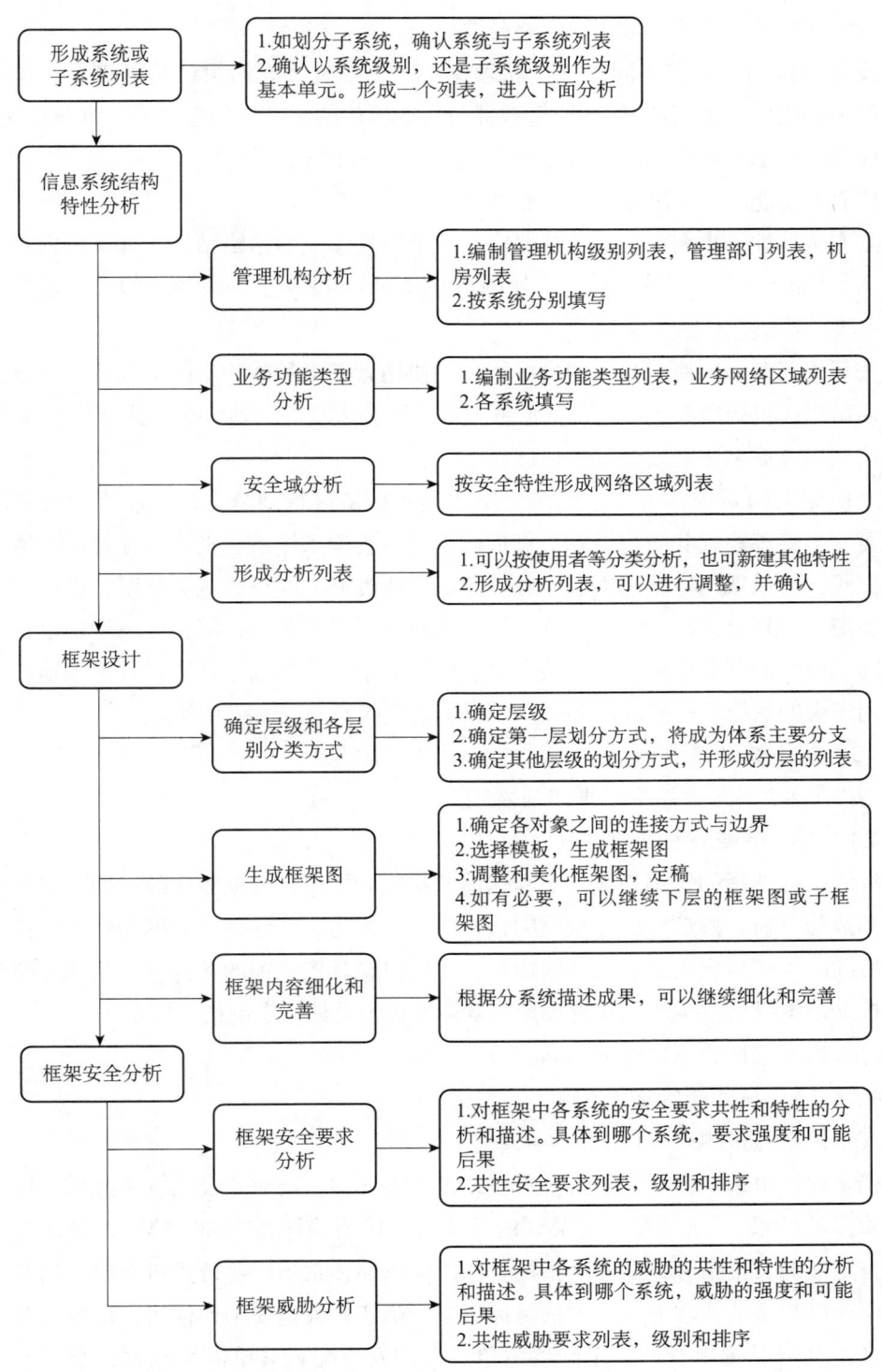

图 4-43 信息系统框架描述流程

系统安全框架描述。常用的框架分类如下。

按管理机构，决定不同的安全管理体系：按系统所处的组织结构级别，如单位的总部（集团单位）、分院等；按管理部门，如单位的院办、信息中心、计算机室等；所处地理位置和不同的机房和物理位置，决定物理环境不同。

按业务功能类型，决定不同的业务安全特性。

按安全特性，决定安全域：按照安全要求特性形成的网络结构，如保密内网（物理隔离）、业务专网（逻辑隔离）、外网（互联网）。按安全等级形成的安全域，如四级、三级、二级、一级安全域等。

按系统服务和使用对象，即目标用户（使用者带来的威胁不同）划分：社会公众或公众用户；机构内部人员，包括业务人员、办公人员等；特定单位或合作伙伴。

信息系统框架逐级划分方法与过程。

规模庞大的系统，可以按照多个层次逐级确定进行划分。第一层次的划分决定了主要安全管理模式和防护模式，将形成不同的管理子体系；根据实际的系统情况和管理模式，可以选用行政级别、服务对象、功能类型、网络区域等要素，进行综合考虑，确定一个划分标准；复杂系统，建议同时选用多个要素，综合考虑后确定一个切合实际、可行的划分标准，如以某一个或两个要素为主要划分标准，其余为辅；直接划分到定级的系统级；系统内部可以按照子系统或安全域继续划分。

4.3.6.7.2 定级

请参见 4.2 章节，这里不再详细描述。

4.3.6.7.3 等级指标选择

等级指标选择的作用是根据上面描述的系统和资产，根据相应的级别，安全要求分析和威胁分析，挑选或设计相应的指标体系，作为后续评估、方案和建设的指导指标。后续的工作目标就是完成这些指标，才可以说具备测评的条件了。此部分简单流程是根据系统级别直接产生缺省指标，复杂流程为设计与定制指标体系。

等级指标选择的流程如图 4-44 所示。

4.3.6.7.4 安全评估与自测评

安全评估与自测评流程如图 4-45 所示。

安全评估由第三方人员进行。第一，确定需要评估的对象及系统（继承信息系统描述阶段的结果），选择系统所关联的具体资产以明确评估范围。第二，确认软件内设或自定义的安全指标，如安全指标要修改需返回体系指标阶段进行调整。第三，确定软件输出与系统关联的安全评估指标清单。第四，根据安全评估指标清单结合资产类型及数量自动输出资产安全配置清单。资产安全配置清单需关联到每个资产。第五，安全评估方案需专业安全服务人员按照软件提供模板自行填写，方案中涉及评估范围、评估指标及评估内容和方法等；还需明确评估时间计划以及人员安排、注意事

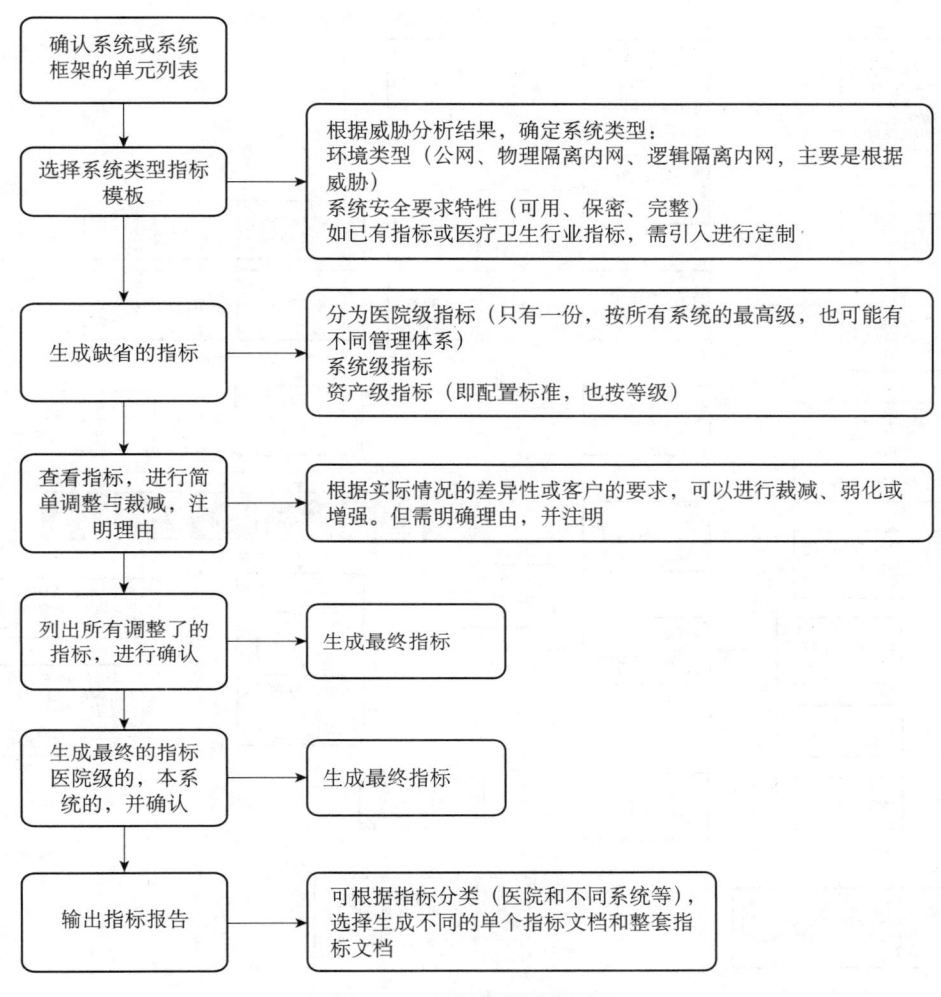

图 4-44 等级指标选择流程

项等。第六，安全评估检查列表是软件根据评估指标及资产类型自动输出每个资产和各方面细粒度的检查表格。第七，安全评估指资产或网络系统在硬件、软件、协议设计和实现、系统采取的安全策略存在的不足和缺陷（现状与指标的差异）等弱点。弱点存在的直接后果就是允许非法或非授权用户获取或提高访问权限，从而给攻击者以可乘之机破坏网络系统。弱点评估内容实质上就是指标所涵盖的所有内容，分为技术与管理两个方面。技术方面（系统级）涉及网络结构、网络设备、安全设备、主机、中间件、数据库、终端等。管理方面（单位级）涉及物理、安全制度、安全组织、安全人员、安全策略等。

工作方法就是按照指标中的每一项内容进行检查，看看是否符合要求。最终给用户呈现的是有多少个指标不符合。这里需要注明的是指标项中并不直接写明需要考查的具体数据（指标项类似于考试的提纲，如考试提纲上只告诉考哪个知识点但

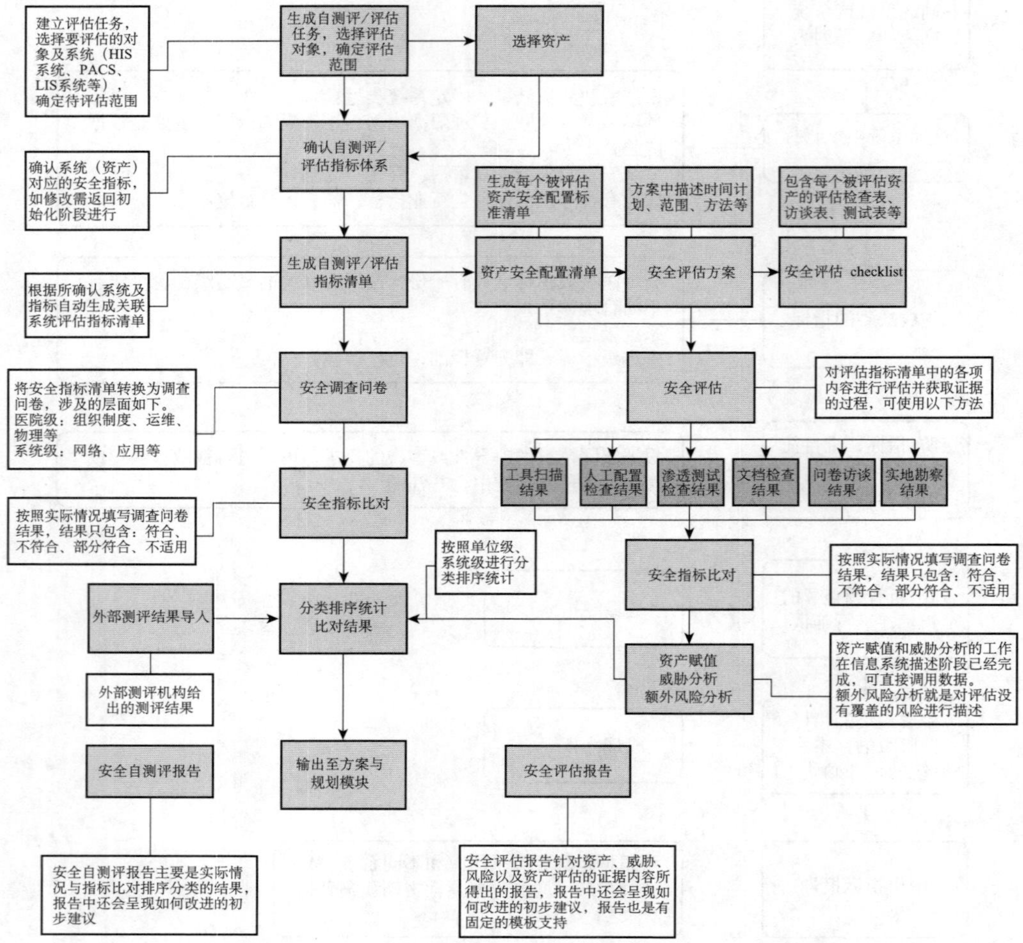

图 4-45 安全评估与自测评流程

不会告诉考哪道题）。但我们在评估过程中提供具体考查项目（具体的试题）的模板。评估的数据结果是风险评估工作的重要数据，依据这个数据来判别后边的风险分析结果及整改建议。

工作方法主要是采用工具扫描、人工检查、渗透测试、现场勘查、人员访谈、文档审阅、综合分析等。

工具扫描是针对服务器、终端设备、网络设备、安全设备、中间件、应用程序、数据库安全漏洞的检查。工具扫描工作首先把需要进行扫描的资产 IP 地址列出，然后导入扫描工具中进行扫描，扫描结果将形成报告。扫描报告由扫描器自动生成。

人工检查是针对服务器、终端设备、网络设备、安全设备、中间件、应用程序、数据库安全配置及安全现状的检查。首先进行检查时打开检查列表，检查列表里会详细描述检查的内容及检查方法并提供结果的选择，如针对 Windows 2003 服务器的密码策略检查。

渗透测试是针对业务系统模拟黑客攻击进行检查，主要关注应用层的安全漏洞和安全配置问题。例如 sql 注入、跨站脚本、代码漏洞等。

现场勘查是针对人员访谈、文档审阅的检查结果进行实地的验证工作。检查内容也是以表格的方式呈现。首先进行检查时打开检查列表，检查列表里会详细描述检查的内容并提供结果的选择，例如，对机房物理防护的安全检查。

人员访谈是针对负责、使用信息系统的各类人员进行访谈，访谈内容也是以表格的方式呈现。进行访谈时打开访谈列表，访谈列表里会详细描述访谈的内容并提供结果的选择，例如，对负责主机设备维护的人员进行访谈。

文档审阅是针对信息系统安全管理方面所规定的相关制度、策略的检查，检查内容也是以表格的方式呈现。进行检查时打开检查列表，检查列表里会详细描述检查的内容并提供结果的选择，例如，对信息系统相关安全管理制度进行审阅检查。

综合分析包括安全指标对比、资产赋值、威胁分析、额外风险分析、分类排序统计、风险评估报告等。安全指标对比需要将深度评估的各项结果统计出"不符合"的个数及对应的具体内容，以及统计现有安全措施（"符合"）的内容；完成技术和管理检查分别汇总后将结果合成一个文档，文档将会全面阐述信息系统当前的安全状态及发现的弱点（不符合项）；在此文档中将有大量的文字描述、图形；针对技术、管理的所有不符合项统计出来后会进行删减的工作，主要是因为有些发现的弱点是错误的。资产赋值、威胁分析在前面信息系统描述模块中已经完成了资产功能和威胁分析功能，可直接调用数据。额外风险分析是通过深度评估后发现前面没有考虑到的一些问题。额外风险和具体的资产、威胁等级以及相关的弱点直接相关。分类排序统计工作主要是把深度评估结果按照类别进行汇总统计，形成以单位、信息系统、资产为单元的安全问题列表，针对总体管理检查发现的不符合项进行统计、排序。风险评估报告针对资产、威胁、风险以及资产评估的证据内容所得出的报告，报告中还会呈现改进的初步建议，报告也有固定的模板支持。

4.3.6.7.5　方案设计与规划

方案设计与规划流程如图 4-46 所示。

安全体系设计流程如图 4-47 所示。

安全规划流程如图 4-48 所示。

4.3.6.7.6　建设整改

建设整改是指按照规划，执行所有规划中设计的项目，包括对外招标的、有外方实施的技术建设项目、技术和管理整改项目。同时，规划中也会包括客户自己实施的工作，主要是管理整改，也会有技术调整，这些可能按照项目形式管理，更多的是以专项工作或日常工作的形式来完成。

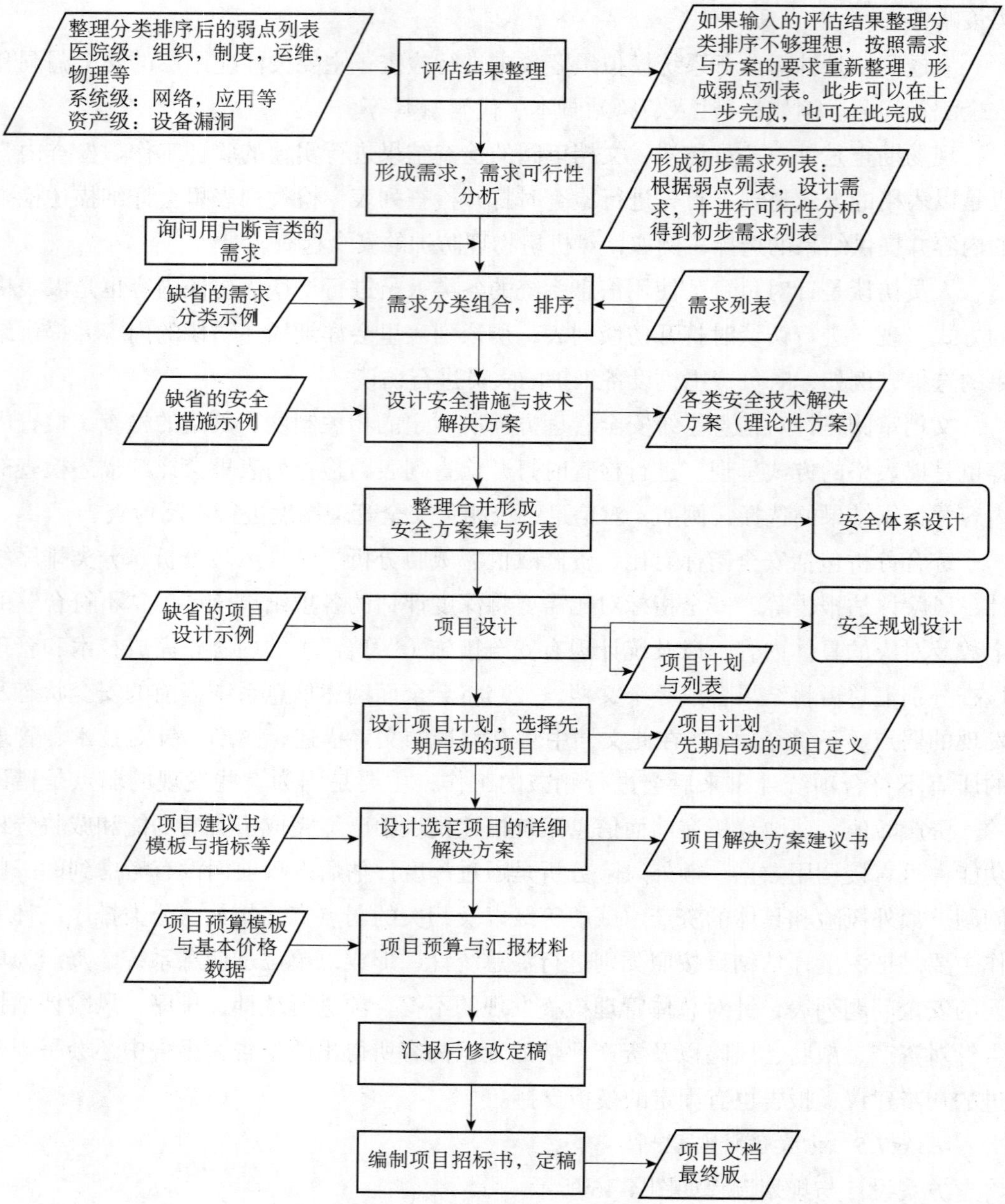

```
整理分类排序后的弱点列表                              如果输入的评估结果整理分
医院级:组织、制度、运维、       评估结果整理           类排序不够理想,按照需求
物理等                                              与方案的要求重新整理,形
系统级:网络、应用等                                  成弱点列表。此步可以在上
资产级:设备漏洞                                      一步完成,也可在此完成
                                    ↓
                              形成需求、需求可行性      形成初步需求列表:
                                    分析             根据弱点列表,设计需
询问用户断言类的                                       求,并进行可行性分析。
    需求                                            得到初步需求列表
                                    ↓
缺省的需求
分类示例                     →  需求分类组合、排序  ←  需求列表
                                    ↓
缺省的安全                      设计安全措施与技术       各类安全技术解决
措施示例                    →       解决方案              方案(理论性方案)
                                    ↓
                              整理合并形成
                              安全方案集与列表  →    安全体系设计
                                    ↓
缺省的项目                         项目设计       →    安全规划设计
设计示例                                          项目计划
                                    ↓            与列表
                              设计项目计划,选择先     项目计划
                              期启动的项目         先期启动的项目定义
                                    ↓
项目建议书                      设计选定项目的详细
模板与指标等                →       解决方案        →  项目解决方案建议书
                                    ↓
项目预算模板
与基本价格                  →   项目预算与汇报材料
    数据
                                    ↓
                              汇报后修改定稿
                                    ↓
                              编制项目招标书,定稿  →  项目文档
                                                      最终版
```

图 4-46 方案设计与规划流程

建设整改工作分类如下。

技术建设项目: 常见的设备采购和集成项目,由集成商实施。

安全服务项目: 主要包括安全管理制度(或体系)设计,安全设备加固,由安全服务商实施,也可能由客户自己完成。

管理整改工作: 不宜打包成项目,或必须自己实施的一些管理整改工作。分

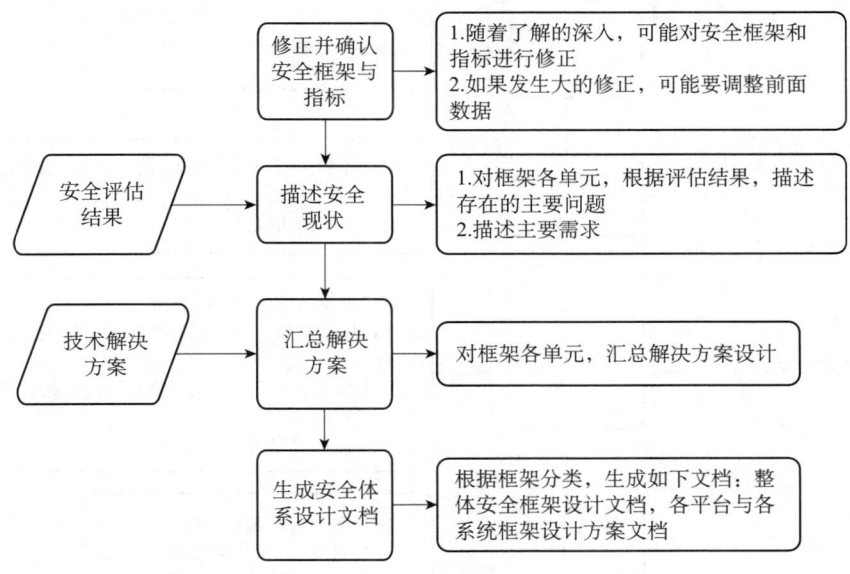

图 4-47 安全体系设计流程

为以下三种项目。

集成项目。根据整改方案,采购必要的信息设备和安全设备,与现有信息系统进行集成,达到加固信息系统安全的目标。

安全制度整改项目。包括各类安全制度、管理办法、技术标准、配置标准、流程、记录表单、技术手册、操作指南等。包括单位级别的、系统级别的和资产级别的。

设备安全加固项目。设备安全加固主要是按照等级保护级的要求,根据设备存在的安全风险,采取措施降低设备安全风险。

其他整改工作。其他整改工作主要是零散的,一般由单位信息中心自己实施,类似设备配置调整、口令更新等,通常是无法放到项目中,也不方便列成大块的任务的。可能零散的工作很多,每个工作是为了满足一个不符合项,或多个工作来满足一个不符合项。

这种零散的整改工作,可能是单位信息中心自己完成,也可让集成商、服务商帮忙。

4.3.6.7.7 安全运维

安全运维主要包括运维体系的建立和运行,各类运维管理记录的产生和维护,以及信息安全管理制度的执行记录等。

安全运维的总体流程如图 4-49 所示。

安全运维的主要内容如图 4-50 所示。

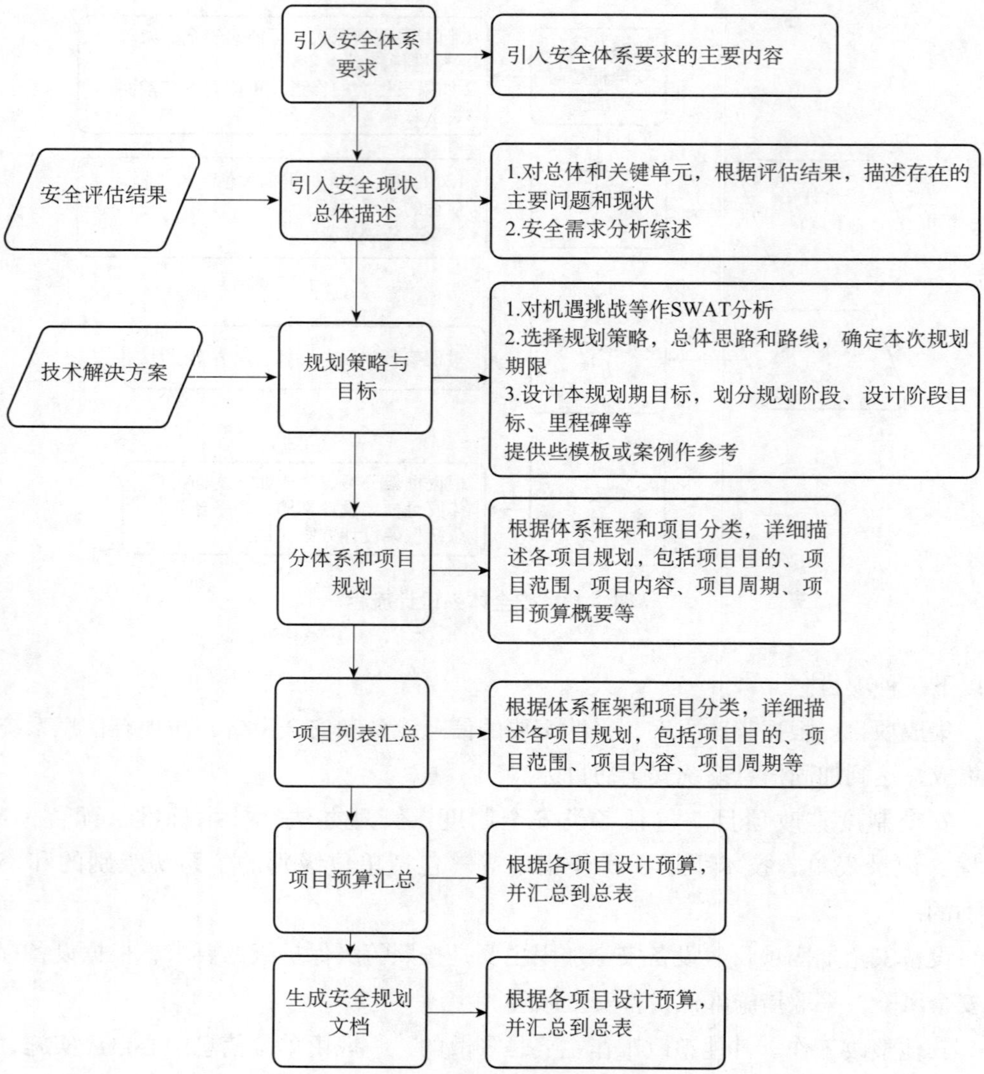

图 4-48　安全规划流程

测评是指国家规定的测评机构对信息系统的等级保护测评活动，测评准备主要包括以下主要过程：填写测评申请材料（标准表格）、安排相关被测评人员、整理测评所需要的文档材料、查漏补缺、测评准备会议、模拟测评、申报测评。下面将分别描述各主要阶段的详细工作。

填写测评申请材料。用户按照要求及示例填写《信息系统等级测评申请书》，主要包含单位概况、信息系统概况等内容。

安排相关人员。按照测评过程中需要访谈及配合的角色要求安排相关人员，一个人员可承担多种角色。

4 医疗卫生网络安全等级保护实施

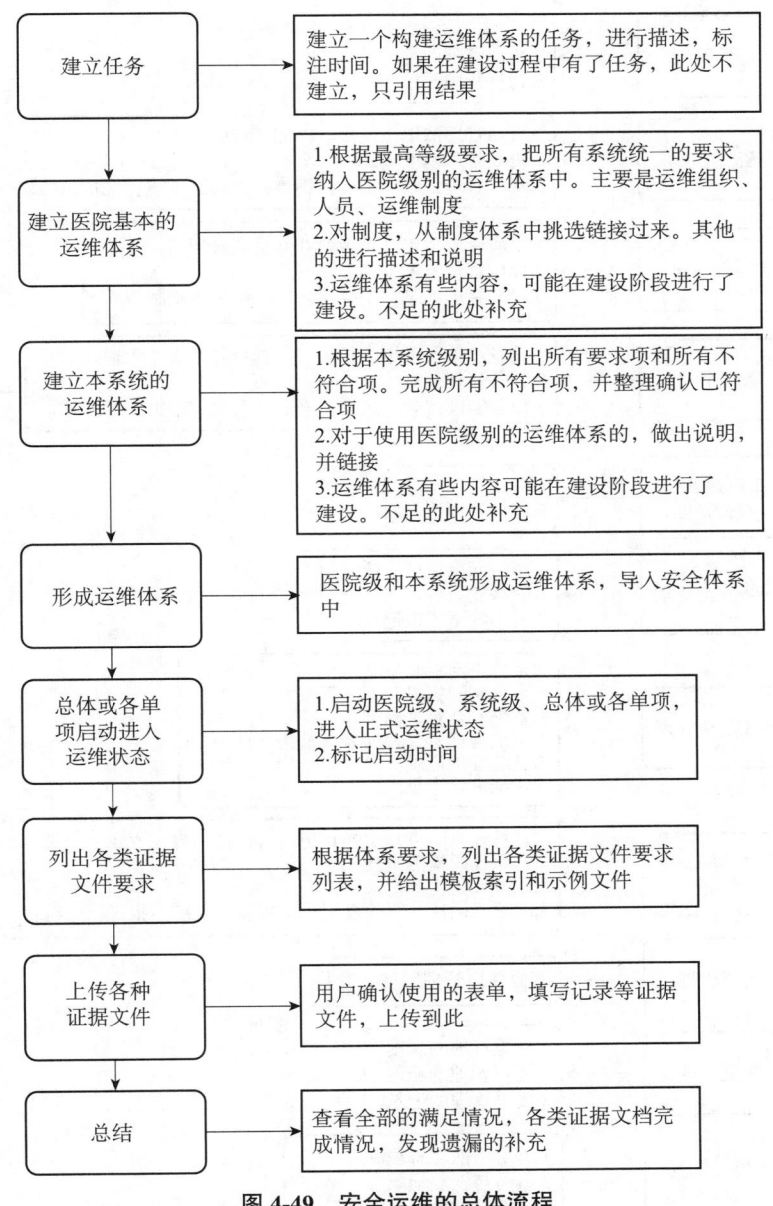

图 4-49 安全运维的总体流程

材料准备。准备在实际测评过程中所需的文档资料，提供测评所需要的主要证据，其中包含单位的安全管理制度、安全策略、安全记录等文字资料。

人员材料对应列表。此项工作是将安排相关人员、材料准备两项内容结合起来，即把相关人员需要了解的资料文档对应，使相关人员在实际测评中能够根据文档材料的数据回答相关问题。

查漏补缺。此阶段的工作是根据准备的材料及证据进行相应的检查，如存在不完整的地方需返回整改运维阶段进行补充，如不存在问题进入下一阶段。

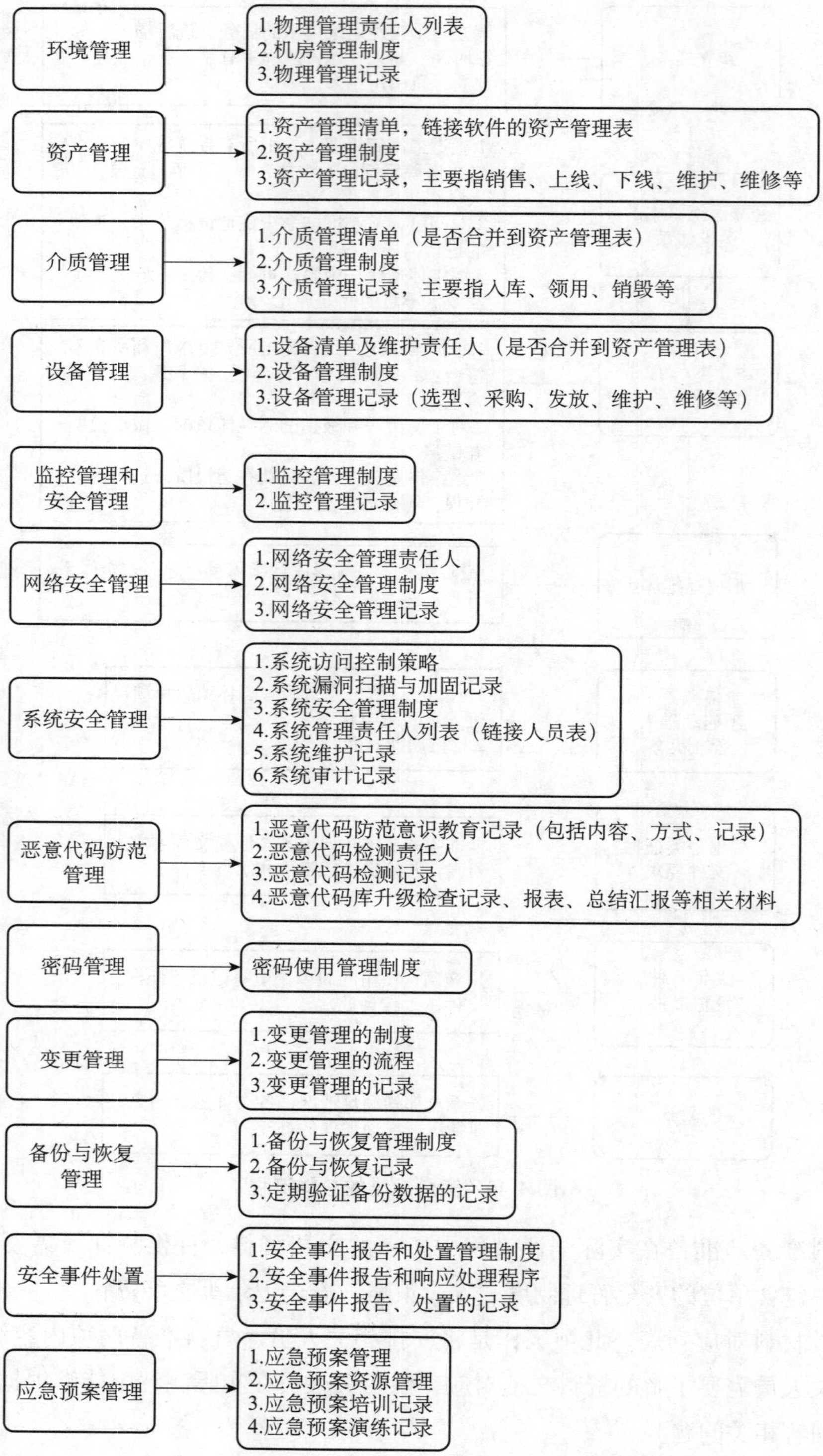

```
环境管理 → 1.物理管理责任人列表
          2.机房管理制度
          3.物理管理记录

资产管理 → 1.资产管理清单，链接软件的资产管理表
          2.资产管理制度
          3.资产管理记录，主要指销售、上线、下线、维护、维修等

介质管理 → 1.介质管理清单（是否合并到资产管理表）
          2.介质管理制度
          3.介质管理记录，主要指入库、领用、销毁等

设备管理 → 1.设备清单及维护责任人（是否合并到资产管理表）
          2.设备管理制度
          3.设备管理记录（选型、采购、发放、维护、维修等）

监控管理和
安全管理  → 1.监控管理制度
           2.监控管理记录

网络安全管理 → 1.网络安全管理责任人
             2.网络安全管理制度
             3.网络安全管理记录

系统安全管理 → 1.系统访问控制策略
             2.系统漏洞扫描与加固记录
             3.系统安全管理制度
             4.系统管理责任人列表（链接人员表）
             5.系统维护记录
             6.系统审计记录

恶意代码防范
管理        → 1.恶意代码防范意识教育记录（包括内容、方式、记录）
             2.恶意代码检测责任人
             3.恶意代码检测记录
             4.恶意代码库升级检查记录、报表、总结汇报等相关材料

密码管理 → 密码使用管理制度

变更管理 → 1.变更管理的制度
          2.变更管理的流程
          3.变更管理的记录

备份与恢复
管理      → 1.备份与恢复管理制度
           2.备份与恢复记录
           3.定期验证备份数据的记录

安全事件处置 → 1.安全事件报告和处置管理制度
             2.安全事件报告和响应处理程序
             3.安全事件报告、处置的记录

应急预案管理 → 1.应急预案管理
             2.应急预案资源管理
             3.应急预案培训记录
             4.应急预案演练记录
```

图 4-50 安全运维的主要内容

4 医疗卫生网络安全等级保护实施

4.3.6.7.8 测评准备

测评准备流程如图 4-51 所示。

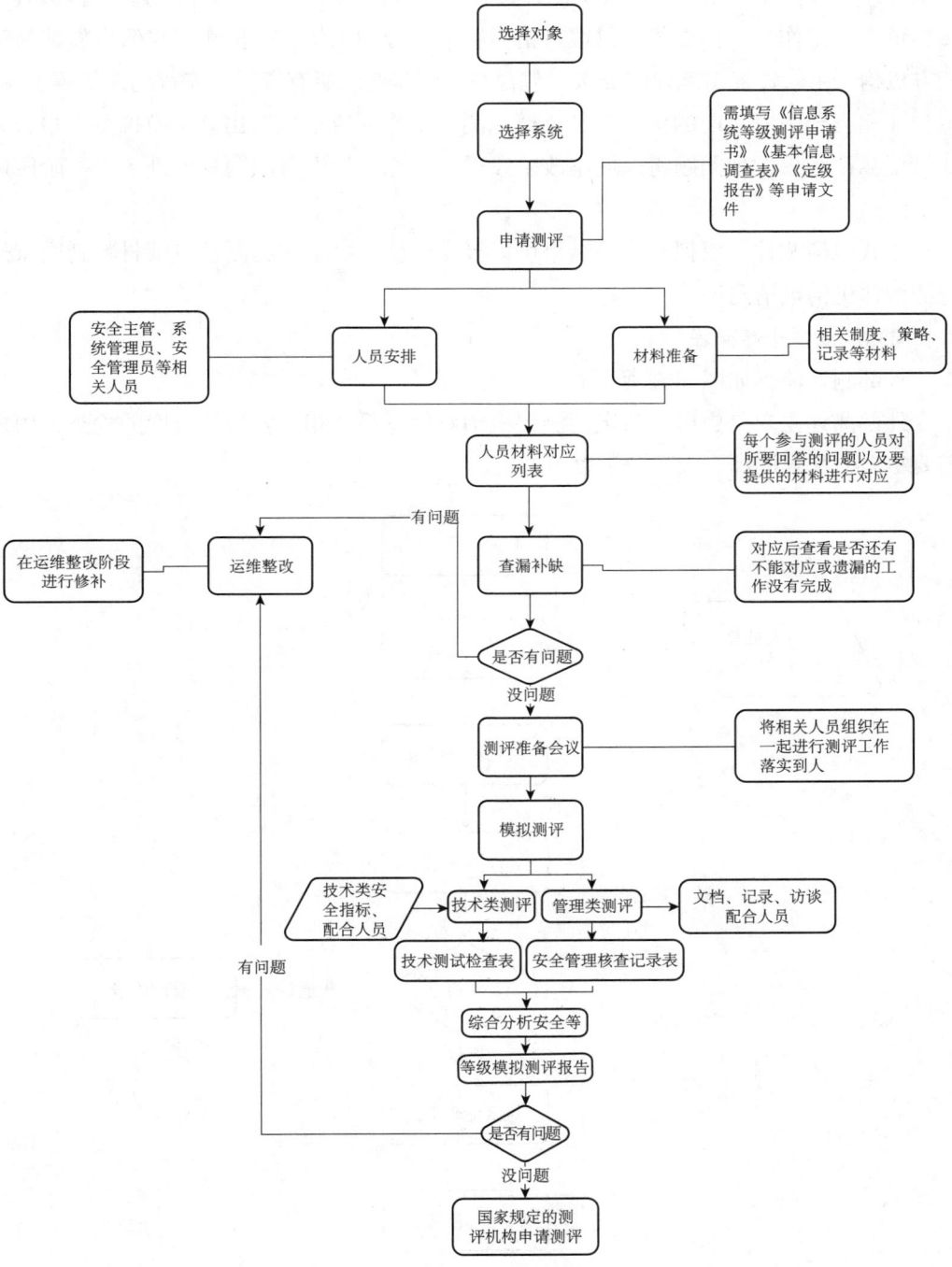

图 4-51 测评准备流程

模拟测评。模拟测评是单位内部为正式测评进行的一项测评演练,为顺利通过测评和得到测评的较高评价提供帮助,模拟测评可由单位内部实施或请第三方协助实施。模拟测评实质上就是用户自己模拟测评过程中所有的工作,包括技术检查、管理访谈、文档审阅等工作。工作方式是以填写指标项中符合的工作。模拟测评将假设软件为第三方机构,由软件提出测评的要求(包含测评所需要的所有资料、安排的人员等)。模拟测评相当于高考之前的模拟考试。模拟测评工作完成后也会出具《模拟测评报告》。如模拟测评结果发现问题将返回整改阶段进行补充,如没有问题就可进入下一阶段进行工作。

正式申请测评。模拟测评的结果可以接受后就可拿正式的测评申请材料到国家规定的测评机构申请测评。

4.3.6.7.9 外部测评

外部测评流程如图 4-52 所示。

外部测评主要是由国家认定的测评机构对信息系统相关安全符合度的检查,用户需要尽全力配合测评,大致分为以下内容。

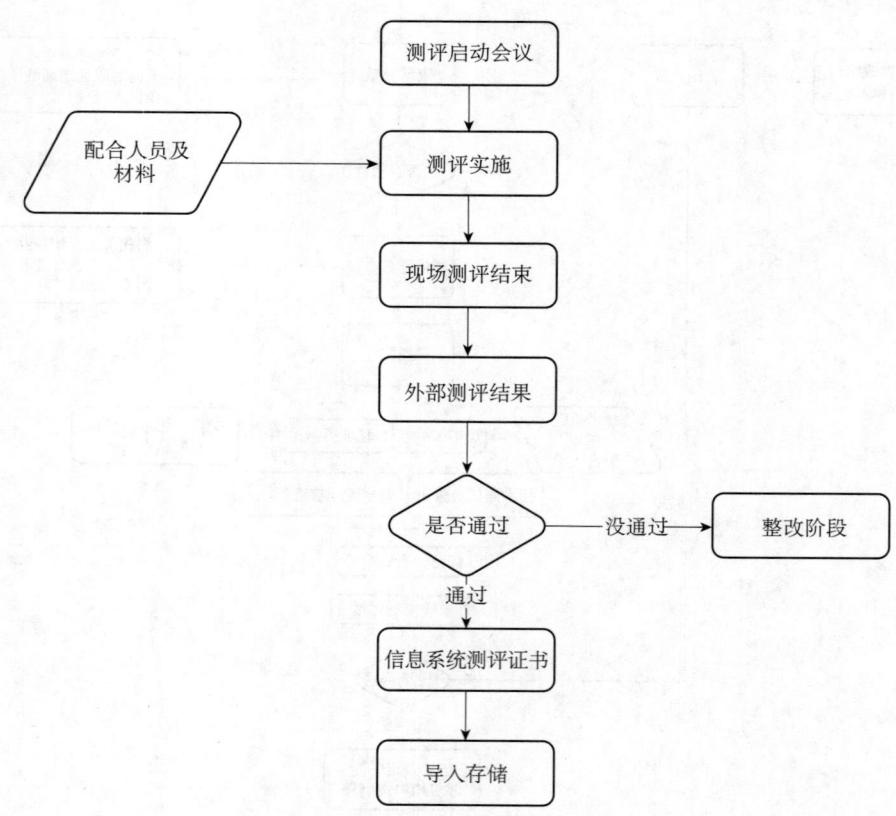

图 4-52 外部测评流程

测评会议启动。与测评机构人员见面，相互介绍，确定测评实施计划以及其他相关内容。

测评实施配合。此阶段主要是配合测评实施人员进行检查，包括人员访谈、文档审阅、现场检查等。

外部测评结果。外部测评完成后，测评机构会给出信息系统安全状况报告，如存在问题返回运维阶段进行整改，如不存在问题将颁发信息系统安全测评证书。

4.3.6.7.10 满足指标

通过等级保护实施管理可以满足等级保护三级的指标（表4-60）。

表4-60 等级保护实施管理满足指标

整改项	控制类	控制点		指标名称	措施名称	改进动作	改进对象
等级保护实施管理解决方案	安全建设管理	定级和备案	a	应以书面的形式说明保护对象的安全保护等级及确定等级的方法和理由	定级报告	定级报告	系统
等级保护实施管理解决方案	安全建设管理	定级和备案	b	应组织相关部门和有关安全技术专家对定级结果的合理性和正确性进行论证和审定	定级评审记录	定级评审	系统
等级保护实施管理解决方案	安全建设管理	定级和备案	c	应保证定级结果经过相关部门的批准	定级批准记录	定级批准	系统
等级保护实施管理解决方案	安全建设管理	定级和备案	d	应将备案材料报主管部门和相应公安机关备案	定级批准记录	定级批准	系统
等级保护实施管理解决方案	安全建设管理	等级测评	a	应定期进行等级测评，发现不符合相应等级保护标准要求的及时整改	测评报告与记录，整改记录	测评报告	系统
等级保护实施管理解决方案	系统建设管理	等级测评	b	应在发生重大变更或级别发生变化时进行等级测评	系统变更说明	及时整改	系统
等级保护实施管理解决方案	系统建设管理	等级测评	c	应确保测评机构的选择符合国家有关规定	测评单位说明	等级测评	系统

4.3.6.8 软件开发安全管理

安全是一个整体，完整的安全解决方案应该包括网络安全、系统安全、应用安全和数据安全。其中，网络安全、系统安全和数据安全的技术实现有很多固定的规则。

由于应用的千差万别，实现应用层面的安全难度要大得多。根据"木桶原理"，一个系统的安全强度等于它最薄弱环节的安全强度。应用安全往往成为整个安全体系中最为脆弱的部分，成为制约整个系统安全水平的关键因素。在安全体系设计时，要充分考虑"应用安全实现的可控性"，以便尽可能地降低安全系统与应用系统结合过程的风险。保持安全系统与应用系统的相互独立性，避免功能实现上的交叉或跨越。避免程序级别的低层接口，免除两者结合时应用系统的二次编程开发。增强安全系统的适用性，最大限度地提供便捷可靠的结合方式。建立完善的安全控制机制，包括用户标识与认证、逻辑访问控制、公共访问控制、审计与跟踪等。

网络与信息系统的安全控制或安全性是通过系统的开发设计予以实现的，在设计阶段采取控制措施远比在实施过程中或者实施结束之后落实控制措施更廉价。若在系统设计阶段未充分考虑系统的安全性，则系统本身就存在着先天不足。

因此，应在网络基础设施、应用系统（包括为最终用户开发的程序）的开发与维护阶段，正确识别、确认、批准所有安全需求（包括备用安排，如手工方式），并将之文档化。

4.3.6.8.1 软件安全需求管理

在建立新系统或扩展已有系统时，应首先明确业务需求，并将之作为系统设计开发的依据。业务需求不仅要包括系统的功能、性能、开发费用与周期等要求，还要明确规定系统的安全要求，并据此确定具体的安全控制措施，如系统的自动控制措施及是否需要手工控制措施等。

系统的安全需求主要包括两方面的内容：一方面，对系统本身的安全要求，即经开发设计的系统应具备一定的安全特性，如 AAA 功能；另一方面，对系统设计开发过程本身也要进行控制，如在不同的设计开发阶段进行评审和验证，确保设计开发的系统满足规定的质量和安全要求。

系统的安全需求应能反映所涉及的网络与信息资产的价值，以及故障或安全漏洞导致的潜在损失，即基于风险评估与风险管理来确定安全需求。

当涉及系统开发外包或合作开发时，安全需求应在双方认可的合同或协议中给予明确规定。

如果可能，可采用通过公正的第三方独立评估和认证的产品。

在进行具体的系统开发和软件维护时，还应注意以下几个方面：必须在应用系统开发、修改或者投入使用之前指定应用系统责任人；在应用系统开发、修改或者投入使用之前，必须完成风险评估、业务影响评估、备份和灾难恢复方案；确保开发、测试与运行设备的分离；应用系统责任人负责标明应用的信息分类级别，并确保运行应用的系统信息分类级别不低于该应用的信息分类级别；系统开发过程中应不断咨询操作部门及用户的意见，以提高所设计系统的操作效率。

4.3.6.8.2 软件设计安全管理

为避免应用系统中的用户数据丢失、修改和误用，应用系统应设计适当的控制措施、审计跟踪记录或活动日志，如对输入数据、内部处理和输出数据的验证。针对用来处理敏感、脆弱或关键资产的系统，或者对此类资产有影响的系统，单位还应根据风险评估的结果确定安全要求，并采取额外的控制措施。

输入数据检查。为了保证系统的安全性，必须在开发过程中对输入应用系统中的数据进行严格的检查，以确保其正确性及适用性，避免无效数据对系统造成危害，如在 ASP 应用中，应过滤用户通过 WEB 提交的输入数据中的特殊字符。对输入数据的验证一般通过应用系统本身来实现，并应在系统开发中实现输入数据验证功能。

已被正确输入的数据可能受到错误处理或者故意破坏，系统应采取有效的验证检查措施来检测此类破坏，并在应用系统设计时引入数据处理控制，尽可能地减小破坏数据完整性处理故障的概率。可以采用的控制措施如下：应用系统不应在程序或进程中固化账户和口令；系统应具备对口令猜测的防范机制和监控手段；避免应用程序以错误的顺序运行，或者防止出现故障时后续程序以不正常的流程运行；采用正确的故障恢复程序，确保正确处理数据；采取会话控制或批次控制，确保更新前后数据文件的一致性，如检查操作前后文件打开和关闭的数目是否一致；检查执行操作前后对象的差额是否正常，如句柄处理、堆栈等系统资源的占用与释放等；严格验证系统生成的数据；在中央计算机和远程计算机之间，检查下载、上传的数据或软件的完整性；检查文件与记录是否被篡改，例如，通过计算哈希值（HASH）进行对比。

消息认证。消息认证是一种用来检测对电子消息的非法修改或破坏的技术，如会话劫持（Session Hijack）、篡改和伪造。该技术可以用物理设备或软件算法实现。

输出数据检查。尽管数据的输入和处理是正确的，输出仍然可能包含错误或有害的修改。因此，应用系统的输出数据应当被验证，以确保数据处理的正确性与合理性。输出验证包括：用以测试输出数据是否合理的似真性检查，如输出数据应在规定的范围内；为用户或后续处理系统提供充足的信息，以确定信息的准确性、完整性、精确性和分类级别，如在输出数据时提供帮助信息；可以用来验证输出数据的测试程序；规定数据输出过程中相关人员的职责。

系统文件的安全。访问系统文件应当得到有效的控制。保证系统的完整性由拥有应用系统或软件的用户职能部门或者开发小组负责。

操作系统控制。在操作系统中运行软件应当得到有效的控制。为了最大限度地降低操作系统遭受破坏的风险，单位应考虑采取如下控制措施。程序运行库（Operational Program Libraries）的升级只能由指定的程序库管理员在获取授权后予以完成；操作系统应尽可能只保留应用程序的可执行代码；在系统测试、用户验收结束之前，相应的程序源代码库升级之前，可执行代码不得在操作系统中运行；程序运行库的所有更新记录都应当予以保留；历史版本的软件应当予以保留，用作应急措施。

任何版本更新都应考虑安全性，即应根据新版本具有的新型安全功能及带来的安全问题的数量和严重程度，确定是否更新版本。如果软件补丁有助于消除或削弱安全缺陷，则应采用软件补丁。

操作系统的软件版本更新，有可能给应用系统带来影响。另外，应与应用系统厂商签订合同，由其提供合适的支持与维护，如兼容性测试、配合修改、技术支持等。

系统测试数据的保护。系统和验收测试数据通常含有大量与操作系统相关的信息，因此，应对系统测试数据加以保护和控制，并避免使用含有个人隐私或敏感信息的数据去测试系统，确保测试数据的普遍性。可采用的控制措施包括用于正式运营系统的访问控制程序，也应用于测试环境；每当将测试数据加载到测试系统时，应进行独立授权；在测试结束后，测试数据应当马上从测试系统中删除；测试数据的加载和使用应当被记录在案，以便检查跟踪。

应用系统源代码访问控制。

为降低系统程序遭受破坏的可能性，应严格控制对系统源代码的访问，具体控制措施包括源代码尽量不要保留在操作系统内；为每个系统指定程序库管理员；控制系统支持人员对程序源代码库的访问；处于开发和维护阶段的程序不得保留在程序源代码库中；程序源代码库的更新及发布只能由指定的程序库管理员在经过该应用的主管领导授权后实施；程序清单应当保存在安全环境中；对程序源代码库的所有访问都应保留审计日志；老版本的源程序应当归档，并清楚记录其被正式使用的确切日期和具体时间，所有相关的支持软件、功能说明、数据定义和程序（如流程图）等；程序源代码库的维护和拷贝应当遵从严格的变更控制程序。

4.3.6.8.3 软件开发过程安全管理

变更控制。

为减少变更对系统安全造成的风险，单位应在系统开发与运行维护的所有阶段（如计划需求、设计、编码、测试、运行和维护）强制实施严格的变更控制，对变更的申请、审核、测试、批准、执行计划与具体实施提出明确要求，确保系统安全性与控制措施不被损害，系统管理人员只能访问其工作必须的系统部分。应用软件的修改可能会影响运营环境，如可行，应用软件和业务运营的变更控制程序应当结合起来实施。变更控制包括以下内容：保留变更的授权级别记录；确保由授权用户提交变更申请；审查变更控制措施和流程的完整性，确保未被修改和破坏；识别所有要求修改的计算机软硬件、信息、数据库实体；及时发布操作系统的变更通知；在实施之前，详细的变更方案必须获得正式批准；在实施之前，确保授权用户接受变更；选择恰当的变更时间，确保在具体实施过程中最大限度地减少业务影响；确保操作系统的更改不会对应用系统的安全性和完整性造成不良影响；确保系统文档在每次修改后得到及时更新，并确保旧文档被正确归档和处置；做好软件升级的版本控制，如保存历史版本；保留所有变更的审计跟踪记录；确保操作文档以及用户程序能在必要时被修改；确保及时更新业务连续性计划。

软件包变更控制。

应尽量避免修改厂商提供的软件包，如必须修改，应注意以下几点：评估软件包内置的控制措施和完整性流程遭受破坏的风险；应征得原厂商的同意；可能的话，由原厂商提供标准的升级程序来实现软件包的更改；考虑变更带来的软件维护责任方面的潜在负面影响，如在修改之后需由本单位负责将来的软件维护工作；若修改必不可少，则应保留原始软件，并在原始软件的清洁拷贝上进行；全面测试所作的修改，并记录在案，以便必要时重新应用于将来的软件升级。

恶意代码控制。

后门、逻辑炸弹和特洛伊代码都属于恶意代码范畴，对网络与信息系统有重大的潜在威胁。在软件的原始采购、开发、使用和维护过程中，应采取如下防范控制措施：仅从信誉好的厂商处购买软件；购买提供源代码的软件，以便进行检验；使用通过权威机构评估测试的软件产品；在投入使用之前检查所有源代码；一旦安装完毕，控制对源代码的访问和修改；使用可靠人员操作关键系统；不得随意运行未经检测的软件，如电子邮件附件；安装并正确使用有关后门、特洛伊代码的检测和查杀工具。

外包开发的安全控制。

在外包软件开发时，应注意以下几点：选择信誉与质量保证能力好的软件承包商；软件许可权协议、代码所有关系以及知识产权；对外包工作质量和准确性的检验，并保留检查权利；承包方违约时应该采取的措施；代码质量的合同要求，如对编程标准的要求；在安装之前进行测试，以检测后门、逻辑炸弹和特洛伊代码。

4.3.6.8.4 软件维护安全管理

用户是指使用网络与信息系统的人，既包括操作管理设备的内部人员或第三方人员，也包括享用服务的客户。

用户注册、认证和注销。

应用系统应该包括正式的注册、登录认证和注销模块，并且能够对不同用户的访问权限进行严格的访问控制。具体要求包括以下内容：应用系统和操作系统账号分离；应该根据应用程序采用合适的认证方式，对于安全要求较低的应用系统可以采取传统的用户名、密码认证方式，对于安全要求较高的应用系统应该采取安全性更高的认证方式，如指纹认证、智能卡、双因素认证等；逐步统一所有应用程序的认证，建立企业的 PKI；使用唯一的用户标识符（用户 ID），使用户与其操作相关联，并对其行为负责；确实必要时，作为例外情况，才允许使用用户组账号，并采取额外的控制措施；检查授权访问的级别是否基于业务目的，且符合单位的安全策略，如不得违反职责分离原则；用户访问权限应得到上级领导和责任人的批准；向用户提供访问权限的书面说明，并要求用户签字确认，表明已了解访问的条件；确保服务提供者不能在授权程序结束之前提供访问服务；保留所有注册人员使用服务的正式记录；马上修改或注销已经更换岗位或离开医院的用户的访问权限；定期核查并删除多余、闲置或非法的用户 ID 和账户；账户应能灵活设置，并可修改口令。

4.3.6.8.5 软件管理的安全管理

对应用系统进行某些特殊操作，如系统管理时，会用到一些特殊的账户，一旦这些账户被攻击者窃取，对整个系统的危害是非常巨大的，这些管理账户除了应该遵循一般用户的安全规定外，还需要进行如下限制：确定不同系统的超级权限以及需要获得此类特权的人员类型；超级权限应基于"使用需要"，逐个事件进行分配，即以完成其岗位职责的最低要求为依据，如某些超级权限在完成特定任务后应被收回；保留所有超级权限的分配授权流程的记录，在授权流程结束之前，不得授予特权；当某用户需要超级权限时，应在其原有的用户 ID 之外，另行设置一个授予了超级权限的特殊账户；尽量对管理权限进行分割，把不同的管理权限赋予不同的账户；应用系统应该做好管理账户登录和管理操作的记录；定期对系统日志进行审计，以便发现异常登录、操作；做好超级权限拥有者无法行使职责时的应急安排，如角色备份。

4.3.6.8.6 软件系统安全审计管理

应用系统应该具有完善的日志功能，能够记录系统异常情况及其他安全事件。审计日志应保留规定的时长，以便支持日后的事件调查和访问控制监控。审计日志应包括以下内容：用户创建、删除等操作；登录和退出的日期和具体时间；终端的身份或位置（如果可能的话）；成功的和被拒绝的系统访问活动的记录；成功的和被拒绝的数据与其他资源的访问记录；成功的和被拒绝的管理操作记录。

4.3.6.8.7 满足指标

通过软件开发安全管理可以满足等级保护三级的指标（表 4-61）。

表 4-61　软件开发安全管理满足指标

整改项	控制类	控制点		指标名称	措施名称	改进动作	改进对象
软件开发安全管理解决方案	安全建设管理	自行软件开发	a	应将开发环境与实际运行环境物理分开，测试数据和测试结果受到控制	开发与运行分离说明	自行软件开发	系统软件

续表

整改项	控制类	控制点		指标名称	措施名称	改进动作	改进对象
软件开发安全管理解决方案	安全建设管理	自行软件开发	b	应制定软件开发管理制度,明确说明开发过程的控制方法和人员行为准则	软件开发管理制度,开发过程的控制方法和人员行为准则	制定、发布	系统软件
软件开发安全管理解决方案	安全建设管理	自行软件开发	c	应制定代码编写安全规范,要求开发人员参照规范编写代码	代码编写安全规范	要求开发人员参照规范编写代码	系统开发
软件开发安全管理解决方案	安全建设管理	自行软件开发	d	应具备软件设计的相关文档和使用指南,并对文档使用进行控制	软件设计文档管理说明	文档管理	软件文档
软件开发安全管理解决方案	安全建设管理	自行软件开发	f	应确保对程序资源库的修改、更新、发布进行授权和批准	程序资源库管理说明	对程序资源库的修改、更新、发布进行授权和批准	软件系统
软件开发安全管理解决方案	安全建设管理	自行软件开发	e	应保证在软件开发过程中对安全性进行测试,在软件安装前对可能存在的恶意代码进行检测	开发测试与检测	测试与检测	系统软件
软件开发安全管理解决方案	安全建设管理	自行软件开发	g	应保证开发人员为专职人员,开发人员的开发活动受到控制、监视和审查	开发人员管理	人员管理	开发人员
软件开发安全管理解决方案	安全建设管理	外包软件开发	a	应在软件安装之前检测软件包中可能存在的恶意代码	恶意代码检测记录	检测软件包中可能存在的恶意代码	软件系统
软件开发安全管理解决方案	安全建设管理	外包软件开发	b	应要求开发单位提供软件设计的相关文档和使用指南	软件设计的相关文档和使用指南	获取软件设计的相关文档和使用指南	软件系统
软件开发安全管理解决方案	安全建设管理	外包软件开发	c	应保证开发单位提供软件源代码,并审查软件中可能存在的后门和隐蔽信道	源代码审查记录	源代码审查	软件系统

4.3.6.9 安全事件处置与应急

在对信息的安全管理过程中,对于安全事件的处理和应急十分重要,该部分工作可以说决定系统安全运维的成败,我们建议对安全事件处理与应急进行如下方面的建设(以医院为例)。

4.3.6.9.1 安全事件预警与分级

根据网络与信息安全突发事件对网络与信息系统的直接危害,将突发事件的危害表象分为以下五种。

网络中断:指突发事件造成医院管理信息系统的局域网中断、不能正常使用网络的;或医院综合业务数据网络中断,影响管理信息系统主营业务正常运行的。

系统瘫痪:指突发事件造成主营业务系统主要功能不可用或不能正常使用的。

数据毁坏:主营业务数据毁坏后不能全部恢复的。

数据泄密:发生涉及医院秘密的数据泄露。

其他危害:除上述4种以外的危害。

根据网络与信息安全突发事件的起因、机理,将网络与信息安全突发事件分为以下七类。

有害程序类突发事件:指受到有害程序的影响导致的信息安全突发事件。有害程序类事件包含计算机病毒事件、蠕虫事件、特洛伊木马事件、僵尸网络事件、混合攻击程序事件、网页内嵌恶意代码事件等。

网络攻击类突发事件:指通过网络或其他技术手段,利用配置缺陷、协议缺陷、程序缺陷等攻击信息系统,造成信息系统异常或不可用的信息安全突发事件。网络攻击类事件包括拒绝服务攻击事件、后门攻击事件、漏洞攻击事件、网络扫描窃听事件、网络钓鱼事件、干扰事件等。

信息破坏类事件:指通过网络或其他技术手段,造成信息系统中的信息被篡改、假冒、泄露、窃取等,导致系统瘫痪、数据毁坏、数据泄密的信息安全突发事件。信息破坏类事件包括信息篡改事件、信息假冒事件、信息泄露事件、信息窃取事件、信息丢失事件等。

信息内容安全类突发事件:指利用网络发布、传播危害国家安全、社会稳定和公共利益等违法内容的信息安全突发事件。信息内容包括违反宪法和法律、行政法规的信息,组织串连、煽动集会游行的信息等。

故障类突发事件:指网络与信息系统因自身或外围设备设施故障以及人为误操作等导致的信息安全突发事件。故障类事件包括软硬件自身故障、外围保障设施故障、人为破坏事故、人为误操作事故等。

灾害类突发事件:指由于不可抗力对网络与信息系统造成物理破坏导致的信息安

全突发事件。灾害类事件包括水灾、台风、火灾、雷击、地震、坍塌、恐怖袭击、战争等导致的信息安全突发事件。

其他类事件：指不能归为以上6类的信息安全突发事件。

按照网络与信息安全突发事件的危害程度、影响范围和造成的损失，可将医院网络与信息安全突发事件分为特别重大突发事件（Ⅰ级）、重大突发事件（Ⅱ级）、较大突发事件（Ⅲ级）和一般突发事件（Ⅳ级）四个等级。

特别重大突发事件（Ⅰ级）：指网络与信息安全突发事件造成医院各单位因主营业务系统瘫痪，对医院各单位造成社会秩序混乱或巨大损失的。网络大面积中断：因综合业务数据网络中断，造成分院内2/3以上下属单位不能正常使用管理信息系统主营业务系统，持续时间达0.5小时以上的。主营业务系统长时间瘫痪：因主营业务系统主要功能不可用，造成医院内2/3以上下属单位不能正常使用系统，系统瘫痪时间0.5小时以上的。

重大突发事件（Ⅱ级）：指网络与信息安全突发事件造成医院各单位主营业务系统瘫痪，对医院各单位造成重大损失的。网络较长时间中断：因综合业务数据网络中断，造成医院内半数以上下属单位不能正常使用管理信息系统主营业务系统，持续时间超过1小时的。主营业务系统较长时间瘫痪：因主营业务系统主要功能不可用，造成医院内半数以上下属单位不能正常使用系统，系统瘫痪时间1小时以上的。

较大突发事件（Ⅲ级）：指网络与信息安全突发事件造成医院各单位主营业务系统瘫痪，或主营业务系统数据毁坏，或经营管理数据泄密，对医院各单位造成较大经济损失的。网络中断：因综合业务数据网络中断，造成医院内1/4以上下属单位不能正常使用管理信息系统主营业务系统，持续时间超过2小时的。主营业务系统瘫痪：因主营业务系统主要功能不可用，造成医院内1/4以上下属单位不能正常使用系统，系统瘫痪时间2小时以上的。数据毁坏：主营业务数据毁坏后不能恢复的。数据泄密：发生涉及医院秘密的数据泄露。

一般突发事件（Ⅳ级）：指网络与信息安全突发事件造成医院各单位主营业务系统瘫痪，或部分主营业务系统数据毁坏，对医院各单位造成一定的经济损失。网络中断：因综合业务数据网络中断不能正常使用网络，造成医院内至少1个下属单位不能正常使用管理信息系统主营业务系统，持续时间超过1小时的（持续时间超过1个小时过短，建议4小时）。主营业务系统瘫痪：因主营业务系统主要功能不可用，造成医院内至少1个下属单位不能正常使用系统，系统瘫痪时间1小时以上的（持续时间超过1小时过短，建议4小时）。数据毁坏：主营业务数据毁坏后只能部分恢复的。

参照网络与信息安全突发事件的分类原则，按照网络与信息安全威胁产生原因，将网络与信息安全预警信息分以下六类。

有害程序类预警信息：指发现的网络与信息安全威胁源于有害程序，有可能导致网络与信息安全突发事件的。有害程序包含计算机病毒、蠕虫、特洛伊木马、僵尸网络、混合攻击程序、网页内嵌恶意代码等。

网络攻击类预警信息：指发现的网络与信息安全威胁源于网络攻击，有可能导致网络与信息安全突发事件的。网络攻击包括拒绝服务攻击、后门攻击、漏洞攻击、网络扫描窃听、网络钓鱼等。

信息内容安全类预警信息：指发现的网络与信息安全威胁为危害国家安全、社会稳定和公共利益等违法内容的信息，有可能导致网络与信息安全突发事件的。

故障类预警信息：指发现的网络与信息安全威胁源于软件、硬件自身的安全隐患、漏洞等，且同类软硬件或设施也有可能故障或不可用的，有可能导致故障类突发事件的。

灾害类预警信息：指发现的网络与信息安全威胁源于水灾、台风、火灾、雷击、地震、坍塌、恐怖袭击、战争等不可抗力因素，有可能导致灾害类突发事件的。

其他类预警信息：指不能归为以上5类的网络与信息安全预警信息。

按照网络与信息安全可能造成的危害、紧急程度和发展势态，将网络与信息安全预警信息分为四级，即特别严重预警（红色）、严重预警（橙色）、较重预警（黄色）和一般预警（蓝色）。

特别严重预警（红色）：指发现的网络与信息安全威胁，可能影响医院范围内所有网络和主营业务系统，并有扩散到医院全网的可能性。

严重预警（橙色）：指发现的网络与信息安全威胁，可能影响医院范围内多个单位的网络和主营业务系统，并有继续扩散的可能性。

较重预警（黄色）：指发现的网络与信息安全威胁，可能影响医院范围内多个单位的网络和主营业务系统，但无扩散性。

一般预警（蓝色）：指发现的网络与信息安全威胁，只可能影响医院范围内1个或个别单位的网络和主营业务系统，且无扩散性。

4.3.6.9.2 安全事件处理

4.3.6.9.2.1 信息安全事件处置

各系统发生安全事件时，系统管理员、网络管理员应及时处理和汇报；各安全管理员应对信息安全事件的发生、处理办法进行记录，并把《信息安全事件记录单》提交给医院信息技术专业机构进行备案；在处理安全事件过程中，系统管理、网络管理以及信息安全管理员需要根据信息安全事件的处置进程持续判断安全事件的严重程度，一旦达到设定的级别，立即启动应急处置程序。

4.3.6.9.2.2 信息安全事件汇报

正常情况下，每日由医院信息中心值班人员总结一天的信息安全状况，并将前一日信息安全事件处理结果进行汇报，每日信息安全报告通过电子邮件方式报告给医院信息技术专业机构领导和信息安全管理部门；信息系统管理人员及信息安全管理人员在值班过程中，监测到信息安全事件的发生，应初步判断信息安全事件的等级，并立即向部门领导报告；部门领导接到信息安全事件报告时，立即核实信息安全事件的等级，如果信息安全事件等级超过一般突发事件（Ⅳ级），则立即向医院信息技术专业机构领导汇报。信息技术专业机构领导立即核实信息安全事件的等级，如果信息安全事件等级超过重大突发事件（Ⅱ级），则立即向医院信息安全管理委员会主任汇报。

4.3.6.9.2.3　事件处理程序

备份。完全备份所有受影响的系统，包括所有的日志和文件系统的"镜像备份"。

隔离。隔离是指立即切断信息安全事故的源头。从物理上完全阻止入侵或攻击的继续。例如，关闭主路由器或断开相关网络连接、物理隔离受攻击的服务器等。对于严重的信息安全事故必须采取紧急隔离措施。

监视。在断开受入侵或攻击设备和其他重要或敏感设备的网络连接后，可以对入侵者进行监控，记录入侵者在系统上所进行的所有活动，并在监控的基础上，跟踪入侵者，查出入侵或攻击源头（可以和其他网络或系统管理联系，以取得必要的技术协助）。

记录取证。应采集如下记录证据：防火墙日志文件，入侵检测日志文件，防病毒系统日志文件，网络监控日志文件，路由器日志文件，主交换机日志文件，受影响计算机设备的安全审计记录，所有系统的进程、账号、配置文件属性记录和进出受影响计算机设备的网络包。

现场分析处理。调查分析是安全事故事后处理的核心，其主要目的在于找到发生安全事故的原因和相关解决方案。需要注意的是，整个调查分析工作不得由不可信的单位进行全权处理。在没有找到安全事故的原因或相关解决方案前，在不影响系统可用性的情况下，须将受影响的计算机系统上线。

具体流程为：根据收集到的信息做处理；分析入侵方式；分析入侵过程；预测和确认入侵方法及时间；统计威胁造成的严重性；制定解决方案并处理；如果不能解决，则转入联系第三方。

阻止。可以采用以下方式阻止更进一步的事件破坏：对所有审计信息（如系统日志文件）进行备份，并妥善保管；获取所有进程的状态信息并将其存在一个文件里，安全存放文件；所有可疑的文件应该先转移到安全的地方或在磁带里存档，然后将其删除；列出所有活动的网络连接，在分析员的帮助下获得系统的快照，记录所有的行为；删除所有活动的黑客进程，并删除黑客在系统中留下的文件和程序；更改所有黑客访问过的账户的口令，删除黑客自己开的账号，记录所有行为。

联系第三方。联系第三方安全咨询医院、安全顾问、安全专家和安全、系统厂商等。医院信息安全管理人员、相关信息系统管理人员和第三方共同找出解决方案。

恢复日常状态。恢复日常状态包括对遭受安全事故影响的系统进行恢复和安全修复两方面的工作，使受损的系统恢复正常运作，并做必要的技术处理，当相同的安全事故再次发生时，系统将不受其影响。具体流程为：重新安装操作系统和应用程序、恢复攻击前所有的正常数据、根据该系统的配置文档进行配置。

加固处理。加固系统避免再次受到系统同类问题的破坏，在采用这些措施之前，有必要对系统的损坏程度进行评估，对恶意代码进行分析提供相应的解决方案。根据解决方案，按照系统、网络、数据库等安全配置标准进行加固处理。

重新入网。在经过加固处理后，确定系统恢复日常状态，可以重新接入网络，把隔离的系统重新加入网络，解除隔离。

反馈。根据安全事故的损失和后果，明确责任者，并由医院信息技术专业机构领导将安全事故的处理报告提交给医院信息安全管理委员会。对于涉及计算机犯罪的安全事故，安全事故的处理报告由医院信息安全管理委员会决定是否抄送给公安部门。

总结。对问题进行调查分析，务必找出原因，并制定相应的预防对策。

事件结束。系统恢复运行，事件结束。将安全事故处理报告抄送给医院文档管理员归档。

4.3.6.9.3 安全事件通报

4.3.6.9.3.1 安全事件通报内容

安全事件的通报内容如下：网络与信息安全突发事件信息；网络与信息安全预警信息；利用网络传播危害国家安全、社会稳定和公共利益等有害或违法信息的情况；已经确定或可能发生的计算机病毒、网络攻击情况；网络或信息系统通信和资源使用异常、网络和信息系统瘫痪、应用服务中断或数据篡改、丢失、泄露等情况；网络安全状况、安全形势分析预测等信息；其他影响正常生产的网络与信息安全信息。

4.3.6.9.3.2 通报制度和方法

通报制度如下：

建立月报制度：每月应填写《网络与信息系统安全运行月报》，在每月第2个工作日前将上月的安全运行月报上报信息中心。

敏感时期执行日报制度：根据国家有关规定，在"两会"、"十一"、春节及特殊敏感时期，应设专人值守。对于特殊敏感时期，下发敏感时期信息安全通报通知，并明确日报的启动时间、截止时间。

建立网络与信息安全突发事件信息通报制度：当发生网络与信息安全突发事件时，应填写《网络与信息安全突发事件报告》，并按照突发事件不同等级要求，及时上报至有关部门。

建立网络与信息安全预警信息通报制度：各单位应通过各种途径收集网络与信息安全预警信息，当预警信息等级为特别严重或严重时，应在24小时内向上级部门上报。

通报方法如下。

日报、月报执行零事件报告制度。应按照国家、医院保密规定，做好本单位网络与信息安全信息通报的保密工作。

4.3.6.9.4 应急响应流程

当系统出现安全事件后，必须启动应急响应，应急响应的流程见图4-53。

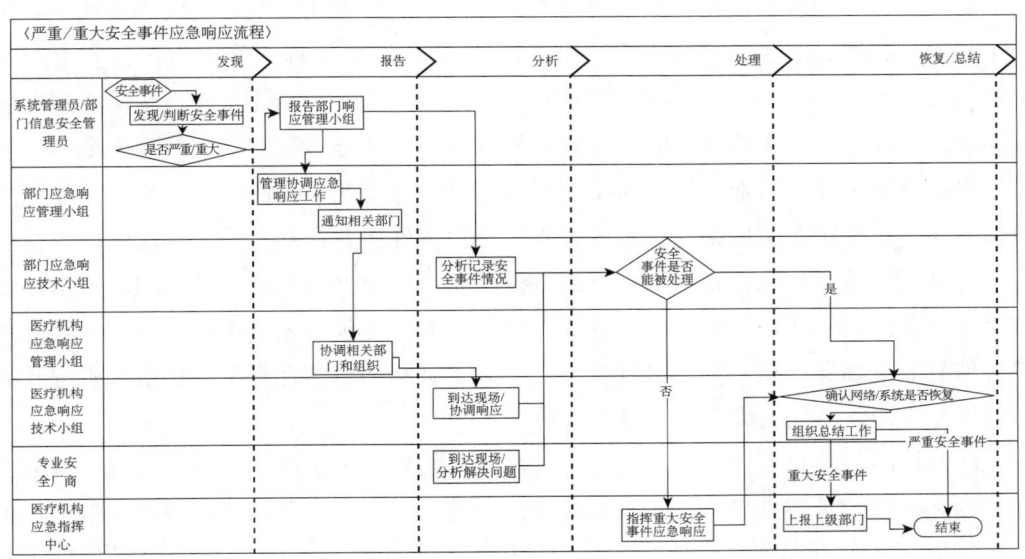

图 4-53 应急响应流程

4.3.6.9.5 应急预案的制定

在应急预案的制定过程中，需要考虑以下内容。

4.3.6.9.5.1 应急资源

应急人力资源。在应对网络与信息安全突发事件时，可以利用的应急力量如下：医院总院、各分院及下属单位内从事网络通信、信息安全、业务系统等专家和技术人员；利用地方各级人民政府和有关部门、单位的信息安全技术人员，包括与医院业务来往的网络与信息系统供应商、集成商及技术服务人员。

应急物资和装备资源。网络与信息安全应急物资和装备资源主要包括：医院总院、各分院及下属单位的备品备件、计算机设备、网络设备、网络安全设备与软件、通信装备、交通工具、维修工具，以及事件处置案例、解决方案等。地方政府有关部门、相关厂商可以协调提供的网络与信息安全应急物资和装备。

4.3.6.9.5.2 医院网络与信息安全应急组织

医院网络与信息安全应急响应体系。应依据医院应急管理工作规定，在医院应急指挥中心领导下，成立网络与信息安全专项应急指挥机构，建立自上而下的医院网络与信息安全应急响应体系，包括医院层、分院层、分院下属单位层三个层次。

需成立医院网络与信息安全专项应急指挥机构。成立医院网络与信息安全领导小组和医院网络与信息安全工作小组，构成医院网络与信息安全专项应急指挥机构，在医院应急指挥中心的领导下，负责医院网络与信息安全应急响应的统一指挥和协调工作。

需成立医院网络与信息安全领导小组。医院网络与信息安全领导小组是医院网络与信息安全工作的领导机构，决定网络与信息安全工作重大事项，主要职责如下：贯彻上级领导的要求，统一领导医院网络与信息安全监督管理工作；组织落实上级网络与信息安全工作的方针、政策和各项重大部署；审定医院网络与信息安全的发展战略、总体规划、重大政策、管理规范和技术标准；领导医院网络与信息安全应急工作，贯彻落实国家、行业、医院有关网络与信息安全应急工作的法规、规定，建立应急保障体制；审定医院网络与信息安全重大突发事件应急预案，决定医院网络与信息安全应急工作重大事项；指导医院网络与信息安全应急培训和应急预案演练；指挥医院Ⅰ级、Ⅱ级网络与信息安全事件的应急处置工作，向医院应急指挥中心上报医院网络与信息安全预警信息和突发事件信息，协调下级网络与信息安全应急指挥机构开展应急处置工作；落实上级交办的有关事项。

医院网络与信息安全工作小组。医院网络与信息安全工作小组为医院网络与信息安全领导小组的日常办事机构，贯彻落实医院网络与信息安全领导小组决定事项，主要职责如下：负责向各分院传达上级领导的指示；负责医院网络与信息安全监督管理的日常工作；研究提出医院网络与信息安全的发展战略、总体规划、重大政策；组织开展医院网络与信息安全信息通报工作，促进技术交流；组织编制医院网络与信息安全重大突发事件应急预案，并督促落实；承办医院网络与信息安全领导小组召开的会议和重要活动，落实医院网络与信息安全领导小组的议定事项；整理、分析医院网络与信息安全预警信息和突发事件信息，并向医院网络与信息安全领导小组报告，提出处置建议，在医院网络与信息安全领导小组指挥下，处置医院Ⅰ级、Ⅱ级网络与信息安全事件的应急工作；组织落实网络与信息安全应急准备工作，检查、督促各分院的网络与信息安全应急准备、演练与培训工作，协调各分院间的网络与信息安全应急响应处置工作及应急资源调配；完成医院网络与信息安全领导小组交办的有关事项。

分院的网络与信息安全专项应急指挥机构。成立各分院的网络与信息安全专项应急指挥机构，在各分院应急管理领导小组的领导下，负责本单位的信息安全应急响应工作，主要职责如下：贯彻落实国家、卫生健康行业、医院有关网络与信息安全应急工作的方针、政策、规定；负责建立健全本单位的网络与信息安全应急预案体系；组织编制、完善本单位的网络与信息安全专项应急预案及针对基础网络、应用信息系统的单项应急预案，组织制定本单位的网络与信息安全年度应急培训和演练计划,并上报医院网络与信息安全工作小组;组织落实本单位网络与信息安全应急保障工作,协调下属单位间的应急资源调配;指挥、处置本单位网络与信息安全突发事件的应急工作,协调下属单位网络与信息安全专项应急机构开展应急工作,并及时做好网络与信息安全通报工作;指导、检查、督促下属单位的网络与信息安全应急工作,包括下属单位网络与信息专项应急机构的组建,下属单位网络与信息安全专项应急预案的编制、下属单位的应急保障、应急培训和演练计划;协调与应急响应相关的各方面关系,包括上级主管部门、地方政府有关部门、社会信息安全应急支援中心等。

4.3.6.9.5.3 医院网络与信息安全专项应急预案体系

建立医院、分院及其下属单位的三级网络与信息安全专项应急预案体系。

医院网络与信息安全专项应急预案。医院网络与信息安全专项应急预案是面向全网针对网络与信息安全事件的综合性应急预案,着重阐述基本原则、应急组织结构、应急预案体系、应急响应流程等。当发生医院网络与信息安全特别重大突发事件(Ⅰ级)或重大突发事件(Ⅱ级)时,启动医院网络与信息安全专项应急预案,开展应急处置工作。当发生医院网络与信息安全较大突发事件(Ⅲ级)或一般突发事件(Ⅳ级)时,医院网络与信息安全专项应急指挥机构密切关注突发事件应急工作的进展,协助各分院开展应急响应工作,做好应急支援和资源调配。

分院网络与信息安全专项应急预案。各分院应制定各自的网络与信息安全专项应急预案,并根据本单位的基础网络、应用系统实际情况,编制各自的网络与信息安全的单项应急预案。当发生医院网络与信息安全较大突发事件(Ⅲ级)及以上级别事件时,启动相关单位网络与信息安全专项应急预案,开展应急处置工作。当发生医院网络与信息安全一般突发事件(Ⅳ级)时,相关单位网络与信息安全专项应急指挥机构应协助下属单位开展应急响应工作,做好应急支援和资源调配。

下属单位网络与信息安全专项应急预案。医院负责指导下属单位的网络与信息安全专项应急预案及单项应急预案编制工作。当发生医院网络与信息安全一般突发事件(Ⅳ级)及以上级别事件时,事发单位启动本单位网络与信息安全专项应急预案,开展应急处置工作。

4.3.6.9.5.4 预警

预警分级。医院网络与信息安全突发事件预警等级分为四级,即特别严重预警(红色)、严重预警(橙色)、较重预警(黄色)和一般预警(蓝色)。

风险监测。预警信息来源,一是依据政府及有关部门发布的网络与信息安全突发事件预警信息,二是各分院网络与信息安全专项应急指挥机构上报的预警信息等。同时,医院网络与信息安全工作小组通过风险评估、安全检查等手段,及时了解和掌握医院网络与信息安全状况,并经各种途径收集网络与信息安全预警信息。

预警信息发布。医院网络与信息安全工作小组针对特别严重或严重预警信息,上报医院应急指挥中心,并向各分院网络与信息安全专项应急指挥机构发布红色或橙色预警信号;医院网络与信息安全工作小组针对可能发生的突发事件及时采取应急措施,包括通知相关应急处置人员严防待命,对应急装备、物资等级保护措施的检查等,采取有效措施控制事态发展、消除或减轻威胁,做到早报告、早处置,最大限度减少突发事件可能造成的损失。

预警更改与结束。根据预警信息级别的变化,应及时更改和发布预警级别,直到预警状态结束。

4.3.6.9.5.5 应急响应

网络与信息安全突发事件分为四级。

事件报告通过分级报送的方式,网络与信息安全突发事件发生后,按相关规定,由事发单位逐级上报至医院网络与信息安全工作小组;医院网络与信息安全工作小组在接到Ⅰ级、Ⅱ级突发事件报警后,对报警情况进行核实和分析后,立即上报医院网络与信息安全领导小组和医院应急指挥中心。

网络与信息安全突发事件报告内容和时限要求按相关通报管理办法执行。

4.3.6.9.5.6 应急处置

Ⅳ级突发事件。事发单位为处置突发事件的主体,由事发单位进行应急响应。医院网络与信息安全专项应急指挥机构密切关注突发事件应急工作的进展,必要时,开展相关的协调工作。

Ⅲ级突发事件。各分院为处置突发事件的主体。医院网络与信息安全专项应急指挥机构密切关注突发事件应急工作的进展,根据需要做好应急支援和资源调配。

Ⅱ级及Ⅰ级突发事件。医院为处置事件的主体。具体流程如下:医院应急指挥中心宣布启动医院网络与信息安全专项应急预案,并总体协调应急处置工作;医院网络与信息安全工作小组在医院网络与信息安全领导小组的指挥下开展应急处置工作;建立医院、分院应急指挥机构、事发单位之间的通信联系,指导、协助进行应急处理;与应急相关的部门和人员就位,处于随时待命状态;根据突发事件的具体情况,调配应急体系中的各级救援力量和资源,开展现场救援工作,必要时求助政府部门动用社会救援力量;医院网络与信息安全工作小组在应急救援过程中必须对事件的发展态势及影响随时进行动态监测,为制定应急措施、扩大应急等提供重要决策依据;医院网络与信息安全工作小组随时收集、整理应急救援情况的信息,并每天向医院应急指挥中心报告一次,必要时随时报告,直到应急结束。

4.3.6.9.5.7 应急结束

在同时满足下列条件时,可以宣布解除应急状态:突发事件已经结束,设备、系统已经恢复运行；由突发事件引发的各种网络与信息系统事故已得到有效控制，系统运行情况稳定。

宣布应急状态的结束或降级，应由如下机构负责：对于Ⅳ级突发事件，由事发单位的应急指挥机构宣布解除应急状态，转入常态管理；对于Ⅲ级突发事件，由各分院的应急指挥机构宣布解除应急状态，转入常态管理，或降低事件等级后，转入相应等级的应急状态管理；对于Ⅱ级和Ⅰ级突发事件，由医院应急指挥中心宣布解除应急状态转入常态管理，或降低事件等级后，转入相应等级的应急状态管理。

事发单位接到解除应急状态的指令后，应及时结束应急状态，恢复正常生产工作秩序，同时向上级应急指挥机构报告已解除应急状态、恢复正常运行。

事发单位及相关单位接到降低事件等级指令后，应转入相应等级突发事件的应急状态。

4.3.6.9.5.8　新闻发布

在突发事件响应和处置期间，相关的上级应急指挥机构负责统一对外发布有关信息，必要时接受新闻媒体采访，组织新闻发布会，并协调、配合新闻媒体做好新闻报道工作。

4.3.6.9.5.9　后期处置

在Ⅰ级及Ⅱ级突发事件结束后，由医院网络与信息安全工作小组负责做好以下工作。

恢复生产。负责指导、督促各分院和事发单位制订详细可行的工作计划，快速、有效地消除突发事件造成的不利影响，尽快恢复生产秩序，并做好善后处理、保险理赔等事项。

事件调查。组织事件调查组对事件进行调查。准确、及时、公正地查清事件性质、原因和责任，总结经验教训，提出防范措施，并对责任者提出处理意见。除组织内部调查以外，应积极配合政府有关部门组织的调查。调查结束后向医院应急指挥中心提交事故调查报告，并逐级上报。

总结及改进。组织做好网络与信息安全应急响应和处置的总结工作，对整个突发事件的响应、处置过程和应急救援能力进行全面评估，找出不足，明确改进方向，对应急预案的不足之处予以修订，提出具体措施，进一步完善和改进应急预案和相关的规章制度。

4.3.6.9.5.10　应急保障

信息保障。应设立网络与信息安全应急24小时值班电话，并做到"三不变"，即电话号码不变、传真号码不变、电子邮件不变。与应急工作相关人员的电话、手机、传真、电子邮件等联系方式应及时更新、及时分发，并保持畅通。

通信联络方式主要有系统程控电话、外线电话、手机、传真、电子邮件等，其中手机、电话、传真和电子邮件为主要通信联络方式。与应急工作相关的工作人员联系手机应保持每天 24 小时开机状态。

应急队伍保障。建设网络与信息安全应急队伍。在全网范围内建立网络与信息安全专家库，加强网络与信息的应急技术交流和技术培训，提高医院网络与信息安全整体应急响应能力。

物资与装备保障。根据潜在突发事件的性质和后果，结合本单位网络与信息安全工作所需，制定应急装备与备品备件的配置标准，购置和储备应急所需的物资，制作应急物资清单表。

对应急装备和物资进行定期检查、维护与更新，保证始终处于完好状态。并加强应急备品、备件的动态管理，及时补充和更新应急物资清单表。

制订应急物资和装备的年度采购计划，并纳入本单位的年度总预算，切实保证应急物资的资金投入。

依据各分院的应急资源清单表，医院网络与信息安全工作小组形成医院应急资源清单，掌握全网的储备情况，实现应急资源的综合动态管理和共享，增强统一调配能力，提高利用效率。应急资源清单表必须每年更新。

经费保障。各单位按财务预算管理要求，申报网络与信息安全应急资金预算，并纳入本单位年度预算，保证应急培训、演练、物资购置及应急工作的资金需求。

应急预案启动后发生的费用由医院系统各级财务部门专项应急基金负担，不足部分可启用储备资金，全力保证应急使用。

4.3.6.9.5.11　培训与演练

应急培训。各分院负责本单位网络与信息安全的应急指挥人员、管理人员和技术人员的应急培训，建立应急培训体系。各单位要分别制订应急培训计划，定期开展应急培训工作（每年至少一次），并纳入年度教育培训计划予以实施。

培训方式、内容如下。

一是利用已有的资源，根据实际情况编制、开发培训教材，采用案例教学、情景模拟、交流研讨、案例分析、应急演练、对策研究等方式，开展形式多样的培训工作。

二是积极参加政府、卫生健康行业、医院组织的应急培训。掌握应急管理理论及相关法律法规、网络与信息安全应急相关知识、应急预案的要点和编制方法，提高突发事件应急指挥和处置能力。

三是自主组织对应急处置人员、生产一线人员应急技能的培训。培训重点是熟悉应急预案，熟练掌握本岗位应对突发事件的应急处置程序，增强防范意识，提高应急处理能力。

预案演练。定期（每年至少一次）组织开展网络与信息安全专项应急预案及单项应急预案的演练，对演练的结果进行总结和评估，应及时解决预案在演练中暴露出的问题和不足，并修改相应的应急预案，逐级报上级应急指挥机构备案。

4.3.6.9.6 满足指标

通过安全事件处置与应急可以满足等级保护三级的指标（表 4-62）。

表 4-62 安全事件处置与应急满足指标

整改项	控制类	控制点		指标名称	措施名称	改进动作	改进对象
安全事件处置与应急解决方案	安全运维管理	安全事件处置	a	应及时向安全管理部门报告所发现的安全弱点和可疑事件	制度中的规定	报告所发现的安全弱点和可疑事件	运维管理制度
安全事件处置与应急解决方案	安全运维管理	安全事件处置	b	应制定安全事件报告和处置管理制度，明确不同安全事件的报告、处置和相应流程，规定安全事件的现场处理、实践报告和后期恢复的管理职责等	安全事件报告和处置管理制度	安全事件报告和处置	运维管理制度
安全事件处置与应急解决方案	安全运维管理	安全事件处置	c	应在安全事件报告和响应处理过程中，分析和鉴定事件产生的原因，收集证据，记录处理过程，总结经验教训	安全事件报告和响应处理报告	安全事件处置报告和响应处理报告	运维管理制度
安全事件处置与应急解决方案	安全运维管理	安全事件处置	d	对造成系统终端和造成信息泄露的重大安全事件应采用不同的处理程序和报告程序	区别说明	安全事件处置区别说明	运维管理制度
安全事件处置与应急解决方案	安全运维管理	应急预案管理	a	应规定统一的应急预案框架，包括启动预案的条件、应急组织构成、应急资源保障、事后教育和培训等内容	应急预案框架与相关预案	应急预案	运维管理制度
安全事件处置与应急解决方案	安全运维管理	应急预案管理	b	应制定重要事件的应急预案，包括应急处理流程、系统恢复流程等内容	应急预案制定	应急预案	管理制度
安全事件处置与应急解决方案	安全运维管理	应急预案管理	c	应定期对系统相关的人员进行应急预案培训，并进行应急预案的演练	应急预案演练规定与记录	演练	运维管理制度

续表

整改项	控制类	控制点		指标名称	措施名称	改进动作	改进对象
安全事件处置与应急解决方案	安全运维管理	应急预案管理	d	应定期对原有的应急预案重新评估，修订完善	应急预案修订	应急预案	管理制度

4.3.6.10 日常安全运维管理

4.3.6.10.1 运维管理

各系统管理员应根据单位的各类技术规范制订本系统的安全运行维护计划，并根据已经制订的安全运行维护计划进行日常操作和检查；部门信息安全管理员应定期检查各系统安全运行维护计划的执行情况，查看安全运行维护记录和实际的匹配情况，并进行记录；部门信息安全管理员应定期向医院信息安全办公室提交安全检查情况记录和报告，由信息安全办公室统一进行备案和审计。

操作程序和操作记录。各系统管理员在进行系统日常操作活动时应依照文档的程序进行，如计算机启动和关机程序、备份、设备维护、计算机机房和信息处理的管理和安全控制程序。各系统管理员应将操作程序作为正式文件对待，经部门科长审批后才可修改。为了严格日常运行的安全管理，便于落实和检查，运行部门的系统管理员应做日常记录和登记。对于重要设备的各种操作行为，应保留审计记录。

登录规程和口令管理。单位各系统制定相应的登录规程，包括登录失败审核、账户锁定、登录连接时间超时控制和历史登录信息提示等。单位各系统的账号、口令应根据《信息安全账号、口令及权限管理办法》的规定严格执行。

单位网络与信息安全工作组要根据各等级业务系统定义的安全目标定期进行以下检查：信息安全组织机构的组成及运作、日常运行安全、数据备份安全、技术资料安全、防病毒、安全物理环境、设备物理安全、主机安全、数据库系统安全、应用系统安全、网络系统安全、信息安全应急、黑客防范和计算机安全专用产品等。

4.3.6.10.2 介质管理

介质的访问控制。介质的使用，需要严格执行介质管理制度，包括申请、审批、登记、归还等手续，介质的保管人和借用人有责任和义务保证介质的完整和安全，不得丢失和损坏。

对涉及含有单位秘密的介质，原则上不能借用和复制。对确实因工作需要对系统改造和维护等，必须由项目负责人提出申请。

介质管理负责人有责任维护介质的完整性，一旦发现介质丢失或损坏，应立即报告技术资料的主管部门，由技术资料的主管部门采取补救措施。

介质的存储环境安全。介质存储室必须符合防火、防水、防震、防腐烂、防鼠害、防蛀虫、防静电、防磁场及防盗的安全要求。

介质存储室应指定明确的负责人，并明确管理人员的管理要求和责任，要求制定介质存储室管理办法。

介质存储室的管理员要严格、整齐、有序地管理好生产用各种数据和存储介质。

介质存储室管理员，应负责介质存储室的管理工作，并核查介质使用人员身份与权限。介质存储室严禁其他人员擅自进入、逗留。

应设立入库、转储、使用、销毁登记记录。对各类介质入库、使用、转储、销毁应有审批手续和传递记录。

介质的分类和归档。介质应按照纸介质和电子介质分别集中分类管理、编制目录、造册登记。对同一内容以不同介质存储的技术资料要建立对应关系，以便管理和使用。

电子介质技术资料要定期转储，并进行转储登记。

介质的销毁和处置。对于纸文件、录音、复写纸、输出报表、一次性打印色带、磁带、可换的磁盘或盒式磁带、光盘（所有形式，包括所有生产商的软件光盘）等介质，应安全销毁。

对于电子介质技术资料，要每半年进行转储，并进行转储登记记录。

应记录敏感信息的清除，如可能，保留一份审计跟踪记录。

4.3.6.10.3 恶意代码管理

单位所有计算设备用户应保证使用的计算设备按照单位要求，安装相应的病毒防护软件或采用相应的病毒防护手段，并且应保证这些措施的可用性。如果自己无法对病毒防护措施的有效性进行判断，应及时通知 IT 服务部门进行解决；单位各系统防病毒系统应在遵循病毒防护系统整体规划的前提下由网络与信息安全办公室委托各系统自行建设和管理；各级人员在发现终端感染病毒的情况下，应先拔掉网线，降低可能对网络造成的影响，然后向医院 IT 服务部门提交《病毒事件报告》；各系统管理员在生产和业务网络发现病毒，应及时进行处理，并依照相关规定进行汇报和备案。

病毒响应时限。所有病毒防护的负责部门或人员应严格遵守病毒响应时限的要求。如无法在病毒响应时限内完成对病毒的响应工作，应及时上报信息安全管理部门进行协调解决并承担相应责任。办公终端感染病毒的（非蠕虫类），应在发现时（防病毒系统记录或技术支持电话记录）起 2 小时内进行解决。办公终端感染蠕虫的，应在发现时（防病毒系统记录或技术支持电话记录）起 30 分钟内进行解决。服务器、监控平台等生产设备感染病毒的（非蠕虫类），应在发现时（防病毒系统记录）起

1 小时内进行解决。服务器、监控平台等生产设备感染蠕虫的，应在发现时（防病毒系统记录）起 30 分钟内进行解决。如果该设备会对其他生产设备产生大于设备离网产生的影响时，应立刻切断该设备与网络的连接。

监督和检查。医院病毒防护系统整体规划应由网络与信息安全工作组负责，定期组织各部门、各系统安全管理员对病毒防护系统现状进行检查、评估并提出改进建议。单位各系统信息安全管理员应根据系统信息安全操作计划按时上报系统防病毒系统运行情况。

4.3.6.10.4 变更管理

配置管理。单位各系统应对本系统的设备、系统等 IT 资产进行配置记录，并保存配置记录的信息。单位各系统管理员对于系统配置操作的信息应进行记录并保存。单位各部门信息安全组织应对各系统制定配置操作流程并严格按照操作流程进行操作。单位各系统应制定系统配置计划，根据配置计划定期进行设备和系统的配置。

变更管理。单位各系统在发生变更操作时，应根据相关制度进行审批、测试。单位各系统在发生配置变更操作时，系统管理员提出变更申请，并填写《配置变更申请单》和《配置变更参与人员信息表》。单位各系统执行变更操作前，要对变更操作进行测试，确定无不利影响，并向部门信息安全组织提交测试计划、风险分析报告以及回退计划。系统管理员测试完成后，连同《申请单》一并报部门科长审批，审批通过后可以进行配置变更操作。单位各系统发生配置后，应在单位信息安全办公室进行备案。单位各系统管理员应对变更操作的具体步骤进行记录并保存。

4.3.6.10.5 备份与恢复管理

（1）数据备份。数据管理牵头部门在技术支持部门的协助下制定备份策略和相应的操作规程。备份策略的制定应考虑系统性能、存储容量、数据量增长速度、业务需求、备份方式、存储介质、存储介质型号、有效期等因素。

在特殊日、版本升级日增加特殊备份。

数据管理实施部门要根据备份策略按照操作规程做好数据备份。

实施数据备份时，要仔细检查备份作业或备份程序的执行结果，核实目标备份与源备份内容一致，确保备份数据的完整性和正确性。

数据管理实施部门应及时记录备份情况，包括备份作业（或名称）、备份周期（定期或临时增加）、时间、内容、数据保存期限、磁带型号、磁带容量、业务种类、归档情况、异地备份记录、相关变更记录等信息，并进行当日备份的问题记录，以留档备查。

存放备份数据的介质必须具有明确的标识。标识必须使用统一的命名规范，注明介质编号、备份内容、备份时间和有效期等重要信息。

（2）数据恢复。数据恢复前，必须根据情况对原环境有用的数据进行必要的备份，防止有用数据的丢失。

数据恢复申请、审批要按照数据恢复流程和规范执行。

数据恢复过程中严格按照《数据恢复手册》执行，出现问题时由技术部门进行现场技术支持。

数据恢复后，必须进行验证、确认，确保数据恢复的完整性和可用性。

（3）数据保管、抽检。数据管理实施部门根据备份策略保存数据。

数据管理实施部门应编制所保管数据的清单，清单内容应包括介质编号、备份内容、备份时间和保留期限等重要信息。采用自动化技术集中管理的备份数据须实现备份数据清单管理的电子化。

数据管理牵头部门必须对数据存储介质的异地存放、运输、交接和抽检等工作制定具体的管理规程。

数据管理牵头部门和技术支持部门共同制定数据抽检方法，包括抽检频度、验证方式等。

对备份数据超过保存期限的介质进行清理，清除介质上的原有数据后入库转作可用带使用。

数据存储介质的存放和运输要满足安全管理的要求，保证存储介质的物理安全。备份数据必须异地存放，并明确落实异地备份数据的管理职责。

（4）数据使用。信息系统中的数据不得随意查询、记录、携带、复制、传输、修改、删除和泄露。

测试环境和研发环境需要使用生产环境的数据时，原则上要采用专用的处理程序进行适当的变形处理。

技术部门对数据磁带的借用严格遵守磁介质借用审批流程，进行审批、登记、交接和归还，并保证备份数据完好无缺。

（5）数据清理。数据管理牵头部门根据信息系统运行性能、运行成本和业务部门对数据使用的要求，制定数据清理规范，包括清理周期、清理内容等。

数据清理前必须对数据进行备份，在确认备份正确后方可进行清理操作。历次清理前的备份数据要根据备份策略进行定期保存或永久保存，并确保可以随时使用。

数据清理的实施应避开业务高峰期，避免对联机业务运行造成影响。

（6）数据归档。数据管理牵头部门和技术支持部门共同对归档的数据制定合理的归档方案及有效的查询、使用方法，保证数据的完整性和可用性。

需要长期保存的数据，数据管理实施部门根据归档方案和查询使用方法要在介质有效期内进行归档，防止存储介质过期失效。

归档的数据必须有详细的文档进行记录，记录信息应包括介质的编号、存储的内容、存储数据的记录时间、归档日期、保留期限、访问记录和操作、维护人员等。

（7）数据保密。任何单位和个人发现使用数据的违规行为都有权阻止或举报。

涉及加密环节的重要数据（如各类密码和密钥、各类校验算法、加/解密算法和参数、终端设备识别算法和参数、身份识别算法和参数等）及其存放介质和技术资料等，必须同时按照有关法律、法规和单位有关规定严格管理。

外单位人员对单位存放数据的设备进行维修、维护时，必须由单位设备管理人员现场全程监督。有关设备或介质需送交外单位维修、维护前，设备管理部门应确认设备或介质内的数据已经清除。

4.3.6.10.6 设备管理

（1）信息资产识别。信息资产的识别是指按照规定属性对各类信息资产的辨认和区分，包括信息资产识别、分类和登记等几项工作。

信息资产主要包括如下几类。

网络设备：无线 AP、AC、BAS、Hub、RAS、VoIP 网关、二层交换机、负载均衡、光纤转换器、路由器、缓冲服务器、调制解调器、多层交换机等构成信息系统网络传输环境的设备，软件和传输介质。

服务器：各类承载业务系统和软件的计算机系统及其操作系统，包括安装在服务器上各类应用系统以及构建系统的平台软件（数据库、中间件、群件系统，各商业软件平台等）。

存储设备：NAS、SAN、磁带机、磁带库、磁盘阵列、光纤交换机等构成信息系统存储环境的设备，软件和传输介质。

安全设备：VPN 网关、防火墙、内容过滤网关、入侵检测系统、防病毒网关、加密机、安全网闸等构成信息系统信息安全环境的设备和软件。

终端资产：指各级机构的办公终端和各信息系统的生产终端，包括一般用途的笔记本和 PC、柜台终端、监控终端、NC、on-demand 终端等。

单位专有资产：医院通信类专门设备，在信息安全管理的资产管理中，不将其作为资产管理的范畴。

其他资产：非以上信息资产。

信息资产安全赋值。信息资产的安全价值有别于商品价值，由资产的机密性价值、完整性价值和可用性价值三部分组成。

信息资产安全性赋值按照如下规定进行：每项资产的机密性价值、完整性价值和可用性价值分为一至三级；根据资产所包含秘密信息被揭露时可能造成后果的严重性可将资产的机密性价值分为"轻度损害""中度损害""严重损害"三级；根据资产处于不正确、不完整或可依赖状态时所可能造成后果的严重性可将资产的完整性价值分为"轻度损害""中度损害""严重损害"三级;根据资产不可用时所可能造成后果的严重性可将资产的可用性分为"个体不可用""局部不可用""整体不可用"三级。

(2)信息资产信息管理,包括信息资产信息的维护和检查。

信息资产信息的维护。

各系统管理员识别管理的信息资产,并将信息资产的信息录入安全管理系统中的信息资产管理部分。

各部门信息安全管理员有责任协助本部门系统管理员核实和维护本部门系统信息资产的信息。

信息资产内部属性发生变更,系统管理员要及时更新到安全管理系统中。变更包括地理位置变动、信息资产配置信息、补丁信息等变动。

信息资产管理权限发生变更,系统管理员要及时通知本部门安全管理员或医院安全管理员,将信息资产状况及时更新到安全管理系统中。管理权限变更包括信息资产所属系统发生变更和信息资产所属部门发生变更。

应按规定要求对本系统信息资产进行调查,并建立信息资产清单和记录信息资产状况的档案。信息资产清单通过单位网络信息安全管理系统存储及管理。

信息资产信息的检查。

各部门信息安全管理员在部门季度评估中,检查本部门系统管理员信息资产信息与安全管理系统中信息是否一致,结果作为系统管理员安全考核的因素之一。

医院半年定期风险评估中,检查各部门信息资产与安全管理系统中信息是否一致,结果作为被管理部门信息安全员的考核因素之一。

单位及部门信息安全管理员随时抽检资产信息和安全管理系统中信息是否一致,结果将被作为检查系统管理员及该部门的考核因素之一。

(3)信息资产保护。信息资产保护管理。信息资产设备由所属的系统管理人员负责安全防护。信息资产所属部门安全管理组织,定期评估本部门所属系统信息资产的安全状况。

网络与安全工作办公室定期评估医院所有信息资产的安全状况。

信息资产保护内容。信息资产要及时安装安全补丁,安全补丁的安装要符合业务影响最小原则。信息资产设备每年定期进行信息安全评估及安全加固。信息资产的信息要及时反映到医院安全管理系统中。不同信息资产设备应根据系统及资产的重要性,部署不同程度的安全保护措施。

4.3.6.10.7 网络安全管理

在网络安全管理过程中,需要重点考虑如下内容。

各系统网络设备当前运行配置文件应和备份配置文件保持一致。

各系统网络设备的配置变更应根据《信息安全管理流程——安全配置变更管理流

程》严格执行。

网络设备登录提示标识应适当屏蔽内部网络信息内容，并应有相关合法性警告信息。

各系统管理员应定期检查网络设备登录方式的开放情况，关闭没有使用的登录方式。

通过设备日志或外部认证设备维护对设备的登录状况，内容应当包括访问登录时间、人员、成功登录和失败登录时间和次数等信息。

严格控制对网络设备的管理授权。按照最小权限原则对用户进行授权。

各系统网络设备的密码应严格按照《信息安全账号、口令及权限管理办法》执行。

各部门应定期地收集设备运行状况，通过运行记录和供应商了解目前已有设备的硬件/软件缺陷，跟踪设备缺陷的修复情况，及时向部门信息安全组织和信息安全办公室汇报，作为设备选型/厂商选择的参考指标。

负责网络设备维护的人员应与网络设备厂商保持畅通的沟通联系，以便能及时从厂商处获取必要的技术支持。

严禁管理员透漏设备口令、SNMP 字符串、设备配置文件等信息给未授权人员。

所有网络必须具有关于拓扑结构、所用设备、链路使用情况等关于网络情况的详细说明文档，并保持文档内容和现有网络、设备连接和链路信息保持一致。

网络应具备冗余设计和规划，实现基本的冗余配置，预防关键点的网络故障。应配备冗余链路、核心和汇聚层的冗余设备，配置冗余路由以充分保障网络的可用性。

对重要区域实行冷备份与热备份相结合的方式，避免双重失效造成的影响。

网络冗余措施应根据预先制定的冗余配置、设备、线路等测试方案定期进行验证测试，以判别是否满足冗余要求。

网络管理员或安全管理员对网络链路应进行探测和监控，并对已经发生的安全事件进行及时响应和处理。

重要部门在网络上传输机密性要求高的信息时，必须启用可靠的加密算法保证传输安全。

在网络中选择和使用恰当的路由协议，并正确地进行配置和实施，保证网络的互联互通。

由统一的 IP 地址管理机构、人员负责对外部和内部各个部门、人员的 IP 地址进行规划、登记、维护和分配。确保各个部门有足够的地址容量并有一定的冗余供扩展使用。

对于重要区域应单独分配地址段，用于专门的网络设备互联，不与其他用户混用,以利于安全措施的使用。

维护和记录 IP 地址的使用情况,及时关闭和回收被废止的地址。

未经部门或医院信息安全组织批准,测试网络与医院内部网络不能直接连接。

未经部门或信息安全组织批准,严禁员工私自设立拨号接入服务。

未经部门或信息安全组织批准,严禁员工通过拨号方式对外部网络进行访问。

所有的远程访问必须具备身份鉴别和访问授权控制,至少应采用用户名/口令方式,通过 Internet 的远程接入访问必须通过 VPN 的连接,并启用 VPN 的加密与验证功能。

不同安全域之间应采用防火墙、路由器访问控制列表等方式对边界进行保护。只开放必要的服务和端口,减少暴露在网络外部的风险。

对于重要的系统需要在防火墙上对信息流的内容按照一定方式进行边界过滤。

根据业务变化及时检验更新现有的防火墙配置策略,满足新的安全需求。

采取逻辑或物理隔离方法对网络采取必要的隔离措施,以维护不同网络间信息的机密性,解决网络信息分区传输的安全问题。

在网络中的重要位置应部署网络监控设备或者采用人工手段,监控采集网络中的流量和事件,设备运行情况等信息,分析发掘异常事件。

网络中各设备应开启日志记录功能,对网络使用情况进行记录。

建立网络中的审计体系,应当对审计结果中的异常信息和长期性事件趋势进行分析。

4.3.6.10.8 系统安全管理

(1)账号管理。在账号的管理过程,需要重点考虑如下内容。

单位各系统应根据不同的角色确定用户账号,账号至少应当分为以下角色:系统管理员,负责维护系统的管理员;普通用户,访问系统的普通用户,只具有相应访问内容和操作的最小权限;信息安全管理员,对系统账号进行管理;信息安全审计员,对系统的安全进行审计。各系统管理员应当对系统中存在的账号进行定期审计,系统中不应存在无用或匿名账号。

应定期检查和审计账户信息,内容应包含如下几个方面:遵守最小权限原则;用户情况是否和安全部门备案的用户账号权限情况一致;是否存在非法账号或者长期未使用账号;是否存在弱口令账号;各系统应开启系统安全日志功能,能够记录系统的登录和访问时间、操作内容;各部门在创建账号、变更账号以及撤销账号的过程中,都应进行备案。

(2)权限管理。用户访问权限由用户所在部门主管领导申请,经应用系统管理部门审批后,由应用系统管理员开通相应的权限;系统管理员开通用户权限后,需向用户提供访问权限的书面说明,并要求用户签字确认,表明已了解访问的条件;各系统应限制第三方人员的访问权限,对第三方的访问进行定期的检查和审计。

(3)用户注册、认证和注销。应用系统应该包括正式的注册、登录认证和注销模块,并且能够对不同用户的访问权限进行严格的访问控制。具体要求包括以下内容:信息安全审计人员定期检查授权访问的级别是否基于业务目的,且符合医院的安全策略,如不得违反职责分离原则;系统管理员开通用户权限后,需向用户提供访问权限的书面说明,并要求用户签字确认,表明已了解访问的条件;保留所有注册人员使用服务的正式记录;根据人力资源管理部门的通知,及时修改或注销已经更换岗位或离开医院的用户的访问权限;定期核查并删除多余、闲置或非法的用户账号。

(4)应用系统管理的安全控制。应用系统的运维管理安全,需要进行如下限制:确定不同系统的超级权限以及需要获得此类特权的人员类型;超级权限的使用授权应基于"使用需要",按逐个事件进行分配,以完成其当前工作任务的最低要求为依据,在完成特定任务后超级权限用户账号应被收回;超级用户的使用必须严格按照超级权限分配授权流程进行审批、分配和授权,并保留所有超级权限的分配授权流程的记录,在未完成授权流程和手续之前,不得授予特权;当现有用户需要超级权限时,应在其原有的用户账号之外,另行设置一个授予了超级权限的特殊账号;尽量对管理权限进行分割,把不同的管理权限赋予不同的账户;应用系统应该具备管理员账号登录和管理操作的记录;定期对系统的日志进行审计,以发现异常登录、操作;做好超级权限拥有者无法行使职责时的应急安排,如角色备份。

(5)应用系统安全审计。应用系统应该具有完善的日志功能,能够记录系统异常情况及其他安全事件。审计日志应保留规定的时长,以便支持日后的事件调查和访问控制监控。审计日志应包括以下内容:用户创建、删除等操作;登录和退出的日期和具体时间;终端的身份或位置(如果可能的话);成功的和被拒绝的系统访问活动的记录;成功的和被拒绝的数据与其他资源的访问记录;成功的和被拒绝的管理操作记录。

4.3.6.10.9 满足指标

通过日常安全运维管理可以满足等级保护三级的指标(表4-63)。

表4-63 日常安全运维管理满足指标

整改项	控制类	控制点		指标名称	措施名称	改进动作	改进对象
日常安全运维管理解决方案	安全运维管理	环境管理	a	应指定专门的部门或人员负责机房安全,对机房出入进行管理,定期对机房供配电、空调、温(湿)度控制、消防等设施进行维护管理	机房设备维护负责人说明	设置专人	日常安全运维管理

续表

整改项	控制类	控制点		指标名称	措施名称	改进动作	改进对象
日常安全运维管理解决方案	安全运维管理	环境管理	b	应建立机房安全管理制度,对有关物理访问、物品带进出和环境安全等方面的管理作出规定	机房日常维护负责部门说明	机房日常维护责任制	日常安全运维管理
日常安全运维管理解决方案	安全运维管理	环境管理	c	应不在重要区域接待来访人员,不随意放置有敏感信息的纸档文件、移动介质等	办公环境的安全管理制度	办公环境的安全管理	日常安全运维管理
日常安全运维管理解决方案	安全运维管理	资产管理	a	应编制并保存与保护对象相关的资产清单,包括资产责任部门、重要程度和所处位置等内容	编制资产清单	编制资产清单	日常安全运维管理
日常安全运维管理解决方案	安全运维管理	资产管理	b	应根据资产的重要程度对资产进行标识管理,根据资产的价值选择相应的管理措施	编制资产安全管理制度	编制资产安全管理制度	日常安全运维管理
日常安全运维管理解决方案	安全运维管理	资产管理	c	应对信息分类与标识方法作出规定,并对信息的使用、传输和存储等进行规范化管理	资产标识管理说明	资产标识	日常安全运维管理
日常安全运维管理解决方案	安全运维管理	介质管理	a	应将介质存放在安全的环境中,对各类介质进行控制和保护,实行存储环境专人管理,并根据存档介质的目录清单定期盘点	建立介质安全管理制度	介质安全管理	日常安全运维管理介质
日常安全运维管理解决方案	安全运维管理	介质管理	b	应对介质在物理传输过程中的人员选择、打包、交付等情况进行控制,并对介质的归档和查询等进行登记记录	介质管理记录	介质管理记录	介质
日常安全运维管理解决方案	安全运维管理	设备维护管理	b	应建立配套设施、软硬件维护方面的管理制度,对其维护进行有效的管理,包括明确维护人员的责任、维修和服务的审批、维修过程的监督控制等	设备定期维护说明	设备定期维护	资产设备
日常安全运维管理解决方案	安全运维管理	设备维护管理	c	信息处理设备应经过审批才能带离机房或办公地点,含有存储介质的设备带出工作环境时其中重要数据应加密	设备安全管理制度	设备安全管理	设备资产

续表

整改项	控制类	控制点		指标名称	措施名称	改进动作	改进对象
日常安全运维管理解决方案	安全运维管理	设备维护管理	c	含有存储介质的设备在报废或重用前,应进行完全清除和被安全覆盖,保证该设备上的敏感数据和授权软件无法被恢复重用	设备报废重用处理	设备报废重用	设备
日常安全运维管理解决方案	安全运维管理	网络和系统安全管理	a	应划分不同的管理员角色进行网络和系统的运维管理,明确各个角色的责任和权限	网络安全管理专人负责说明	定专人对网络进行管理	网络安全管理
日常安全运维管理解决方案	安全运维管理	网络和系统安全管理	b	应指定专门的部门或人员进行账户管理,对申请账户、建立账户、删除账户等进行控制	网络安全管理制度	管理制度	网络安全管理
日常安全运维管理解决方案	安全运维管理	网络和系统安全管理	c	应建立网络和系统安全管理制度,对安全策略、账户管理、配置管理、日志管理、日常操作、升级与打补丁、口令更新周期等方面作出规定	网络安全管理制度	管理制度	网络安全管理
日常安全运维管理解决方案	安全运维管理	网络和系统安全管理	d	应制定重要设备的配置和操作手册,依据手册对设备进行安全配置和优化配置等	配置文件	应制定重要设备的配置和操作手册	设备
日常安全运维管理解决方案	安全运维管理	网络和系统安全管理	e	应详细记录运维操作日志,包括日常巡检工作、运行维护记录、参数的设置和修改等内容	运维操作日志	运维操作	设备
日常安全运维管理解决方案	安全运维管理	网络和系统安全管理	f	应指定专门的部门或人员对日志、监测和报警数据等进行分析、统计,及时发现可疑行为	日志分析统计	分析统计	网络安全管理
日常安全运维管理解决方案	安全运维管理	网络和系统安全管理	g	应严格控制变更性运维,经过审批后才可改变连接、安装系统组件或调整配置参数,操作过程中应保留不可更改的审计日志,操作结束后应同步更新配置信息库	变更控制	系统变更	系统安全
日常安全运维管理解决方案	安全运维管理	网络和系统安全管理	h	应严格控制运维工具的使用,经过审批后才可接入进行操作,操作过程中应保留不可更改的审计日志,操作结束后应删除工具中的敏感数据	运维工具使用	运维制度	系统安全

续表

整改项	控制类	控制点		指标名称	措施名称	改进动作	改进对象
日常安全运维管理解决方案	安全运维管理	网络和系统安全管理	i	应严格控制远程运维的开通,经过审批后才可开通远程运维接口或通道,操作过程中应保留不可更改的审计日志,操作结束后立即关闭接口或通道	运维开通	运维制度	系统安全
日常安全运维管理解决方案	安全运维管理	网络和系统安全管理	j	应保证所有与外部的连接均得到授权和批准,应定期检查违反规定无线上网及其他违反网络安全策略的行为	运维授权与审批	授权与审批	系统安全
日常安全运维管理解决方案	安全运维管理	恶意代码防范管理	a	应提高所有用户的恶意代码意识,对外来计算机或存储设备接入系统前进行恶意代码检查等	恶意代码管理规定	恶意代码管理规定	恶意代码防范管理
日常安全运维管理解决方案	安全运维管理	恶意代码防范管理	b	应定期验证防范恶意代码攻击的技术措施的有效性	技术措施有效性	技术措施有效性	恶意代码防范管理
日常安全运维管理解决方案	安全运维管理	密码管理	a	应遵循密码相关国家标准和行业标准	密码使用管理制度	密码使用管理制度	密码管理
日常安全运维管理解决方案	安全运维管理	密码管理	b	应使用国家密码管理主管部门认证核准的密码技术和产品	密码使用管理制度	密码使用管理制度	密码管理
日常安全运维管理解决方案	安全运维管理	变更管理	a	应明确变更需求,变更前根据变更需求制定变更方案,变更方案经过评审、审批后方可实施	变更方案	变更方案	变更管理
日常安全运维管理解决方案	安全运维管理	变更管理	b	应建立变更的申报和审批控制程序,依据程序控制所有的变更,记录变更实施过程	变更控制的申报和审批文件化程序,变更结果分析报告	变更控制的申报和审批文件化程序,变更结果分析报告	变更管理
日常安全运维管理解决方案	安全运维管理	变更管理	c	应建立中止变更并从失败变更中恢复的程序,明确过程控制方法和人员职责,必要时对恢复过程进行演练	中止变更并从失败变更中恢复的文件化程序	中止变更并从失败变更中恢复的文件化程序	变更管理

续表

整改项	控制类	控制点		指标名称	措施名称	改进动作	改进对象
日常安全运维管理解决方案	安全运维管理	备份与恢复管理	a	应识别需要定期备份的重要业务信息、系统数据及软件系统等	备份内容清单	备份内容清单	备份与恢复管理
日常安全运维管理解决方案	安全运维管理	备份与恢复管理	b	应规定备份信息的备份方式、备份频度、存储介质、保存期等	备份与恢复管理安全管理制度	备份与恢复管理安全管理制度	备份与恢复管理
日常安全运维管理解决方案	安全运维管理	备份与恢复管理	c	应根据数据的重要性和数据对系统运行的影响,制定数据的备份策略和恢复策略、备份程序和恢复程序等	备份与恢复管理安全管理制度	备份与恢复管理安全管理制度	备份与恢复管理

4.3.6.11 安全组织机构设置

4.3.6.11.1 安全组织总体架构

根据业界的安全组织建设的经验,建议有等级保护第三级系统的单位安全组织总体架构如图 4-54 所示。

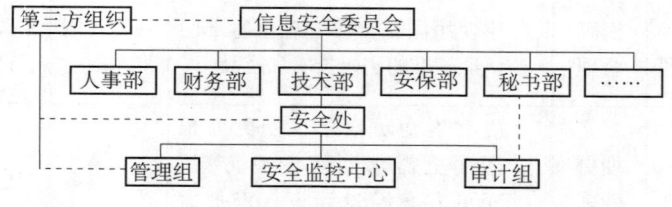

图 4-54 安全组织总体架构

信息安全委员会。由医院相关高层领导组成的委员会,是信息安全工作的领导机构,对信息安全方面的重大安全问题作出决策,并支持和推动信息安全工作在整个单位核心业务系统(第三级)范围内的实施。

在第三级系统单位这样的大型组织中,需要建立一个与组织规模相宜的跨部门的信息安全委员会,由第三级系统单位高层领导和有关部门的管理人员参与,通过安全委员会协调信息安全各个方面的工作。

通常安全委员会有如下职责:就整个单位核心业务系统(第三级系统)的信息安全的作用和责任达成一致;审查和批准信息安全策略以及总体责任;就信息安全的重要和原则性的方法、处理过程达成一致,并提供支持,如风险评估、机密信息分类方法等；确保将安全作为制定业务建设和维护计划、内部信息系统建设的一个部分；授权对安全控制措施是否完善进行评估，并协调新系统或新服务的特定信息安全控制措施的实施情况；审查重大的信息安全事故，并协调改进措施；审核信息安全建设和管理的重要活动，如重要安全项目建设、重要的安全管理措施出台等；在整个组织中增加对信息安全工作支持的力度。

建议单位核心业务系统（第三级系统）信息安全委员会由以下部门领导层人员组成：秘书行政部、财务部、安保部、技术部、人事部、法律部、其他部门等。

安全处。是单位核心业务系统（第三级系统）信息安全工作的具体执行单位，出于将安全管理和安全运维工作分开的考虑，建议安全处包括安全管理组、安全审计组，并下设安全监控中心，负责监控信息安全状况，管理安全产品，指导系统安全管理、网络安全管理、紧急响应等工作。

安全管理组负责设计、建设单位核心业务系统（第三级系统）安全管理体系，包括策略、组织和运作模式，并且进行宣贯和培训。工作职责要求如下：贯彻执行政府相关主管部门有关网络及信息安全管理方面的方针、政策及各项工作要求，在各网上落实网络及信息安全的各项工作；负责制定网络及信息安全工作制度及管理流程，起草、制定网络及信息安全的技术规范、标准及策略，组织在全网范围内的实施；组织、协调内部各部门实施网络及信息安全工作，做好专业人员培养及培训工作；对安全监控中心的各项工作进行检查考核。

人员能力要求：熟悉国家以及相关主管部门安全规章制度、擅长制定和推动落实内部安全管理制度和流程、擅长协调各部门共同处理安全问题。

安全审计组。对用户的各种行为进行审计，对安全监控中心的各项监控、处理和维护工作进行审计。工作职责要求：依赖安全运行管理平台以及各种安全审计产品对单位核心业务系统（第三级系统）的用户行为进行审计；对安全监控中心的各项监控、处理和维护工作进行审计。

人员能力要求：熟悉国家以及相关主管部门安全规章制度、熟悉国际安全审计标准、有保密工作的经验。

第三方组织。

常年邀请固定的安全专家或第三方组织（包括国家各主管部门、国家各类信息安全组织、各安全服务单位），提供安全支持已经成为国内外大单位维护自身信息系统安全的一个重要手段。鉴于第三级系统单位目前的安全组织现状和安全技术现状，应该与第三方组织保持联系，倾听他们在安全领域的专业建议。

第三方组织负责为信息安全的各种安全问题提供建议，这些意见既可以来自顾问本人，也可以来自为他们进行支持的资源。单位核心业务系统（第三级系统）的信息安全工作的效率如何，取决于他们对安全威胁评估的质量和建议使用的控制措施。为得到最高的效率和最好的效果，信息安全顾问可以直接与信息安全工作小组或信息安全委员会联系。

在发生可疑的安全事故或破坏行为时，应尽早向第三方组织或其他专家进行咨询，以得到专家的指导或可供研究的资源。尽管多数内部安全调查是在管理层的控制下进行的，但仍然应该邀请安全顾问，倾听他们的建议或由他们领导、实施这一活动。

技术部：是承担单位核心业务系统（第三级系统）信息安全工作的职能部门，管理并协调各项信息安全工作的开展落实。

4.3.6.11.2 满足指标

通过安全组织机构设置可以满足等级保护三级的指标（表4-64）。

4.3.6.12 安全沟通与合作

为保证风险管理活动顺利有效地进行，相关人员之间交流的畅通以及熟练地掌握相关知识是十分关键的因素，而这就是沟通与合作的意义所在：沟通，是为相关人员提供交流的途径，以保证相互之间的行动协调一致，共同实现安全目标；咨询，是为相关人员提供学习的途径，以增强风险意识与知识，帮助实现安全目标。

4.3.6.12.1 沟通与合作的分类

在安全管理活动中，安全相关人员保持不同角色之间交流畅通的重要一环。对上，安全员需要向主管领导说明风险管理的内容与作用，以获得主管领导的理解与支持。对下，需要向系统使用人员灌输安全管理的理念和已实施控制措施的内容，以保证控制措施的顺利执行。对内，安全员必须和系统管理人员进行充分的交流，以保证相互之间的协调一致。对外，一方面，需要紧密联系主管机构，获得及时的信息；另一方面，需要向外部的安全专家以及安全评估机构咨询有关风险评估和控制的方法、技术以及工具。安全管理活动如图4-55所示。

在完整的安全管理活动中，不同角色之间沟通与合作的内容主要可以分为以下几类。

信息系统安全相关人员和信息系统管理人员之间的交流，是保证风险管理过程顺利进行的重要因素。这种双向的交流有助于管理人员理解风险的意义以及风险评估和风险控制的基本方法与内容，从而提高自身分析问题的能力；同时，管理人员对信息系统深刻的了解，有助于安全员分析资产的价值、弱点的赋值以及威胁发生的可能性与影响，从而提高风险评估的可靠性和控制措施选取的有效性。

信息系统管理人员及时地向信息系统安全相关人员反映系统的改变和产生的安全

事件，为安全员决定下一步行动提供了重要的依据。

信息系统安全相关人员对于系统使用人员的安全宣传和培训，是提高使用人员风险意识的主要途径。与安全员和管理人员之间相互的交流不同，由于系统使用人员为数众多，双向的交流很难实际开展起来，因此，单向的培训与安全宣传是提高使用人员风险意识最有效的途径。

表 4-64 安全组织机构设置满足指标

整改项	控制类	控制点		指标名称	措施名称	改进动作	改进对象
安全组织机构设置解决方案	安全管理机构	岗位设置	b	应设立网络安全管理工作的职能部门，设立安全主管、安全管理各个方面的负责人岗位，并定义各负责人的职责	设立部门与岗位，文件记录	安全组织建设	岗位设置
安全组织机构设置解决方案	安全管理机构	岗位设置	c	应设立系统管理员、审计管理员和安全管理员等岗位，并定义各个工作岗位的职责	设置岗位	安全组织建设	岗位设置
安全组织机构设置解决方案	安全管理机构	岗位设置	a	应成立指导和管理网络安全工作的委员会或领导小组，其最高领导由单位主管领导委任或授权	设置领导小组，编制记录文档	安全组织建设	岗位设置
安全组织机构设置解决方案	安全管理机构	人员配备	a	应配备一定数量的系统管理员、审计管理员和安全管理员等	人员配置，有人员清单	安全组织建设	人员配备
安全组织机构设置解决方案	安全管理机构	人员配备	b	应配备专职安全管理员，不可兼任	设置专职安全管理员，不可兼任说明	安全组织建设	人员配备
安全组织机构设置解决方案	安全管理机构	授权和审批	a	应根据各个部门和岗位的职责明确授权审批事项、审批部门和批准人等	编制授权和审批制度和清单	安全组织建设	安全管理机构
安全组织机构设置解决方案	安全管理机构	授权和审批	b	应针对系统变更、重要操作、物理访问和系统接入等事项建立审批程序，按照审批程序执行审批过程，对重要活动建立逐级审批制度	编制审批程序	安全组织建设	安全管理机构
安全组织机构设置解决方案	安全管理机构	授权和审批	c	应定期审查审批事项，及时更新需授权和审批的项目、审批部门和审批人等信息	更新授权和审批清单记录	安全组织建设	安全管理机构

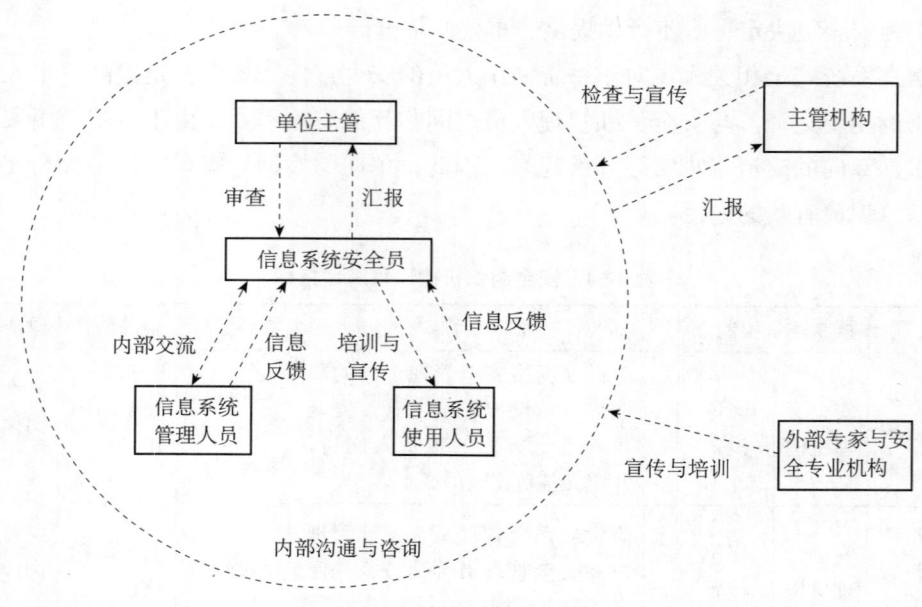

图 4-55 安全管理活动

系统使用人员向信息系统安全相关人员反馈的系统运行状况以及控制措施执行情况，是安全员判断控制措施有效性的重要依据。

信息系统安全相关人员向主管领导准确、翔实地汇报，有助于获得主管领导的理解和支持。

在安全管理管理活动中，外部的安全专家或安全机构通过讲座和培训的方式，可以提高相关参与人员的知识与技能。

4.3.6.12.2 风险管理不同阶段中的沟通与合作

在系统建设的不同阶段中，沟通与合作的侧重点各有不同。

系统设计阶段。信息系统安全相关人员通过和信息系统管理人员的交流沟通，以及向系统设计人员了解相关信息，才能够准确地确定安全管理的对象和范围；同时，安全员向主管领导进行汇报，获得主管领导的理解与支持，是安全管理活动得以开展和进行的关键因素。

系统建设阶段。信息系统安全相关人员必须通过信息系统管理人员提供的信息，才能准确地确定资产、弱点和威胁的赋值；同时，只有当管理人员对于风险有了相当的理解，才能够提供有效的信息，这是一个双向互动的过程。另外，外部的安全专家和专业机构能够提供先进的评估方法、技术和工具，有助于提高风险评估结果的可靠性。

系统运维阶段。通过和信息系统管理人员的交流，信息系统安全相关人员能够更加准确地判断每一项控制措施实际的有效性以及相关成本，从而为控制措施的选取提供依据；同时，为保证选取的控制措施能够顺利地实施与执行，对于系统使用人员的安全宣传和培训是必不可少的。

为更好地发挥监控与审查的作用，适当地沟通与合作是十分必要的。通过系统使用人员的反馈和与信息系统管理人员的交流，信息系统安全相关人员能够更好地掌握控制措施的有效性，了解系统变化和安全事件，从而为下一步采取的行动提供依据。

4.3.6.12.3 满足指标

通过安全沟通与合作可以满足等级保护三级的指标（表 4-65）。

表 4-65 安全沟通与合作满足指标

整改项	控制类	控制点		指标名称	措施名称	改进动作
安全沟通与合作解决方案	安全管理机构	沟通与合作	a	应加强各类管理人员、组织内部机构和网络安全管理部门之间的合作与沟通，定期召开协调会议，共同协作处理网络安全问题	沟通说明与记录	安全组织设立
安全沟通与合作解决方案	安全管理机构	沟通与合作	b	应加强与网络安全职能部门、各类供应商、业界专家及安全组织的合作与沟通	沟通说明与记录	安全组织设立
安全沟通与合作解决方案	安全管理机构	沟通与合作	c	应建立外联单位联系列表，包括外联单位名称、合作内容、联系人和联系方式等信息	外联单位联系列表	安全组织设立

4.3.6.13 定期风险评估

系统在运维过程中，需要对系统进行定期的风险评估，定期风险评估是按固定周期，就约定的信息系统范围进行安全检查，发现信息系统在日常运维过程中可能新增加的安全隐患，分析系统运维过程的不足，并给出相应的解决建议。

定期风险评估体现了日常安全运维工作的规范化和专业化，根据医院信息系统的重要程度按不同周期持续地检查，使用户充分了解系统安全的实时状况。避免了因为客户自身技术力量不足而影响信息系统的安全运行。

定期风险评估能使客户的信息系统安全运行，向合规化、专业化、体系化发展，使客户能清晰掌握自身信息系统的安全状况，轻松地管理系统的安全问题，有更多精力去更专注地开展业务，提高经营效益。

4.3.6.13.1 评估方式

定期风险评估频率如表 4-66 所示。

表 4-66 定期风险评估频率

方式	内容
2 次/年	每六个月一次完全检查，二级粒度了解系统安全状况
4 次/年	每三个月一次安全检查，三级粒度了解系统安全状况
6 次/年	每两个月一次完全检查，四级粒度了解系统安全状况
12 次/年	每个月一次完全检查，五级粒度了解系统安全状况
自定义	根据客户需要，自定义评估周期，完全风险管理解决方案

4.3.6.13.2 评估内容

定期风险评估主要内容如表 4-67 所示。

表 4-67 定期风险评估主要内容

类型	内容	方式
数据层面	业务分析、逻辑合理性	人工分析
应用层面	WEB 容器、中间件、数据库	工具、手工
主机层面	通用的 Windows 和 Unix 系统日志，包括应用程序日志、系统日志、安全日志等	工具、手工
网络层面	网络设备日志、安全日志	工具、手工
管理层面	工作制度、业务流程、操作规范、人员安全	查阅分析 咨询建议
物理层面	主机设备、网络设备、安全设备、主机外设、配电设备、防雷设备、温控设备、湿控设备、电源线路、通信线路	人工实地勘察

4.3.6.13.3 评估流程

评估流程如图 4-56 所示。

了解系统安全现状、分析需求：分析并解决问题的前提是清晰地发现问题，通过对信息系统安全状况的了解，和相关负责人员一起分析现阶段系统实际的安全需求，目的是发现并总结系统存在的安全问题。

选择定期风险评估模块：根据发现的首要安全问题，选择最适合当前状况的定期风险评估模块。

编写《评估计划》：根据系统的实际情况，制订适合执行并可以保证效果的定期风险评估计划，计划中应明确包括定期风险评估的周期、定期风险评估的具体项

4 医疗卫生网络安全等级保护实施

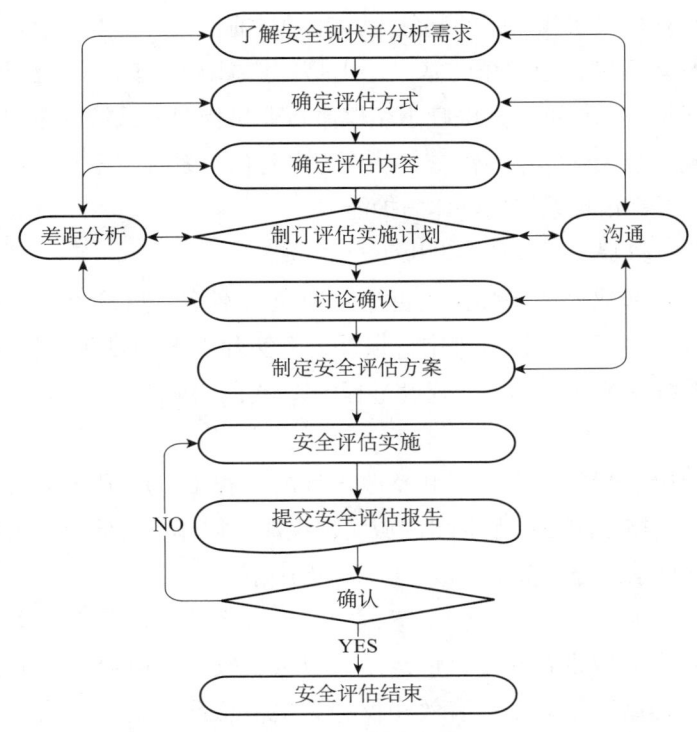

图 4-56 定期风险评估流程

目、执行过程中相关人员的责任分工、执行过程中的输入和输出及最终的工作成果。

相关负责人确认评估计划：评估计划作为整个项目实施的指导性文档，需要相关负责人根据实际情况进行确认，予以批准实施。

执行评估计划：为了规避风险、保障系统的高可用性，定期风险评估必须严格按照相关计划进行，防止计划外操作可能带来的问题。

生成周期性《评估报告》：根据定期风险评估执行的时间周期，在报告中说明本次的检查结果，并与以前历次检查结果进行综合分析，判断安全状况的发展趋势。

判断新的安全需求：企业的安全需求也应根据新的安全形势不断调整，当评估工作进行到一定阶段，对检查计划进行调整，以适应安全形势的需要。

4.3.6.13.4 满足指标

定期风险评估作为信息系统安全状态检查和审计的主要手段，是维持信息系统运行在安全基线之上的重要方法，此解决方案覆盖系统所有安全检查与审计的指标要求。

4.4 实施与运行

为保障医疗卫生健康行业机构网络及业务信息系统的安全，满足系统的各种安全需求，在分析其安全现状和差距的基础上，针对目前存在的主要问题进行安全建设整改设计。实施与运行过程中遵循的基本原则是：依据国家有关政策法规、国家标准、网络安全等级保护系列标准，从医疗卫生健康行业机构业务系统的重要程度入手，全面、准确地确定信息系统的整改需求，从而为自身信息系统"量身定制"适用的安全保障体系，真正提高信息系统的整体防护能力。

在实施与运行过程中，建议遵循以下总体策略。

统一规划、分步实施。医疗卫生健康行业机构网络信息系统的安全防护涉及技术、管理各方面内容，在设计过程中，根据自身实际需求和目前现状进行统一规划。同时，在信息系统安全保障体系的建设过程中，立足于现有基础，从点到面进行安全改造和建设。

纵深防御、分区保护。在规划和整改设计的过程中，应根据信息系统的业务流向，从网络边界、核心网络、服务器区域实现纵深防御体系。同时根据访问对象、重要性等不同将信息系统分为多个区域，区域分别保护。

集中管理、控制风险。通常情况下，在医疗卫生健康行业机构中，如果网络信息系统网络设备和系统设备较多，但运维人员数量较少，应通过集中管理有效控制信息技术风险、提高决策效率、有效降低计算机信息系统管理的总体成本、提升系统服务能力。

在实施与运行的过程中要确保通过一系列管理和技术手段有效地提升安全防护能力，达到等级保护相对应级别的安全能力要求，注重措施的时效性和有效性。

4.4.1 管理措施实现

管理措施实现如表 4-68 所示。

表 4-68 管理措施实现

要求类别		基本要求	解决方案
安全管理制度	安全策略	应制定信息安全工作的总体方针和安全策略，说明机构安全工作的总体目标、范围、原则和安全框架等	根据安全管理制度的基本要求制定各类管理规定、管理办法和暂行规定
	管理制度	1. 应对安全管理活动中的各类管理内容建立安全管理制度 2. 应对要求管理人员或操作人员执行的日常管理操作建立操作规程 3. 应形成由安全策略、管理制度、操作规程、记录表单等构成的全面的信息安全管理体系	

要求类别		基本要求	解决方案
安全管理制度	制定与发布	1. 应指定或授权专门的部门或人员负责安全管理制度的制定 2. 安全管理制度应通过正式、有效的方式发布，并进行版本控制	根据安全管理制度的基本要求制定各类管理规定、管理办法和暂行规定。从安全策略主文档中规定的安全各个方面所应遵守的原则方法和指导性策略引出的具体管理规定、管理办法和实施办法，是具有可操作性，且必须得到有效推行和实施的制度 制定严格的制度制定与发布流程、方式、范围等 定期对安全管理制度进行评审和修订，修订不足及进行改进
	评审与修订	应定期对安全管理制度的合理性和适用性进行论证和审定，对存在不足或需要改进的安全管理制度进行修订	
	岗位设置	1. 应成立指导和管理信息安全工作的委员会或领导小组，其最高领导由单位主管领导委任或授权 2. 应设立信息安全管理工作的职能部门，设立安全主管、安全管理各个方面的负责人岗位，并定义各负责人的职责 3. 应设立系统管理员、网络管理员、安全管理员等岗位，并定义部门及各个工作岗位的职责	
	人员配备	1. 应配备一定数量的系统管理员、网络管理员、安全管理员等 2. 应配备专职安全管理员，不可兼任	
	授权与审批	1. 应根据各个部门和岗位的职责明确授权审批事项、审批部门和批准人等 2. 应针对系统变更、重要操作、物理访问和系统接入等事项建立审批程序，按照审批程序执行审批过程，对重要活动建立逐级审批制度 3. 应定期审查审批事项，及时更新需授权和审批的项目、审批部门和审批人等信息	
	沟通与合作	1. 应加强各类管理人员之间、组织内部机构之间以及信息安全职能部门内部的合作与沟通，定期召开协调会议，共同协作处理信息安全问题 2. 应加强与网络安全管理部门、各类供应商、业界专家及安全组织的合作与沟通 3. 应建立外联单位联系列表，包括外联单位名称、合作内容、联系人和联系方式等信息	

续表

要求类别		基本要求	解决方案
安全管理制度	审核与检查	1. 应定期进行常规安全检查，检查内容包括系统日常运行、系统漏洞和数据备份等情况 2. 应定期进行全面安全检查，检查内容包括现有安全技术措施的有效性、安全配置与安全策略的一致性、安全管理制度的执行情况等 3. 应制定安全检查表格实施安全检查，汇总安全检查数据，形成安全检查报告，并对安全检查结果进行通报	
人员安全管理	人员录用	1. 应指定或授权专门的部门或人员负责人员录用 2. 应对被录用人员的身份、背景、专业资格和资质等进行审查，对其所具有的技术技能进行考核 3. 应与被录用人员签署保密协议，与关键岗位人员签署岗位责任协议	根据基本要求制定人员录用、离岗、考核、培训几个方面的规定，并严格执行 规定外部人员访问流程，并严格执行
	人员离岗	1. 应及时终止离岗员工的所有访问权限，取回各种身份证件、钥匙、徽章等以及机构提供的软硬件设备 2. 应办理严格的调离手续，并承诺调离后的保密义务后方可离开	
	人员考核	应定期对各个岗位的人员进行安全技能及安全认知的考核	
	安全意识教育和培训	1. 应对各类人员进行安全意识教育和岗位技能培训，并告知相关的安全责任和惩戒措施 2. 应针对不同岗位制订不同的培训计划，对信息安全基础知识、岗位操作规程等进行培训 3. 应定期对不同岗位的人员进行技能考核	
	外部人员访问管理	1. 应在外部人员物理访问受控区域前先提出书面申请，批准后由专人全程陪同，并登记备案 2. 应在外部人员接入受控网络访问系统前先提出书面申请，批准后由专人开设账户、分配权限，并登记备案 3. 外部人员离场后应及时清除其所有的访问权限 4. 获得系统访问授权的外部人员应签署保密协议，不得进行非授权操作，不得复制和泄露任何敏感信息	

续表

要求类别		基本要求	解决方案
系统建设管理	定级和备案	1. 应以书面的形式说明保护对象的安全保护等级及确定等级的方法和理由 2. 应组织相关部门和有关安全技术专家对定级结果的合理性和正确性进行论证和审定 3. 应保证定级结果经过相关部门的批准 4. 应将备案材料报主管部门和相应公安机关备案	根据基本要求制定系统建设管理制度,包括系统定级、安全方案设计、产品采购和使用、自行软件开发、外包软件开发、工程实施、测试验收、系统交付、安全服务商选择等方面。从工程实施的前、中、后三个阶段,从初始定级设计到验收评测完整的工程周期角度进行系统建设管理
	安全方案设计	1. 应根据安全保护等级选择基本安全措施,依据风险分析的结果补充和调整安全措施 2. 应根据保护对象的安全保护等级及与其他级别保护对象的关系进行安全整体规划和安全方案设计,设计内容应包含密码相关内容,并形成配套文件 3. 应组织相关部门和有关安全技术专家对安全整体规划及其配套文件的合理性和正确性进行论证和审定,经过批准后才能正式实施	
	产品采购和使用	1. 应确保信息安全产品采购和使用符合国家的有关规定 2. 应确保密码产品与服务的采购和使用符合国家密码管理主管部门的要求 3. 应预先对产品进行选型测试,确定产品的候选范围,并定期审定和更新候选产品名单	
	自行软件开发	1. 应将开发环境与实际运行环境物理分开,测试数据和测试结果受到控制 2. 应制定软件开发管理制度,明确说明开发过程的控制方法和人员行为准则 3. 应制定代码编写安全规范,要求开发人员参照规范编写代码 4. 应具备软件设计的相关文档和使用指南,并对文档使用进行控制 5. 应对程序资源库的修改、更新、发布进行授权和批准,并严格进行版本控制 6. 应保证在软件开发过程中对安全性进行测试,在软件安装前对可能存在的恶意代码进行检测 7. 应保证开发人员为专职人员,开发人员的开发活动受到控制、监视和审查	

续表

要求类别		基本要求	解决方案
系统建设管理	外包软件开发	1. 应在软件交付前检测其中可能存在的恶意代码 2. 应保证开发单位提供软件设计文档和使用指南 3. 应保证开发单位提供软件源代码，并审查软件中可能存在的后门和隐蔽信道	
	工程实施	1. 应指定或授权专门的部门或人员负责工程实施过程的管理 2. 应制定工程实施方案控制安全工程实施过程 3. 应通过第三方工程监理控制项目的实施过程	
	测试验收	1. 应制定测试验收方案，并依据测试验收方案实施测试验收，形成测试验收报告 2. 应进行上线前的安全性测试，并出具安全测试报告，安全测试报告应包含密码应用安全性测试相关内容	
	系统交付	1. 应制定交付清单，并根据交付清单对所交接的设备、软件和文档进行清点 2. 应对负责运行维护的技术人员进行相应的技能培训 3. 应提供建设过程中的文档和指导用户进行运行维护的文档	
	等级评测	1. 应定期进行等级测评，发现不符合相应等级保护标准要求的及时整改 2. 应在发生重大变更或级别发生变化时进行等级测评 3. 应确保测评机构的选择符合国家有关规定	
	服务供应商选择	1. 应确保服务供应商的选择符合国家的有关规定 2. 应与选定的服务供应商签订相关协议，明确整个服务供应链各方需履行的信息安全相关义务 3. 应定期监视、评审和审核服务供应商提供的服务，并对其变更服务内容加以控制	

续表

要求类别		基本要求	解决方案
安全运维管理	环境管理	1. 应指定专门的部门或人员负责机房安全，对机房出入进行管理，定期对机房供配电、空调、温（湿）度控制、消防等设施进行维护管理 2. 应建立机房安全管理制度，对有关机房物理访问、物品带进带出机房和机房环境安全等方面的管理作出规定 3. 应不在重要区域接待来访人员和桌面上没有包含敏感信息的纸档文件、移动介质等	根据基本要求进行信息系统日常运行维护管理，利用管理制度以及安全管理中心进行，包括环境管理、资产管理、介质管理、设备管理、网络安全管理、系统安全管理、恶意代码防范管理、密码管理、变更管理、备份与恢复管理、安全事件处置、应急预案管理等，使系统始终处于相应等级安全状态中
	资产管理	1. 应编制并保存与保护对象相关的资产清单，包括资产责任部门、重要程度和所处位置等内容 2. 应根据资产的重要程度对资产进行标识管理，根据资产的价值选择相应的管理措施 3. 应对信息分类与标识方法作出规定，并对信息的使用、传输和存储等进行规范化管理	
	介质管理	1. 应将介质存放在安全的环境中，对各类介质进行控制和保护，实行存储环境专人管理，并根据存档介质的目录清单定期盘点 2. 应对介质在物理传输过程中的人员选择、打包、交付等情况进行控制，并对介质的归档和查询等进行登记记录	
	设备维护管理	1. 应对各种设备（包括备份和冗余设备）、线路等指定专门的部门和人员定期进行维护管理 2. 应建立配套设施、软硬件维护方面的管理制度，对其维护进行有效的管理，包括明确维护人员的责任、维修和服务的审批、维修过程的监督控制等 3. 信息处理设备必须经过审批才能带离机房或办公地点，含有存储介质的设备带出工作环境时其中重要数据必须加密 4. 含有存储介质的设备在报废或重用前，应进行完全清除和被安全覆盖，保证该设备上的敏感数据和授权软件无法被恢复重用	

续表

要求类别		基本要求	解决方案
安全运维管理	网络系统安全管理	1. 应划分不同的管理员角色进行网络和系统的运维管理，明确各个角色的责任和权限 2. 应指定专门的部门或人员进行账户管理，对申请账户、建立账户、删除账户等进行控制 3. 应建立网络和系统安全管理制度，对安全策略、账户管理、配置管理、日志管理、日常操作、升级与打补丁、口令更新周期等方面作出规定 4. 应制定重要设备的配置和操作手册，依据手册对设备进行安全配置和优化配置等 5. 应详细记录运维操作日志，包括日常巡检工作、运行维护记录、参数的设置和修改等内容 6. 应指定专门的部门或人员对日志、监测和报警数据等进行分析、统计，及时发现可疑行为 7. 应严格控制变更性运维，经过审批后才可改变连接、安装系统组件或调整配置参数，操作过程中应保留不可更改的审计日志，操作结束后应同步更新配置信息库 8. 应严格控制运维工具的使用，经过审批后才可接入进行操作，操作过程中应保留不可更改的审计日志，操作结束后应删除工具中的敏感数据	
		9. 应严格控制远程运维的开通，经过审批后才可开通远程运维接口或通道，操作过程中应保留不可更改的审计日志，操作结束后立即关闭接口或通道 10. 应保证所有与外部的连接均得到授权和批准，应定期检查违反规定无线上网及其他违反网络安全策略的行为	
	恶意代码防范管理	1. 应提高所有用户的恶意代码意识，告知对外来计算机或存储设备接入系统前进行恶意代码检查等 2. 应定期验证防范恶意代码攻击的技术措施的有效性	

续表

要求类别		基本要求	解决方案
安全运维管理	密码管理	1. 应遵循相关密码国家标准和行业标准 2. 应使用国家密码管理主管部门认证核准的密码技术和产品	
	变更管理	1. 应明确变更需求,变更前根据变更需求制定变更方案,变更方案经过评审、审批后方可实施 2. 应建立变更的申报和审批控制程序,依据程序控制所有的变更,记录变更实施过程 3. 应建立中止变更并从失败变更中恢复的程序,明确过程控制方法和人员职责,必要时对恢复过程进行演练	
	备份与恢复管理	1. 应识别需要定期备份的重要业务信息、系统数据及软件系统等 2. 应规定备份信息的备份方式、备份频度、存储介质、保存期等 3. 应根据数据的重要性和数据对系统运行的影响,制定数据的备份策略和恢复策略、备份程序和恢复程序等	
	安全事件处置	1. 应及时向安全管理部门报告所发现的安全弱点和可疑事件 2. 应制定安全事件报告和处置管理制度,明确不同安全事件的报告、处置和相应流程,规定安全事件的现场处理、实践报告和后期恢复的管理职责等 3. 应在安全事件报告和响应处理过程中,分析和鉴定事件产生的原因,收集证据,记录处理过程,总结经验教训 4. 对造成系统终端和造成信息泄露的重大安全事件应采用不同的处理程序和报告程序	
	应急预案管理	1. 应规定统一的应急预案框架,具体包括启动预案的条件、应急组织构成、应急资源保障、事后教育和培训等内容 2. 应制定重要事件的应急预案,包括应急处理流程、系统恢复流程等内容 3. 应定期对系统相关的人员进行应急预案培训,并进行应急预案的演练 4. 应定期对原有的应急预案重新评估,修订完善	

续表

要求类别		基本要求	解决方案
安全运维管理	漏洞和风险管理	1. 应采取必要的措施识别安全漏洞和隐患，对发现的安全漏洞和隐患及时进行修补或评估可能的影响后进行修补 2. 应定期开展安全测评，形成安全测评报告，采取措施应对发现的安全问题	
	配置管理	1. 应记录和保存基本配置信息，包括网络拓扑结构、各个设备安装的软件组件、软件组件的版本和补丁信息、各个设备或软件组件的配置参数等 2. 应将基本配置信息改变纳入变更范畴，实施对配置信息改变的控制，并及时更新基本配置信息库	
	外包运维管理	1. 应确保外包运维服务商的选择符合国家的有关规定 2. 应与选定的外包运维服务商在技术和管理方面均应具有按照等级保护要求开展安全运维工作的能力，并将能力要求在签订的协议中明确 3. 应在与外包运维服务商签订的协议中明确所有相关的安全要求。如可能涉及对敏感信息的访问、处理、存储要求，对IT基础设施中断服务的应急保障要求等	

4.4.2 技术措施实现

以医疗机构为例，医疗机构信息系统（如HIS、PACS等）在定级时确定的需要满足S3A3的要求，S3A3技术措施实现如表4-69所示。

表4-69 S3A3技术措施实现

要求类别		基本要求	解决方案
安全物理环境	物理位置的选择（G2）	1. 机房场地应选择在具有防震、防风和防雨等功能的建筑内 2. 机房场地应避免设在建筑物的顶层或地下室，否则应加强防水和防潮措施	按照基本要求进行物理位置选址，加强防水和防潮措施
	物理访问控制（G2）	机房出入口应配置电子门禁系统，控制、鉴别和记录进入的人员	按照基本要求配备电子门禁系统

续表

要求类别		基本要求	解决方案
安全物理环境	防盗窃和防破坏（G2）	1. 应将设备或主要部件进行固定，并设置明显的不易除去的标识 2. 应将通信线缆铺设在隐蔽安全处 3. 应设置机房防盗报警系统或设置有专人值守的视频监控系统	按照基本要求进行建设。制定防盗窃防破坏相关管理制度
	防雷击（G2）	1. 应将各类机柜、设施和设备等通过接地系统安全接地 2. 应采取措施防止感应雷，如设置防雷保安器或过压保护装置等	按照基本要求进行建设
	防火（G2）	1. 机房应设置火灾自动消防系统，能够自动检测火情、自动报警，并自动灭火 2. 机房及相关的工作房间和辅助房应采用具有耐火等级的建筑材料 3. 应对机房划分区域进行管理，区域和区域之间设置隔离防火措施	按照基本要求进行建设
	防水和防潮（G2）	1. 应采取措施防止雨水通过机房窗户、屋顶和墙壁渗透 2. 应采取措施防止机房内水蒸气结露和地下积水的转移与渗透 3. 应安装对水敏感的检测仪表和元件，对机房进行防水检测和报警	按照基本要求进行建设
	防静电（G2）	1. 应安装防静电地板并采用必要的接地防静电措施 2. 应采取措施防止静电的产生，如采用静电消除器、佩戴防静电手环等	按照基本要求进行建设
	温、湿度控制（G2）	应设置温、湿度自动调节设施，使机房温、湿度的变化在设备运行所允许的范围之内	配备空调系统
	电力供应（A2）	1. 应在机房供电线路上配置稳压器和过压防护设备 2. 应提供短期的备用电力供应，至少满足设备在断电情况下的正常运行要求 3. 应设置冗余或并行的电力电缆线路为计算机系统供电	配备稳压器和过压防护设备；配备UPS系统
	电磁防护（S2）	1. 电源线和通信线缆应隔离铺设，避免互相干扰 2. 应对关键设备实施电磁屏蔽	按照基本要求进行电源线和通信线缆隔离铺设

续表

要求类别		基本要求	解决方案
安全通信网络	网络架构（G2）	1. 应保证网络设备的业务处理能力满足业务高峰期的需要 2. 应保证网络各个部分的带宽满足业务高峰期需要 3. 应划分不同的网络区域，并按照方便管理和控制的原则为各网络区域分配地址 4. 应避免将重要网络区域部署在边界处，重要网络区域与其他网络区域之间应采取可靠的技术隔离手段 5. 应提供通信线路、关键网络设备和关键计算设备的硬件冗余，保证系统的可用性	根据高峰业务流量，关键设备选择高端设备，核心交换设备和接入设备带宽能够支撑业务高峰的数据量，并采用双机冗余配置方式 合理组网，绘制详细网络拓扑图，根据业务、部门、信息系统类别等合理划分子网、VLAN、安全域
	通信传输	1. 应采用校验技术和密码技术保证通信过程中数据的完整 2. 应采用密码技术保证通信过程中敏感信息字段或整个报文的保密性	采用校验和密码技术保证通信数据完整性和保密性
	可信验证	可基于可信根对通信设备的系统引导程序、系统程序、重要配置参数和通信应用程序等进行可信验证，并在应用程序的关键执行环节进行动态可信验证，在检测到其可信性受到破坏后进行报警，并将验证结果形成审计记录送至安全管理中心	可基于可信根对通信设备的系统引导程序、系统程序、重要配置参数和通信应用程序等进行可信验证
安全区域边界	边界防护（G2）	1. 应保证跨越边界的访问和数据流通过边界设备提供的受控接口进行通信 2. 应能够对非授权设备私自联到内部网络的行为进行限制或检查 3. 应能够对内部用户非授权联到外部网络的行为进行限制或检查 4. 应限制无线网络的使用，保证无线网络通过受控的边界设备接入内部网络	通过网络接入控制系统、网络非法接入检查系统及安全无线管理系统进行管控
	访问控制（G2）	1. 应在网络边界或区域之间根据访问控制策略设置访问控制规则，默认情况下除允许通信外受控接口拒绝所有通信 2. 应能根据会话状态信息为进出数据流提供明确的允许/拒绝访问的能力，控制粒度为端口级 3. 应对源地址、目的地址、源端口、目的端口和协议等进行检查，以允许/拒绝数据包进出 4. 应对进出网络的数据流实现基于应用协议和应用内容的访问控制 5. 应删除多余或无效的访问控制规则，优化访问控制列表，并保证访问控制规则数量最小化	网络边界部署，如防火墙等隔离设备 根据基本要求对隔离设备以及网络设备等制定相应的ACL策略，包括访问控制粒度、用户数量等

续表

要求类别		基本要求	解决方案
安全区域边界	入侵防范（G2）	1. 应在关键网络节点处检测、防止或限制从外部发起的网络攻击行为 2. 应在关键网络节点处检测、防止和限制从内部发起的网络攻击行为 3. 应采取技术措施对网络行为进行分析，实现对网络攻击特别是新型网络攻击行为的分析 4. 当检测到攻击行为时，记录攻击源IP、攻击类型、攻击目的、攻击时间，在发生严重入侵事件时提供报警	按照基本要求进行建设
	恶意代码防范（G2）	1. 应在关键网络节点处对恶意代码进行检测和清除，并维护恶意代码防护机制的升级和更新 2. 应在关键网络节点处对垃圾邮件进行检测和清除，并维护垃圾邮件防护机制的升级和更新	按照基本要求进行建设
	安全审计（G2）	1. 应在网络边界、重要网络节点进行安全审计，审计覆盖每个用户，对重要的用户行为和重要安全事件进行审计 2. 审计记录应包括事件的日期和时间、用户、事件类型、事件是否成功及其他与审计相关的信息 3. 应对审计记录进行保护，定期备份，避免受到未预期的删除、修改或覆盖等 4. 应能对远程访问的用户行为、访问互联网的用户行为等单独进行行为审计和数据分析	部署网络安全审计系统，记录用户网络行为、网络设备运行状况、网络流量等，审计记录包括事件的日期和时间、用户、事件类型、事件是否成功及其他与审计相关的信息
	边界完整性检查（S2）	应能够对内部网络中出现的内部用户未通过准许私自联到外部网络的行为进行检查	部署终端安全管理系统，启用非法外联监控以及安全准入功能进行边界完整性检查与控制
	网络设备防护（G2）	1. 应对登录网络设备的用户进行身份鉴别 2. 应对网络设备的管理员登录地址进行限制 3. 网络设备用户的标识应唯一 4. 身份鉴别信息应具有不易被冒用的特点，口令应有复杂度要求并定期更换 5. 应具有登录失败处理功能，可采取结束会话、限制非法登录次数和当网络登录连接超时自动退出等措施 6. 当对网络设备进行远程管理时，应采取必要措施防止鉴别信息在网络传输过程中被窃听	根据基本要求配置网络设备自身的身份鉴别与权限控制，包括登录地址、标识符、口令的复杂度（3种以上字符、长度不少于8位）、失败处理，传输加密等方面对网络设备进行安全加固

续表

要求类别		基本要求	解决方案
安全计算环境	身份鉴别（S2）	1. 应对登录的用户进行身份标识和鉴别，身份标识具有唯一性，身份鉴别信息具有复杂度要求并定期更换 2. 应具有登录失败处理能力，应配置并启用结束会话、限制非法登录次数和当登录连接超时自动退出等相关措施 3. 当进行远程管理时，应采取必要措施，防止鉴别信息在网络传输过程中被窃听 4. 应采用口令、密码技术、生物技术等两种或两种以上组合的鉴别技术对用户进行身份鉴别，且其中一种鉴别技术至少应使用密码技术来实现	根据基本要求对操作系统和数据库系统配置用户名/口令采用3种以上字符、长度不少于8位的口令 启用登录失败处理、传输加密等措施 保证用户名的唯一性
	访问控制（S2）	1. 应对登录的用户分配账户和权限 2. 应授予管理用户所需的最小权限，实现管理用户的权限分离 3. 应有授权主体配置访问控制策略，访问控制策略规定主体对客体的访问规则 4. 应重命名或删除默认账户，修改默认账户的默认口令 5. 应及时删除或停用多余的、过期的账户，避免共享账户的存在 6. 访问控制的粒度应达到主体为用户级或进程级，客体为文件、数据库表级 7. 应对重要主体和客体设置安全标记，并控制主体对有安全标记信息资源的访问	根据基本要求进行主机访问控制的配置，包括功能启用、特权用户权限分离、默认账号和口令的修改、无用账号的清除等 通过安全加固措施制定严格用户权限策略，保证账号、口令等符合安全策略
	安全审计（G2）	1. 应启用安全审计功能，审计覆盖每个用户，对重要的用户行为和重要安全事件进行审计 2. 审计记录应包括事件的日期和时间、用户、事件类型、事件是否成功及其他与审计相关的信息 3. 应对审计进程进行保护，防止未经授权的中断 4. 应对审计记录进行保护，定期备份，避免受到未预期的删除、修改或覆盖等	部署主机审计系统进行文件操作审计、外挂设备操作审计、非法外联审计、IP地址更改审计、服务与进程审计等 根据基本要求记录用户行为，资源状况等，审计记录包括事件的日期、时间、类型、主体标识、客体标识和结果，并保护好审计结果
	可信验证	可基于可信根对通信设备的系统引导程序、系统程序、重要配置参数和通信应用程序等进行可信验证，并在应用程序的关键执行环节进行动态可信验证，在检测到其可信性受到破坏后进行报警，并将验证结果形成审计记录送至安全管理中心	可基于可信根对通信设备的系统引导程序、系统程序、重要配置参数和通信应用程序等进行可信验证

续表

要求类别		基本要求	解决方案
安全计算环境	入侵防范（G2）	1. 应遵循最小安装的原则，仅安装需要的组件和应用程序 2. 应关闭不需要的系统服务、默认共享和高危端口 3. 应通过设定终端接入方式或网络地址范围对通过网络进行管理的管理终端进行限制 4. 应提供数据有效性检验功能，保证通过人机接口输入或通过通信接口输入的内容符合系统设定要求 5. 应能发现可能存在的已知漏洞，并在经过充分测试评估后，及时修补漏洞 6. 能够检测到对重要节点进行入侵的行为，并在发生严重入侵事件时提供报警	部署入侵检测系统，记录入侵行为并告警 根据基本要求通过安全加固措施制加固系统 部署终端安全管理系统进行补丁及时分发
	恶意代码防范（G2）	应采用免受恶意代码攻击的技术措施或主动免疫可信计算检验机制及时识别入侵和病毒行为，并将其有效阻断	部署终端防恶意代码软件，及时进行升级更新；进行漏洞扫描，及时进行系统补丁更新
	数据完整性	1. 应采用校验技术和密码技术保证重要数据在传输过程中的完整性，包括但不限于鉴别数据、重要业务数据、重要审计数据、重要配置数据、重要视频数据和重要个人信息等	采用校验和密码技术保证数据完整性
		2. 应采用校验技术和密码技术保证重要数据在存储过程中的完整性，包括但不限于鉴别数据、重要业务数据、重要审计数据、重要配置数据、重要视频数据和重要个人信息等	
	数据保密性	1. 应采用密码技术保证重要数据在传输过程中的保密性，包括但不限于鉴别数据、重要业务数据和重要个人信息等 2. 应采用密码技术保证重要数据在存储过程中的保密性，包括但不限于鉴别数据、重要业务数据和重要个人信息等	采用密码技术保证数据在传输和存储过程中的保密性

续表

要求类别		基本要求	解决方案
安全计算环境	数据保密性	1. 应采用密码技术保证重要数据在传输过程中的保密性，包括但不限于鉴别数据、重要业务数据和重要个人信息等 2. 应采用密码技术保证重要数据在存储过程中的保密性，包括但不限于鉴别数据、重要业务数据和重要个人信息等	采用密码技术保证数据在传输和存储过程中的保密性
	数据备份恢复	1. 应提供重要数据的本地数据备份和恢复功能 2. 应提供异地实时备份功能，利用通信网络将重要数据实时备份至备份场地 3. 应提供重要数据处理系统的热冗余，保证系统的高可用性	采用技术数据实时备份技术，将重要数据备份至异地，提供重要业务系统热冗余
	剩余信息保护	1. 应保证鉴别信息所在的存储空间被释放或重新分配前得到完全清除 2. 应保证存有敏感数据的存储空间被释放或重新分配前得到完全清除	采用数据清除技术对无用数据进行释放
	个人信息保护	1. 应仅采集和保存业务必需的用户个人信息 2. 应禁止未授权访问和非法使用用户个人信息	采集存储用户信息并采取相应的保护技术

4.4.3 安全运行维护

医疗卫生健康行业提出的等级保护体系化建设流程中，在进行安全保障体系设计以及安全建设之后将会按照 PDCA 模型进入周期性的安全运维阶段，保证和巩固等级保护建设的成果。

根据建立的信息安全管理运维体系对信息安全系统进行实时的维护管理，针对医疗卫生健康行业信息系统安全软件、硬件实施全面的安全运维。具有条件的单位可以采用自行运维的方式，如在运维阶段面临技术水平、人员规模、运维经验的限制，可以采用安全运维服务外包的形式，针对整个系统相关范围的不同安全等级及实际应用，所需要的安全运维服务模块如下：安全扫描、人工检查、安全加固、日志分析、补丁管理、安全监控、安全动态、应急响应。

4.4.3.1 安全扫描

通过按照计算机信息系统安全的国家标准、相关行业标准设计、编写、制造的安全扫描工具（工具可自行采购，如漏洞扫描系统），分析并指出有关网络的安全漏洞及被测系统的薄弱环节，得到详细的检测报告，并通过安全扫描工具针对检测到的网络安全隐患给出相应的修补措施和安全建议。

安全扫描目的是提高内部网络安全防护性能和抗破坏能力，检测评估已运行网络的安全性能，为网络系统管理员提供实时安全建议。安全扫描作为一种积极主动的安全防护技术，提供了对内部攻击、外部攻击和误操作的实时保护，在网络系统受到危害之前可以提供安全防护解决方案。

安全扫描是一种快速有效的安全评估手段，可以发觉系统可能存在的部分安全问题，根据目前安全行业漏洞发掘情况，对扫描系统漏洞库不断进行更新，使在扫描过程中可以发现系统更多的安全问题。

在安全扫描过程中严格遵守以下原则：服务不能影响目标系统所承载的业务运行；服务不能严重影响目标系统的自身性能；操作时间选择在系统业务量最小、业务临时中断对外影响最小的时候。

4.4.3.2 人工检查

人工检查是指安全专家（可通过单位自有安全专家或外包给具有安全服务一级以上资质的安全服务商两种手段）登录主机、网络设备，根据检查列表对可能存在的安全漏洞进行逐项检查，根据检查结果提供详细的漏洞描述和修补方案。人工检查作为人工实施的安全评估手段可以弥补由于在防火墙策略等安全措施下，安全扫描无法发现系统内部存在的安全隐患。通过安全专家在主机、网络等设备上的实际操作，可以进一步发现系统存在的问题及需要安全增强的脆弱点。

人工检查是信息系统脆弱性发掘的一种有效措施，可以发现系统内部账号策略、权限管理、日志审核、网络服务等诸多问题。对服务器及网络系统来说人工检查是安全加固的必要步骤。

备注： 安全服务资质与其他资质不同，一级要比二级低，目前国内能获得到最高的是二级资质。该资质的证明是由中国信息安全产品测评中心颁发的《国家信息安全测评信息安全服务资质》。同时中国信息安全认证中心颁发的《信息安全应急处理服务资质》《信息安全风险评估服务资质》《信息系统安全集成服务资质》以及公安部第一研究所颁发的《信息安全等级保护安全建设服务机构能力评估合格证书》都应作为服务商择优选择的标准，建议医疗卫生健康行业机构在选择安全服务商时选择同时具有以上资质最高级的安全服务商，尽可能从侧面提升单位网络及系统安全防护能力。

4.4.3.3 安全加固

现有的各类网络设备、主机系统、数据库系统、应用系统等的安全状况是动态变化的，对于安全问题的发现及安全加固优化配置等操作都需要非常专业的安全技能，需要进行周期性的安全评估、审计、加固等工作，才能够保障整体安全水平的持续提高。

安全加固服务主要解决以下安全问题：安装、配置不符合安全需求；使用、维护不符合安全需求；系统完整性被破坏；被植入木马程序；账户、口令策略问题；安全漏洞没有及时修补；应用服务和应用程序滥用。

安全加固是根据专业安全评估结果，制定相应的系统加固方案，针对不同目标系统，通过打补丁、修改安全配置、增加安全机制等方法，合理进行安全性加强。

常见的安全加固服务手段有：基本安全配置检测和优化，密码系统安全检测和增强，账号、口令策略调整，系统后门检测，提供访问控制策略和工具，增强远程维护的安全性，文件系统完整性审计，增强的系统日志分析，系统升级与补丁安装，网络与服务加固，文件系统权限增强和内核安全参数调整。

4.4.3.4 日志分析

根据安全要求，采取人工加工具的分析方法，形成日志分析报告。该报告与定期评估结果、定期策略分析结果进行综合分析，找到当前的系统及网络设备中存在的问题和隐患，并给运行和维护提供专业的增强建议。

日志分析服务遵循以下流程。

日志服务器搭建。建立日志服务器，将路由器、交换机通过 syslog 协议，将 Windows 系统的日志通过 eventlog 的方式集中转存到日志服务器上。

分析日志。根据设备的具体情况，分析关键服务器、防火墙、路由器、交换机等设备的日志，采取人工加工具的审计分析方法对日志信息进行综合分析，找到当前的系统及网络设备中存在的隐患和被攻击痕迹。

生成报告。根据以上评估，生成具体的日志分析报告，并对报告中的各项问题提供修补建议，使发现的问题尽可能早地得到解决，避免造成更大范围的影响和损失。

4.4.3.5 补丁管理

伴随着软件大小的不断膨胀，潜在的 BUG 也不断增加。安全相关的 BUG 通常是在大量用户使用，以及黑客或者软件测试者企图进行渗透时才会发现的。一旦 BUG 被发现，软件厂商通常会发布一段软件修正这个 BUG。这种软件一般称为补丁（patch）、hotfix 或者 Service pack。与以往不同的是，只有时刻对出现的漏洞及时做出反应才能够有效地保护系统的有效性、保密性和完整性。几乎每天会有厂商发布新的补丁，即使有经验的系统管理员也很难保证能够及时使用所有最新的补丁修补系统。

有条件的单位可以设定专业的补丁、弱点处理小组负责医疗卫生系统补丁和弱点的收集和测试，也可以通过国内具有较高资质的服务机构提供专业的补丁管理服务或者购买补丁管理产品。

4.4.3.6 安全监控

信息安全是一个动态的过程，操作系统、应用软件、中间件还有硬件平台的种类越来越多，技术越来越复杂，稍有不慎就会留下安全隐患和管理漏洞，依靠我们自身的 IT 资源，无论从技术的先进性还是方案的严密性上都越来越难以应对，在医疗卫生健康行业中往往由于人手或技术力量的不足，无法自如地处理各种复杂的信息安全问题。针对这种情况，就需要持续对新的安全威胁、安全漏洞进行跟踪、分析和响应。

安全监控服务可采用外包的形式，它可以带来以下价值：解决烦琐的安全资产管理、维护、更新工作；用有限的资产管理人员去管理高速增长的资产数量；降低安全资产管理成本；保证安全管理的准确性、实时性。

4.4.3.7 安全动态

对于网络管理人员，特别是复杂网络的管理人员，由于时间和工作关系，通常会遇到无法收集并分类的安全报告，使得网络中或多或少地存在被忽视的安全漏洞。

医疗卫生健康行业可以通过业界专业的网络安全服务供应商，也可以通过一些知名的网站（如国家互联网应急中心 Http：//www.cert.org.cn），将最新的安全资讯通过最有效的方式进行传递和接收，其内容应包括紧急安全事件通告，业界最新动态，国际、国内以及行业安全政策及法律法规，最新技术发展，各种信息系统的漏洞信息，安全产品评测信息等。

4.4.3.8 应急响应

在运行维护系统过程中，技术人员由于时间和精力的问题，常常对这些紧急事件缺乏有效的处理，这样往往会对系统正常运转造成重大影响。有条件的单位可以自行制定应急响应制度处理突发性问题；没有足够条件的单位，应采用服务外包的方式，在安全威胁事件发生后迅速采取的措施和行动，其目的是最快速恢复系统的保密性、完整性和可用性，阻止和降低安全威胁事件带来的严重性影响。

紧急响应至少包括以下三个方面。

入侵调查。当入侵事件正在发生或已经发生，进行事件调查、保存证据、查找后门、追查来源等，同时提供事件处理报告以及后续的安全状况跟踪。

主机、网络异常响应。当主机或者网络异常事件正在发生或已经发生，进行事件调查、保存证据、查找问题的原因、追查来源等，同时保留事件处理报告以及后续的安全状况跟踪。

其他紧急事件。只有出现了上述严重影响网络、主机正常运行的安全事件才启用紧急响应服务，其他日常安全事件均属于日常安全事件处理服务范围。

安全应急响应服务也可以预防未来的攻击，高效地进行攻击发生时和事后的调查及收取攻击证据等工作，为起诉罪犯提供法律依据。

4.4.4 安全持续改进

医疗卫生健康行业机构应在实施运行阶段提出相应的信息安全保障与持续运维策略，建立等级化安全保障基线、风险评估应急响应规程、差异化纵深防御、运行监管以及应急机制，全面落实国家及各地区医疗行业网络安全等级保护工作相关要求，建成一个高效、有序、可持续发展的信息安全保障与运维体系，保障核心业务系统及数据平台安全稳定、持续运行，满足工作业务应用和管理需求。

《信息安全等级保护管理办法》对等级保护的实施与落实作出了强制性规定，明确指出，对违反规定的，由公安机关、国家保密工作部门和国家密码工作管理部门按照职责分工责令其限期改正；逾期不改正的，给予警告，并向其上级主管部门通报情况，建议对其直接负责的主管人员和其他直接责任人员予以处理，并及时反馈处理结果；造成严重损害的，由相关部门依照有关法律、法规予以处理。同时等级保护安全体系的建设基于国家网络安全等级保护准则进行复杂网络纵深式防御、多安全保护等级、多层次安全保障体系建设，在纵深防御、按需防御的等级保护体系架构下，以综合安全保障体系为核心可以快速制定系统安全策略，按照全网设定的不同安全保护等级，动态适应业务变化，维护全网设定的安全边界，制定不同安全域的防护策略，简化操作，方便网络升级与扩容。

同时要注意的是，在安全运维阶段，信息系统因需求变化等原因导致局部调整，而系统的安全保护等级并未改变，应从安全运行与维护阶段进入体系建设阶段，重新设计、调整和实施安全措施，确保满足等级保护的要求；但信息系统发生重大变更导致系统安全保护等级变化时，应从安全运维阶段进入信息系统评估定级阶段，重新开始一轮信息安全等级保护的实施过程。

4.5 自查与测评

按照国家主管部门要求，等级测评机构测评前，各医疗卫生机构可先自行进行等级自查，并完善整改措施，在检查或测评过程前应明确，测评工作配合及风险控制措施，根据测评结果发现被测系统存在的安全问题，并提出相应的控制策略。

4.5.1 检查工作配合

4.5.1.1 测评配合人员

系统管理员：主要负责相关应用的配置、监控、运维以及相应的处置工作。

网络管理员：主要负责整个网络的网络设备和服务器系统的设计、安装、配置、管理、监控和维护工作。

安全管理员：对网络安全进行探测和监控，管理网络安全设备、并对已经发生的安全事件进行及时响应和处理。

4.5.1.2 提供的资源和环境

医疗卫生机构相关人员应为测评人员提供包括但不限于资产清单；网络详细拓扑图；网络和安全设备用户名口令清单及 IP 地址；应用系统用户名口令和应用系统架构及 IP 地址服务端口；产品安全配置策略等；提供漏洞扫描、渗透等测试工具需要接入被测评的信息系统网络的网络 IP 地址，对网络、安全设备及重要终端的 IP 地址等。

4.5.2 测评风险应对

渗透测试过程的最大风险在于测试过程中对业务产生影响，为此我们在测评过程中要采取以下措施来减小风险。

在渗透测试中不使用含有拒绝服务的测试策略。

渗透测试时间尽量安排在业务量不大的时段。

渗透测试在实施过程中，会增加被渗透网络和主机的负载（5% 以下），对系统性能不会造成影响。但是如果系统程序不够健壮，可能会造成链接耗尽等影响正常业务的情况。在渗透测试过程中，如果出现被测评系统没有响应或其他明显错误的情况，会立即停止测试工作，与配合人员一起分析情况，在确定原因后，并正确恢复系统，采取必要的预防措施（如调整测试策略等）之后，才可以继续进行。

当执行对系统影响较大的操作的时候（如向数据库添加表），应先向相关人员申请，得到授权许可后再实施。

为防止在渗透测试过程中出现的异常的情况，被测评系统应在渗透测试之前做一次完整的系统备份或者关闭正在进行的操作，以便在系统发生灾难后及时恢复。

数据备份后进行恢复演习，检测备份数据和应急恢复流程的有效性。

操作系统类：制作系统应急盘，根据不同系统对系统信息、注册表、sam 文件、/etc 中的配置文件以及其他含有重要系统配置信息和用户信息的目录和文件进行备份，并应该确保备份的自身安全。

数据库系统类：对数据库系统进行数据转储，并妥善保护好备份数据。同时对数据库系统的配置信息和用户信息进行备份。

网络应用系统类：对网络应用服务系统及其配置、用户信息、数据库等进行备份。

4.5.3　等级测评流程

为应对日益严峻的信息安全形势，为切实做好医疗卫生健康行业信息化建设和网络安全保障工作，确保各项业务工作正常开展，根据公安部《关于开展全国重要信息系统安全等级保护定级工作的通知》（公信安〔2007〕861 号）、《关于开展信息安全等级保护安全建设整改工作的指导意见》（公信安〔2009〕1429 号）、国家发改委《关于加强国家电子政务工程建设项目信息安全风险评估工作的通知》（发改高技〔2008〕2071 号），原国家卫生计生委、国家中医药管理局《关于加强医疗卫生机构统方管理的规定的通知》、原卫生部《关于印发〈卫生行业信息安全等级保护工作的指导意见〉的通知》（卫办发〔2011〕85 号）等文件精神，为落实《网络安全法》，应对定级系统开展信息系统安全等级保护测评项目。

测评对象为具有备案号的定级系统（没有备案或没有取得备案号无法开展测评）。根据信息系统安全等级保护测评要求，结合已定级的信息系统现状及其安全建设需求，测评工作主要内容如下。

一是根据《信息安全技术　网络安全等级保护基本要求》（GB/T 22239—2019）及国家相关信息安全标准和规范，对已定级的信息系统开展差距分析工作。

二是根据已定级的信息系统差距分析的结果，提出有针对性的整改措施，从信息安全技术和信息安全管理两大方面，为已定级信息系统制定整体的安全整改方案。

三是针对已定级的信息系统开展等级测评工作，出具符合国家标准要求的信息系统安全等级测评报告。

通常安全检查和测评涉及的工作方法主要包括以下几点。

访谈。测评人员通过与信息系统有关人员（个人／群体）进行交流、讨论等活动，获取证据以证明信息系统安全保护措施是否有效的一种方法。测评人员与委托方的有关人员就测评所关注的问题进行有针对性的询问和交流的过程，该过程可以帮助测评方了解现状、澄清疑问或获得证据。主要通过提出书面的问题审计清单，询问相关背景和相关证据等，并详细记录访谈内容。

检查。不同于行政执法意义上的监督检查，是指测评人员通过对测评对象进行观察、查验、分析等活动，获取证据以证明信息系统安全保护措施是否有效的一种方法。与访谈类似，该过程可以帮助测评方了解现状、澄清疑问或获得证据。比较典型的检查行为包括对安全配置的核查、对安全策略的分析和评审等。

测试。测评人员使用预定的方法/工具使测评对象产生特定的行为，通过查看、分析这些行为的结果，获取证据以证明信息系统安全保护措施是否有效的一种方法。其中工具测试是指在测评人员使用自动化工具对测评目标进行扫描和分析，验证其安全特性，发现潜在的安全漏洞。主要包括漏洞扫描和应用测试。

网络/主机安全漏洞扫描：包括端口扫描、账户扫描和系统漏洞扫描三大部分。

数据库安全扫描：通过数据库安全扫描系统分析当前数据库系统存在的管理配置、安全漏洞、用户使用等方面可能存在的问题。

WEB应用测试：通过安全应用扫描系统分析WEB应用系统，通过扫描发现应用系统中可能存在的漏洞，主要包括SQL注入漏洞测试、跨站脚本测试、WEB服务器版本检查、CGI测试、目录遍历、PHP代码注入等多类应用层安全测试。

风险分析。测评人员依据等级保护的相关规范和标准，采用风险分析的方法分析等级测评结果中存在的安全问题可能对被测评系统安全造成的影响。

分析过程包括：判断安全问题被威胁利用的可能性，可能性的取值范围为高、中和低；判断安全问题被威胁利用后，对信息系统安全（业务信息安全和系统服务安全）造成的影响程度，影响程度取值范围为高、中和低。

综合可能性和影响程度的结果对信息系统面临的安全风险进行赋值，风险值的取值范围为高、中和低；结合信息系统的安全保护等级对风险分析结果进行评价，即对国家安全、社会秩序、公共利益以及公民、法人和其他组织的合法权益造成的风险。

等级测评机构的测评流程如图4-57所示。

常见的测试工具包含但不限于安全扫描工具（表4-70、表4-71）。

表4-70 网络扫描器

序号	工具名称	说明
1	天镜脆弱性扫描与管理系统CSS-X漏洞扫描器	网络/操作系统弱点扫描工具
2	Nessus	远程安全扫描软件
3	Ethereal	网络协议分析程序，支持Unix、Windows。可以直接从网络上抓取数据进行分析，也可以对由其他嗅探器抓取后保存在硬盘上的数据进行分析。能交互式地浏览抓取到的数据包，查看每一个数据包的摘要和详细信息
4	Metasploit Framework	供开发、测试和使用恶意代码

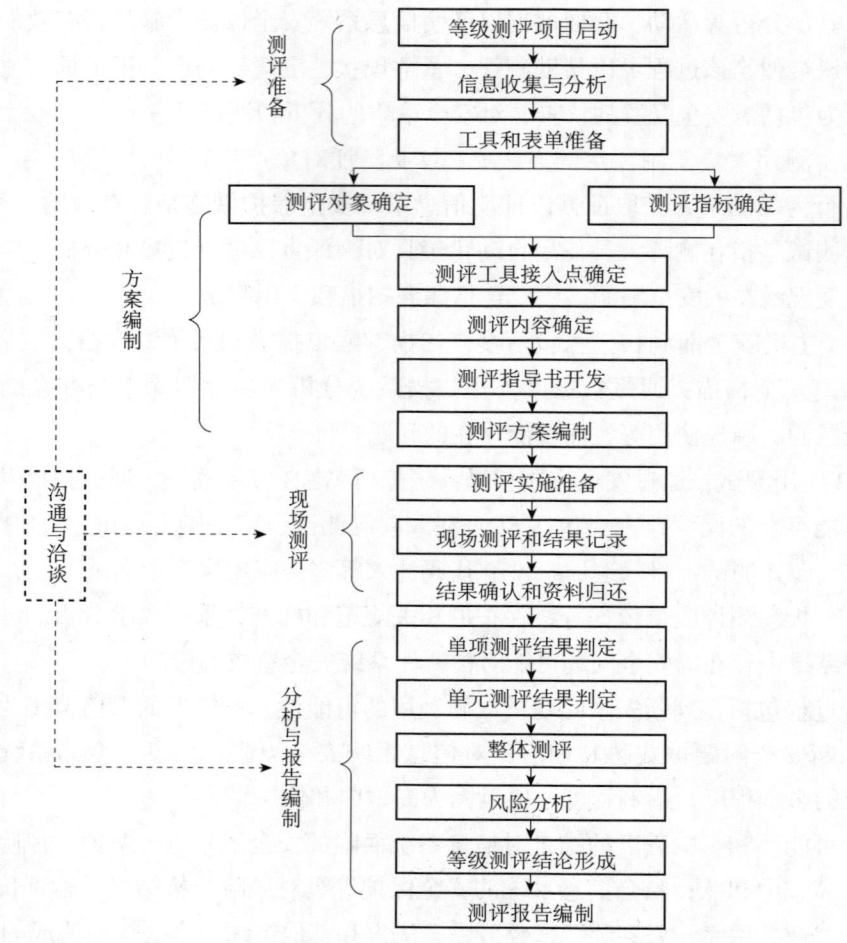

图 4-57 等级测评流程

表 4-71 应用扫描器

序号	工具名称	说明
1	漏洞扫描系统	全面扫描安全漏洞，清晰定性安全风险，给出修复建议和预防措施，并对风险控制策略进行有效审核，从而帮助用户在弱点全面评估的基础上实现安全自主掌控。满足 WEB 应用弱点扫描与数据库弱点扫描的安全需求
2	orabf-v	针对 Oracle 数据库连接账号口令检测工具，能够对 Oracle 数据库的连接口令进行破解检测
3	Apache Tomcat Scan	针对 Tomcat 管理页面扫描弱口令检测
4	Unlocker	可以查看什么进程锁定了选定的文件和强制删除文件
5	procexp.exe	综合性的安全检测工具

4.6 总结与改进

在安全检查阶段发现的任何问题，都应查找不符合的原因，针对该原因，采取纠正措施，制定解决方案加以实施，以确保不符合的事项不会再次发生。

此外，为防止类似问题的发生，或其他可能会引起信息安全事件的问题出现，各单位应该对潜在的问题进行识别、分析，查找原因并采取预防措施，以减少信息安全事件的发生，使各项信息安全工作更好地符合国家等级保护的相关要求。

网络安全等级保护工作是一项长期的工作，不能一蹴而就，外部环境和内部系统会不断地发生变化，医疗卫生健康行业机构要明确动态防御和主动防御的概念，了解安全没有绝对，时刻保持警惕的思路，等级保护测评通过，不代表第二年测评就符合要求，测评通过不代表安全能力的持续保持，所以一定注重持续改进。

医疗卫生健康行业网络安全等级保护2.0建设

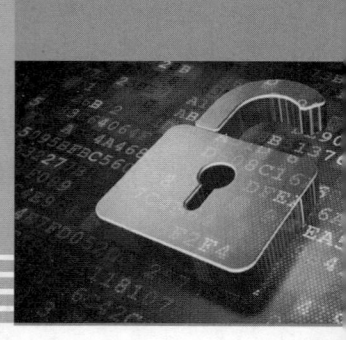

5.1 医疗卫生健康行业云计算网络安全等级保护建设

5.1.1 云计算安全背景需求

云计算是一个庞大的系统,其规模和复杂性决定了云计算的安全问题和解决手段的多样性,云平台安全是科技、规章和行为的复杂组合,它们联合起来保护系统各级数据的完整性和联通性,要满足其安全需求需根据具有典型特征的网络、系统、应用、用户等综合考虑。

云计算可以满足人们对先进和远程医疗服务的不断增长的需求。新的技术不断涌现,如遥测系统、机器学习、用于分析目的的集中大规模存储医疗记录,而对于仍然依赖于传真和人工记录患者病历的行业来说,医疗卫生健康行业的数据管理的总体状况不尽如人意。云计算对于提高医疗卫生健康行业的效率、有效性、适应性至关重要。

医疗卫生健康行业将会更多地受益于云计算。一方面,通过云 HIS、云 PACS 应用,实现诊疗业务融合;另一方面,通过区域平台云化,实现互联互通。医疗机构建立电子健康档案数据库、电子病历数据库、全员人口档案数据库等基础数据库,并在此基础上开发公共卫生、医疗服务等。同时建立人口健康信息标准体系和信息安全防护体系,实现医疗机构全面云端化运行,有效降低系统 IT 成本投入,加强医联体互联互通的协作能力,同时也大幅提升当地患者的医疗体验。建立医疗卫生云平台,以移动互联、云计算、大数据等技术为依托,电子健康档案和电子病历为核心,国家数据中心为枢纽,实现医疗卫生信息共享,搭建智慧医疗的核心平台。

当下,新兴的 IT 技术正在渗透各个传统领域,云计算也在潜移默化地影响着医疗卫生健康领域。医疗卫生机构现在采用的分散式系统建设模式——独立建设系统通常存在着投资分散而导致的系统质量差、多点维护成本高、建设周期长以及信息准确性、可靠性低等一系列问题,若采用自主的集中式系统建设,各级医疗卫生机构又面临着 IT 预算少、一次性投资能力差、缺乏专业的技术支持人员、决策时间长等问题的困扰。

医疗卫生系统要实现有效的数据交换和共享、不同系统间的信息整合，就需要对数据进行集中并统一管理，且医疗卫生数据具有隐私性、保密性等特点，因此，在进行医疗卫生云平台建设过程中，高效的数据集中管理技术和可靠的数据安全技术必不可少。

云计算具有可扩展、可伸缩的弹性计算能力，极小地减少IT建设和管理的难度。并且以租代购的方式极大地减少投资。在公有云中应用系统和支撑其运转的数据库都迁移到云端，数据的安全问题十分重要。越来越多的云端数据泄密事件，给云端的数据库防护带来了更大的挑战。

5.1.1.1 云计算面临的安全威胁

我们可以通过以下十二大云安全威胁了解云计算所面临的相关安全威胁，制定解决方案，调整防御策略。

5.1.1.1.1 数据泄露

由于有大量数据存储在云计算平台上，云服务商很容易成为众多攻击者的目标。一旦某个云平台受到攻击或设置错误而引发数据泄露，其损失和影响将是不可估量的。通常有三种基本威胁会导致云计算服务发生数据泄露：第一，云计算软件的配置错误或者软件中的瑕疵；第二，黑客窃取数据；第三，员工处理数据的疏忽。

5.1.1.1.2 身份验证和凭证被盗

任何单一或松散的身份验证、弱密码、不安全的密钥或证书管理对云计算平台所造成的安全影响也是致命的。

5.1.1.1.3 界面和API安全

目前，云服务和应用程序均提供API接口。IT人员利用API对云服务进行配置、管理、协调和监控，也在这些接口的基础上进行开发，并提供附加服务。因此，不安全的API或没有合适的安全措施，就会成为攻击者的一扇门。可能存在的API攻击类型包括越权访问、注入攻击和跨站请求伪造攻击。

5.1.1.1.4 系统漏洞问题

云服务商提供的基础资源属于共享设施，所以其共有的系统安全漏洞可能会存在于所有使用者的云资源当中。这给攻击者提供了便利的攻击途径，并节省了大量的研究成本，一个业务被攻陷后，同一个云中的其他业务很可能会被同一种攻击类型攻击成功。

5.1.1.1.5 账户劫持

如果攻击者获取了远程管理云计算平台资源的账户登录信息，就很容易对业务运行数据进行窃取与破坏。同时，攻击者还可以利用云平台的资源优势对其他业务系统发起攻击。

5.1.1.1.6　恶意内部人员

人们在部署各式安全防护设备的同时，往往会忽略来自内部人员的恶意危害，这些人可能是云服务商及客户在职或离职人员。对于云服务商来说，其员工因与客户没有直接关系，更有可能在某些情况下对客户存储在云环境当中的数据不怀好意，所以其破坏面广、力度大，可辐射整个云环境。

5.1.1.1.7　APT 高级持续威胁攻击

高级持续性威胁（APT）通常隐蔽性很强，很难捕获。而一旦 APT 渗透进云平台，建立起"桥头堡"，然后在相当长一段时间内，源源不断地、悄悄地偷走大量数据，形同"寄生虫"，危害极大。

5.1.1.1.8　永久的数据丢失

虽然随着云服务的成熟，因云服务商失误导致的永久数据丢失已经极少见了，但恶意攻击者已经可以永久删除云端数据，而且云数据中心跟其他任何设施一样对自然灾害无能为力。

5.1.1.1.9　缺乏尽职调查

如果在没有完全理解云环境及其相关风险的情况下就投入云服务，必然会面临众多的商业、技术、法律和合规等风险。因此是否将业务和数据迁移到云环境，是否与云服务商进行合作，需要进行详细的调查。

5.1.1.1.10　云服务滥用

云服务可能被用于攻击活动，如利用云计算资源破解密钥、发起分布式拒绝服务（DDos）攻击、发送垃圾邮件和钓鱼邮件、托管恶意内容等，这些滥用可能会导致服务的可用性问题和数据丢失。

5.1.1.1.11　拒绝服务攻击

一直以来，分布式拒绝服务（DDos）一直都是互联网环境下的一大威胁。而在云计算时代，许多用户会需要一项或多项服务保持 7×24 小时的可用性，在这种情况下这个威胁显得尤为严重。

5.1.1.1.12　共享技术危险

共享技术的漏洞对云计算构成了重大威胁。云服务商共享基础设施、平台和应用程序，如果一个漏洞出现在任何这些层中，会影响到每个云服务的租户。或许一个单一的漏洞或错误会导致整个供应商的云服务被攻击。

如果一个服务组件被破坏泄露，如某个系统管理程序、一个共享的功能组件或应用程序被攻击，极有可能使整个云环境被攻击和破坏。

5.1.1.2　云计算带来的安全挑战

云安全联盟指南的 12 个领域着重介绍了云计算安全的关注领域，以解决云计算环境中战略和战术安全的"痛点"(Pain Points),从而可应用于各种云服务和部署模式的组合。

这些域分成了两大类:治理(Governance)和运行(Operations)。治理域范畴很广,解决云计算环境的战略和策略问题,而运行域更关注战术性的安全考虑以及在架构内的实现。其中治理和医疗行业风险管理、法律问题,包括合同和电子举证、合规性和审计管理、信息治理,这几个部分属于战略性问题指南;管理平面和业务连续性、基础设施安全、虚拟化及容器(Container)技术、事件响应、通告和补救、应用安全、数据安全和加密、身份、授权和访问管理、安全即服务属于技术的"战术"性问题指南。

5.1.1.2.1　治理与医疗行业风险方面的问题

云计算影响治理关系,因为它要么引入对第三方过程管理(在公共云或托管私有云的情况下),或在私有云的情况下可能改变内部的治理结构。管理云计算时要记住的首要问题是,一个组织永远不能外包治理的责任,即使是使用外部供应商的情况下。

对安全专家来说,云计算对治理与医疗行业风险管理带来的影响主要有以下方面。

一是治理包括组织运作中的策略、流程以及内控措施,涉及组织架构和领导层明确的方针以及管理机制。

二是医疗行业风险管理包括组织全面的风险管理,与组织的治理和风险容忍度相一致。医疗行业风险管理包括所有类型的风险,不仅仅是技术相关的风险。

三是信息风险管理包括涉及信息本身的风险管理以及信息技术风险管理。

5.1.1.2.2　法律方面的挑战

由云计算引起的一些法律方面的问题,包括将数据迁移到云上可能引发法律问题、在云服务协议中要考虑的一些问题,以及在诉讼体系内电子举证所要求的特殊问题等。信息安全需要特别关注的领域是数据保护/隐私权的法律框架、合同与供应商选择以及电子举证三个方面。

5.1.1.2.3　合规与审计管理的问题

当组织将其业务从传统数据中心迁移至云计算数据中心之时,就将面临新的安全挑战。其中最大的挑战之一即遵从众多监管条例对交付、度量和通信的合规约束。云服务的客户和供应商都需要理解和掌握这些不同的条例的区别,包括在监管上的区别,以及对已经存在的合规和审计标准、过程和实践的区别。而云计算所拥有的分布式和虚拟化的特性,使得原本基于确定目标和物理实体的信息和过程的监管方法需要进行重大的框架调整。

除云服务供应商和用户之外,监管和审计机构也需要针对云计算这一新领域进行调整。

5.1.1.2.4 信息治理挑战

随着医疗行业向云计算过渡,传统的数据安全方法受到基于云架构的挑战。弹性、多租户、新的物理和逻辑架构和被分离的控制,需要新的数据安全策略。在众多云部署中,用户甚至将数据转移到外部环境甚至公共环境中,这是几年前不可想象的。

在云计算时代,管理信息是一项艰巨的挑战,它影响到所有组织,不仅需要新的技术保护,而且需要新的基本治理方法。虽然云计算几乎对信息治理的所有领域产生一些影响,但由于与第三方合作和管理管辖边界的复杂性增加,它特别影响到适用性、隐私和公司策略。

5.1.1.2.5 管理和业务连续性

云计算都会有一个管理平面,我们用它来管理基础架构、平台及应用的工具和接口,但云对资源管理进行了抽象化和集中化。如今早已不再是通过线缆和控制盒来管理数据中心的配置了,而是通过 API 接口和网络控制台。因此获得了管理平面访问权限就像获得毫无限制地访问用户的数据中心的权限一样,除非用户已经采取了适当的安全控制措施限制哪些人可以访问管理平面及可以在上面执行哪些操作。

出于安全的考虑,管理平面将很多我们以前通过不同的系统和工具管理的对象整合到一起管理,然后通过一套授权证书使得它们可以通过互联网被访问。这对安全来说不一定是降低保障,它可能也是有收益的,但它是绝对不同的,在我们需要如何评估和管理安全等方面影响着我们。

业务连续性/容灾的重要性在云和非云环境一样重要。既应考虑与第三方提供的潜在关联导致的差异,还应考虑其他由于使用共享资源导致的某些固有差异。

5.1.1.2.6 基础设施的安全挑战

对云消费者和提供者来说,由于缺乏对底层物理网络的直接管理,导致通常的网络实践的改变。最常用的网络安全模式依赖于物理通信路径的控制和安全设备的插入。对于云客户来说,这是不可能的,因为它们只在虚拟层运行。

对于云提供商来说,维持每一个运行在硬件栈上的云负载及其硬件的完整性都是非常关键的。不同的硬件栈也支持不同的运行隔离方式和信任链选项。这些选项可以包括运行在主处理器、安全运行环境、加密和秘钥管理区域以及其他更多的基于硬件的监视器和监控进程。

5.1.1.2.7 虚拟化和容器的安全挑战

云计算基本上构建于资源池之上,而虚拟化技术用于将修正后的基础设施转化为资源池。虚拟化技术是实现资源池化的基础,其实现了物理资源的逻辑抽象和统一表示。通过虚拟化技术可以提高资源的利用率,并能根据用户业务需要的变化,快速、灵活地进行自由部署。

如上所述，虚拟化涵盖了极其广阔的不同技术；任何时间我们创建抽象，实质上就是在使用虚拟化。对云计算来说，我们倾向于聚焦一些用于创建资源池虚拟化的特定方面，尤其是计算、网络、存储、容器。上述不是虚拟化仅有的类别，而是和云计算最相关的内容，也是云安全最关注的内容。

5.1.1.2.8 云计算环境下的应急响应挑战

事件响应（IR，Incident Response）在任何信息安全计划中都是十分关键的内容。预防性安全措施已经证明无法完全消除关键数据被破坏的可能性。大多数组织已经有一些事件响应计划来管理他们将如何调查安全攻击，但由于云计算在获取司法数据和政府监管方面存在明显的差异，组织必须考虑在云计算中他们的事件响应流程如何改变。

5.1.1.2.9 应用安全问题挑战

应用安全包含了一个非常复杂和庞大的知识体系：从早期设计和威胁建模去维护和防卫生产应用程序。随着应用程序开发实践的不断进步和采用新的流程、模式和技术，应用安全也在以难以置信的速度发展。云计算是这些进步的最大驱动因素之一，它会产生相应的动力，使应用安全的状态发生变化，以确保这种进展尽可能安全地继续下去。

在应用安全问题上的挑战如下。

详细的可见性受限监控及日志的可见性和可用性受到了影响，需要新的方法来收集与安全相关的数据。在使用 PaaS 时尤其如此。通常可用的日志（如系统或者网络日志）将无法从云客户获取。

增加应用范围管理平台/元结构安全性，直接影响与该云账户相关联的任何应用程序的安全性。开发商和运营商也可能需要访问管理平台，数据和敏感信息也可能在管理平台内暴露。现代云应用程序常常与管理平台连接，以触发各种自动化操作，尤其是在涉及 PaaS 的情况下。基于以上所有原因，管理平台的安全性现在已经在应用程序的安全性范围之内，任何一方的失败都可能与其他安全漏洞挂钩。

不断变化的威胁模型云提供商的关联和共享安全模型，以及任何操作和事件响应计划，需要包含在威胁模型中。威胁模型还需要对云提供程序或平台的技术问题进行调整。

降低透明度在应用程序中，可能会有更少的透明度，特别是与外部服务集成在一起。例如，客户很少知道与应用程序集成的外部 PaaS 服务的整套安全控制。

5.1.1.2.10 数据安全和加密挑战

无论是否涉及云，这对数据安全都是成立的。然而，许多客户不习惯将大量敏感数据委托并信任第三方，或将其所有内部数据混合到共享资源池中。因此，我们可能会为"云中的任何事物"制定一个严密的安全政策，而不是坚持以风险为基础的方法，这将更加安全和高效经济。

例如，加密 SaaS 中的所有内容可能是因为客户完全不信任 SaaS 服务提供商。但加密所有内容并不是万能的，可能导致虚假的安全感，如在不确保设备本身安全性的情况下加密数据流量。

5.1.1.2.11 身份、授权和访问管理挑战

云计算的出现对于内部系统的传统 IAM 管理引入了许多变化，这并不是说这些都是新问题，但在处理云的 IAM 管理时是更大的问题。

关键的区别是云提供商和云消费者之间的关系，即便在私有云。IAM 不能仅仅由一方或另一方来管理，因此需要建立信任关系，通过责任指定和技术机制来实现，通常情况下，我们将这种方式归结为联邦。这加剧了一个事实，即大多数组织有许多（有时数百）不同的云供应商，因此迫切需要扩展他们的 IAM。

云也在发生快速的变化，变得更为分布式（包括穿越了不同的法律管辖的边界），增加了管理界面的复杂性，也更加依赖（通常来说是唯一）于网络通信，也相当于对网络攻击打开了基础设施的管理权限。同时，在供应商之间以及在不同的服务和部署模式之间都存在着广泛的差异。

5.1.2 云计算安全体系框架

云安全防护技术体系框架包括安全计算环境、安全区域边界、安全通信网络和安全管理中心四部分。云计算平台安全设计框架，指出了云计算平台的安全区域划分方式以及安全计算环境、安全区域边界（图 5-1 中纵向虚线所示）、安全通信网络（图中的双向箭头）在云计算平台中的位置。

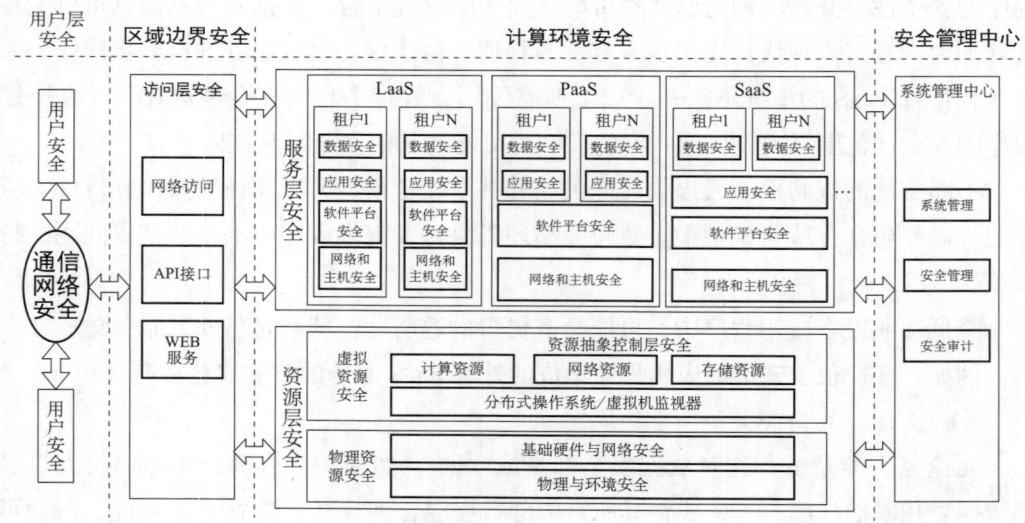

图 5-1 云安全总体防护框架

云计算平台中典型的安全区域边界划分包括了云计算平台的接入边界、计算环境以及安全管理中心，区域间或区域内的数据交互均由安全通信网络负责完成，而安全计算环境则由硬件设施层、资源层和服务层三部分组成，分别与云计算平台架构中的云用户层、云访问层、云服务层、云资源层、硬件设施层和云管理层相对应。

外部用户通过终端设备采用互联网或专网等方式访问云计算平台的接入边界区域，实现对云计算平台中提供服务的相关业务系统的浏览访问或远程管理，访问或管理的内容及层次由用户所具备的权限决定。内部用户则通过安全管理中心对硬件设施层、资源层和服务层进行日常管控。

云计算安全等级保护框架如表 5-1、表 5-2、表 5-3、表 5-4、表 5-5 所示。

表 5-1　安全计算环境

序号	安全能力子项	简介
1	虚拟化安全	将虚拟化安全分为设施层安全设计、资源层安全设计、服务层安全设计，三个层面分别介绍
2	身份认证和授权	从业务系统操作方面、云平台自身管理方面，两个方面介绍身份和授权，并介绍适应的应用产品
3	恶意代码防范	面对新的虚拟环境提出恶意代码防护的要求和实现方式——虚拟防病毒
4	安全审计	面向云平台系统各组件提出资产运维和运行审计，以及提供审计的产品可具备的主要能力
5	漏洞扫描	在这里对漏洞扫描的范围提供了更为广阔的应用场景，业务系统、中间件、数据库、虚拟化平台等
6	数据完整性与保密性保护	从云上业务系统运行和迁移两个方面阐述数据通信传输加密和完整性效验
7	接口安全	提出接口安全的实现方式，如安全编程、代码审计、漏洞扫描等

表 5-2　安全区域边界

序号	安全能力子项	简介
1	区域边界结构安全	分四种典型边界划分方式将云边界划分为四种逻辑关系，并一一给出逻辑划分拓扑模板
2	区域边界访问控制	云计算环境访问控制要求和技术描述
3	区域边界拒绝服务防护	从部署、技术实现、拒绝服务类型描述该需求的具体内容
4	区域边界入侵检测	入侵检测主要实现技术以及云环境需要的产品形态
5	区域边界入侵防御	入侵防御主要实现技术以及云环境需要的产品形态

续表

序号	安全能力子项	简介
6	区域边界恶意代码防范	恶意代码防范主要实现技术以及云环境需要的产品形态
7	区域边界设备防护	入侵检测主要实现技术以及云环境需要的产品形态

表 5-3 安全通信网络

序号	安全能力子项	简介
1	通信网络数据传输完整性安全	揭示云计算环境通信网络的方式以及安全解决方法,如虚拟机间通信需要完整性效验
2	通信网络数据保密性保护	跨不同云平台的虚拟机间进行通信时需要使用密码技术实现数据传输的保密防护
3	通信网络的可用性保护	关于云平台的软硬件冗余、扩容等高可用属性在信息安全领域的需求和解决方法
4	虚拟网络的安全隔离保护	虚拟网络的安全隔离在云环境下的通用隔离方式:二层隔离、数据链路层隔离、安全沙箱、异常行为检测告警
5	通信网络可信接入保护	保证虚拟机和物理机接入网络的信息真实可信,重要网络应防止地址欺骗的具体六个方面内容
6	网络设备防护	网络设备的防护的六个具体操作指导,如登录控制、加密访问、身份认证等要求
7	安全通信网络审计	面向云平台对云平台的网络设备、计算设备进行审计,审计内容包括但不限于日志、流量、事件等

表 5-4 安全管理中心

序号	安全能力子项	简介
1	安全事件管理	将安全时间管理划分为资产管理、威胁事件管理、云资源脆弱性管理、威胁情报四个维度
2	身份认证与权限管理	综合多种认证、审计、身份识别方法,在身份认证与权限管理方面使云平台面临攻击风险降低
3	资源管理	资源管理主要突出的是资源性能监控、日志监控,章节对这两方面在硬件状态、系统日志两方面进行了阐述
4	审计管理	根据对象的不同审计的内容会发生变化,这里主要谈到两个方面:一种是行为审计,另一种是流量审计
5	云租户安全门户	这个"门户"是面向租户的,它可提供租户权限范围内的信息安全信息、信息安全资源以及信息安全调度能力

表 5-5 安全管理体系

序号	安全能力子项	简介
1	安全策略开发	企事业、各单位（市、县）信息安全目标制定的工作原则，本意提供范本和操作流程
2	安全组织管理	信息安全机构建议的组织架构、人员组成与第三方人员管理详情
3	系统建设安全管理	系统建设周期内的关键步骤、关键干系部门、提交的关键文档等
4	安全教育与培训	关于安全教育的课程体系、课程内容等的分类介绍，对课程涉及内容也做了简介
5	其他	风险评估、安全运维管理、应急处理、安全加固等安全服务内容

5.1.3 云安全技术体系规划

5.1.3.1 云服务商选择

为确保选择满足业务需要的云服务，尽职调查非常必要。云服务器的产品优势主要集中在稳定性、扩展性、性能、灵活性、安全性等方面，且日益表现出标准化的趋同发展形势。此时，一个高品质的云服务器供应商，不但可以帮助医疗行业改进IT架构，获得业务增长，更能通过优质服务减轻医疗行业运维压力。那么，怎样选择优秀的云服务器供应商呢？

下面列出了在选择云提供商时需要考虑的关键事项。

5.1.3.1.1 供应商云平台基础架构

新型的云平台，是为解决传统IT架构不够稳定和安全、存在单点故障等问题专门设计开发的。云平台基础架构的稳定性、安全性直接关系到云服务器的性能表现。某些技术成熟度低的云平台，在客户迁移入云后，可能莫名出现诸多问题，严重影响客户关键业务的高可用性和连续性。因此，一个高效、健康的云平台必须具备医疗行业IT最关注的弹性、稳定、安全、易用等关键要素，包括简洁的架构，支持资源的随需变化，关键业务应用与平台的兼容性，平台和虚拟化安全，以及便捷易用的云服务控制台等。例如，基于原生OpenStack深度开发的云服务器，结合医疗卫生客户的需求进行现有模块和功能的完善和优化，让基于OpenStack的医疗行业云架构更简单。同时，整个架构保证接口开放，可以实现对异构底层架构的管理、被第三方管理平台管理以及和业务系统深度结合等，在降低医疗行业IT运维难度的基础上，通过开放性保证医疗行业未来IT架构的自主可控。

5.1.3.1.2 供应商云平台服务类别

云计算的三大类服务是各不相同的,医疗卫生健康行业在选择云计算的时候要注意区别它们之间的差异。如果需要对服务有更多的控制,那么医疗行业应该选取 IaaS 类服务。但是,更多的控制同时对医疗卫生 IT 的技术要求要更高,因为 IaaS 服务底层的硬件平台由服务商管理,但是其上的平台一般需要客户自己来管理。如果需要把尽可能多的 IT 服务外包出去,那么医疗卫生健康行业应该选择最上层的 SaaS 类服务。当然,如果选这类服务,医疗卫生健康行业对服务环境的控制力就非常有限,而且也不是所有应用需求都有相应的 SaaS 服务。

5.1.3.1.3 供应商云平台安全和合规性

云计算服务商所获得的认证也是一个非常重要的考察指标,认证是第三方对服务商的一种认可和肯定。云计算平台安全保护等级要高于或满足其承载的业务系统的安全保护等级,云平台合规性参考《信息安全技术 网络安全等级保护基本要求》(GB/T 22239—2019)、《信息安全技术云计算服务安全指南》(GB/T 31167—2014)、《信息安全技术云计算服务安全能力要求》(GB/T 31168—2014),云计算平台的安全保护等级由云计算平台所承载的用户业务系统的安全保护等级的最高级别决定。

云计算服务商需获得相应承载医疗行业应用系统所需要的网络安全等级保护对应等级保护级别,如业务系统承载的级别是等级保护三级,云计算服务商平台必须通过等级保护三级要求。另有一些认证与 IT 系统的运维和安全相关,如 ISO/IEC 27001:2500。可通过调查云服务供应商过去的经验,并确保其提供的服务通过了鉴定。

5.1.3.1.4 供应商云平台计费情况

提供商业云计算服务的供应商会根据不同的情况来进行收费,如有多少使用用户、具体使用了多少计算资源、使用了什么样的服务等。与所有购买的服务一样,医疗用户需要能够看清所有服务的计费情况,尤其是在所使用的云计算服务能够动态扩展资源的情况下。大部分云计算服务供应商会提供一个应用或接口为用户提供资源计费的具体情况。如果服务提供商不能提供类似的信息,那么选择这样的供应商就很可能会有问题。当然,另外一个与计费直接相关的问题就是服务的收费情况,需要做两方面的比较:一方面是直接提供服务的成本与一个服务周期内预计服务费用的比较,另一方面就是不同云计算服务商之间收费的横向比较。

5.1.3.1.5 供应商云平台安全性问题

云计算放大了 IT 的挑战,原来放在自己服务器内部的一些服务资料,现在要放到云当中,而云当中的应用可能在任何地方。如何保证用户登录的安全,这个应用能否从某一个点迁移到另外一个点,到底什么人能够看到什么样的信息,看到这些信息的资料多少到底是由什么决定的，这些问题是医疗卫生健康行业在考虑云计算安全时需要考虑的因素。

安全是医疗卫生健康行业采纳云计算时最担心的地方，但是如果在选择云计算服务的时候能够特别关注供应商在安全方面的具体实现情况，并且采用一些安全方面的最佳实践，将提高医疗卫生健康行业使用云计算服务的安全性。

在使用云计算服务之前，应当进行全面的风险评估，涉及数据保护、数据完整性、数据恢复和合规性。我们建议医疗卫生健康行业在评估云计算安全的时候采用类似于金融服务行业的风险管控模式。云计算的风险管控要从安全性、隐私性、合规性以及服务的可持续性等方面综合考虑。

医疗卫生健康行业需要查看云计算服务商有没有相关的安全认证，相关的安全架构、流程和风险管控的方法等具体情况。另外，根据一些国家监管的规定，医疗卫生健康行业可能还需要了解服务商物理数据中心的位置，以满足医疗卫生健康行业对数据存储地点的要求。

需要评估云计算平台上的身份验证、入侵防御、加密和其他安全功能，并确定是否与现有的安全措施进行整合。

5.1.3.1.6 供应商提供的云服务器品质

选择优秀的云服务器供应商，关键还是要落实到产品层面，包括云服务器的稳定性、安全性、高可用性等，都是我们审查的重要方向。云服务器稳定性永远是第一要素。不同服务商提供的服务标准差异很大，如服务商的网络容灾状况，是否具备冗余线路，是否拥有多个机房、节点和可用区，网络是否内网互通，而不同节点间的内网互通能力，也直接影响到用户的综合业务供给能力、架构健壮性和成本消耗。除此之外，我们还需要查看供应商是否拥有完善的SLA服务品质保障协议，在协议中是否提供云服务器的稳定性保障措施。

5.1.3.1.7 云供应商数据中心的位置

不同的医疗卫生健康行业对于数据中心位置有不同的需求。根据医疗卫生健康行业的合规性要求，可能需要在全国境内的特定地区使用云数据中心。如果医疗卫生健康行业运行的是高性能应用程序，则可能需要附近的数据中心才能将延迟降到最低。另外，如果医疗卫生健康行业正在使用云计算服务来实现业务连续性/灾难恢复目的，那么使用远离医疗卫生健康行业当前的数据中心可能更有意义，从而最大限度地防止数据中心都受到同样的自然灾害。这里的关键是医疗行业要知道自己的需求，以便做出最好的选择。

5.1.3.1.8 云供应商服务平台安装速度

大部分云计算服务可以在几分钟甚至几秒钟内完成配置和部署。但是，某些服务（如裸机服务器或自定义配置）可能需要更长的时间。医疗卫生健康行业在选择供应商之前，请做好尽职调查，以确保了解设置过程。

5.1.3.1.9 云供应商的售前、售后服务

虽然云服务器具备高容灾、高可用等优点，运维难度有所降低，但云服务器的售前、售后服务依然不容忽视。目前一流的云服务商团队，不仅仅关注产品的标准化性能，其研发成本和营销/后续服务成本比例为1:3，在产品趋同的情况下，核心竞争力还在于服务，而不是虚拟化后的标准硬件产品。因此，我们需要审查服务商的服务素质。

5.1.3.1.10 云供应商战略合作伙伴关系

行业领先的云计算供应商在其平台上有大量的第三方服务市场。当医疗卫生健康行业选择云计算提供商时，并不是只选择一家公司，而是选择整个可用服务生态系统。因此，医疗卫生健康行业在做出选择时，请考虑供应商的关系和伙伴关系，特别是与其他已使用其产品和服务的技术供应商的关系。

5.1.3.1.11 云供应商平台灾难恢复

如果云供应商宕机了，业务会发生什么情况同时在重要损失发生之前能承受多久？所以灾难恢复计划非常重要，这一点通常是被人们所忽视的。大多数公司不会披露这一敏感文档，但是通常我们能拿到一部分内容，用以了解大多数关键服务相关情况。作为一个额外的安全措施，可以考虑购买附加风险保险来弥补潜在的损失。

5.1.3.1.12 云供应商退出计划

在签约前，应当提前协商好与云供应商解除合作后的相关事宜。在退出策略、最小惩罚，更为重要的是数据迁出方面，考虑最有利的条款。合作关系结束后，收回数据的能力是一个十分关键的要素，很多客户没有意识到这一点，因而也就没有进行协商。

选择云供应商是一个十分关键和具有战略意义的流程。为了确保能够选择满足业务需要的、最好的云服务，关键的尽职调查流程是需要的。总之，怎样选择优秀的云服务器供应商，要从供应商云平台架构、合规资质、计费模式和安全性问题、云服务器产品质量、供应商面向的服务群体和独特优势，以及供应商的售前、售后服务等多个维度综合权衡，这是选到优质服务商的基础保障。其中，服务是最容易忽视的问题。其实一个优秀的云服务器供应商，关注的核心应该是解决客户问题，先进的技术仅仅是帮助客户解决问题的手段而已。

5.1.3.2 云安全防护建议

5.1.3.2.1 云安全解决方案全景

云安全解决方案全景如图5-2所示。

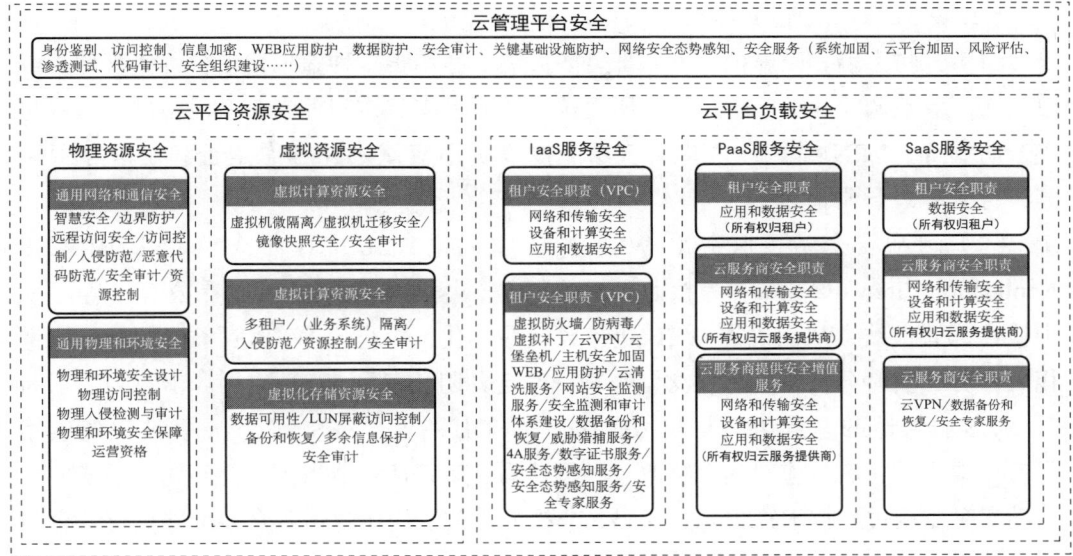

图 5-2　云安全解决方案全景

5.1.3.2.2　云安全服务平台部署

云安全服务平台部署如图 5-3 所示。

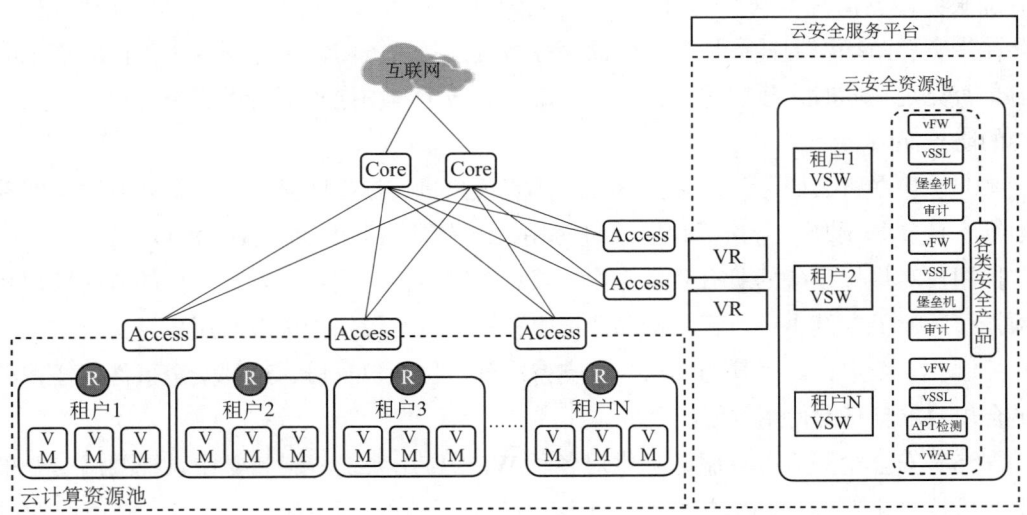

图 5-3　云安全服务平台部署

云安全服务平台：独立部署，为资源池上租户提供安全能力。

云安全服务平台——安全资源池：为每个租户提供逻辑上独立的安全资源池，供租户使用。

各类安全产品：来自自有及合作伙伴的各类安全产品、服务能力。

5.1.3.2.3 云安全防护措施

(1)云防火墙。以虚拟化形态部署防火墙,适用于多种虚拟化平台,使管理员可以快速高效地调配和扩展防火墙。所要选择的服务支持访问控制、入侵检测、入侵防御、防病毒、VPN等,且这些增值功能授权费用应该一并考虑是否满足医疗卫生健康行业客户日常需求。

(2)网站安全防护服务(vWAF)。以虚拟化WEB应用防火墙(Virtual WEB Application Firewall Vwaf)为核心的安全服务,医疗行业客户可以在公有云等环境中快速部署上线,从而确保WEB业务风险最小化,对进出WEB服务器的http流量相关内容的实时分析检测、过滤,来精确判定并阻止各种WEB应用攻击行为,阻断对WEB服务器的恶意访问与非法操作,如SQL注入、XSS、Cookie篡改以及应用层Dos攻击等,有效应对网页篡改、网页挂马、敏感信息泄露等安全问题。系统使用主动实时监测过滤技术,将恶意代码、非授权篡改、应用攻击等众多威胁进行综合防范,从而做到对WEB服务器的多重保护,确保WEB应用安全的最大化,充分保障WEB应用的高可用性和可靠性。

(3)云清洗服务。基于DNS智能牵引技术,主要解决10G及以上大流量DDos攻击防护,同时可防御电信、联通和BGP三条链路大流量攻击,而运营商提供的云清洗服务仅能清洗本网内的攻击流量。由于DDos攻击可能在相同行业内同时发生,存在带宽和防护资源冲突情况,因而医疗行业选择服务时需留意服务提供商的清洗能力是否充足。同时,建议选择提供云清洗配套线下本地防护混合的服务,以获得更完善的防护保障。

(4)**堡垒机云服务**。以虚拟化形态部署堡垒机,提供账号管理和资产管理,实现运维审计。基于唯一身份标识,通过对用户从登录到退出的全程操作行为进行审计,监控用户对目标设备的所有敏感操作,聚焦关键事件,实现对安全事件的实时发现与预警。医疗卫生健康行业客户所要选择服务需满足等级保护标准对用户身份鉴别、访问控制、安全审计等条款的要求,且支持准确定位用户身份,追溯安全事件责任,满足合规要求且日常使用方便的服务。

(5)安全检测服务。服务提供对各种WEB应用系统漏洞和操作系统漏洞安全检测,可按需定制检测扫描频率,用于网站安全评估的云服务。医疗卫生健康行业选择服务时需了解服务包含的漏洞库种类、是否维护更新,且对识别的漏洞是否提供漏洞验证服务,降低误报概率。

(6)安全监测服务。服务符合网信办、公安部等国家主管机关关于网站安全建设的合规要求,为客户提供网站漏洞扫描及漏洞验证、网页挂马监测、钓鱼网站监测、网页篡改监测、网页敏感内容监测以及网站可用性监测服务。通常本服务包含安全检测服务内容。医疗卫生健康行业客户应留意监测服务是否在重要时期支持发送平安短信以及安全日报，是否能够协助关停发现的钓鱼网站。

（7）安全可视化服务。依托云端技术和大数据安全分析能力，以可视化方式为用户快速构建多层次联动纵深防御体系，基于数据驱动及时发现隐患从而加强安全防御能力。医疗卫生健康行业所要选择的服务应自建威胁分析模型，而且提出可行的规避建议。

（8）云安全审计服务。在安全计算环境防护中，安全审计管理包括对各类用户的操作行为审计，以及网络中重要安全事件的记录审计等内容，且审计记录应包括事件的日期和时间、用户、事件类型、事件是否成功及其他与审计相关的信息。因此，此类安全审计通常包括日常运维安全审计、数据库访问审计、WEB 业务访问审计，以及对所有设备、系统的综合日志审计。

在云环境下，安全审计包括云平台自身系统、网络设备的运维操作审计和系统运行审计，即租户操作系统、重要业务系统、数据库系统等资产的运维审计和系统运行事件审计。

该需求应通过第三方专业的安全审计系统实现，且该安全审计系统应能够支持业界主流虚拟化和云计算平台，并能够在云服务方开放安全审计数据汇集接口的前提下集中采集和审计云平台自身的日志、事件信息。

审计记录产生时的时间应由系统范围内唯一确定的时钟产生（如部署 NTP 服务器），以确保审计分析的正确性。需重点关注的是，云服务商对云服务客户系统和数据的操作可被云服务客户审计。通过部署网络审计、系统审计、数据库审计等设备实现。

以上各类网络安全产品应具备满足云平台业务高峰时的处理性能，保障信息安全可用性。

5.1.3.2.4 云安全交付和服务能力

对于云的安全交付和服务能力，我们总结出的 8 个安全能力维度，但是这些维度需要靠技术、靠产品来实现落地。这里落地的技术方式主要是靠安全设备虚拟化 SDV，如虚拟化的一些产品：SaaS 服务、资源池。云上的安全风险管控是云平台与租户共同完成的，有一些安全的能力需要云平台构建，有一些是租户的个性化需求，如对 WEB 防护有强烈需求，并且性能要求高，那可以按需购买相应的 WEB 防护选型。但是这里有个前提是云平台需要能够提供相应的安全能力增值服务给租户选择。

5.1.3.3 云安全防护详细解决方案

云计算安全涉及基础设施、平台、应用软件和终端方面等。不同方面的安全关注点与安全目标有一定区别：IASS 层主要关注云基础架构的安全（图 5-4），PaaS 层主

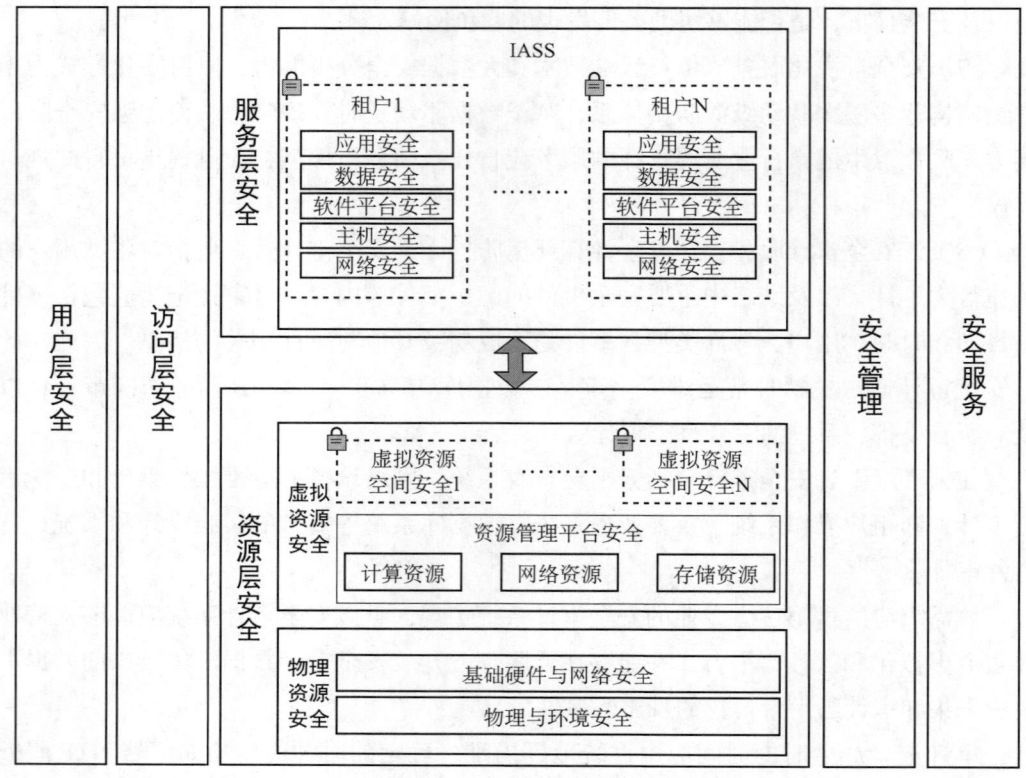

图 5-4　IAAS 安全

要关注云开发平台的安全，SaaS 层主要关注云应用软件的安全，用户终端主要关注终端应用安全。下面详细介绍三种不同的云服务方式。

5.1.3.3.1　IAAS 安全

（1）访问层安全。

①网络访问安全。应根据安全风险基于适当的虚拟网络设备或技术实施区域边界访问控制并适应云计算环境。应通过必要的技术手段保护云计算平台中多租户通信网络的安全隔离，具体要求如下。

一是内部通信网络可采用 Vxlan 协议对用户数据包做隧道封装，保证内部通信网络实现二层隔离，虚拟机接收不到目的地址不是自己的非广播报文。

二是虚拟机接入虚拟网络时，可通过在数据链路层的安全隔离机制，隔离由虚拟机向外发起的异常协议访问，保证其发出的数据包源地址为其真实地址。

三是可通过安全沙箱机制，限制由虚拟机非法访问内部通信网络（基础网络）。

四是应能够检测云用户通过虚拟机访问宿主机资源，并进行告警。

②API 访问安全。接口安全应重点保证云平台服务对外接口的安全性，可以通过服务接口安全编程，以及第三方代码审计、系统漏洞扫描检测、渗透测试等专业安全

服务实现。

③WEB访问安全。对利用IE漏洞、数据库漏洞、操作系统漏洞及编程语言程序设计漏洞，进行的WEB应用攻击进行有效防护。另外，本方案在应用虚拟机内部网页防篡改系统实现防止WEB应用程序URL盗链以及WEB应用程序非法篡改。

（2）资源层安全。

①物理资源安全。

基础硬件与网络安全。应对所有网络设备的访问（云平台系统管理员及安全管理员、访问协议和认证方式等因素）进行限制和防护，针对基础架构层。针对资源层及服务层，用户指云租户管理员及虚拟网络安全管理员。具体要求包括以下六点。

一是应对登录网络设备、安全设备、虚拟化设备等区域边界设备的管理员地址进行限制，并使用云运维安全网关加强管理员权限分配和操作审计。

二是应采用SSH等安全协议登录区域边界设备。

三是应对登录区域边界设备的用户身份进行认证。

四是应对登录区域边界设备的用户身份进行双因素认证，并实现认证方式的统一。

五是安全区域边界设备应实现特权用户的分离。

六是应建立安全可信的接入认证方式，保证用户对虚拟资源访问的安全性。

设备硬件结构安全。安全区域边界是包括以下类型：计算环境内部与外部区域边界，云计算平台上不同租户之间的区域边界，同一租户不同等级业务系统之间的区域边界，租户区域内部与外部区域边界。安全区域边界的防护手段是部署访问控制机制。

访问控制是一种安全手段，它控制用户和系统如何与其他系统和资源进行通信和交互。访问控制能够保护系统和资源免受未经授权的访问，并在身份验证过程成功结束后确定授权访问等级。

各区域网络边界安全通常由边界拒绝攻击防护、访问控制、入侵检测、入侵防御、WAF、防病毒、VPN和边界隔离（按需）构成。

设备硬件软件安全。应保证虚拟机和物理机接入网络的信息真实可信，重要网络应防止地址欺骗，具体要求包括以下六点。

一是在虚拟网络设备上建立安全规则，保证虚拟机接入虚拟网络时，其发出的数据包源地址为其真实地址。

二是内部通信网络（虚拟网络）与外部网络通信时，可通过密码技术实现远程接入授权。

三是在内部通信网络（基础网络）可通过IP、MAC、端口绑定技术，限制未授权人员接入物理网络设备。

四是可通过访问控制技术，限制外部通信网络直接访问内部通信网络（基础网络）。

五是内部通信网络（虚拟网络）需提供开放接口，允许接入可信的第三方安全产品。

六是需要认证的各类设备、资源需预先配置可接受的管理机构或人员的公钥等必要信息。

网络架构安全。物理安全是对计算环境内部与外部区域边界网络通信的保护措施，虚拟网络安全则对云租户之间、不同安全区域之间、虚拟机之间的通信进行保护。从防护层面分为对数据传输完整性、数据保密性、网络可用性、安全隔离、可信接入、设备防护、安全审计7个方面。

网络边界安全。边界进行设备防护可采用限定管理员地址、通信协议加密、用户身份认证、设置相应强度的认证口令等方式进行对各区域边界内的网络资源、计算资源、系统资源等实施防护，同时提供合适的形态或技术适配物理边界、虚拟边界需求。

②虚拟资源安全。

资源管理平台安全。

第一，需要实现相同物理资源池内的不同虚拟化实例间不会出现资源争用。该需求由云平台的虚拟化实例资源调度机制完成。

第二，需要实现对不同租户虚拟化实例所使用的CPU、内存、I/O等资源进行隔离。该需求由云平台的资源调度机制完成。

第三，需要实现虚拟资源拓扑结构管理，包括虚拟资源的部署、虚拟资源和实体资源的对应关系，并对主要虚拟资源拓扑进行监控和更新。该需求由云平台的资源管理与监控机制完成。

第四，需要实现检测虚拟机对宿主机的异常访问、虚拟化实例之间隔离失效、非授权新建虚拟机或启用虚拟机等情况，并进行告警。该需求应由云平台权限管理机制、网络访问检测与审计功能共同完成。

第五，需要实现虚拟机镜像、快照完整性的校验管理，防止虚拟机镜像被恶意篡改。该需求应由云平台的资源创建与管理机制完成。

第六，需要能够实现虚拟机所使用的内存和存储空间回收时得到完全清除。该需求应由云平台的资源创建、管理、回收机制完成，或专业剩余信息清除工具完成，且该工具能够具备虚拟化环境的适配能力。

第七，对于重要的业务系统，应提供经过安全加固后的操作系统镜像。该需求应通过专业系统漏洞扫描检测及安全加固服务实现。

第八，还需要根据承载业务系统的安全保护等级划分资源池，不同等级的资源池之间应逻辑隔离。该需求应由云平台的虚拟化实例资源调度机制完成。

虚拟资源空间安全。

虚拟资源空间安全包括虚拟化计算机安全、虚拟化网络安全、虚拟化存储安全、迁移安全、虚拟化组件安全加固、剩余数据保护等。

应通过必要的技术手段保护云计算平台中多租户通信网络的安全隔离，具体要求包括以下四点。

一是内部通信网络可采用Vxlan协议对用户数据包做隧道封装，保证内部通信网络实现二层隔离，虚拟机接收不到目的地址，不是自己的非广播报文。

二是虚拟机接入虚拟网络时，可通过在数据链路层的安全隔离机制，隔离由虚拟机向外发起的异常协议访问，保证其发出的数据包源地址为其真实地址。

三是可通过安全沙箱机制，限制由虚拟机非法访问内部通信网络（基础网络）。

四是应能够检测云用户通过虚拟机访问宿主机资源，并进行告警。

（3）安全管理。

安全管理中心定位于云安全体系中的上层管理平台系统，可以整合云中各类安全监控资源、采集环境中全量的安全监测信息，形成面向云计算集中安全监测、综合安全分析和统一运维支撑的安全运维管理，承担云上态势感知的功能。

安全管理中心提供面向云资源池综合监测的云环境安全，通过安全管理、资源监控及审计管理实现云安全的集中监测和运维管理。同时，安全管理中心也面向租户提供租户资源的安全及监控能力。

安全管理能力分为安全事件管理、统一身份认证及统一权限管理。

资源管理能力分为资源监控能力及资源分配能力，主要功能数据从云管平台获取。

审计管理则对云平台的运维及资源访问提供全方位的审计数据收集并提供给包括云服务商及云租户的多种审计层次。

①安全事件管理。

资产管理。

安全管理中心提供云上虚拟设施信息的集中收集与展示，为划定安全管理中心分析范围、计算业务安全风险、区分租户权限以及有针对性地进行重点虚拟设施监测提供依据。

资产信息提供自动及手动两种导入方式，自动方式提供与云管平台或其他虚拟资产管理系统的接口对接，能够按需进行周期性或实时性的资产数据导入。手动方式提供人工的数据批量导入及资产数据维护，手动维护可能会导致出现与云管平台不相符的情况，此时会以安全管理中心资产管理系统为准。

手动方式可参考用户整理的资产资料，也可导入相应安全服务提供的资产梳理交付物。

攻击威胁事件管理。

通过收集云安全池中的入侵检测、主机防病毒等安全设备的日志数据，可对云环境内的病毒、木马、蠕虫、僵尸网络、缓冲区溢出攻击、DDos、扫描探测、欺骗劫持、SQL 注入、XSS、网站挂马、虚拟机间异常流量、网络异常流量、隐蔽信道、AET 逃逸攻击等恶性攻击行为进行检测。将检测结果报送安全管理中心进行综合威胁分析，实现对于威胁事件线索挖掘，为云环境运营提供安全支撑，从而对威胁进行有效处理。

安全管理中心提供基于大数据分析的海量安全事件的关联分析能力，通过可视化的关联规则配置界面灵活配置攻击分析场景，同时安全管理中心通过结合对历史数据的关联分析和溯源，帮助安全分析人员从海量的历史数据中发现问题，并进行攻击回溯。

安全管理中心在收集主机防病毒系统上报的病毒告警日志，及时发现云上资源的恶意代码感染、爆发及清除情况的同时，还可以根据收集到的日志分析恶意代码感染及在虚拟机间蔓延的情况，并进行告警。

云资源脆弱性管理。

为了减少各项云资源的被攻击薄弱点，可在安全管理中心加入脆弱性管理模块，针对云资源的配置失误及系统漏洞两方面进行探测、核查。

安全配置核查功能组件可使安全检查过程达到自动化、标准化、持续化、可视化。它可以大大提高检查结果的准确性和合规性，用在云环境中的远程安全检查、第三方入云安全检查、合规安全检查（上级检查）、日常安全检查和安全服务任务中，协助查找设备在安全配置中存在的差距，并与安全整改和安全建设相结合，提升云环境中各类业务系统的安全防护能力，以达到整体合规要求。

系统漏洞扫描功能组件综合运用多种探测引擎及手段（主机存活探测、智能端口检测、操作系统指纹识别等），全面、快速、准确地对被扫描网络中的存活主机进行漏洞扫描。系统漏洞扫描作为脆弱性风险评估的基础部分可周期性地对云环境内的资产进行扫描，扫描结果上报数据分析中心与其他采集信息整合。

脆弱性管理功能实现对扫描引擎的自动与人工调度、脆弱性问题预警、漏洞处理进程跟踪、配置基线问题整改报告及建议等能力。是实现对云平台中脆弱性相关问题全生命周期管理及预警的管理模块。

威胁情报管理。

平台将综合发现的威胁信息、外部安全社区发布的威胁信息、人工分析的威胁信息，以及组织内部的用户身份信息同操作行为规则等形成相关的预警进行匹配、关联，实现智能威胁信息的充分利用。这些信息可以为应对威胁的不同设备和系统的安全知识，如针对该威胁的 IDS/IPS 特征码、SIEM 的关联分析规则、防火墙/UTM 的访问控制策略、流量牵引策略、应急响应处置规则和组织的安全管理条例等。

威胁情报信息包括黑白名单库、攻击特征库、安全配置基线库、病毒特征库、关联规则库、安全漏洞库、恶意 URL/IP 地址库、恶意 DNS 库和用户身份信息等。

②身份认证与权限管理。

可以在安全管理中心中加入 4A 等相关类型的统一权限管理模块，或与云堡垒机结合实现对云环境中的安全资源、网络资源、主机资源等的账号进行集中管理、统一身份认证、集中授权和综合审计的功能。

系统使用多因素认证的方式，实现管理终端和云平台边界之间的双向身份认证；同时提供权限分离，实现云服务商、云租户权限及网络管理员、系统管理员的权限分离及认证。

最终以严格的账号生命周期管理来减少账号漏洞带来的风险；减少业务系统核心信息资产的破坏和泄露；发现问题后追踪溯源，便于事后追查原因与界定责任；实现独立审计与三权分立，有效控制业务运行风险，直观掌握业务系统安全状况。

③资源管理。

资源性能监控。

由云管系统自身功能即可实现实时收集云资源性能数据，集中监测传统主机、虚拟机、宿主机、网络设备及虚拟网络设备、安全设备、网络链路等的运行状态（包括 CPU、内存、流量等）；监控数据库、应用系统、中间件等重要业务组件的服务状态。

资源日志监控。

通过使用 syslog、snmp 或其他协议采集各资源层安全资源、网络资源、主机资源的日志及告警信息，能够对各项资源的运行状态进行被动监控，同时也可与安全事件进行结合分析，并以报表的形式输出、展示；支持对日志及告警信息进行分析和统计，支持根据预设的告警规则使用多种方式通知系统管理员。

④审计管理。

整个云环境一般由大量的实体设备和各种虚拟化对象组成，这些对象从主机、网络、存储等层面形成了承载云中业务系统和租户所需资源服务的云架构。可以说云安全管理的目标是保证云中各类资产、业务对象的运行运营安全。因此需要对包括云边界防护、攻击威胁监测、数据安全以及人员租户访问、业务安全等信息日志进行审计。

行为审计。

为了应对云上的复杂访问环境及公有云的多租户管理机制，安全管理中心可以针对区域边界部署的访问控制设备、区域边界部署的安全防护设备、云环境脆弱性数据等进行收集及存储，并配合分析功能达成针对违规访问进行审计，并告警加强云环境防范网络入侵和恶意代码等网络攻击破坏行为的检测及关联分析的能力，同时防止非正常的审计数据丢失。

流量审计。

通过 SDN、物理镜像、虚拟导流等方式获取云环境中的流量，对云环境内核心且关键流量中存在的异常进行检测。采集检测可以获取的威胁数据包括：信息收集行为、权限获取、远程控制、数据盗取、系统破坏、木马/病毒/僵尸网络、入侵攻击与病毒泛滥造成的网络流量异常、黑客或黑客组织攻击行为、针对特定目标的入侵行为。

系统的部署由三部分组成，控制中心、数据中心与检测引擎。系统部署从虚拟安全资源池弹性调取，威胁检测引擎通过虚拟导流器、SDN等技术获取虚拟交换机的镜像流量。

⑤云租户安全门户。

安全管理中心为云租户提供云安全门户，租户可以获得相应租户范围的安全总览、安全脆弱性隐患信息、安全预警功能、基于安全事件信息的安全监测、租户业务系统的安全监控。云安全门户快捷、直观，无须租户进行复杂管理配置，登录后即可通过各监控页面总览安全态势、聚焦安全隐患、钻取检索安全威胁信息，实现高效的租户集中安全监控。

5.1.3.3.2 PaaS 安全

根据云计算安全技术要求框架，PaaS 云服务安全技术要求框架如图5-5所示。根据整理，PaaS 服务层安全技术要求模块如图5-6所示。

（1）网络安全。PaaS 系统的网络安全包括网络区域划分、边界防护、逻辑隔离、高可用性、最大连接数限制等要求。主要有以下内容。

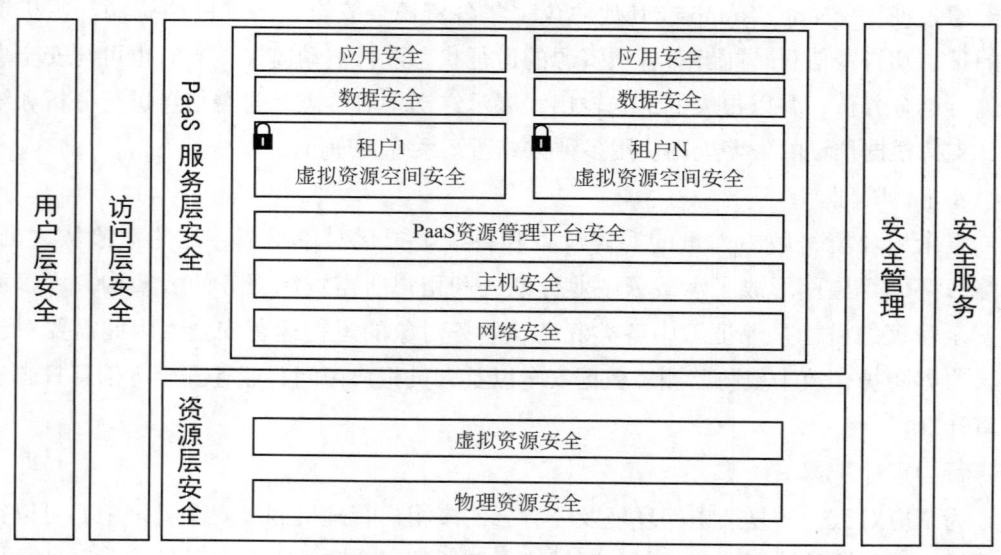

图 5-5　PaaS 云服务安全技术要求框架

加强边界防护和区域隔离，网络区域之间实现逻辑隔离；PaaS 系统管理网络和业务网络之间要进行逻辑隔离；PaaS 系统业务和管理网络与 PaaS 租户业务网络之间逻辑隔离；在边界防护方面，需要检测和阻断对 PaaS 系统业务和管理网络的从外部到内部网络的非法连接，也要检测和阻断从内部网络非法连接到外部网络的情况。

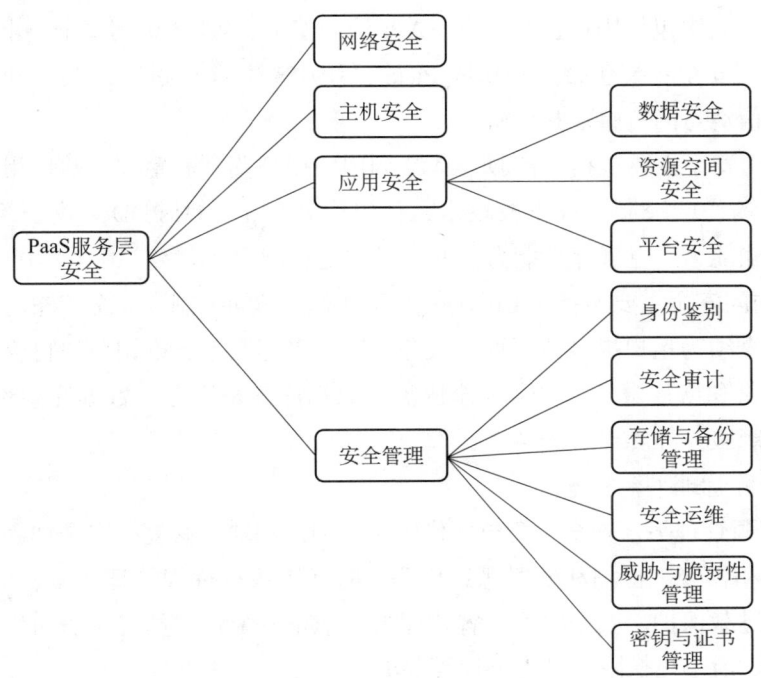

图 5-6　PaaS 服务层安全技术要求模块

为了保证系统稳定可靠运行，需要平台支持主要网络设备、虚拟化网络设备以及安全设备业务处理能力弹性扩展能力；实现网络高可用性部署，出现故障时能自动将业务转移；支持系统管理员管理网络访问控制的能力；限制和管理最大流量及单用户网络连接数限制。

加强网络信息管控，对进出 PaaS 系统业务和管理网络的信息内容进行过滤和对远程执行特权命令进行限制，对 ACL 策略进行自动更新，对拓扑图进行实时更新和集中监控。

加强网络安全防护，要求加强抗 DDos 攻击防护、边界流量监控、攻击和入侵行为检测的能力，支持租户采用 VPN 通道，网络设备和安全设备支持日志记录和报表功能。

加强身份鉴别管理和访问控制，支持管理员登录地址限制，支持登录网络设备和安全设备时连续登录失败处理策略，支持两种或两种以上组合身份鉴别技术，远程管理时采用安全传输，管理员权限最小化等。

（2）主机安全。PaaS 系统的主机安全方面，要求主机层面实现安全加固、生命周期管理、入侵检测和防范、防恶意代码的能力。增强要求支持主机安全启动、重要配置文件完整性保护、运行过程完整性保护的能力。

（3）应用安全，主要有三个方面的安全。

系统和数据安全。

在应用安全中包括用户访问安全、API 访问安全、WEB 访问安全要求。

用户访问安全主要包括用户访问 PaaS 系统中资源前通过用户鉴别和鉴权、访问时须保证通信消息的完整性和机密性。

API 访问安全主要包括支持服务 API 调用前用户鉴别和鉴权、验证租户凭证、调用服务 API 的访问控制、抗重放攻击、代码注入攻击、Dos/DDos 攻击等能力、API 接口安全传输能力、过载保护能力、调用日志记录能力。

WEB 访问安全主要包括 WEB 代码安全机制、访问控制、安全传输的要求。

数据安全须为租户提供数据加密服务、密钥管理服务、密钥租户自管或第三方管理服务、备份和恢复服务、账号安全服务、数据库安全服务、数据完整性验证服务、数据访问控制服务等。

PaaS 资源管理平台安全。

PaaS 资源管理平台安全主要包括代码安全测试和缺陷修复、安全加固、对攻击行为进行监测和告警、检测和处置恶意代码、阻断未授权远程管理连接、最小化安装、集中监控、过载保护、安全隔离、容错能力、禁止系统管理员直接访问租户数据、用户权限控制、最小化权限、日志审计等要求。

租户虚拟资源空间安全。

租户虚拟资源空间安全要求主要有数据安全和资源安全。要求保证租户数据安全隔离、租户间服务安全隔离、限制系统管理员未授权访问租户资源和租户数据、提供给租户数据备份和导出权限、数据重置权限，租户资源回收时或退租后删除租户数据的要求。增强安全要求主要指支持租户间采用不同实例或主机隔离。

（4）安全管理，包括六个方面的内容。

身份鉴别。

租户身份管理要求主要有密码复杂度策略，定期修改密码策略，首次登录强制修改初始密码，保护租户鉴别凭证的机密性和完整性，支持组合身份鉴别方式。

系统管理员身份管理要求为不同角色建立不同账号并分配权限，系统管理员首次登录时强制用户修改口令，系统管理员权限分离，权限最小化，支持组合身份鉴别方式。

安全审计。

PaaS 服务安全审计应实现系统集中审计能力，支持租户使用第三方审计系统接口，支持第三方审计系统或接口获取审计信息、关键配置信息和版本信息等。

存储与备份管理。

PaaS 系统应支持租户系统和数据备份，支持租户系统和数据恢复，支持租户查询数据和备份数据存储位置的能力，支持对 PaaS 系统的备份和数据进行测试的能力。

安全运维。

PaaS 系统应支持安全策略集中管理和自动下发安全策略，支持统一运维，支持运维人员权限控制和所有活动须有日志记录。

威胁与脆弱性管理。

要求定期对 PaaS 系统运行的软硬件进行安全性检测，识别与鉴别、授权、访问控制和系统完整性设置，支持统一补丁管理机制，能识别补丁状态和自动化补丁安装。

部署入侵检测或者防护设备和抗 APT 攻击设备，对网络攻击、病毒入侵、网络异常、未授权访问等安全威胁进行告警，支持安全预警。

密钥与证书管理。

PaaS 系统应支持数字证书和密钥统一管理，包括证书的颁发、验签、撤销等，密钥产生、分发、更新、使用、备份和销毁等。支持统一密钥管理系统，实现密钥统一管理能力，由硬件安全模块实现密钥全生命周期管理。

5.1.3.3.3 SaaS 安全

具体情况如图 5-7 所示。

（1）网络和通信安全。

①网络访问安全。

通信网络数据传输完整性安全。

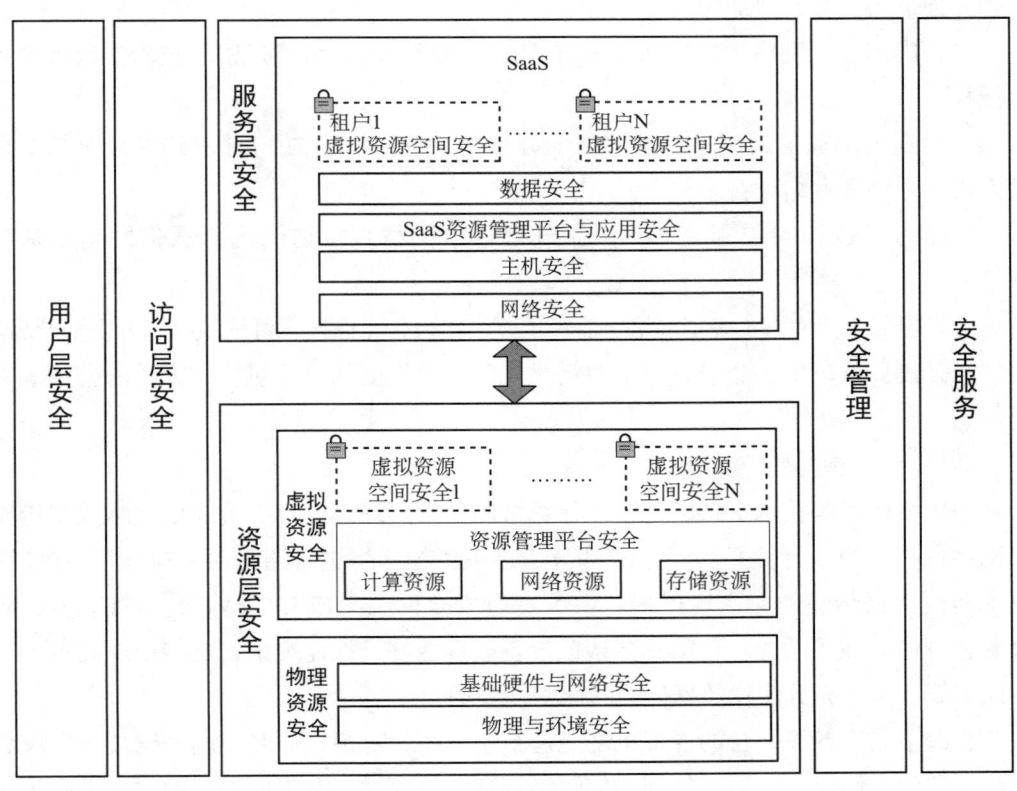

图 5-7 SaaS 安全

通信网络数据传输完整性校验机制的核心是密码技术。云计算平台各组成部分与云边界外网络等安全不可控网络进行通信时，需使用 VPN 等技术实现数据传输的完整性保护。在云接入边界部署 VPN 综合网关，支持 IPSec VPN 和 SSL VPN，通过内置的身份认证网关功能：包含简单 CA（可生成密钥、签发证书），支持第三方认证，支持多因素认证，支持在线证书认证等功能，对各种类型云接入用户或终端提供类型丰富的数据传输完整性保护和接入身份认证能力。

在跨不同云计算平台的虚拟机之间进行通信时，可根据需要使用密码技术，从而实现数据传输的完整性保护。云计算平台内部通信网络互相通信时，可通过校验码技术对数据完整性进行校验。对于物理网络或虚拟网络中的路由控制和云管理平台中的资源管理等控制信息需做完整性校验，如发现完整性被破坏时使用重传等机制进行恢复或数据修复。

通信网络可信接入保护。

应保证虚拟机和物理机接入网络的信息真实可信，重要网络应防止地址欺骗，具体要求包括以下六点。

一是在虚拟网络设备上建立安全规则，保证虚拟机接入虚拟网络时，其发出的数据包源地址为其真实地址。

二是内部通信网络（虚拟网络）与外部网络通信时，可通过密码技术实现远程接入授权。

三是在内部通信网络（基础网络）可通过 IP、MAC、端口绑定技术，限制未授权人员接入物理网络设备。

四是可通过访问控制技术，限制外部通信网络直接访问内部通信网络（基础网络）。

五是内部通信网络（虚拟网络）需提供开放接口，允许接入可信的第三方安全产品。

六是需要认证的各类设备、资源需预先配置可接受的管理机构或人员的公钥等必要信息。

通信网络数据保密性保护。

采用由密码等技术支持的保密性保护机制，以实现云计算平台通信网络数据传输保密性保护。当云计算平台各组成部分通过不可控网络进行通信时，应使用 VPN 等技术实现数据传输的保密性保护。VPN 综合安全网关集成 IPSecVPN、SSLVPN、防火墙和身份认证等功能，与第三方认证设备兼容性好，性能突出，支持最新版本国密协议和算法。可充分保障数据传输的保密性保护。

当跨不同云计算平台的虚拟机之间进行通信时，可根据需要使用密码技术实现数据传输的保密性保护。通过外部通信网络管理云资源时，要采取安全的技术手段（如 VPN、HttpS）管理云资源。应采用密码技术实现物理或虚拟网络中的路由控制和虚拟化系统资源管理等控制信息保密性。

通信网络入侵检测。

区域边界入侵检测设备在不影响网络性能的情况下，面向SaaS服务监测网络或通信基础设施，通过DFI（Deep Flow Inspection 深度流检测）、DPI（Deep Packet Inspection 深度包检测）等技术对2～7层的信息深度分析，实现对各类型攻击行为的有效检测与防护。

入侵检测设备应提供合适的形态或技术适配物理边界、虚拟边界需求。

②API访问安全。漏洞扫描。漏洞扫描检测中，除了要考虑租户操作系统及其重要业务系统、中间件、数据库系统的系统脆弱性扫描检测层面，还应重点考虑虚拟化平台、云计算平台及网络设备的安全漏洞检测。该需求应通过专业脆弱性扫描与管理系统实现，且必须能够支持和检测业界主流虚拟化和云计算平台自身安全漏洞的能力。

③WEB访问安全。WEB恶意代码防范。在适当的WEB应用服务区域边界建立恶意代码防范机制，部署恶意代码防范设备或启用设备的恶意代码防范功能。应具备WEB应用防护能力，如挂马、SQL注入、应用层DDos防御等功能。应提供合适的形态或技术适配物理边界、虚拟边界需求。

IPS、WAF、AV、APT等有以上功能的边界防护设备及边界检测设备。

（2）设备和计算安全。

①漏洞扫描。API访问安全，应通过漏洞扫描对其存在的安全脆弱性进行发现，通过安全扫描活动利用漏洞扫描工具主动发现其存在的脆弱性及威胁，对服务范围内的API进行安全扫描，以便查找API相关业务应用系统中存在的安全风险、漏洞。

②安全审计。安全审计包括云平台自身系统、网络设备的运维操作审计和系统运行审计，以及租户操作系统、重要业务系统、数据库系统等资产的运维审计和系统运行事件审计两大层面。

该需求应通过第三方专业的安全审计系统实现，且该安全审计系统应能够支持业界主流虚拟化和云计算平台，并能够在云服务方开放安全审计数据汇集接口的前提下集中采集和审计云平台自身的日志、事件信息。

（3）应用和数据安全。

①安全通信网络审计。安全通信网络应设立审计机制，由云安全管理中心集中管理，对确认的违规行为进行报警。针对基础架构层，要针对云平台系统管理员及安全管理员进行审计。针对资源层及服务层，要针对云租户管理员及虚拟网络安全管理员进行审计。针对应用层，要针对最终云用户进行审计，具体要求包括以下五点。

一是通信网络的网络设备、安全设备以及虚拟化形态的设备应通过syslog等协议将运行情况、网络流量、用户行为等日志信息集中到云安全管理中心。

二是通信网络的网络设备、安全设备以及虚拟化形态的设备应对违规行为在云安全管理中心进行集中、及时报警。

三是安全通信网络的审计对象应包括与云计算平台有通信的外部通信链路（互联网、广域网、局域网），内部通信网络（基础网络）中的网络设备、安全设备，以及内部通信网络（虚拟网络）的网络控制器。

四是审计记录应包括事件的日期和时间、事件类型、事件是否成功及其他与审计相关的信息。

五是安全通信网络审计内容至少需要记录运行状况、网络流量、用户行为、管理行为等信息。

②接口安全。应重点保证云平台服务对外接口的安全性。该需求可以通过服务接口安全编程，以及第三方代码审计、系统漏洞扫描检测、渗透测试等专业安全服务实现。

③行为审计。为了应对云上的复杂访问环境及公有云的多租户管理机制，安全管理中心可以针对区域边界部署的访问控制设备、区域边界部署的安全防护设备、云环境脆弱性数据等进行收集及存储，并配合分析功能达成针对违规访问进行审计，并告警加强云环境防范网络入侵和恶意代码等网络攻击破坏行为的检测及关联分析的能力，同时防止非正常的审计数据丢失。

④云租户安全门户。安全管理中心为云租户提供云安全门户，租户可以获得相应租户范围的安全总览、安全脆弱性隐患信息、安全预警功能、基于安全事件信息的安全监测、租户业务系统的安全监控。云安全门户快捷、直观，无须租户进行复杂管理配置，登录后即可通过各监控页面总览安全态势、聚焦安全隐患、钻取检索安全威胁信息，实现高效的租户集中安全监控。

5.1.4 云安全管理扩展要求

5.1.4.1 安全建设管理

5.1.4.1.1 云服务商选择

一是应选择安全合规的云服务商，其所提供的云平台应为其所承载的业务应用系统提供相应等级的安全保护能力。

二是应在服务水平协议中规定云服务的各项服务内容和具体技术指标。

三是应在服务水平协议中规定云服务商的权限与责任，包括管理范围、职责划分、访问授权、隐私保护、行为准则、违约责任等。

四是应在服务水平协议中规定服务合约到期时，完整地返还云服务客户信息，并承诺相关信息之云计算平台上清除。

五是应与选定的云服务商签署保密协议，要求其不得泄露云服务客户数据和业务系统的相关重要信息。

5.1.4.1.2 供应链管理

一是应确保供应商的选择符合国家有关规定。

二是应将供应链安全事件信息或安全威胁信息及时传达到云服务客户。

三是应将供应商的重要变更及时传达到云服务客户，并评估变更带来的安全风险，采取有关措施对风险进行控制。

5.1.4.2 安全运维管理

云计算环境管理。云计算平台的运维地点应位于中国境内，境外对境内云计算平台实施运维操作应遵循国家相关规定。

5.2 医疗卫生健康行业移动互联安全等级保护建设

5.2.1 移动互联安全背景需求

随着移动信息化的不断发展、技术的不断成熟，越来越多的医院员工开始通过移动信息化系统来处理日常工作事务。智能终端的成熟与普及，以手机、平板为代表的个人智能终端设备逐渐进入医疗卫生健康领域。目前多数医院都部署使用了相关移动应用，如预约挂号、手机支付、护士移动巡房系统、医生一体化工作站、门（急）诊电子病历以及门（急）诊移动输液管理系统。我们经常会发现在医疗机构中医生通过移动终端，快速获得患者信息、诊疗记录等，结合患者新情况，在病床边开具即时医嘱，解决医生先查房后补开或转抄医嘱的低效、遗漏、易错等问题；护士通过移动终端，快速获得患者护理信息、医生医嘱、检查报告数据，并直接记录患者体征信息、医嘱执行情况，解决了医嘱执行没有记录，护士交接班信息遗漏，使"三查七对"更简单省时；护士通过移动终端，进行人员和药品的核对，快速查询必要信息，杜绝用药差错事故，及时响应病患呼叫，提高工作效率、提升工作准确性、提高患者满意度。

"TD-LTE"高清、移动、无线的技术优势，可以帮助救护车上的医护人员通过移动高清视频获得清晰、快速的远程指导，不错过治疗的"黄金半小时"；社区医生带上移动医疗诊断设备，可以随时请上级医院医生进行远程会诊；社区医疗信息平台，可以用短信、彩信、WAP、呼叫中心等方式向公众提供掌上医讯、预约挂号等服务……移动医疗当今正成为整个移动通信产业的热点。

移动医疗有着更加现实的社会意义——对于政府来说，可提升社会人口素质、加强公众服务能力，减少"未富先老"带来的压力；对于公众来说，可以获得更廉价、更便捷的基础医疗，享受到更完善的医疗保健服务；对于医院来说，可以减轻门诊压力；对于信息产业来说，可以拓宽应用范围，更好地服务社会，实现可持续发展。

在医疗卫生健康行业中移动医疗正在逐步改变着医疗机构的工作习惯，常见的移动医疗应用有：公共卫生执法、预约挂号、预约体检、检验结果查询、移动办公、手机消费、护士移动护理、医生移动查房、内部呼叫、门诊输液、临床路径系统、无线药品管理、健康小屋、老人关怀、基于健康档案的移动应用和医疗健康服务。

移动互联网以其泛在、连接、智能、普惠等突出优势，有力推动了互联网和实体经济深度融合，已经成为创新发展新领域、公共服务新平台、信息分享新渠道。移动互联网新技术快速演进、新应用层出不穷、新业态蓬勃发展，工具属性、媒体属性、社交属性日益凸显，生态系统初步形成、加速拓展，越来越成为人们学习、工作、生活的新空间。但与此同时，移动互联网安全威胁和风险日渐突出，并向经济、政治、文化、社会、生态等领域传导渗透。

基于移动信息化的建设，相比传统 PC 领域的应用，业务移动化建设带来了各种新的安全挑战和问题，主要有以下六种。

一是移动设备上的办公或业务应用未做限制，很容易通过复制粘贴、截屏等操作泄露信息。

二是业务或办公数据在移动设备上未做加密处置，很容易通过蓝牙、USB、云服务自动上传、第三方可传输应用等泄露信息。

三是工作人员有意识或者无意识泄露敏感信息，如自动同步信息到云端等无意识泄露信息、主动让他人拍摄自己手机屏幕等有意识泄露信息。

四是业务或办公数据的传输可能在非安全网络下进行，数据信息在传输过程中容易被第三方截取。

五是兼容性问题：工作人员使用移动设备的品牌、型号、操作系统的不同，使界面的一致性、美观性、易用性、可用性上有显著差异。

六是工作场景使得 IT 部门的服务和支持工作更加复杂。

医疗卫生健康行业移动互联安全等级保护建设致力于解决医疗卫生健康行业在向移动办公拓展过程中面临的安全、管理以及部署等各种挑战，重点针对移动终端、移动支付提出告警，帮助医疗卫生健康行业机构在享受移动办公带来成本下降、效率提升的同时加强对移动设备的管理控制以及安全防范。

5.2.2 移动互联安全体系框架

安全区域边界由移动互联系统区域边界、移动终端区域边界、传统计算终端区域边界、核心服务器区域边界、DMZ 区域边界组成，安全通信网络由移动运营商或医疗卫生健康行业机构自己搭建的无线网络组成。

移动互联安全防护框架如图 5-8 所示。

逻辑架构如图 5-9 所示。

安全保护环境框架如图 5-10 所示。

对于医疗卫生健康行业移动互联网安全保障的体系框架，应至少基于设备硬件的

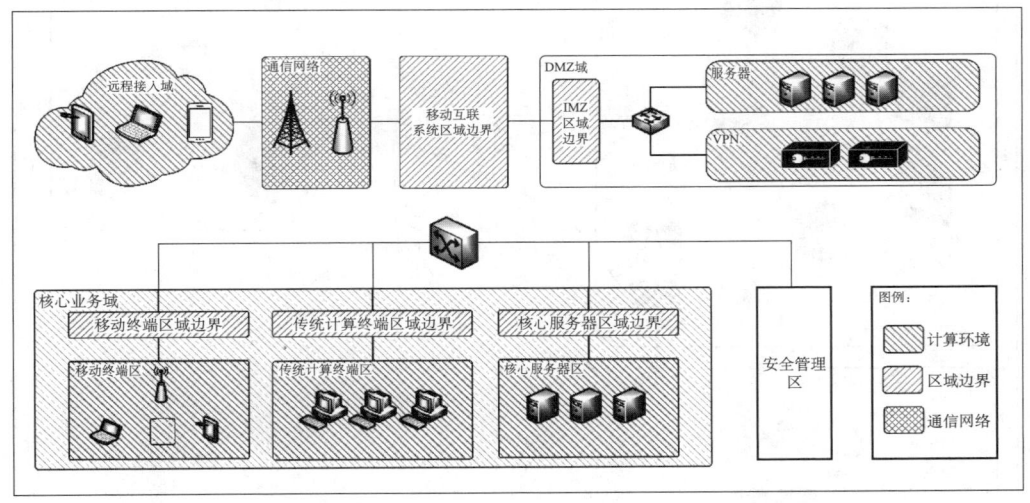

图 5-8　移动互联安全防护框架

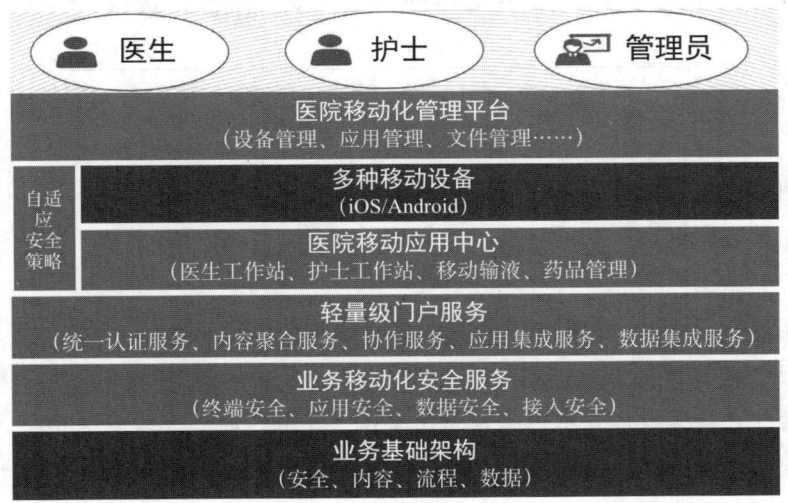

图 5-9　逻辑架构

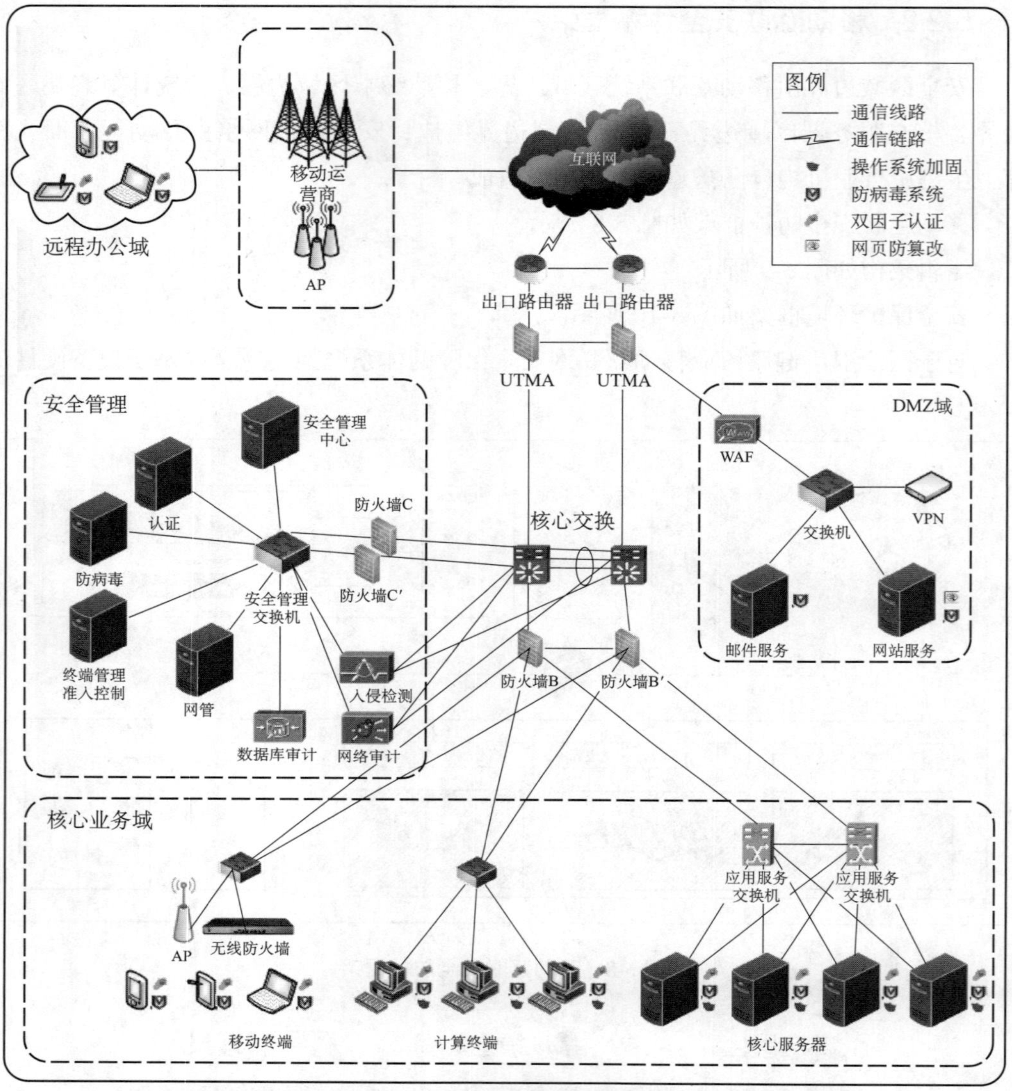

图 5-10 安全保护环境框架

全生命周期管理与安全控制——移动设备管理，基于业务生命周期的移动应用管理和基于具体业务数据生命周期的移动内容管理；对移动终端操作业务的一系列行为控制和内容保护。

移动互联安全等级保护框架介绍包括四个方面。

一是安全计算环境设计。移动安全管理解决方案，全面满足等级保护三级情况下，对安全计算环境设计要求，满足身份鉴别、访问控制、系统安全审计、数据完整性保护、数据保密性保护、客体安全重用、程序可信执行保护七个条件。

二是安全区域边界设计。移动安全管理解决方案，针对等级保护三级情况下，对安全区域边界设计要求，满足区域边界访问控制、安全区域边界审计、区域边界完整性保护（部分）三个条件。

能够对非授权设备私自联到内部网络的行为进行检查，准确定出位置，并对其进行有效阻断。其他需要专业边界安全设备由防火墙等负责完成。

三是安全管理中心设计。移动安全管理解决方案，全面满足等级保护三级情况下对安全管理中心的设计要求，满足系统管理、安全管理、审计管理三个条件。

采用最先进的安全沙箱技术与传输隧道加密技术，提供安全通道，访问医疗行业内部文档、电子邮件等。

移动安全接入对用户敏感数据，如用户密码、证书及密钥进行加密处理。此外，对于缓存在客户端的医疗行业机密数据，包括移动办公系统中的各种内部文档、组织结构和医疗行业通信录，也进行了加密处理。

四是移动终端本地安全策略。

双域系统。双域系统是将系统分为个人域和工作域，既维护了办公安全，又可以保护隐私，具备切换方便、系统隔离、远程管控、语音消息加密等功能，是国家认证的商用密码产品，配合移动终端的设备、内容、应用进行管理，相当于将医疗行业工作放进"保险箱"。

双域系统实现的方式一般采用两种方式：一种是采用移动沙箱机制，保障双域的进程和数据完全隔离；另一种方式采用的是双用户空间模式，此种模式类似不同的用户空间，两个用户空间应用隔离，数据隔离。

移动终端安全要求较高的系统，还可以在安全输入法、安全 Wi-Fi 检测、验证码认证、防伪基站诈骗等技术，均保障移动终端的安全机制。

专用系统。专用系统是将移动操作系统定制开发，仅限制系统内运行本行业业务应用，借助移动终端安全管理系统，对接入内部的移动终端实现安全准入控制、终端设备管控、行为安全审计、数据加密保护，确保移动终端数据存储、传输、使用的全面安全。

专用系统从机制上就限制了第三方软件的使用和安全，满足行业的专用，防治"公机私用"，也是部分管理者的一种需求，如物流、巡检、安保或者交通执法类产品。

5.2.3 移动互联安全体系规划

根据等级保护 2.0 移动互联扩展要求，医疗卫生健康行业机构应重点针对表 5-6 所示的控制点进行扩展安全防护。

表 5-6 移动互联安全防护扩展要求

层面	控制点	安全项要求
物理环境安全	无线接入点的物理位置	应为无线接入设备的安装选择合理位置，避免过度覆盖和电磁干扰
安全区域边界	边界防护	应保证有线网络与无线网络之间的访问和数据流通过无线接入网关设备
	访问控制	无线接入设备应开启接入认证功能
	入侵防范	应能够检测到非授权无线接入设备和非授权移动终端的接入行为
		应能够检测到针对无线接入设备的网络扫描、DDos 攻击、密钥破解、中间人攻击和欺骗攻击等行为
		应能够检测到无线接入设备的 SSID 广播、WPS 等高风险功能的开启状态
		应禁用无线接入设备和无线接入网关存在风险的功能，如 SSID 广播、WEP 认证等
		应禁止多个 AP 使用同一个认证密钥
		应能够阻断非授权无线接入设备或非授权移动终端
安全计算环境	移动终端管控	应保证移动终端安装、注册并运行终端管理客户端软件
		移动终端应接收移动终端管理服务端的设备生命周期管理、设备远程控制，如远程锁定、远程擦除等
	移动应用管控	应具有选择应用软件安装、运行的功能
		应只允许指定证书签名的应用软件安装和运行
		应具有软件白名单功能，应能根据白名单控制应用软件安装、运行
安全建设管理	移动应用软件采购	应保证移动终端安装、运行的应用软件来自可靠证书签名或可靠分发渠道
		应保证移动终端安装、运行的应用软件经由指定的开发者开发
	移动应用软件开发	应对移动业务应用软件开发者进行资格审查
		应保证开发移动业务应用软件的签名证书合法性
安全运维管理	配置管理	应建立合法无线接入设备和合法移动终端配置库，用于对非法无线接入设备和非法移动终端的识别

5.2.3.1 移动互联安全风险

随着移动信息化的快速建设，移动安全，尤其是业务应用与数据安全的防护便是信息化建设中的重中之重。从对移动安全管控的角度来看，由于工作数据将会在设备、应用、文档、邮件、附件、浏览器、网络等各个层面、各种位置出现并使用，管控的边界变得模糊，这就对数据安全和管理提出了更加严峻的要求，如对工作数据与个人数据的分离、容器化技术、DLP（数据防泄露），以及与现有业务安全架构体系的集成，都需要进行统一规划实施。将原有移动终端桌面环境扩展到更加多样化的工作环境，也使得 IT 部门的服务和支持工作更加复杂，因此需要应对新的设备、网络条件、应用形态、工作场景，并确保实现移动安全的能力和简化运维管理过程。

用户安全。仿冒、伪造用户身份，实施交易欺诈，是目前比较突出的安全问题，随着互联网企业被拖库的现象频发，用户信息的保护、用户真实身份的识别和认证，是目前比较突出的问题。

WEB/应用安全。WEB 页面和 APP 是用户使用业务的关键触点，也是业务系统入口，WEB、APP 的假冒、钓鱼是带来用户欺诈的关键风险。WEB、APP 的漏洞也是黑客入侵业务系统的入口，从用户和业务的角度来看，WEB、APP 的保护是需要考虑的安全重点。

管道安全。通信网络在无线、骨干网传输过程中，除传统意义上的网络安全之外，需要关注通信管道的安全，防止会话劫持，防止数据机密性、完整性、可用性被破坏，是目前管道安全关注的重点。

系统安全。传统意义上的系统安全通过防火墙、IDS、IPS、防病毒等方式实现系统安全防护，面临技术更新换代，需要关注云计算、大数据带来新的安全问题。

业务安全。业务逻辑的设计和实现，业务风险的建模和分析治理，是网络信息安全演进的必然路径，关注业务安全本身，精准解决安全问题，是业务安全保障的发展趋势。

运营管控保障。面对安全风险和业务延续性问题，建立业务安全保障体系，实现风险的预警、管理、控制，是业务运营商实体安全保障的主要手段。

移动互联设备面临恶意软件、手机病毒、"钓鱼"网站、"流氓软件"等问题，手机支付病毒 a.expense.lockpush（洛克蠕虫）感染银行手机客户端，通过二次打包的方式把恶意代码嵌入银行 APP 并私自下载软件和安装恶意文件包，进一步窃取银行账号及密码，继而盗走用户账号中的资金。

移动互联安全风险有以下几点。

用户登录与退出：鉴别信息（用户名口令、指纹、令牌）登录失败处理。

应用操作过程：注入、导出、劫持、监听、服务器验证（中间人）。

数据保存与传输：明文、部分明文+密文（重放攻击）、密文。

APP应用自身安全：逆向分析、反编译、二次打包。

应用管理与监控：发布渠道、在线监控。

安全机制的安全：认证短信（劫持）、自绘键盘（监听破解）。

5.2.3.2 移动互联安全技术体系规划

5.2.3.2.1 技术体系逻辑架构

（1）移动资产管理平台。移动化管理平台集中对装有医院业务系统的移动终端、应用、内容进行安全管控，方便管理员对移动终端实时监控及管理。

主要功能包括移动终端ROOT检测，移动终端设备定位及信息收集，应用安全管控，内容安全管理，远程数据擦除。

（2）移动设备安全监控。主要功能包括提供设备ROOT检测机制；对移动终端进行实时定位以及信息收集；但设备淘汰时，可对设备进行擦除操作，保障数据安全。

（3）移动内容统一集中管理。主要功能包括创建学习资源平台，共享优质资源；向指定医护人员批量推送内部资料；创建医院资料库。

（4）移动医疗数据接入防护。如图5-11所示。

（5）应用数据防泄露（灵活设置，严防数据外泄）。针对移动医疗安全空间内的移动应用可灵活设置相应的数据保护功能，防止数据外泄。

主要功能包括应用防截屏，数据防拷贝，安全传输加密通道，数据存储加密（SM4/AES256）。

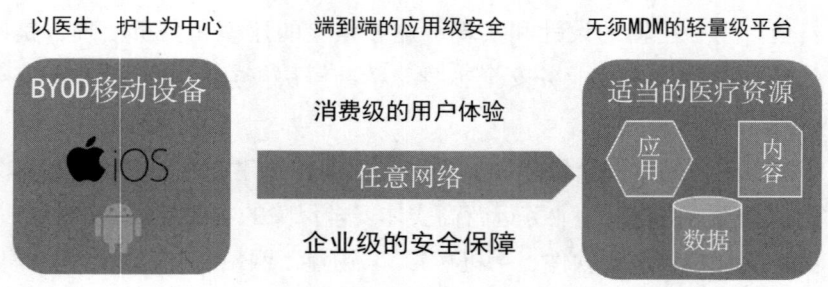

图5-11 移动医疗数据接入防护

（6）移动应用安全接入服务。为了保障业务通信安全，需要通过加密传输隧道实现业务数据传输加密可在应用级、按需启用安全通道，仅允许指定的工作应用连接到医疗行业内网支持与第三方VPN服务集成。

（7）应用合规管理。在移动医疗办公场景中，医生、护士设备一旦遗失，或者出现其他异常情况，医院需要确保安全工作空间内应用和数据的安全，如邮件通知、禁用应用、擦除数据、禁用设备。

5.2.3.2.2 技术体系防护思路和措施

移动互联系统安全扩展要求从以下几个层面考虑。移动终端安全、无线网络安全（无线边界接入、网络结构安全、网络设备安全）、移动应用安全（无线应用 APP）、数据安全（完整性、保密性）。

二级：BYOD 的管控、移动应用安全沙箱。

三级：移动管理系统（MDM、MAM、MCM）、安全沙箱或双系统隔离。

四级：专用终端的管控、移动数据安全。

（1）移动互联技术防护要点。移动互联技术等级保护对象中突出三个关键要素：移动终端、无线网络和移动应用。

采用移动互联技术等级保护对象的安全防护在传统等级保护对象防护的基础上，主要针对移动终端、无线网络和移动应用在物理和环境安全、网络和通信安全、设备和计算安全、应用和数据安全四个技术层面进行扩展防护（图 5-12）。

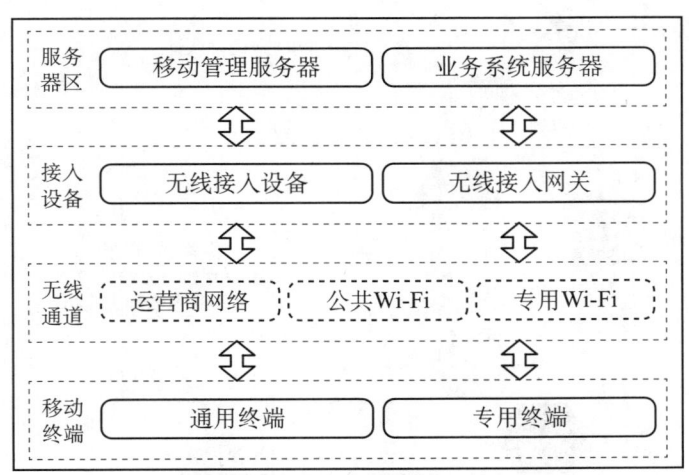

图 5-12 移动互联技术等级保护对象构成及防护要点

以下列举三个应用场景示例。

一是公共卫生执法，包括移动执法终端访问和移动执法终端应用。移动执法终端支持 3G/4G 无线网络功能的现场手持执法设备，可实现卫生监督工作实时联网执法、查询工作。可以随时通过无线网络查询到管理相对人的基础信息，进行监督检查后，又可以将检查结果及时上传给中心数据库，从而实现对监督检查结果的实时监控（图 5-13、图 5-14）。

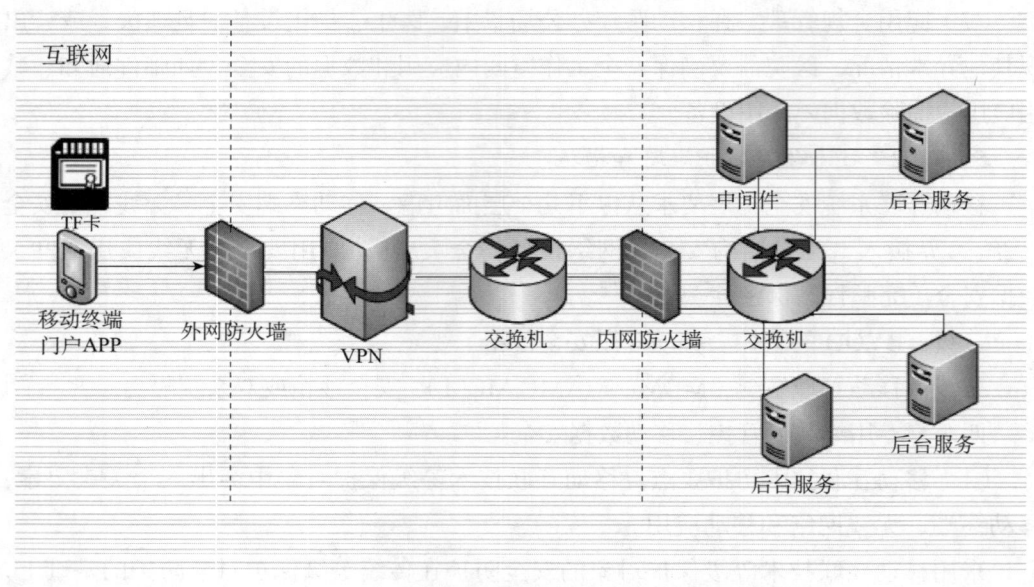

图 5-13 移动执法终端访问示意图

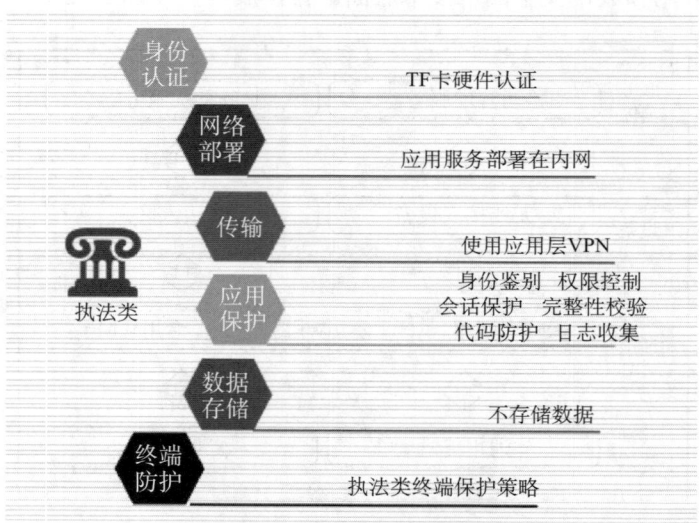

图 5-14 移动执法终端应用示意图

二是预约挂号。预约挂号服务系统采用双节点架构部署,两节点在不同物理位置单独部署,可以保证设备的容灾安全。在正常运营时,各服务商访问主用平台,主用平台产生的数据实时备份到备用平台的数据库中。如果主用平台由于某种灾难无法正常使用,可以通过域名管理工具,把预约挂号平台所用域名指向到备用平台的 WEB 服务器上,立即就可以恢复使用(图 5-15、图 5-16)。

三是移动支付。移动支付架构与网络架构部署如图 5-17、图 5-18 所示。移动支付共涉及三个组成部分，第三方支付、患者和医院。需要通过 VPN 连接外网，从而与第三方支付平台对接来完成安全支付等。

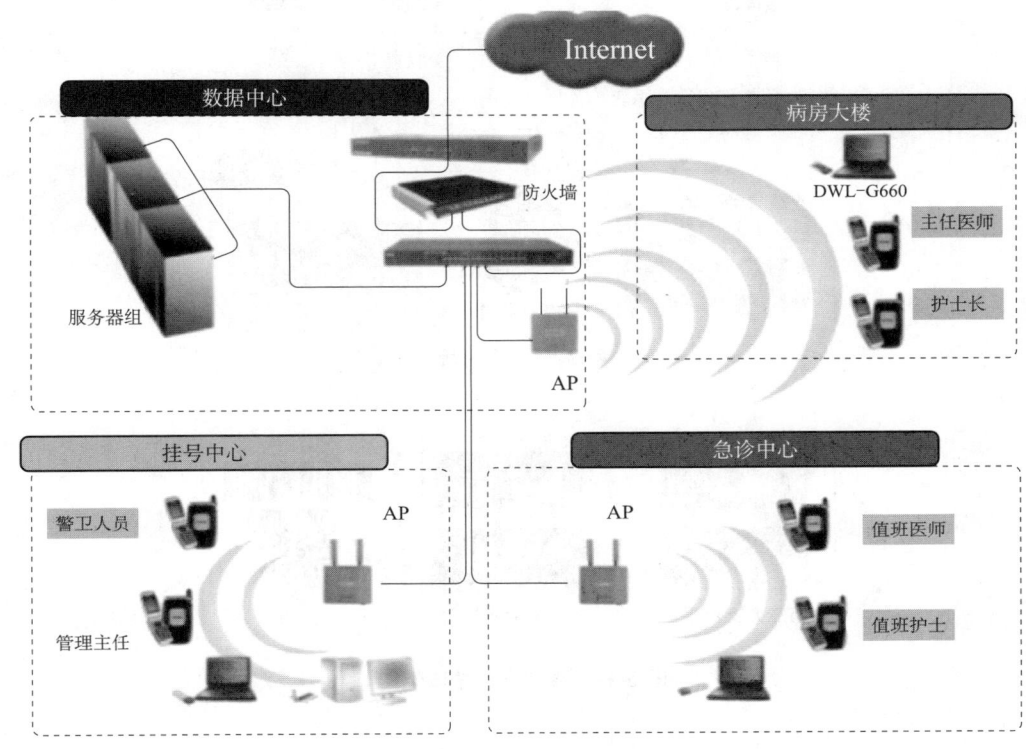

图 5-15　移动预约挂号示意图

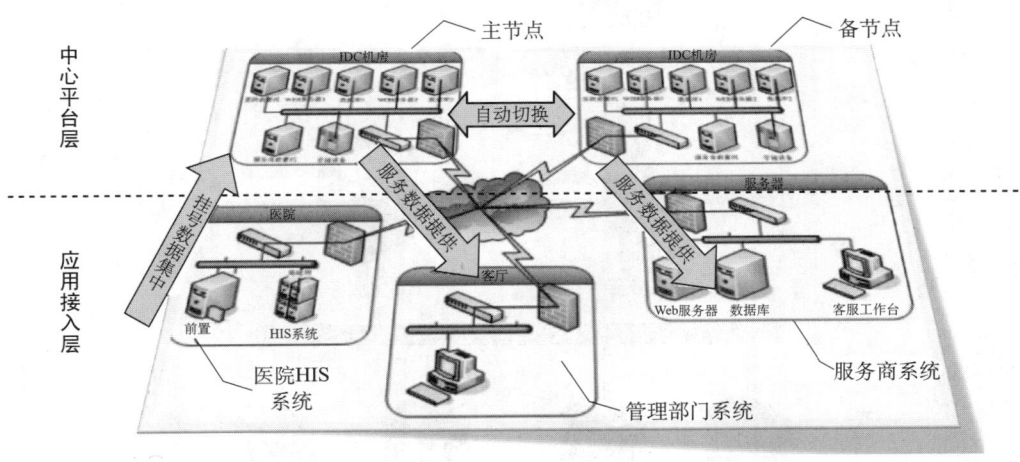

图 5-16　预约挂号架构部署示意图

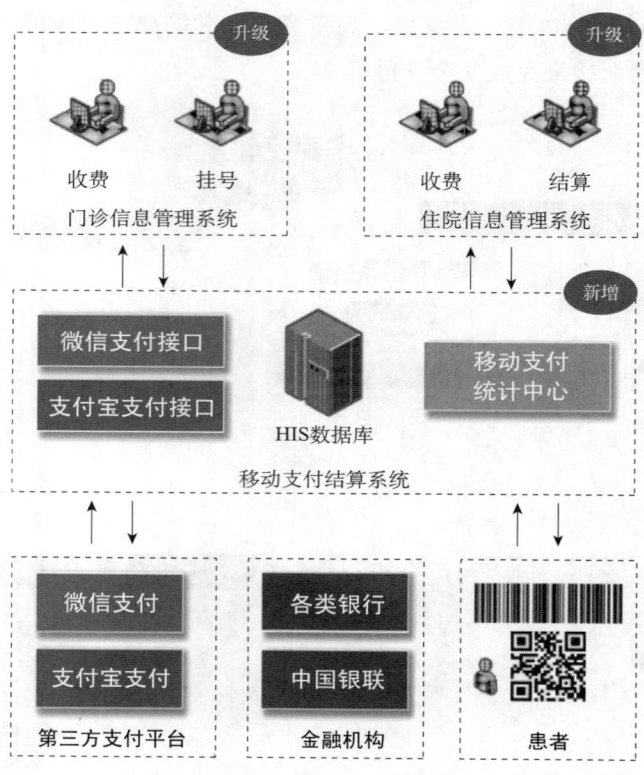

图 5-17 移动支付总体架构

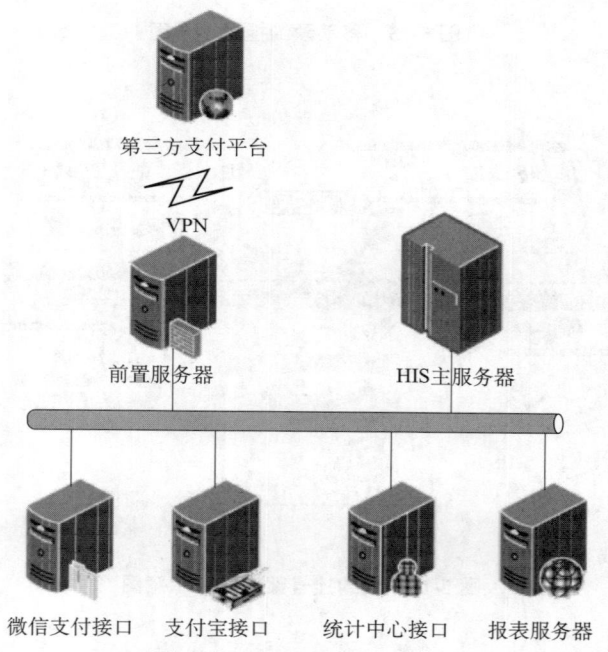

图 5-18 网络架构部署示意图

（2）移动终端安全，包括以下几个方面。

移动终端管控。移动终端应安装、注册并运行终端管理客户端软件；移动终端应接受等级保护对象移动终端管理服务端的设备生命周期管理、设备远程控制、设备安全管控；应具有软件白名单功能，应能根据白名单控制应用软件安装、运行；应具有应用软件权限控制功能，应能控制应用软件对移动终端中资源的访问；应只允许等级保护对象管理者指定证书签名的应用软件安装和运行；应具有接受移动终端管理服务端推送的移动应用软件管理策略，并根据该策略对软件实施管控的能力。

移动终端安全审计。应启用移动终端安全审计功能，对终端用户重要操作及软件行为进行审计；审计记录应包括事件的日期和时间、用户、事件类型、事件是否成功及其他与审计相关的信息；应对审计记录进行保护，定期备份，避免受到未预期的删除、修改或覆盖等。

移动终端入侵防范。应遵循最小安装的原则，仅安装需要的组件和应用程序；应能发现可能存在的漏洞，并在经过充分测试评估后及时修补漏洞；应关闭不需要的系统服务、默认共享和高危端口；应能够发现用户权限异常改变的情况。

移动终端恶意代码防范。应安装防恶意代码软件，定期进行恶意代码扫描，及时更新防恶意代码软件版本和恶意代码库；应支持移动业务应用软件仅运行在安全容器内，防止被恶意代码攻击。

移动终端资源控制。应将移动终端处理访问不同等级保护对象的运行环境进行操作系统级隔离；应将移动终端处理访问等级保护对象的运行环境与非处理访问等级保护对象运行环境进行系统级隔离；应限制用户或进程对移动终端系统资源的最大使用限度，防止移动终端被提权。

（3）移动设备安全。有线网络与无线网络边界之间的访问和数据流应通过无线接入网关设备。无线接入网关的处理能力应满足业务高峰期需要；应在无线接入网关上对进出无线网络的数据进行内容过滤；应在有线网络与无线网络边界根据访问控制策略设置访问控制规则，默认情况下，除允许通信外，受控接口拒绝所有通信。

无线网络访问控制。应在有线网络与无线网络边界根据访问控制策略设置访问控制规则，默认情况下，除允许通信外，受控接口拒绝所有通信；应对来自移动终端的数据流量、数据包和协议等进行检查，以允许/拒绝数据包通过；应设置访问控制规则限制移动终端可访问的等级保护对象资源；应具备支持WAPI协议无线网络接入的基于数字证书的身份认证功能。

无线网络入侵防范。应能够检测、记录、定位非授权无线接入设备；应能够对非授权移动终端接入的行为进行检测、记录、定位；应具备对针对无线接入设备的网络扫描、Dos攻击、密钥破解、中间人攻击和欺骗攻击等行为进行检测、记录、分析定位；应能够检测到无线接入设备的SSID广播、WPS等高风险功能的开启状态。

无线网络安全审计。应启用设备安全审计功能,审计覆盖每个移动终端,对重要的终端行为和重要安全事件进行审计;应能对移动终端接入的用户行为、访问互联网的用户行为等单独进行行为审计和数据分析。

网络设备防护。应能发现系统移动终端、无线接入设备、无线接入网关设备可能存在的漏洞,并在经过充分测试评估后,及时修补漏洞;应禁用无线接入设备和无线接入网关存在风险的功能,如 SSID 广播、WEP 认证等;应禁止多个 AP 使用同一个鉴别密钥。

数据备份恢复。应提供移动终端重要数据备份与恢复功能;应将重要数据定时批量传送至备用位置。

物理和环境安全。AP 的安装选择应选择合理位置,避免过度覆盖和电磁干扰。

(4)移动应用软件安全,包括以下几个方面。

移动应用软件采购。应保证移动终端安装、运行的应用软件来自系统管理者指定证书签名或可靠分发渠道;应保证移动终端安装、运行的移动应用软件由经审核的开发者开发。上述两条是强制性要求,不能采用 APP 直接下载安装。

移动应用程序身份鉴别。使用口令登录时,应强制用户首次登录时修改初始口令,对用户的鉴别信息进行复杂度检查;用户身份鉴别信息丢失或失效时,应采用鉴别信息重置或其他技术措施保证系统安全;移动应用软件应对登录的用户进行身份标识和鉴别,身份标识具有唯一性,鉴别信息具有复杂度要求;移动应用软件应提供并启用登录失败处理功能,多次登录失败后应采取必要的保护措施;应对同一用户采用两种或两种以上组合的鉴别技术实现用户身份鉴别。

移动应用软件数据完整性要求。应采用密码技术保证通信过程中数据的完整性;应采用校验技术或密码技术保证重要数据存储时的完整性,并在检测到完整性错误时采取必要的恢复措施;应采用校验技术保证代码的完整性;应具备应用软件对关键医疗数据的可靠电子签名功能,保证数据完整性、操作行为可追溯性。

移动应用软件数据保密性要求。应采用密码技术保证重要数据在本地存储时的保密性;移动应用软件之间的重要数据应不能被互操作;移动应用软件数据文件所在的存储空间被释放或重新分配前应得到完全清除;应对通信过程中的敏感信息字段或整个报文进行加密。

(5)数据安全。

数据保密性保护。应确保用户数据在存储和处理过程中的保密性;应采用加密机制,对移动终端中存储的鉴别信息、核心业务等数据进行保密性保护;移动设备丢失或被盗后,应基于 MDM 或同等功能的软件搜寻设备的位置、远程锁定设备、远程擦除设备上的数据、使手机发出警报音,确保在能够定位和检索的同时最大限度地保护数据;应基于 MDM 或同等功能的软件,实现对 SD 卡等存储设备的加密功能,确保数据存储的安全。

5.2.3.3 移动互联安全管理体系规划

5.2.3.3.1 移动用户管理

移动用户初始化。移动终端用户是指所有需要管控的终端设备的使用者，所有的移动用户使用强制的身份认证，并支持基于口令、二维码等多种形式的软、硬认证模块。支持将系统身份认证与医疗卫生机构应用认证相结合。移动安全平台支持系统初始化时可以由系统管理员进行手工添加，也可以支持 Excel 文件批量导入。

移动用户分组策略。初始化的移动用户，可以根据医疗卫生机构现有的组织架构为用户进行分组管理，可以根据用户所处的科室、职位以及群组等建立用户的分组策略，支持无限分组，支持多维度对用户进行管理。方便医疗卫生机构对移动设备进行集中统一管理，不同设备组织可设置不同的管理员进行分别管理，多种灵活快速的管理方式，确保 IT 部门高效工作。

5.2.3.3.2 移动设备管理

移动设备管理是移动安全管理平台的核心功能，通过移动安全平台，医疗卫生机构可对托管的移动设备进行安全管理，可极大地提高医疗卫生机构移动管理的安全性、可控性。通过移动设备管理可以避免用户在移动终端上操作可能带来的安全隐患，防止移动终端不慎丢失后造成数据泄露。

（1）设备安全登记。用户初始化完成后，用户通过二维码扫描或直接下载安装客户端的方式安装客户端，登记移动设备。

安全平台针对初登的移动设备要进行初始合规性检测，并将移动设备登记加入移动设备安全管理平台，管理系统的证书中心会给用户颁发其专属证书，该证书保证了用户和服务器之间的身份认证，并且该证书具有可设置的生命周期，可以设定用户的权限期限。从登记完成开始，该移动设备即开始接受移动安全平台的全面管理，平台对用户设备接入医疗卫生机构环境的整个生命周期中所有的状态信息、操作行为进行严密的监控和统一的配置管理。

（2）设备分组策略管理。移动设备管理功能模块根据设备的不同属性对设备进行自动归类，不同类型设备及不同用户设备自由建立群组。

移动的设备分组主要从设备的维度进行分组，系统设定了移动设备的系统平台、绑定状态以及支持自定义的分组。

（3）移动设备信息管理。

终端设备在移动安全平台的监管下可获取设备的基本信息，如设备的系统版本、设备标识、设备型号、设备 MAC 地址、运营商、持有人、操作系统等信息。

（4）支持移动用户绑定多个设备。

面对当前移动设备多样性（如智能手机、平板电脑）、移动操作系统平台多样性（如 iOS、Android）、操作平台版本多样性（如 iOS 5+、Android 4.0+），单体用户可与多个平台 / 版本 / 操作系统的设备进行绑定，可在统一用户管理界面进行管理，实现了用户多重设备的统一、集中管理。

（5）设备清单以及设备搜索。设备清单展示移动设备的基本信息、所属的用户，并且能根据设备的关键字以及设备状态进行设备的搜索。

（6）DSA 数据安全隔离区。移动安全管理系统通过建立系统专属 DSA 区域，保障数据安全性。通过 DSA 驱动层，访问到虚拟文件系统。虚拟文件系统类似从硬盘中虚拟出一段内存作为虚拟空间保存文件，这是个对内透明、对外隐藏的磁盘空间。上层 APP 通过调用虚拟文件系统接口，可以像访问标准文件那样进行透明的数据读写，无须关心数据的加密安全问题，DSA 将自动进行数据的打散与加密保护。

DSA 数据隔离区是高强度加密，外部程序无法获取 DSA 的任何数据细节。DSA 包含磁盘分区信息、文件目录表、密钥保险柜区域以及加密文件存储区。通过 DSA 存储的文件采用一次一密的随机密钥和 AES256 加密算法进行保护，而随机会话密钥则通过 PKI 公钥进行加密存储在安全的密钥保险柜中。系统部署 DSA 技术方案，可以实现较高级别的加密保护，有效抵抗数据分析与破解。

（7）设备应用程序管理。系统获取设备的应用程序安装信息，并且可以远程进行应用程序的管理，升级以及远程卸载。

（8）设备策略管理。系统可后台设定密码策略，在客户端提示按照设定的密码策略设定锁屏密码。

（9）CA 证书管理。针对有 CA 证书的移动应用，移动设备在启动 APP 应用时，可调取 CA 服务器对应的证书验证用户身份，同时在用户退出移动应用以及用户注销时都需要提交应用证书到服务器，保证 CA 证书应用时安全防护的流程完整性。

在移动设备注销流程基础上，定制开发联动服务功能，包括自动提交证书注销申请到 CA 服务器，此功能需要 CA 系统开发接口；自动上传挂失指令到指定的 EWP 服务器或应用系统服务器；注销流程自定义管理模块。

设备注销联动服务定制开发：在移动设备注销流程基础上，定制开发联动服务功能，包括自动提交证书注销申请到 CA 服务器，此功能需要 CA 系统开发接口；自动上传挂失指令到指定的 EWP 服务器或应用系统服务器；注销流程自定义管理模块。

（10）设备权限管理。系统可对指定用户设备的功能权限、应用程序权限、安全性和隐私权限进行配置和管理，主要功能有以下几点：允许或禁止移动设备使用相机，允许或禁止移动设备捕捉屏幕，允许或禁止移动设备在漫游时自动同步，允许或禁止移动设备使用 Siri（iOS 平台），允许或禁止移动设备使用语音拨号，允许或禁止移动设备多人游戏，允许或禁止移动设备应用程序内购买，允许或禁止移动设备添加

Game Center 朋友，允许或禁止移动设备使用 iTune Store（iOS 平台），允许或禁止移动设备使用 Safari（iOS 平台），允许或禁止移动设备启用自动填充，允许或禁止移动设备强制发出欺诈警告，允许或禁止移动设备阻止弹出窗口，允许或禁止移动设备接受 Cookie，允许或禁止移动设备备份，允许或禁止移动设备的文档同步，允许或禁止移动设备照片流的权限，允许或禁止移动设备向 Apple 发送诊断数据，允许或禁止移动设备接受不被信任的 TLS 证书。

通过对指定用户或群组设备进行功能和安全限制，可以实现在特定工作区域和用户角色的行为管控，保障医疗卫生机构利益。

（11）设备配置管理。系统支持用户账号配置信息的远程管理与 OTA 推送。针对医疗卫生机构用户常用的各类配置，可支持 IT 管理人员通过后台操作并直接推送到指定用户终端，免除用户自行输入的不必要麻烦。另外对于 Wi-Fi、VPN 等账户类型，系统自动推送并配置账户，医疗卫生机构用户可以在不知道密码的情况下连接到无线网和虚拟专用网，即实现了安全接入，同时避免用户泄露账号信息。

系统支持对用户的配置的双通道管理，可对所有的移动设备进行统一配置管理，同时，本系统也支持配置单个用户区别于全局配置的自定义移动设备权限。所有配置信息均采用无线推送方式实时下发，医疗卫生机构无须回收用户移动终端，配置信息自动安装，用户无须确认。

系统可自由建立多种配置策略，医疗卫生机构可根据自身的需要，灵活制定相应的配置策略，不仅能对设备进行快速配置，还能在特定的条件下执行相应的配置策略，从而实现在不同环境下的多重策略机制。并且可以按全局、群组、权限、用户、设备等多维度进行配置的下发。

（12）移动设备状态监测及数据获取。系统可对移动设备的硬件信息（如设备型号、设备厂商、运营商、手机号码、电池电量信息、流量信息等）、应用程序信息（如应用程序名称、应用程序唯一标示符、应用程序大小、应用程序版本等）、安全信息（越狱/ROOT 状态、密码合规性、加密等级等）进行详细的跟踪记录与预警，实现医疗卫生机构对移动设备信息的细粒度管控。

（13）移动设备失联检测。系统支持对设备进行失联策略的控制，在设备丢失或无法联网的状态下，自动执行相应的设备失联策略，如对设备进行擦除指定数据、清除设备信息、锁定设备等操作，恢复设备出厂设置等级保护设备失联后断网状态下设备的安全。

（14）移动设备丢失定位。系统可以对移动设备进行远程定位，定位技术不仅局限于 GPS 定位，还可通过 GPRS、3G、4G、Wi-Fi 等网络设施进行精准定位，支持对移动设备的行动轨迹进行智能绘制，完整地掌握移动设备及移动设备使用人员的行动轨迹。

系统可以通过客户端收集定位信息，从而对终端进行位置定位。若终端丢失，员工可以通过 GPS 定位找回移动终端。

（15）设备丢失/失联数据保护。系统支持对保存大量医疗卫生机构核心及机密数据的设备进行数据保护，当设备丢失或者失联时，可对移动设备进行远程 GPS 定位、记录行动轨迹，与此同时可对设备进行远程密码设定、锁定移动设备、擦除医疗卫生机构应用、擦除医疗卫生机构应用数据、擦除个人隐私数据（照片、通信录、短信、通话记录等）。保障医疗卫生机构数据安全，在设备丢失的第一时间对移动设备所保存的数据进行安全管控。

（16）医疗卫生机构病毒查杀。移动安全管理平台包括移动设备安全管理，移动应用安全管理，消息安全管理、数据安全保障等功能。自主病毒查杀引擎综合了传统的特征码技术和主动的启发式分析技术以及基于行为分析技术，保护医疗卫生机构移动设备远离病毒、间谍软件、木马、蠕虫、bots 等威胁的侵害。

平台需要为医疗卫生机构内部搭建一套移动防病毒系统，通过部署移动防毒引擎和专业病毒库，有效查杀各种病毒、木马和恶意代码。同时针对移动设备的操作系统进行漏洞扫描和补丁修复，从系统底层保证医疗卫生机构应用环境的安全。

同时需要对移动设备上的应用进行全面的安全检查和控制，防止因用户安装安全性差的应用程序，从而影响医疗卫生机构信息系统的安全性。

（17）移动设备合规检测。对登记并在监管状态的设备，支持对接入医疗卫生机构内网的移动设备进行合规检测，检测设备是否处于 ROOT/越狱状态、设备是否安装非法应用程序、设备操作系统版本是否合规、SIM 卡是否为授权 SIM 卡等，对以上医疗卫生机构所关心的设备属性进行入网前的安全监测，配合医疗卫生机构原有内网接入机制，对违规设备进行准入控制，并实时上报，及时进行安全警示。具体检测内容主要包含：设备是否提权（ROOT/越狱），设备是否安装违规应用程序，设备操作系统版本是否合规，设备应用程序版本是否合规，设备 SIM 卡是否为授权 SIM 卡，设备是否符合地理围栏策略，设备是否符合时间围栏策略，设备的品牌型号限制。

在此基础上，系统可为相关组织机构提供定制化的服务，对相关组织机构想要检测和禁止准入的项目进行添加。统一管控设备接入情况。

（18）网络安全控制。移动安全管理平台支持移动设备 Wi-Fi 黑白名单功能，可对 Wi-Fi 无线网络的安全访问进行控制限制，防止移动设置接入不安全的 Wi-Fi 无线网络。支持对移动设备上网的 URL 进行跟踪监测，通过对 URL 的记录分析，判断移动终端的上网行为，从而确保移动设备的上网安全。

（19）系统日志管理。系统的日志不仅可以让管理员了解系统状态，在系统出现问题时系统管理员可以查阅日志文件来确定系统当前状态、观察用户使用相关的数据及了解系统的使用情况。系统提供详细的用户日志、设备日志、系统报警日志、应用程序日志、系统操作日志、应用程序安装日志、设备操作日志等，并可设置相应的自动删除策略。

（20）安全事件监控。针对发生在移动终端上的未知安全问题，还需要提供全面的安全事件监控，对移动设备运行状况、网络行为以及用户行为等多个因素进行大数据分析，对当前移动终端网络中的所有设备进行当前状态及变化趋势进行行为总结。并且将数据结构通过图形化的方式进行展示，供相关人员进行查看，第一时间预判安全问题，排查安全隐患，防止出现更大的安全事件。

5.2.3.3.3 移动安全管理

医疗卫生健康行业移动互联安全管理系统应至少包括移动设备安全管理、移动应用安全管理、消息安全管理、数据安全保障等功能。

（1）院级病毒查杀。医疗卫生机构需要搭建一套单位级移动防病毒系统，通过部署移动防毒引擎和专业病毒库，有效查杀各种病毒、木马和恶意代码。并且对移动操作系统进行漏洞扫描和补丁修复，从系统底层保证医疗卫生机构应用环境的安全。

对移动设备上的应用进行全面的安全检查和控制，防止因用户安装安全性差的应用程序，从而影响医疗卫生机构信息系统的安全性。智能应用危险感知技术及时上报客户端可疑程序，专业的分析团队及时分析并上报病毒样本对病毒库进行更新。

（2）移动设备合规检测。支持对接入医疗卫生机构内网的移动设备进行合规检测，检测设备是否处于ROOT/越狱状态、设备是否安装非法应用程序、设备操作系统版本是否合规、SIM卡是否为授权SIM卡等，对以上医疗卫生机构所关心的设备属性进行入网前的安全监测，配合医疗卫生机构原有内网接入机制，对违规设备进行准入控制。

（3）设备丢失数据保护。系统支持对保存大量医疗卫生机构核心及机密数据的设备进行数据保护，当设备丢失时，可对移动设备进行远程GPS定位、记录行动轨迹，与此同时可对设备进行远程密码设定、锁定移动设备、擦除医疗卫生机构应用、擦除医疗卫生机构应用数据、擦除个人隐私数据（照片、通信录、短信、通话记录等）。保障医疗卫生机构数据安全，在设备丢失的第一时间对移动设备所保存的数据进行安全管控。

（4）网络安全控制。移动设备Wi-Fi黑白名单功能，对Wi-Fi无线网络的安全访问进行控制限制，防止移动设置接入不安全的Wi-Fi无线网络。支持对移动设备上网的URL进行跟踪监测，通过对URL的记录分析，判断移动终端的上网行为，从而确保移动设备的上网安全。

5.2.3.3.4 移动应用管理

系统可对用户设备中所安装的应用程序进行严密监控，支持黑白名单策略，过滤黑名单中所有恶意程序。支持对系统自带的应用商店进行权限的设置，允许或禁止从应用商店安装应用程序，阻断恶意程序的来源，保证应用程序的合法与可控。

（1）独立医疗卫生机构应用商店。需要支持应用程序的上传、下载、更新，程序的上架、下架机制，实现应用程序的灵活管理。建立医疗卫生机构自己的应用商店，完全脱离苹果 App Store、谷歌 Google Play 等第三方应用商店进行应用的分发与管理，并且实现应用程序的分类管理。

（2）应用程序远程推送与擦除。系统支持对应用程序的批量分发、远程安装、远程移除、远程更新，远程擦除等操作，避免复杂烦琐的安装过程，提升批量部署过程中的工作效率。

系统可实现对移动设备远程卸载及数据擦除功能，防止因移动设备被盗、意外丢失，导致医疗卫生机构敏感信息泄露。

针对所有的 iOS 设备，在监管模式的环境下支持应用程序的静默安装，在所有普通环境下支持应用程序的静默升级及静默卸载。针对 Android 设备支持在硬件厂商提权的情况下的静默安装、卸载与升级。

（3）应用程序推送日志。系统针对应用商店的应用程序，系统统计后台所做的推送日志。并且系统支持应用程序下载量统计，可供后台管理员第一时间查看应用程序的安装、下载、使用等情况。

（4）应用程序黑白名单监控。系统可对通过应用程序黑白名单功能对设备上的应用安装进行限制，一旦发现移动设备安装非法应用，系统将通知管理员或强制卸载，从而保证设备的规范使用。

（5）同步第三方应用的官方升级。系统可针对 App Store 的应用程序进行应用程序版本的同步，会将第三方应用程序的信息告知用户可用升级。

（6）应用程序自动卸载。针对 iOS 设备，当用户脱离管理或删除所安装的描述文件时，系统会自动将在该 MDM 策略下所下发的所有软件进行自动删除。

（7）应用程序安装统计。系统支持对医疗卫生机构推送的应用程序进行安装统计，管理员可查看每个应用程序的推送记录、安装情况、推送情况等信息。对没有按医疗卫生机构规定安装必须应用程序的设备进行警告，并自动进行二次推送。

5.2.3.3.5 移动文档管理

对医疗卫生机构文档进行集中存储、审批、发布、远程推送、文档回收等操作。实现对移动设备内容管理，保障医疗卫生机构内部文档在移动设备上的安全浏览及文档内容的更新；实现医疗卫生机构文档的分发及权限设置及管理。

（1）文档安全管理。文档在上传和传输过程中，采用高强度加密算法进行文档加密，防控文档外泄风险。系统需要集成主流格式文件浏览器，支持 Word、PPT、PDF、JPG、TXT、MP4、MP3、AVI 等格式，上传的文档无法通过第三方浏览器打开，防止文档流失后内容泄露。

（2）文档分发。系统可以将医疗卫生机构文档分发到指定的目标用户的终端上，实现医疗卫生机构文档统一下发和文件共享，并可看下发后文档的阅读状态。

（3）文档管理。系统可对医疗卫生机构文档进行管理，对医疗卫生机构文档进行存储及共享并可对文档及目录设置相应的权限，方便医疗卫生机构对文档进行管理。

（4）文档在线阅读。系统支持文档的在线阅读模式，在防止医疗卫生机构文档外泄的情况下，不允许文档下载，仍然能实现对文档的阅读。

（5）文档策略管理。系统可对医疗卫生机构文档进行策略管理，对文档共享、拷贝等功能设置相应的管理策略，方便医疗卫生机构对文档进行管理。

5.2.3.3.6 移动通知管理

移动通知管理 MIM 是一种面向医疗卫生机构终端使用者的网络沟通工具服务，实现医疗卫生机构通知消息的发布，文件及内容的发送接收。

（1）医疗卫生机构消息云端推送。需要支持医疗卫生机构消息推送，系统内置消息推送云端服务器于医疗卫生机构中，医疗卫生机构无须花费租用短信网关高额的费用支出，并且所有医疗卫生机构信息内容完全由医疗卫生机构内部接管。可替代运营商短信网关，降低医疗卫生机构运营成本，且信息的推送只需流量的传输，实现随时随地办公。

（2）医疗卫生机构消息防篡改安全机制。为医疗卫生机构消息推送中心建立安全保护机制，通过各种技术和管理措施确保网络数据的可用性、完整性和保密性。所有数据的交互均需要通过 SSL 通道，并且对所有的内容数据进行高强度的加密算法进行加密，通过数字签名的方式保证数据的完整性，即数据的发送方在发送数据的同时，利用单向的、不可逆加密算法函数获取所传输数据的消息文摘，并把该消息文摘作为数字签名随数据进行整合一同进行发送。

（3）多媒体消息推送。医疗卫生机构消息推送模块不仅可以推送纯文本信息，也可对图片、视频、音频、文档附件（Word、PPT 等）、链接等多媒体信息进行推送，相比短信网关，更加符合医疗卫生机构用户的不同需求。

（4）医疗卫生机构消息批量接送。系统管理员可对推送用户进行按群组、用户等多维度的选取，推送消息到医疗卫生机构员工的移动终端。

（5）MEM 安全邮件管理。支持 iOS、Android 等平台智能终端设备；支持 IMAP、Exchange 等标准协议；支持医疗卫生机构邮件数据与系统隔离存储；支持医疗卫生机构邮件服务器实时同步，包含联系人、用户属性、邮件属性；界面友好、功能完善、操作简单；支持标准接口，与医疗卫生机构原有系统完美融合；新邮件角标提示，不用担心漏掉任何新邮件；附件支持保存、转发、手机预览有水印注入，防拍摄、防截屏，有效防止邮件泄露。

5.2.4 移动互联安全管理扩展

医疗卫生健康行业机构在移动应用软件采购方面，应保证移动终端安装、运行的应用软件来自可靠证书签名或可靠分发渠道，同时应保证移动终端安装、运行的应用软件经由指定的开发者开发。

在移动应用软件开发方面，应对移动业务应用软件开发者进行资格审查，应保证开发移动业务应用软件的签名证书合法性。

在配置管理方面，应建立合法无线接入设备和合法移动终端配置库，用于对非法无线接入设备和非法移动终端的识别。

5.3 医疗卫生健康行业物联网安全等级保护建设

5.3.1 物联网安全背景需求

5.3.1.1 物联网安全

什么是物联网？根据《2010年国务院政府工作报告》中所附的注释，物联网是指"通过信息传感设备（如射频识别 RFID、红外感应器、全球定位系统、激光扫描器等），按照约定的协议，把任何物品与互联网连起来，进行信息交换和通信，以实现智能化识别、定位、跟踪、监控和管理的一种网络。它是在互联网基础上延伸和扩展的网络。"

根据 Gartner 的预测，到 2020 年，超过半数的新业务流程和系统都将融入物联网。目前物联网设备出现的场景也越来越多样化，如远程医疗、智能电网、智慧交通、智能制造、智慧城市等，但同时安全问题也变得日益棘手。

之前乌克兰电网系统遭攻击，已经为大型工业物联网系统的安全问题敲响了警钟。2016 年 Mirai 病毒通过弱口令探测控制了大量网络摄像头及相关 DVR 录像机。在 WannaCry 事件中，蠕虫病毒不仅尝试加密数据，还攻击了连接设备，如医院的医疗设备、学校的教学设备等。

物联网安全离不开等级保护体系化防范，其复杂性和多样性使得物联网面临着更多来自终端设备的安全挑战。因此等级保护安全体系建设成为物联网安全策略中无法绕过的重要一环。

物联网环境下，访问控制管理最关键的有三点。

一是设备的可见性：只有被发现才可能被管控，看见是实现所有安全策略的基础。

二是合规性检查及管控：利用可视化的管理平台，向管理设备发送接入物联网设备的信息，建立合规的安全基线，防止非法接入和违规行为。

三是网络分段隔离：将不同类型的终端放入不同的"分段"中，将合法终端和非法终端进行隔离，有效防范风险扩散。

5.3.1.2 物联网在医疗卫生健康领域的应用

物联网是20世纪末业界提出的一个新概念。有人把物联网称为是继计算机、互联网之后世界信息产业发展的第三次浪潮。

医疗卫生健康行业物联网技术的应用主要有两类：一是使用包括电子标签、射频标识（RFID）等传感设备的应用；二是利用PDA、平板、智能手机、笔记本电脑等智能终端的移动医疗应用。

基于物联网的HIS、LIS、EMR等临床信息系统管理无线输液管理。

基于物联网的移动输液管理系统：可以确保患者输液安全，减少差错，减轻护士的工作压力，减少医患矛盾。

移动护理管理：基于物联网的移动护理系统可以使护士手持移动设备在床边完成体温、血压、血糖等生理信息采集，实时录入数据，执行各类医嘱，保证护理流程与信息流的一致性，提升护理操作准确度和精密度，提高工作效率，提高护理质量。

数字健康病房：利用物联网整合医院现有服务和内部信息资源，通过健康终端实现数字化健康病房服务，可以方便医患人员之间的沟通与交流，更为患者与家人远程交互、患者住院服务等提供了人性化、多元化的数字健康服务。

慢性疾病远程管理：医生利用智能化的体征参数采集设备（血压、血糖、心电等），通过网络实现对居家患者的远程监护和管理，在保证医疗质量的前提下，极大地降低医疗成本。

基于物联网的人流、物流、财流管理。

患者管理：满足院内特殊患者管理的需要，包括患者无线监控和跟踪，患者身份自动识别以及患者的求救、求助。

医务人员管理：满足院内医务人员管理的需要，包括医务人员自动考勤，院内医护人员位置定位、跟踪等。

国家在公共卫生健康领域进行了大量投资。在智能医疗及医疗信息化方面，除来自新医改的国家投入外，医院自筹以及社会资本的参与都促使智能医疗的快速发展。而且随着物联网的火热发展，医疗体系的服务效率和服务质量将进一步提高，实现监护工作无线化，全面改变和解决现代化数字医疗模式、智能医疗及健康管理、医院信息系统等的问题和困难，提高医院的综合管理水平，并使医疗资源高度共享，降低公众医疗成本。

根据医疗卫生健康行业的实际业务需求及物联网技术的应用现状，物联网在医疗卫生健康领域的应用主要体现在以下四个方面。

5.3.1.2.1 建立智能医疗体系

利用物联网与患者佩戴的装有 RFID 的腕带标识，可获得实时信息查询及医疗安全控制。比如，通过无线网络调阅患者病历、医嘱和各种检查、化验及护理信息，还可以查阅患者的家族病史、既往病史、药物过敏等电子健康档案，为医生制定治疗方案提供帮助；医生和护士可以通过移动终端设备做到对病患生命体征、治疗化疗等实时监测信息，实现无线智能查房，提高医生的工作效率。

5.3.1.2.2 药品防伪与追溯

物联网技术在药品管理和用药环节也能发挥巨大作用，通过物联网的 RFID 技术，可以将药品名称、品种、产地、批次及生产、加工、运输、存储、销售等环节的信息都存于 RFID 标签中，实现药品从生产到进药房的全程追踪和监控，当出现问题时，也可以根据标签的信息追溯全过程，甚至可以定位已售出药品的位置，方便追回问题药品。同时还可以把药品信息传送到公共数据库中，患者或医院可以将标签的内容和数据库中的记录进行对比，从而有效地识别假冒药品。

5.3.1.2.3 医疗垃圾的监管

每天，城市要产生医疗垃圾几十吨。这些医疗垃圾所含的病菌是普通生活垃圾的数十倍，被《国家危险废物名录》列为头号危险废物，如果处理不当就会对空气造成污染，致使疾病传播，对人民的生活和生命安全构成极大的威胁。如何及时安全地回收处置医疗垃圾，一直是个棘手的问题。现在随着物联网技术的发展，使对医疗垃圾的处理全程的实时监管成为可能，利用 RFID 技术，对医疗垃圾的打包、暂存、装车、运输、中转、处理的全过程进行实时的信息采集、跟踪，避免医疗垃圾的非法处理。2012 年，杭州引进了一套医疗垃圾回收系统，垃圾回收袋上贴有 RFID 标签，并在治疗科室安装扫描点，只要垃圾袋位于房间内，就能读取到袋子上的信息，一旦袋子不经特定人员处理离开，就会报警，垃圾回收车上装有 GPS 定位系统，一举一动都显示在医院的监管系统上，一目了然，防止医疗垃圾被中途转卖。

5.3.1.2.4 社区服务站应用

近年来，随着我国经济的快速发展，人们对健康保健的关注度越来越高，正逐步从传统医疗行为的诊断和治疗，向以预防为主、防患于未然、消病于未起的"治未病"的预防医学方向发展，形成以日常保健为主、诊疗就医为辅的健康生活理念，因此，对日常健康监护等医疗保健的服务需求越来越迫切。随着医疗电子技术的发展，通过技术手段实现社区医院和大医院的医疗信息共享，在社区医院甚至在家中就可以进行远程医疗和自助医疗，也可以进行健康的监测，出现严重问题时，可以通过系统进行预约。全新的诊疗模式可以把目前大多数医院以治疗为主的诊疗方式转为预防和康复，降低医疗资源使用，减轻医护人员工作量，提高医院运作效率，有利于缓解医疗资源紧缺的压力。2012年2月，一套安装入户的智能健康系统在无锡新区新安街道试运行，可动态反映居民健康参数，数据由无线网络自动上传至社区中心，专门的"健康保姆"会通知居民最近一段时间的身体状况，指导如何饮食、用药。通过这样智能式的社区服务，可及时预防和控制疾病，提高居民健康意识。

我们在医疗机构中常见的物联网应用还有：患者的识别——ID示踪；药品配送使用，不良事件报告；手术质量控制；门禁系统；医疗单元的识别；固定资产管理；遥感遥控遥测；急救调度；终端自助报告；就诊资料收集与管理；传染病管理；医院感染管理；消毒供应；膳食资讯；患者过敏史；疾病预防控制等。以下对一些常见的物联网应用进行简述。

（1）患者身份管理。

IC卡和RFID技术在医疗保健、公共卫生、药品、血液等方面的应用：与银行、社保等部门联合开展医疗就诊卡的通用模式与标准研究；集个人ID信息、社保、医保、医疗、金融等服务于一体的"一卡通"产品的应用；在医疗智能卡内记录诊疗信息，逐步取代传统的病历本。患者以身份证作为唯一的合法身份证明在特定的自动办卡机（读写器）上进行扫描，并存入一定数量的备用金，几秒钟自动办卡机就会生成一张RFID就诊卡（也可使用专用的医保卡），完成挂号。患者持卡可直接到任何一个科室就诊，系统自动将该患者的信息传输到相应科室医生的工作站上，在诊疗过程中，医生开具的检查、用药、治疗信息都将传输到相应的部门，患者只要持RFID就诊卡在相关部门的读写器上扫描一下就可进行检查、取药、治疗了，不再需要因划价、交费而往返奔波。就诊结束后，可持卡到收费处打印发票和费用清单。

RFID就诊卡和RFID腕带中包括患者姓名、性别、年龄、职业、挂号时间、就诊时间、诊疗时间、检查时间、费用情况等信息。患者身份信息的获取无须手工输入，而且数据可以加密，确保了患者身份信息的唯一来源，避免手工输入可能产生的错误，同时加密维护了数据的安全性。

医院一卡通应用：医疗机构医院一卡通常具备门禁管理、车辆管理以及内部消费等。

门禁管理：只需更换一张SIM卡，手机成为身份标识，就可以轻松实现利用手机进入不同的办公区域。

车辆管理：使用手机为停车场进出凭证出入车库，同时，如停车场采用收费制，则可用一卡通进行刷卡缴费或月票缴费。

内部消费和手机支付：使用手机在内部食堂、图书馆以及内部的其他就医场所进行消费支付。

常见的医院一卡通支撑平台网络架构如图5-19所示。

医院一卡通支撑平台系统主要架构如图 5-20 所示。

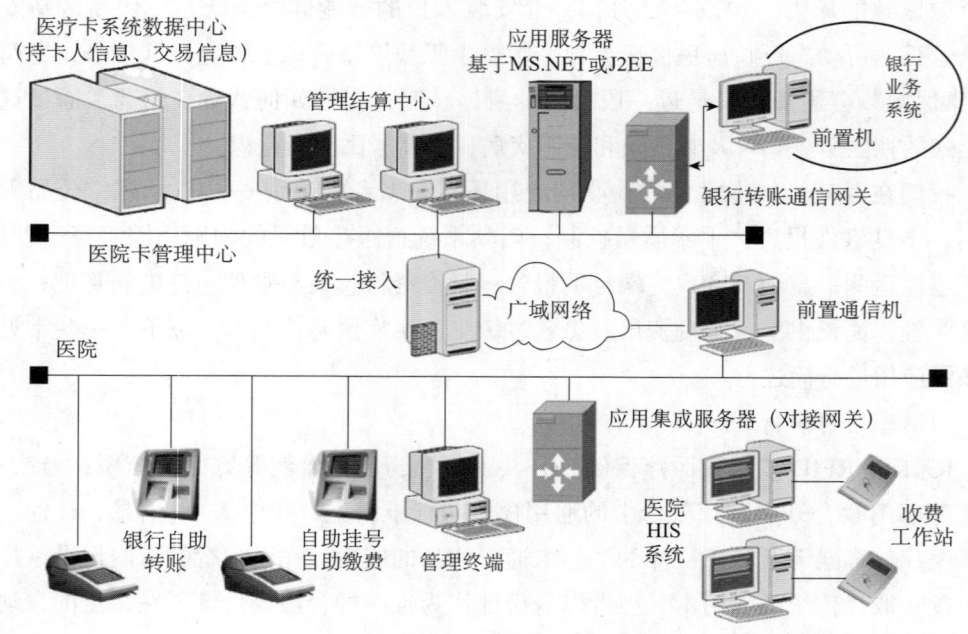

图 5-19　医院一卡通支撑平台网络架构

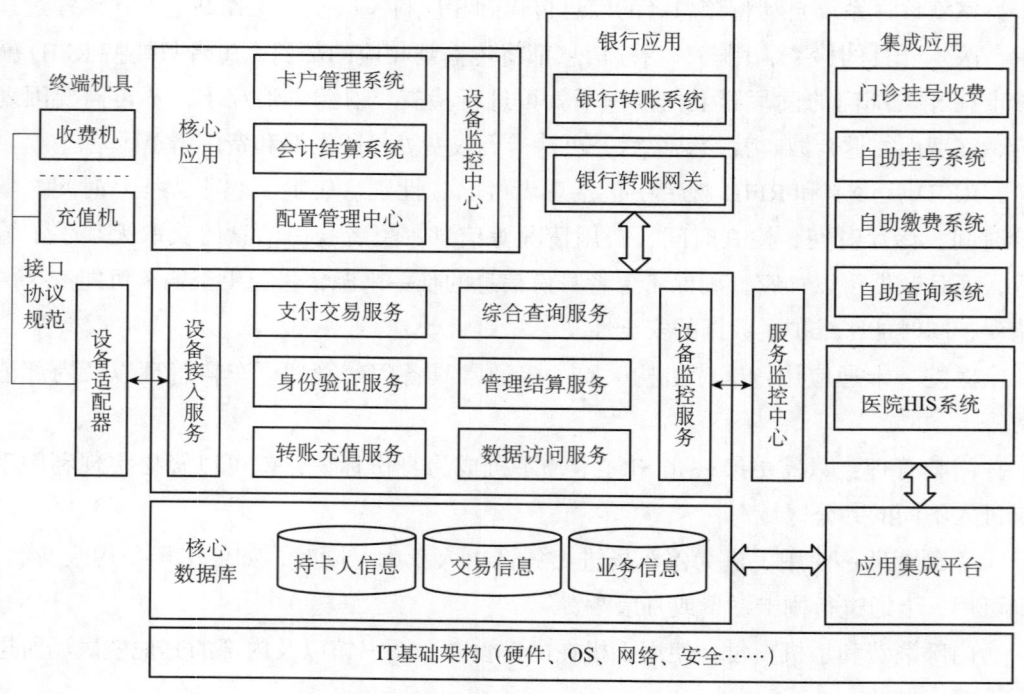

图 5-20　医院一卡通支撑平台系统主要架构

电子化，即运用 RFID 自动识别技术识别患者身份，使医院对患者身份识别及医护过程实现自动识别，以提高工作效率，减少错误发生，保证患者管理的 5R 标准（正确的剂量、正确的方法在正确的时间为正确的患者提供正确的药物）实现。

RFID 移动医疗信息系统以医院现有局域网络为依托，使用手持设备终端，通过 RFTD 无线射频识别技术，将医院各种信息管理系统通过当前网络与手持设备连接，医护人员在病床边可基本实现输入、查询、修改患者的基本信息、医嘱信息、生命体征等功能。并可实现检索患者短时间内的护理、检查、化验等临床检查报告信息。系统将 RFID 电子标签技术应用于患者腕带，通过手持终端设备扫描电子腕带信息，直接准确地完成门诊治疗、出入院、临床治疗、检查、手术、急救等不同情况下患者识别。

药物管理应用：自动化的药物验证系统采用先进的数据采集设备以及耐用的移动计算机和无线局域网（WLAN）通信功能，其所提供的一些优点可圈可点。患者及时准确地享受到降低了错误风险的药物管理。医院和诊所可以看到与这些系统相关的错误在减少，这样也就减少了药物浪费，缩短了住院时间，从而节省了资金。自动化药物管理过程使医院和诊所实现了以正确的剂量、正确的方法在正确的时间为患者提供正确的药物。

固定资产管理应用：通过建构于无线网络之上条形码和 RFID 资产管理系统，医院可以对医疗设备进行更有效的管理。

标本采集应用：自动化的标本采集系统采用自动数据采集以及计算机和无线局域网通信功能，可以获得很多收益。患者可以受到更准确的标本采集，减少了出错的风险和不便之处。医院会立即看到标本采集出错概率减小，需要的诊断试验更少并进而节省成本，减少了误诊的概率并获得积极有效的患者治疗效果。一些医院还会因此实现法律和安置方面的降低。从整体上讲，工作人员的工作效率得到提高，处理保险索赔的速度更快、更准确且费用更低。标本采集过程自动化使得医院和诊所可以确保形成一个更为高度一致的有机整体，处理在标本采集的正确时间由正确的医疗保健人员按正确的顺序使用正确的容器为正确的患者提供服务。此外，医院还可以实时查找、跟踪及管理资产和库存，甚至包括不断移动的设备（如医疗监护设备）。

血液管理应用：计算机为每个血液单位额外生成一个补充的标签，其中包含血液中心 ID、血型以及产品类型等信息，一旦在系统经过验证，就会生成另外一套标签用作交付标记。在系统接收后，工作人员就会使用扫描器扫描"交付标记"标签，然后对血液单位按到期日期进行分类。

供应室管理应用：主要完成供应室向物资库房、设备库房的物品申领、供应室对各科室的物品发放、供应室手术包、治疗包的管理、供应室物品消毒管理以及供应室内部管理。对医院物料的领用、发放、库存进行计算机管理，从烦琐的手工记账中脱离出来，并逐步形成一条经由设备科、供应室、科室、病区的医院物料供应链。

（2）患者定位管理。

RFID 腕带以不影响诊疗为前提，采用特殊固定方式佩戴在患者的手腕上使其不易脱落。由于 RFID 腕带还包括患者所在科室、床位的信息，并能够主动向外界发出信号，当信号被病房附近装设的读写器读到后，通过无线传输方式将信号传到护士站，从而达到实时监控、全程跟踪及区域定位的目的（图 5-21、图 5-22）。

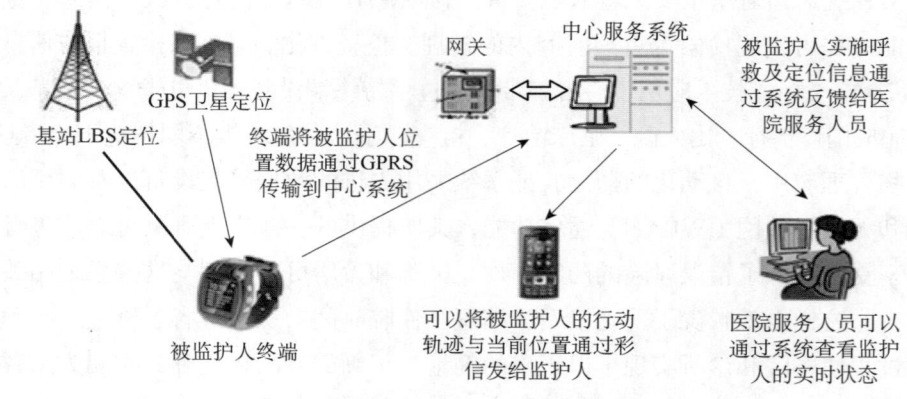

图 5-21 基于 GPS/LBS 室外定位服务

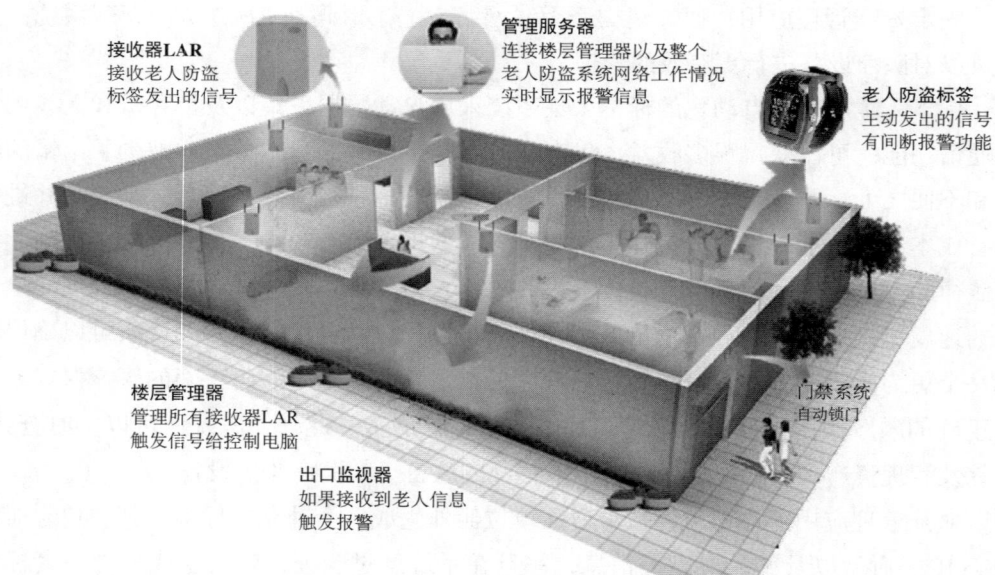

图 5-22 基于 RFID 室内定位服务

患者标识呼救腕带能够提供有效的识别及安全保护，若发生患者的走失事件，医院能第一时间得到报警，患者的诉求可以得到及时的帮助。

（3）患者诊疗管理。

在医疗过程中，对患者进行的诸如检验、摄片、手术、给药等工作，均可以通过

RFID 腕带确认患者的信息。每位住院患者佩戴腕带，存储了相关的信息（过敏史、每天用药和打针情况），可帮助医生或护士对交流困难的患者进行身份的确认，只要拿着机器一刷就一目了然了，可以方便记录各项工作的起始时间，确保各级各类医护及检查人员执行医嘱到位，不发生错误，从而对整个诊疗过程实施全程的质量控制。

远程医疗监护（Telecare）是远程医学的一个部分，能够提供及时现场护理（POC）服务，它使人们可以及时识别某些突发疾病（如冠心病、脑出血）的发病征兆，给予预警，在发病期间给予及时的医疗救护。而一些慢性病，如糖尿病、睡眠障碍等也能通过监护发现病因，进而指导医疗。

远程医疗监护大概分为以下四种。

非实时监护。如 24 小时心电监护仪，患者将其背负在身上，记录下较长一个时间段的心率变化。但它没有通信部件，监测后要拿到医院解读，或者由一个家用发送装置完成信息的发送。对于患者病情急性发作是无能为力的。

实时监护。通过有线连接监护传感器，并建立公共交换电话网（PSTN）的实时传输链路，实时地将数据传送到医院临床诊断救护中心，如同把病房搬到了家里。缺点是妨碍被监护者正常的活动，另外，它的发送装置也仅为单个传感器服务。

无线体域网（BAN）。在人体上设置多个健康监护传感器，共用一个无线发送器，构成一个网络，即健康监护 BAN。

家庭网络环境下的多无线 BAN，借助家庭网络的网关设备，使多位家庭成员共享医疗监护信道。另外，网关对监护信息实现预读，在转发信息的同时，向患者的家庭成员发出告警。

从经济、微型化考虑，就有了让这些传感器构成一个网络的设想，将各种传感器的信息汇聚到一个通信单元上（如 MBU，类似 Ad Hoc 网络中的簇头），由它进行 BAN 的内部通信，同样，也由它和别的通信网络进行 BAN 外部通信。除在通信方面的获益之外，BAN 网络还可以加入环境感知功能，自主地决定网元的动作（如对促动器发出命令）。最终，BAN 的信息将汇总到护理中心，由这里的设备进行分析、整理，对病情状况做出报告。可由此发出急救命令，也可发出普通的护理信息，如传给 BAN 的促动器命令，完成自动给药、输液等工作。

家庭网络环境中的健康监护 BAN：可穿戴的、无线移动健康监护环境 BAN 可极大地改善监护对象的生活质量，而将 BAN 纳入家庭网络之中，则可以进一步提升 BAN 的服务内容。首先，借助家庭网络对基础通信设施的利用，可以建立多路接入手段，保证多条路由的选择，使监护信息及时有效地发送；其次，家庭网络的网关可以为多 BAN 提供通信共享信息传输通道，可以降低 BAN 的服务成本；最后，家庭网络网关通过对医疗监护信息的预读，发现问题，直接通知家庭其他成员，达到及时救护的目的。

（4）患者查询管理。

患者可通过 RFID 腕带在指定的读写器上随时查阅医疗费用的发生情况，并可自行打印费用结果，以及医保政策、规章制度、护理指导、医疗方案、药品信息等内容，从而提高患者获取医疗信息的容易度和满意度。

（5）母婴对应管理。

作为特殊的群体，婴儿出生后也要给婴儿佩戴一个可以标示唯一性身份的 RFID 腕带，并使婴儿的信息和母亲的信息具有唯一对应性，要确定是不是抱错了婴儿，只需对比母婴的 RFID 腕带信息就可以了，这就避免了婴儿抱错事件的发生。同时，借助全球领先的射频识别科技，在婴儿身上佩戴可发射出 RF 射频信号且对人体无害的智能电子标签，同时在医院内需要进行控制的区域安装信号接收装置，信号接收装置可以接收到婴儿电子标签所发射出的 RF 射频信号，并据此对婴儿所在位置进行实时监控和追踪，还可对企图盗窃婴儿的行为及时报警提示。

专业婴儿防盗系统充分考虑了婴儿被盗的各种可能性，利用先进的高科技手段，不但可以防止外来人员实施偷盗，还可以完全防范内外勾结甚至自盗案件的发生。因此，婴儿防盗系统能够充分提高医院管理水平和管理档次，防止婴儿被人从医院内盗走，有效保护婴儿安全，保障各方权益。

专业婴儿防盗系统由婴儿防盗标签、接收器 LAR（Local Area Receiver）、出口监视器 Exciter、控制电脑及管理软件组成，优势体现在以下几个方面。

主动式保护：婴儿防盗标签能定时通过接收器 LAR 向控制电脑发出信号，使系统可以及时了解每个标签的工作情况，当某个标签电池电量过低时，系统能主动报警提示更换电池，无须定期进行逐个检查。

全面监控：每个婴儿防盗标签主动地定期发射出其特有的唯一 ID 编号。

防破坏设计：腕带表面含特殊导电材料，能与婴儿防盗标签形成回路从而有效防止破坏。一旦腕带被切断，系统立即报警。

为新生婴儿量身定造：防盗标签采用细致体贴的人体工程学设计，非常轻巧，容易佩戴。

系统易于扩展：可增加母亲标签，用于母子自动匹配。可以方便地进行扩展，增加贵重设备、固定资产及工作人员的定位功能。能够与 CCTV 闭路监控系统实现集成化控制。

（6）危急预警管理。

当有人强制拆除 RFID 腕带或患者超出医院区域时，系统会进行报警；佩戴了具有监控生命体征（呼吸、心跳、血压、脉搏）的并设定"危急值"的 RFID 腕带，可 24 小时监控生命体征的变化，当达到"危急值"时系统会立即自动报警，从而使医护人员在第一时间进行干预。

（7）老人关怀应用。

看护机管理系统，记录老人相关信息，为社区医疗、家属等相关人员授权，对看护机进行发机、挂失、解挂等处理。

量化管理系统，以个人为单位，以看护机为载体，每个社区医疗或家庭的具体信息统一由系统管理人员负责，并对相关信息进行录入、校对；数据分析与报警系统，对看护机和安装于老人住所的无线传感网络系统传上来的老人日常生活规律数据自动学习并生成数据库进行比对分析，对有危险的相关数据进行预警，对报警讯号进行转发报警；终端系统，由老人看护机和安装于老人住所的无线传感数据监测系统组成。

（8）健康小屋应用。

社区卫生服务中心健康小屋是指为深化社区卫生服务改革，实现"小病进社区，大病进医院，康复在社区"的卫生健康工作目标，提高社区高血压、糖尿病等慢性疾病的早期发现和治疗水平，在社区建设的居民自助健康管理小屋。通过健康小屋随时对社区居民开展健康教育，免费为社区居民提供测血糖、测血压、测血脂等疾病监测工作，倡导科学生活方式，提高预防疾病能力。

（9）居民健康卡应用。

健康卡分为户籍居民健康卡和流动人口健康卡，健康卡用于医疗机构挂号、就诊、检查及居民健康自助管理。

在支付方面，与社保卡绑定；可与银行卡绑定，可刷卡实现缴费功能。

通过物联网在医疗领域的应用，可以看出医疗物联网有三个基本要素：一是"物"，包括对象，指医护人员、患者、医疗器械、医疗用品等；二是"网"，就是标准化的医疗流程；三是"联"，指的是信息交互。

使用移动物联网技术实现业务流程标准化、运营管理精细化，实现对医疗对象的全生命周期、全流程的闭环管理。医院能够更有效地提高整体信息化水平和服务能力，可以明显改观传统的就医流程。但是在为医院信息化建设提供方便的同时，医疗领域物联网中数据安全及隐私保护与网络安全等问题也日趋明显。物联网的安全问题直接关系到物联网技术在医疗领域的发展和应用，根据物联网的自身特点，除了具有传统移动通信网络的安全问题外，还存在着物联网特有的安全问题。物联网的基本特征是信息的全面感知、可靠传送和智能处理，其核心是物与物以及人与物之间的信息交互。

在医疗行业中，物联网除了具有传统网络的安全问题外，还产生了新的安全和隐私问题，如对物体进行感知交互的数据保密性、可靠性、完整性，以及未经授权不能进行身份识别和跟踪等。例如，非法用户可利用干扰信号使物联网中RFID标签与阅读器之间的无线通信链路发生阻塞，甚至可能伪造RFID标签向阅读器发送信息，致使医院信息系统处理混乱，对患者的安全造成严重影响。再如，前面所讲的电子病历记录了患者的基本信息和诊疗信息，这都属于患者的隐私，必须严格保证其数据安全，否则将会威胁患者的合法权益，对医院和患者造成不利影响。

物联网数据安全与隐私保护技术既需要隐私保护相关技术来防止隐私信息泄露和被篡改，同时需要传感器网络数据管理相关技术来完成数据聚集、数据查询和访问控制等任务，并进行性能优化以减少能量消耗、时间延迟和数据丢失率。目前隐私保护技术在数据库领域的应用主要集中在数据挖掘和匿名发布两个领域。综合现有的研究成果，隐私保护技术主要可分为三类：数据扰动技术、数据加密技术和数据匿名化技术。在物联网应用中，对 RFID 系统实现有效数据管理的前提在于保障 RFID 数据的安全性与私密性。RFID 系统的安全威胁主要来自阅读器对标签的非法访问以及伪造标签的存在。对 RFID 系统而言，其安全问题是指存在伪造标签时，如何有效地对标签进行认证；其隐私问题是指存在恶意阅读器时，如何防止阅读器对标签的非法访问，从而有效地保护用户的隐私。

在常用的网络安全解决方案中，已经存在成熟的加解密算法如 DES、AES、RSA、椭圆曲线密码等，这些算法构成了对称密钥加密以及公开密钥加密中的支撑技术，能够有效地实现加密与鉴别功能，抵制非法读取、伪装哄骗、重放攻击等安全威胁，具有良好的安全性。但实现上述算法需要较多的逻辑处理单元，如 AES 需要 10 000 ~ 30 000 个逻辑门，RSA、椭圆曲线密码等公钥密码算法则需要更多的逻辑门。而医疗物联网常用的 RFID 标签受到低成本限制，通常只能拥有 5 000 ~ 10 000 个逻辑门，并且这些逻辑门主要用于实现一些最基本的标签功能，仅剩少许可用于实现安全功能。此外，RFID 标签上的存储资源也非常受限，通常标签的 EPC 区仅能存储 96bit 数据，用户区仅能存储 512bit 数据。RFID 标签极其有限的计算资源难以支持上述复杂的加解密算法的实现。因此，对 RFID 系统而言，其安全与隐私保障机制所面临的最大挑战在于，如何以一种轻量级的方式在资源极其受限的 RFID 系统上实现认证与隐私保护协议。可以从基于物理方法的安全保护机制、基于对称密钥加密的协议以及基于 Hash 函数的协议等几个方面入手研究，探索解决办法，从而实现对物联网总体网络安全水平的提高，保证信息系统的数据安全。

根据等级保护物联网安全扩展要求，医疗卫生健康行业物联网应当进行体系化安全保障建设，以下在技术层面详细描述。

5.3.2　物联网安全体系框架

5.3.2.1　层模型

物联网层模型由物联网感知延伸层（感知层）、物联网网络业务层（网络层）、物联网应用层（应用层）组成（图 5-23）。

感知层包括感知层网关和传感器、RFID 等感知设备（在医疗卫生健康行业应用常见的有在线监测、传感器类、新生儿防盗、水监测、空气监测、尘肺监测），也包括这些感知设备与感知层网关之间的短距离通信（通常为无线）。感知层网关是将感知设备所采集的数据传输到数据处理中心的关键出口，简单的感知层网关只是对感知数据的转发，而智能的感知层网关可以对数据进行适当处理、数据融合等。

网络层主要实现物联网数据信息和控制信息的双向传递，包括互联网、移动网、专用网等，常包括几种不同网络的融合。

应用层指对感知数据进行集中处理的平台，其中应用支撑是为应用服务提供基础支撑服务的系统，包括标识解析、数据存储、数据处理、数据管理等。对大型物联网应用系统来说，应用层一般是云计算平台，该平台的任务包括收集合法感知网络的真实数据，存储并管理这些数据，管理终端用户对这些数据的访问和使用，以及建立审计、授权、访问控制等机制。

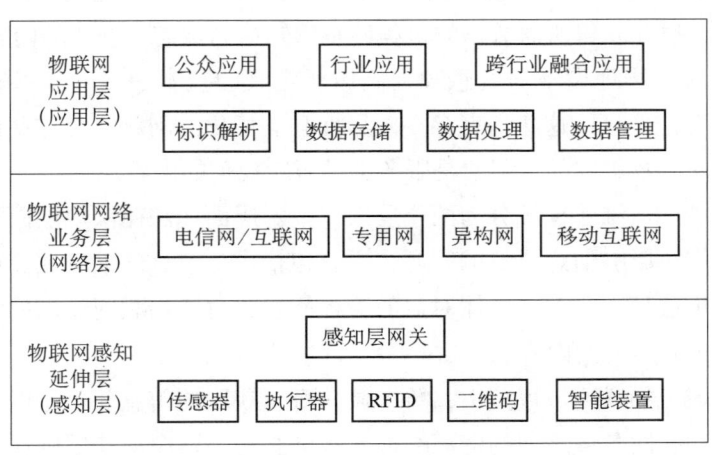

图 5-23　层模型架构

5.3.2.2　域模型

域模型架构如图 5-24 所示。

用户域。在物联网中，需要明确服务提供的对象即用户的身份，这涉及资源交换的对象和目标对象、服务的交互对象是谁、信息系统如何设计。这里所涉及的服务接受对象便是用户域所规范的对象。

目标对象域。通过对用户域的定义可以映射物理对象与所需的通信参数，当用户的需求落实到"物"的层面，物理对象实体所需了解的信息便是目标对象域需要规范的内容。该域定义的"对象"并非指感知设备，而是物理世界的实体对象，ZigBee、

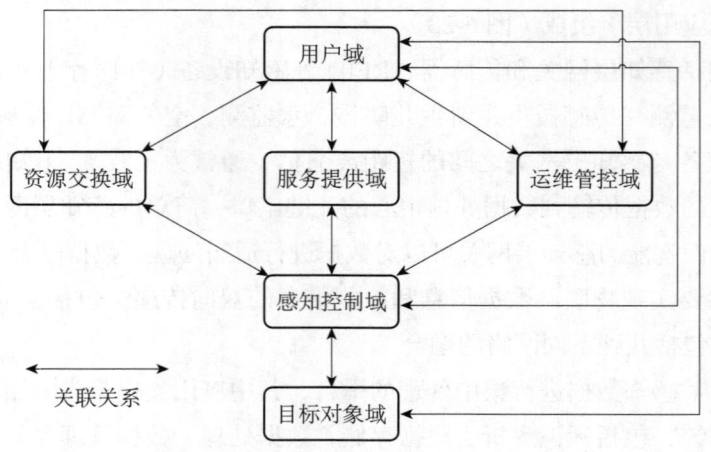

图 5-24 域模型架构

RFID 等只是目标对象联入网络的手段而并非对象本身。

感知控制域。根据所需对象信息，明确所需的技术手段，通过具体的技术手段获得系统间协同，以此获得所需数据的过程便是感知控制域需要规范的内容。

服务提供域。物理设备通过感知控制域所定义的技术手段、从目标对象所得到了源源不断的上传信息，这些信息存在差异性和非标化的问题，对这些信息清洗、加工、处理、存储以及集成的过程便是服务提供域所规范的内容。

运维管控域。运维管控域分为两个层次：技术层面和法律法规层面。技术层面的运维管控负责解决影响信息质量的问题，主要包括设备信息的准确性、可靠性、安全性等。法律法规层面则是解决实体对象的管控问题，对于物联网作用的实体对象的管理和约束是其主要定义的内容。

资源交换域。物联网域模型中，单个域自身所获取的信息并不足以形成完整的服务信息，此时物联网各域之间的资源交换便成为必需。资源交换域则在此基础上规范外部资源交换与各个域的逻辑关系，从而能够为整个物联网提供高效服务。

5.3.3 物联网安全体系规划

5.3.3.1 物联网安全现状与风险

5.3.3.1.1 终端接入威胁与安全

物联网感知延伸层作为物联网和物理世界交互的边界，该层中的各种信息通信节点具有信息处理和通信能力。物联网感知延伸层中各种信息通信节点的信息处理能力和安全能力强弱依赖于节点类型，如信息采集、标识读取、信息存储、根据网络指示执行特定动作等。需要建立对通信节点本身的安全机制，防止身份假冒、信息截取等常见攻击。保护物联网感知延伸层中各种信息通信节点所支持的通信手段可以有多种形式，如有线、无线、移动通信等方式，通常基于近距离通信技术，安全方面多采用轻量级安全手段。物联网感知延伸层中各种信息通信节点之间可以直接交互，也可以连接到物联网网络／业务层，和物联网网络设备、应用服务器、其他感知延伸层节点设备进行所需的交互，每一次交互都需要不同的信息安全技术来保证整个感知延伸层的安全。

（1）物联网终端接入安全威胁。物联网终端接入带来的安全威胁主要有以下几个方面。

非授权读取设备信息。对于任意类型的感知设备或感知层网关，包括物联网终端、传感器节点和传感器网关，可能被攻击者物理俘获或逻辑攻破，攻击者可以利用专用工具分析出感知设备所存储的机密信息。

拒绝工作。在感知设备被物理俘获或逻辑攻破后，攻击者可以采用破坏或修改配置的方式造成感知设备不能正常工作。

节点欺骗。攻击者通过假冒网络中已有的感知设备或感知层网关，可以向感知网络注入信息发动多种形式的攻击，包括监听感知网络中传输的信息、向感知网络中发布假的路由信息、重放已发送过的数据信息、传送假的数据信息等。

恶意代码攻击。木马、病毒、垃圾信息的攻击，这是由于终端操作系统或应用软件的漏洞所引起的安全威胁。

隐私泄露。与用户身份有关的信息泄露，包括个人信息、使用习惯、用户位置等，攻击者综合以上信息可进行恶意目的的用户行为分析。

网络中断。路由协议分组，特别是路由发现和路由更新消息，会被恶意感知设备中断和阻塞。攻击者可以有选择地过滤控制消息和路由更新消息，并中断路由协议的正常工作。

网络拦截。路由协议传输的信息，如"保持有效"等命令和"是否在线"等查询，会被攻击者中途拦截，并重定向到其他感知设备，从而扰乱网络的正常通信。

篡改。攻击者通过篡改路由协议分组，破坏分组中信息的完整性，并建立错误的路由，造成合法感知设备被排斥在网络之外。

伪造。感知层网络内部的恶意感知设备可能伪造虚假的路由信息，并把这些信息插入正常的协议分组中，对网络造成的破坏。

拒绝服务。拒绝服务主要是破坏网络的可用性，减少、降低执行网络或系统执行某一期望功能能力的任何事件。如试图中断、颠覆或毁坏感知层网络，另外还包括硬件失败、软件BUG、资源耗尽、环境条件等。包括在网络中恶意干扰网络中协议的传送或者物理损害感知设备，消耗感知设备能量。

路由攻击。恶意感知设备拒绝转发特定的消息并将其丢弃，以使这些数据包不再进行任何传播。另一种表现形式是攻击者修改特定感知设备传送来的数据包，并将其可靠地转发给其他感知设备，从而降低被怀疑的程度，当恶意感知设备在数据流传输路径上时选择转发攻击最有威胁。

（2）物联网终端接入安全需求。

访问控制。需要采取访问控制的方式，防止末端节点被逻辑攻破，或向其他末端节点或网络设备泄露用户或末端节点信息。

身份鉴别。为确保采集数据来源的合法性及有效性，同时避免非法感知设备接入网络，需对感知设备进行身份鉴别；为控制合法感知层网关的接入，阻断非法感知层网关的连接，需对感知层网关进行身份鉴别。

数据保密性。感知设备所存储的数据或所传送的数据要加密。

数据完整性。需要采取措施防止感知设备所存储的数据或所传送的数据被篡改。

可用性。需要采取措施保护感知设备，使之不会被逻辑攻破或被病毒攻击导致不工作。

隐私保护。需要保护感知设备所存储的用户隐私，并防止与用户身份有关的信息泄露。

数据源认证。避免感知设备或感知层网关被恶意注入虚假信息，确保信息来源于正确的物联网设备。

抗数据重放。保证接收到数据的时效性，确保没有恶意感知设备重放过时的消息。

（3）物联网终端接入安全问题。

传感器已达到使用寿命。传感器从某种意义上说是一种消耗品，因为其工作原理是利用敏感元器件的物理特性，在特定环境下实现信号的量化转换。其使用寿命、测量精度受制于多方面因素，如环境、电磁辐射干扰、自身工作发热、元器件电路板自然老化等，都会对传感器的测量造成不可逆的影响，所以传感器需要定期更换。

数据采集传输设备达到使用寿命。室内空气质量电子监管系统数据采集传输单元使用已达 10 年以上，主要会出现电路板氧化和器件老化这两个问题，造成器件、电路板、电源、通信模块、接口等逐渐失去正常的功能。

由于时间久远，数据采集模块电路板会出现不同程度的氧化问题。氧化使电路板元器件无法使用，器件与电路板接触不良，就可能造成无线通信模块无法通信，连接不上平台，出现掉线情况。即使可以连接上平台，也无法传数据。另外，氧化还导致接口接触不良、卡槽脱落、SIM 卡无法使用，导致数据无法传送等问题，造成故障的发生频次逐年增加。

器件老化也可能导致电路短路，进而损坏器件，导致数据采集模块失去采集或者传输的功能。目前的检验和维修查明，模拟量采集和传输这部分器件等易老化的组件已经出现相当程度的故障问题。

数据采集传输单元中的传输部分相当于一部工业用途移动终端（类似于手机通信），一般五年即达到正常的使用期限。达到寿命的极限再不进行更换，会越来越严重地影响电子卫监系统的数据完整性和监管业务的有效开展。

室内空气质量监测仪机箱。室内空气质量监测仪机箱使用十年以上，普遍存在掉漆、生锈、腐蚀、不同程度损坏等现象，且因增加 PM2.5/PM10、TVOC 等传感器单元，原机箱因结构、容积等原因无法容纳新添的传感器，故需要更换。

预警体系还需完善。过去的报警体系建立在一个简单的数据触发模型下：为每个监测因子按照国家标准设定报警标准，当实时测量值达到报警限值，引发报警事件，包括系统自动日志记录、标注点闪烁显示、报警短信群发等。为了进一步提高电子监管平台的预警时效性，需要在以下四个方面进行改善：一是建立多级预警体系，每级预警体系设置的标准不同，以便使用不同等级的响应机制；二是设立不同监管人员对不同等级的预警事件灵活定制；三是完善短信报警功能，以适应新的预警体系；四是满足移动监管的需求，在电子卫监移动应用（APP）上也能做到对报警事件进行通知和处理。

已建成的公共场所空气质量电子监管系统、饮用水质电子监管系统基于之前的旧技术构建，目前存在身份认证未完全统一，数据库不统一，软件技术架构已落后于时代，缺少对新产品、新技术的应用（如移动监管）等问题。

5.3.3.1.2 业务威胁与安全

（1）电子监管数据采集整合与分析。本系统采集的监控数据蕴含了丰富的、连续的、真实的信息，是卫监部门进行科学质量管理、安全管理、效率管理及效益管理等方面的重要依据和必要支撑。基于现代的数据分析和数据挖掘技术，可以对大量数据进行分析和统计，能够有效支持卫生监管信息化和进行基于数据的科学研究，大力促进卫生监管技术和水平的发展。

监控数据为城市的公共卫生管理提供了丰富的原始数据。公共卫生管理部门可以从中提取各种分析数据，用于指导管理政策的制定。

监控数据是饮用水质和公共场所卫生质量的集中体现，是卫生监督人员依法行使卫生监管职责的依据。监控数据不仅是各监控对象指标的真实反映和具有执法依据的原始材料，还是卫生监管部门制定相关标准以及进行科学研究的宝贵资源，同时也是进行卫生监管业务综合评价、提高管理水平和技术水平、保障人民生活环境质量的重要依据。

（2）完善监管预警和应急处理体系。完善分级预警和应急处理体系。

一般预警：当监测的指标出现问题时，不合格指标和持续时间一旦进入一般预警的模式，系统会立即将一般预警信号传输给经营者（公共场所、饮用水方面），提醒经营者在第一时间进行有效处理，属于可控范畴。同时信息也会传输给监督员，监督员要知晓，可不到达现场进行处理。

风险预警：当监测的指标出现问题时，不合格指标和持续时间进入符合风险预警的模式，系统会立即将风险预警信号传输给经营者，提醒经营者在第一时间进行有效处理，属于高风险范畴。同时信息也会传输给监督员，监督员要到达现场进行相应处理。

系统诊断：当反复出现风险预警或长时间存在，系统会根据数学模型对现场设备运转情况和管理状况进行诊断，提出相应的解决方案。该方案会传输给监督员，监督员要到达现场开展全面的卫生监督工作，并提出整改意见，督促经营者整改落实。

（3）实现移动监管。智能手机的广泛使用为移动监管提供了应用基础和空间。监管人员使用手机可随时随地了解各自负责辖区的卫生质量状况，而经营单位使用手机即可实时接收本单位的监测数据。当数据发生超标报警时，智能手机用户将接收推送消息，以便在第一时间做出应急处理。

5.3.3.2 技术体系防护思路和措施

物联网终端接入安全解决方案包括安全终端设备、边界接入系统、云端集中管理系统（图 5-25）。

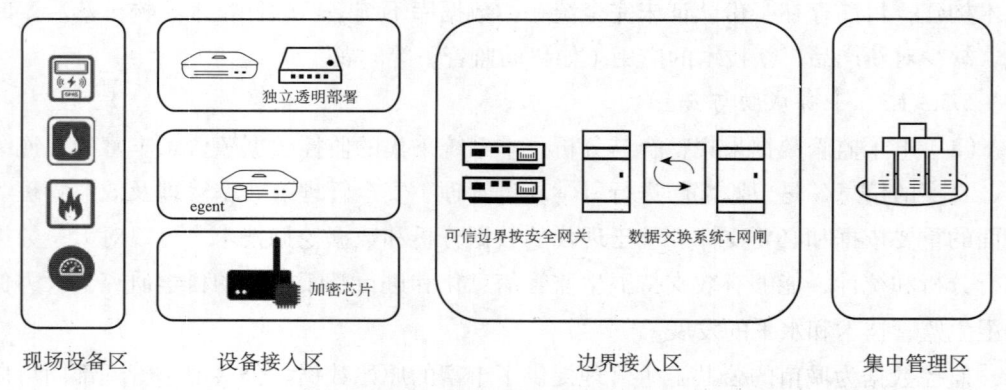

图 5-25 物联网终端接入安全防护示意图

5.3.3.2.1 安全终端接入

在接入终端安全方面，提供三种安全接入方案（图 5-26）。

提供串行部署的独立设备，此种方式不需要原系统进行任何改造，实施简单。

提供一台独立的硬件设备，部署在物联网网络层中，设备采用嵌入式软硬件一体解决方案，支持以太网口、3G、Wi-Fi 等接入方式，内置支持国家商用密码算法的加密芯片。整个设备体积小、功耗低、无风扇、温宽大适合部署在工业现场。该设备一端通过 RS485/RS232/ 以太网口与感知层设备相连接，另一端通过证书认证方式与边界安全网关建立标准的 SSLVPN 或 IPSecVPN 安全隧道。

提供安全插件方式融合到现有的物联网装置中，此种方式改造硬件成本最低。

5 医疗卫生健康行业网络安全等级保护 2.0 建设

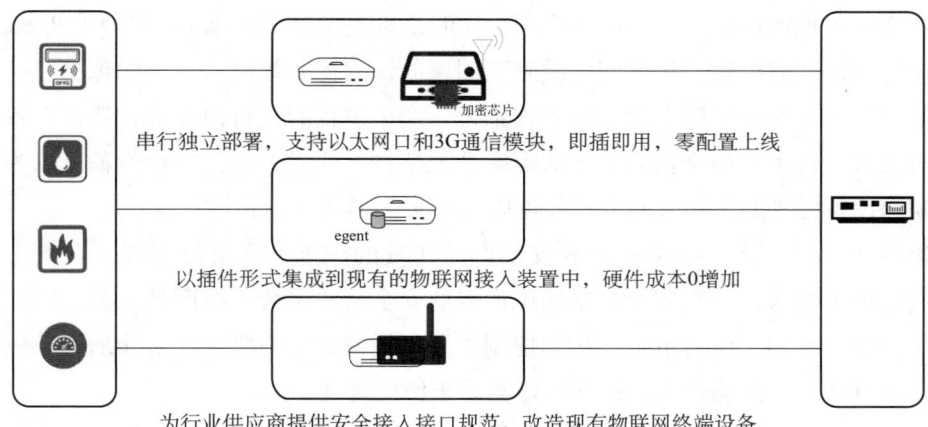

图 5-26 安全终端接入方案

加密认证插件是软件模式的加密认证程序，可安装运行于具有完整操作系统的感知层终端中，该插件不仅需要完成对终端设备接收调度控制命令数据及其他信息进行加解密处理，而且需要具有严格的防破译、防复制、防篡改等安全措施，确保保密该插件应用程序失控后不与任何非法设备进行信息交互，不对终端、系统的安全造成威胁。

提供支持 Android、iOS、嵌入式 linux 等多种操作系统的软插件，集成到客户已有的嵌入式终端当中，或提供 SDK 开发包和技术支持，由用户自行开发。开发包可以支持软国密算法 SM2-SM4。通过不同的组件处理简单的高速 ESP 业务和处理复杂的低速 IKE 业务，包括 IKE 密钥协商协议、ESP 安全封装协议、ARP 协议、PPP 协议、IP 协议、ICMP 协议、UDP 协议、TCP 协议、Http 协议等，降低了系统软件运行对设备硬件资源的需求。

提供满足行业安全规范的定制化方案。

按照国家商用密码算法和行业需求，为用户提供符合国家标准和行业要求的安全接口规范，并提供软硬件一体设备、证书认证、通信链路加密、权限访问控制等功能，为用户提供一套完整合规的物联网安全接入解决方案。

安全终端接入硬件产品采用低功耗嵌入式处理器，支持工业总线接口以及 GPRS/3G/4G 无线传输，全封闭无风扇设计，适合于部署在工业控制系统现场设备层，为用户提供高强度的身份鉴别和链路加密服务。客户不用关心模块与云平台怎么连接，只需将控制器采集的数据送至串口中就可以实现设备云的安全连接。

5.3.3.2.2 安全边界接入

提供了包括边界接入网关的边界接入方案，可以实现设备和身份认证、链路数据加密、网络强隔离、数据交换方向可控、内容要严格检查等。

边界安全网关，为物联网用户提供基于证书和设备特征认证的安全接入解决方案。物联网设备接入时需要同时提交设备证书，以及设备硬件特征信息，由边界安全网关管理员审批通过后，方能接入内网。同时设备提供基于标准的 SSL 和 IPSec 的安全传输隧道，同时可以提供从网络层到应用层的访问控制规则。设备中包括了一块硬件可信计算卡，保证了整个设备的操作系统、应用进程的运行白环境，保证设备不会被攻击篡改。设备采用全新的异步非阻塞系统架构，业界领先，单台设备可以为 5 万个物联网设备提供安全接入服务，并可以通过集群模式进行弹性扩容。

边界接入网关是依靠多年信息安全产品研发的积累，严格遵照国家有关主管部门的设计规范要求，具有完全自主知识产权的安全网关系统。该产品主要包括如下几大功能：身份鉴别、设备审批、访问控制、角色授权、策略管理、传输加密、应用代理、日志审计等，性能强大，扩展性好，易于使用管理。

5.3.3.2.3 云端集中管理

提供对终端接入设备安全性的云端集中管理。可对终端设备进行状态监控，支持设备网络连通性和 SNMP 连通性检测，支持近 24 小时、近 7 天告警，支持告警规则配置。告警信息可分级别进行展示，包括高危级别、严重级别、普通级别。另外，还可读取接口接收流量、接口发送流量、接口状态、CPU 使用率、内存使用率、硬盘空间利用率等。对最近 24 小时产生的告警信息可进行多种方式的呈现，包括饼状图、线形图、表格等。

5.3.4 物联网安全管理扩展

安全运维管理，包括感知节点管理。

医疗卫生健康行业相关从业人员应指定人员定期巡视感知节点设备、网关节点设备的部署环境，对可能影响感知节点设备、网关节点设备正常工作的环境异常进行记录和维护。

医疗卫生健康行业主管机构应对感知节点设备、网关节点设备入库、存储、部署、携带、维修、丢失和报废等过程作出明确规定，并进行全程管理。

加强对感知节点设备、网关节点设备部署环境的保密性管理，包括负责检查和维护的人员调离工作岗位应立即交还相关检查工具和检查维护记录等。

5.4 医疗卫生健康行业工业控制安全等级保护建设

5.4.1 工业控制安全背景需求

5.4.1.1 工业控制安全防护背景

随着计算机网络技术的发展，特别是互联网及社会公共网络平台的快速发展，在

"两化"融合的行业发展需求下，为了提高生产高效运行、生产管理效率，国内众多行业大力推进工业控制系统自身的集成化、集中化管理。系统的互联互通性逐步加强，与办公网、互联网也存在千丝万缕的联系。但是工业控制系统建设时更多的是考虑各自系统的可用性，并没有考虑系统之间互联互通的安全风险和防护建设。使得国际国内针对工业控制系统的攻击事件层出不穷，震网病毒事件为全球工业控制系统安全问题敲响了警钟，促使国家和社会逐渐重视工业控制系统的信息安全问题。

2009年7月出现的Stuxnet，是世界上首个专门针对工业控制系统编写的破坏性病毒，能够利用对Windows系统和西门子SIMATIC WinCC系统的零日（0-day）漏洞进行攻击。特别是针对西门子公司的SIMATIC WinCC监控与数据采集（SCADA）系统进行攻击，导致数千台离心机的核设施完全瘫痪。自2010年震网（Stuxnet）病毒爆发后，国家非常重视国家基础设施的信息安全问题。2011年9月，国家工业和信息化部发布《关于加强工业控制系统信息安全管理的通知》（工信部协〔2011〕451号）。此后在2012年6月《国务院关于大力推进信息化发展和切实保障信息安全的若干意见》（国发〔2012〕23号），中明确要求："保障工业控制系统安全。加强核设施、航空航天、先进制造、石油石化、油气管网、电力系统、交通运输、水利枢纽、城市设施等重要领域工业控制系统，以及物联网应用、数字城市建设中的安全防护和管理，定期开展安全检查和风险评估。重点对可能危及生命和公共财产安全的工业控制系统加强监管。对重点领域使用的关键产品开展安全测评，实行安全风险和漏洞通报制度。"之后国家工业和信息化部办公厅印发了《关于开展工业控制信息安全风险信息发布工作的通知》（工信厅协函〔2012〕629号），开始对各区域的工控系统进行检查。

在2015年12月，印发《2015年工业行业网络安全检查试点工作方案的通知》（工信厅信软函〔2015〕788号）。在反复检查调研后，了解到先进制造、轨道交通、电力、石油石化、企业等各行业工业控制系统绝大多数采用国外的控制系统，并且面临着实际因U盘管理不规范、远程运维不规范、边界未隔离等原因造成的网络病毒蠕虫、误操作或泄密及影响生产等问题，迫切需要实际的防护指南进一步指导。

因此，为贯彻落实《国务院关于深化制造业与互联网融合发展的指导意见》（国发〔2016〕28号），保障工业企业工业控制系统信息安全，国家工业和信息化部制定《工业控制系统信息安全防护指南》（以下简称《指南》），并于2016年11月3日发布，要求地方工业和信息化主管部门根据工业和信息化部统筹安排，指导本行政区域内的工业企业制定工控信息安全防护实施方案，推动企业分期分批达到《指南》相关要求。

5.4.1.2 医疗设备安全防护需求分析

5.4.1.2.1 医疗设备的定义

医疗设备是医院现代化程度的重要标志,是医疗、科研、教研、教学工作的最基本要素,也是不断提高医学科学技术水平的基本条件。广义的医疗设备包括医疗仪器设备、器械和家用医疗设备,专业的医疗设备则不包括家用医疗设备器械。目前,临床学科的发展在很大程度上取决于仪器设备的发展,甚至起决定性作用。因此,医疗设备已成为现代医疗的一个重要领域。

医疗设备指单独或者组合使用于人体的仪器、设备、器具、材料或者其他物品,包括所需要的计算机软件;其用于人体体表及体内的作用不是用药理学、免疫学或者代谢的手段获得,但是可能有这些手段参与并起一定的辅助作用;其使用旨在达到以下预期目的:一是对疾病的预防、诊断、治疗、监护、缓解,二是对损伤或者残疾的诊断、治疗、监护、缓解、补偿,三是对解剖或者生理过程的研究、替代、调节,四是妊娠控制。

5.4.1.2.2 医疗设备的分类

目前医疗设备较提倡的分类法有三大类,即诊断设备类、治疗设备类及辅助设备类。

诊断设备类可分为七类:X 射线诊断设备、超声诊断设备、功能检查设备、内窥镜检查设备、核医学设备、实验诊断设备及病理诊断设备。

治疗设备类可分为十类:病房护理设备(病床、推车、氧气瓶、洗胃机、无针注射器等),手术设备(手术床,照明设备,手术器械和各种台、架、凳、柜,显微外科设备),放射治疗设备(接触治疗机、浅层治疗机、深度治疗机、加速器、60 钴治疗机、镭或 137 铯腔内治疗设备及后装装置治疗设备等),核医学治疗设备(治疗方法有内照射治疗、敷贴治疗和胶体治疗三种),理化设备(目前大体上可分为光疗商务、电疗设备、超声治疗及疏疗设备 4 类),激光设备——医用激光发生器(目前常用的有红宝石激光、氦氖激光、二氧化碳激光、氩离子激光及 YAG 激光等),透析治疗设备(常用的人工肾有平板型人工肾和管型人工肾两大类),体温冷冻设备(半导体冷刀、气体冷刀和固体冷刀等),急救设备(心脏除颤起搏设备、人工呼吸机、超声雾化器等),其他治疗设备(高压氧舱、眼科用高频电铬器、电磁吸铁器、玻璃体切割器、血液成人分离器等)。这都属于各科专用治疗设备,如有必要亦可单独分成一类。

辅助设备类可分为如下几类:消毒灭菌设备、制冷设备、中心吸引及供氧系统、空调设备、制药机械设备、血库设备、医用数据处理设备、医用录像摄影设备等。

目前,上述所列设备大多数已数字化。例如,CT 就是利用计算机处理原始采集数据，经过对原始数据进行处理建立图像的设备；生化检测仪类则是在原有医疗仪器基础上数字化；彩色多普勒是在 PC 机的基础上经过二次开发的产物。从信息化角度来讲，这些设备可以看作一台计算机。因此，需要按照信息安全相关规定进行管理。

5.4.1.2.3 医疗设备的潜在安全风险

操作系统的安全漏洞问题。考虑到工控软件与操作系统补丁兼容性的问题，系统一般不会对 Windows 平台打补丁，导致系统带着风险运行。

杀毒软件安装及升级更新问题。用于生产控制系统的 Windows 操作系统基于工控软件与杀毒软件的兼容性考虑，通常不安装杀毒软件，给病毒与恶意代码传染与扩散留下了空间。

使用 U 盘、光盘导致的病毒传播问题。由于在工控系统中的管理终端一般没有技术措施对 U 盘和光盘使用进行有效的管理，导致外设的无序使用引发的安全事件时有发生。

设备维修时笔记本电脑的随便接入问题。工业控制系统的管理维护，没有到达一定安全基线的笔记本电脑接入工业控制系统，会对工业控制系统的安全造成很大的威胁。

存在工业控制系统被有意或无意控制的风险问题。如果对工业控制系统的操作行为没有监控和响应措施，工业控制系统中的异常行为或人为行为会给工业控制系统带来很大的风险。

工业控制系统故障响应延迟的问题。工业控制系统控制终端、服务器、网络设备故障没有及时发现而响应延迟的问题，对工业控制系统中 IT 基础设施的运行状态进行监控，是工业工控系统稳定运行的基础。

"两化融合"给工控系统带来的风险。工业控制系统最早和企业管理系统是隔离的，但近年来为了实现实时的数据采集与生产控制，满足"两化融合"的需求和管理的方便，通过逻辑隔离的方式，使工业控制系统和医疗卫生健康行业管理系统可以直接进行通信，而企业管理系统一般直接连接 Internet，在这种情况下，工业控制系统接入的范围不仅扩展到了医疗卫生健康行业管理网，而且面临着来自 Internet 的威胁。

工控系统采用通用软硬件带来的风险。工业控制系统向工业以太网结构发展，开放性越来越强。基于 TCP/IP 以太网通信的 OPC 技术在该领域得到广泛应用。在工业控制系统中，由于工业系统集成和使用的便利性，大量使用了工业以太环网和 OPC 通信协议进行了工业控制系统的集成；同时，也大量地使用了 PC 服务器和终端产品，操作系统和数据库也大量地使用了通用的系统，很容易遭到来自医疗卫生管理网或互联网的病毒、木马、黑客的攻击。

5.4.1.2.4 医疗设备信息安全的重要性

心脏除颤器、胰岛素泵、心脏监控仪等都是与患者生命安全息息相关的医疗设备,通常人们只关心这些医疗设备的质量安全,在美国召开的一个信息安全会议又把人们的关注焦点引向了医疗设备的信息安全。在大会现场,一名资深安全研究员演示了如何远程操控医疗设备,他轻而易举地就改变了设备的安全参数,控制注射泵给患者注射药物。如果这些操控行为是黑客和恐怖分子所为,那么被注射了药物的患者性命难保。

有些疾病需要依赖医疗设备检测和控制病情,如糖尿病患者,依靠血糖仪来监测体内血糖水平,靠胰岛素泵全天候随时注射胰岛素。而对于心脏病患者来说,心脏起搏器或心脏除颤器则至关重要。正是因为医疗设备与患者的身体有密切联系,所以医疗设备的信息安全至关重要。

5.4.2 工业控制安全体系框架

工业控制系统(Industrial Control Systems,ICS),是由各种自动化控制组件和实时数据采集、监测的过程控制组件共同构成。其组件包括数据采集与监控系统(SCADA)、分布式控制系统(DCS)、可编程逻辑控制器(PLC)、远程终端(RTU)、智能电子设备(IED),以及确保各组件通信的接口技术。

典型的ICS控制过程通常由控制回路、HMI、远程诊断与维护工具三部分组件共同完成,控制回路用以控制逻辑运算,HMI执行信息交互,远程诊断与维护工具确保ICS能够稳定持续运行。

5.4.2.1 安全防护体系

结合工业控制系统信息安全防护思路,将典型工业控制系统分为四层,即生产管理层、监督控制层、现场控制层、现场设备层。每一个工业控制系统应单独划分在一个区域里。

生产管理层主要是生产调度,详细操作流程,可靠性保证和站点范围内的控制优化相关的系统。

监督控制层包括了监督和控制实际生产过程的相关系统。包括如下设备:人机界面HMI,操作员站,负责组态的工程师站等;报警服务器及报警处理;监督控制功能;实时数据收集与历史数据库,用于连接的服务器客户机等。

现场控制层是对来自现场设备层的传感器所采集的数据进行操作,执行控制算法,输出到执行器(如控制阀门等)执行,该层通过现场总线或实时网络与现场设备层的传感器和执行器形成控制回路。该层控制功能可以是连续控制、顺序控制、批量控制和离散控制等类型。设备包括但不限于DCS控制器、可编程逻辑控制器PLC、远程终端单元 RTU。

现场设备层对生产设施的现场设备进行数据采集和输出操作的功能，包括所有连在现场总线或实时网络的传感器（模拟量和开关量输入）和执行器（模拟量和开关量输出）。

对单一工业控制系统的网络安全域划分如图 5-27 所示。

根据"边界控制，内部监测"的防护思路，典型的工业控制网络安全防护如下。

通过工业控制信息安全管理系统对整个工业控制系统内的各个子系统和安全设备进行统一安全监控和管理。对工业控制现场控制设备、信息安全设备、网络设备、服务器、操作站等进行统一资产管理，并对各设备的信息安全监控和报警、信息安全日志信息进行集中管理。根据安全审计策略对各类信息安全信息进行分类管理与查询，系统对各类信息安全报警和日志信息进行关联分析，展现全网的安全风险分布和趋势。

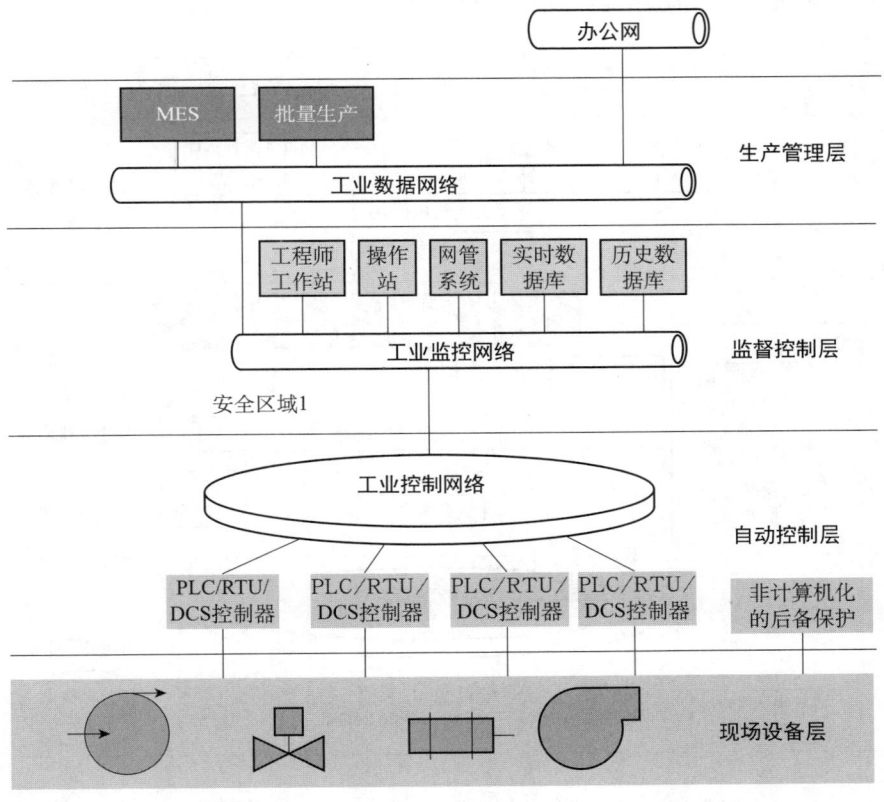

图 5-27 工业控制网络分层分区

5.4.2.2 建立工控信息安全管理平台

按照等级保护安全技术设计要求，应建立工业控制信息安全管理平台（图 5-28）。

在现场设备层和生产控制层建设了一些安全设备后，会产生众多的事件和日志，为统一管理工业控制的系统设备、安全设备及日志信息，将多个设备日志信息关联分析，需要建设一套工控信息安全管理平台，此平台与传统管理网的平台不同有如下几点：该平台应该能够直接收集工业交换机及工控应用系统的信息，如 DNC 系统；该平台能够分析工控网络中的设备互联状况，包括流量、时间、工控协议等元素建立白名单规则，及时有效发现异常并报警；该平台的关联分析与传统事件关联分析模型不同。

为适应工控网络的特性，工业控制信息安全管理平台不再以日志为主要分析手段，而是采用流行为分析为主、事件分析为辅的技术路线，通过安全监控、风险分析、流秩序监控三大方面来描述客户当前的安全状况。

该平台产品是面向工业控制环境的安全管理解决方案。结合工业控制协议的深度解析工作，实现工业控制环境下流行为的合规审计。

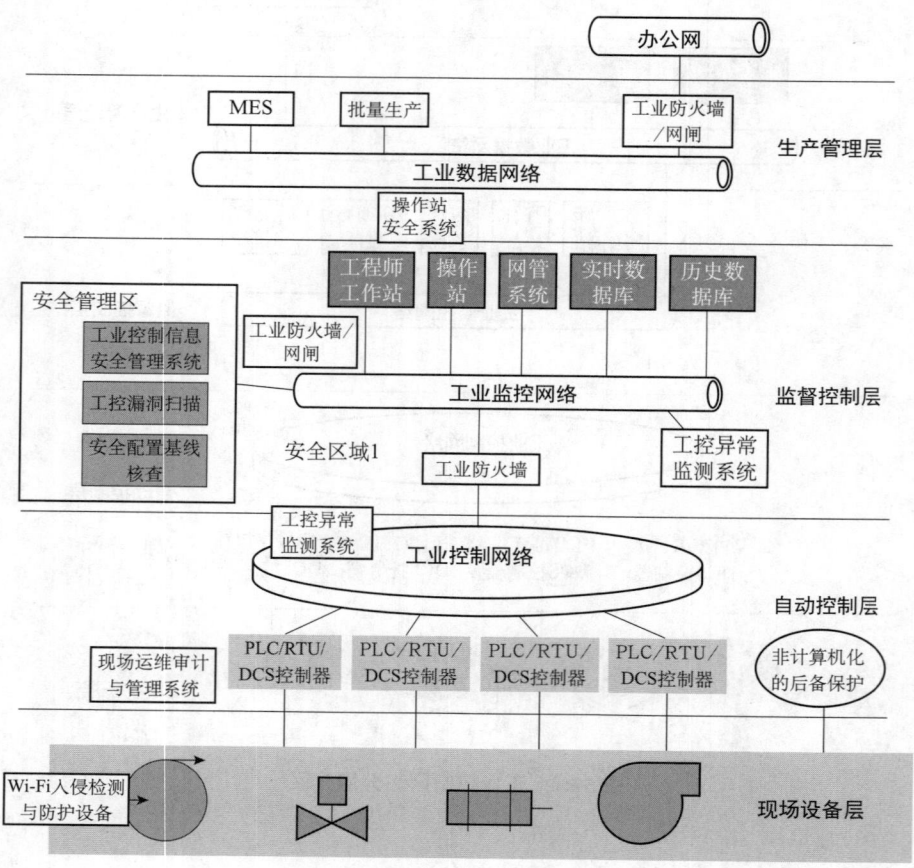

图 5-28　工业控制系统安全防护

5.4.3 工业控制安全体系规划

5.4.3.1 工业控制系统信息安全现状

5.4.3.1.1 信息安全管理方面脆弱性

组织结构人员职责不完善，专业人员缺乏：医疗行业未设置工控系统信息安全管理部门，未明确建设运维相关部门的安全职责和技能要求。同时普遍缺乏信息安全人才。

信息安全管理制度流程欠完善：现在医疗行业还未形成完整的制度政策保障信息安全，缺乏工业控制系统规划、建设、运维、废止全生命周期的信息安全需求和设计管理，欠缺配套的管理体系、处理流程、人员责任等规定。

应急响应机制欠健全，需进一步提高信息安全事件的应对能力：由于响应机制不够健全，缺乏应急响应组织和标准化的事件处理流程，发生信息安全事件后人员通常依靠经验判断安全事件发生的设备和影响范围，逐一进行排查，响应能力不高。

人员信息安全培训不足，技术和管理能力以及人员安全意识有待提高：有针对工控系统的业务培训，但是面向全员的信息安全意识宣传，信息安全技术和管理培训均比较缺乏，需加强信息安全体系化宣传和培训。

尚需完善第三方人员管理体制：医疗行业会将设备建设运维工作外包给设备商或集成商，尤其针对国外厂商，业主不了解工控设备技术细节，对于所有的运维操作无控制、无审计，留有安全隐患。

5.4.3.1.2 信息安全技术方面脆弱性

未进行安全域划分，区域间未设置访问控制措施：随着工业控制系统的集成化越来越高，呈现统一管理集中监控的趋势，系统的互联程度大大提高。但是大部分行业的工业控制系统各子系统之间没进行安全分区，系统边界不清楚，边界访问控制策略缺失等。

缺少信息安全风险监控技术，不能及时发现信息安全问题，出现问题后靠人员经验排查：在工业控制网络上普遍缺少信息安全监控机制，不能及时了解网络状况，一旦发生问题不能及时确定问题所在，及时排查到故障点，排查过程耗费大量人力成本、时间成本。

系统运行后，操作站和服务器很少打补丁，存在系统漏洞，系统安全配置较薄弱，防病毒软件安装不全面：医疗行业工业控制系统投产后，对操作系统极少升级，而操作系统会不断出现漏洞，导致操作站和服务器暴露在风险中。系统自身的安全策略未启用或配置薄弱。防病毒软件的安装不全面，即使安装后也不及时更新防恶意代码软件版本和恶意代码库。

工程师站缺少身份认证和接入控制，且权限很大：医疗卫生健康行业工程师登录过程缺少身份认证，且工程师站对操作站、控制器等进行组态时均缺乏身份认证，存在任意工程师站可以对操作站、现场设备直接组态的可能性。

存在使用移动存储介质不规范问题，易引入病毒以及黑客攻击程序：在工业控制系统运维和使用过程中，存在随意使用U盘、光盘、移动硬盘等移动存储介质现象，有可能传染病毒、木马等威胁进入生产系统。

第三方人员运维生产系统无审计措施：出现问题后无法及时准确定位问题原因、影响范围及追究责任。

上线前未进行信息安全测试：工业控制系统在上线前未进行安全性测试，系统在上线后存在大量安全风险漏洞，安全配置薄弱，甚至有的系统带毒工作。

无线通信安全性不足：工业控制系统中大量使用无线网络，在带来方便的同时，随之而来的还有无线网络安全方面的威胁。其中包括未授权用户的非法接入、非法AP欺骗生产设备接入、数据在传输过程中被监听窃取、基于无线的入侵行为等。

5.4.3.2 医疗设备安全防护思路和措施

在保证系统可用性前提下，对工业控制系统进行防护，实现"垂直分层、水平分区、边界控制、内部监测"。

"垂直分层、水平分区"即对工业控制系统垂直方向化分为四层：现场设备层、现场控制层、监督控制层、生产管理层。水平分区指各工业控制系统之间应该从网络上隔离开，处于不同的安全区。

"边界控制、内部监测"即对系统边界即各操作站、工业控制系统连接处、无线网络等要进行边界防护和准入控制等。对工业控制系统内部要监测网络流量数据以发现入侵、业务异常、访问关系异常和流量异常等问题。

防护措施如下。

在区域边界处部署工业防火墙设备，实现IP端口的访问控制、应用层协议访问控制、流量控制等。或者部署网闸设备，切断网络链路层链接，完成两个网络的数据交换。

在操作站、工程师站部署操作站安全系统实现移动存储介质使用的管理、软件黑白名单管理、联网控制、网络准入控制、安全配置管理等。

现场运维审计与管理系统是手持移动设备，运维人员运维现场设备时先接入审计系统，再连接现场设备。审计系统可审计运维操作命令、运维工具使用录像等，亦可进行防病毒、访问控制等安全防护。

Wi-Fi入侵检测与防护设备是放在基于Wi-Fi组网的现场设备网络中，可实现非法AP阻断，非法外来设备接入生产网络，基于Wi-Fi的入侵检测等。

监控检查类措施如下。

在工业以太网交换机上部署工业控制异常监测系统，检测工业控制系统内部入侵行为，异常操作行为，发现异常流量和异常访问关系等。

部署工控漏洞扫描系统，在系统检修、停机或新系统上线时进行漏洞扫描，对漏洞进行修补。

部署安全配置基线核查系统，在系统检修、停机或新系统上线时进行配置基线检查，重点关注操作站、工程师站、服务器等开放的服务，账号密码策略、协议的安全配置等问题，对风险进行安全加固。

系统面临的主要安全威胁来自黑客攻击、恶意代码（病毒蠕虫）、越权访问（非授权接入、移动介质、弱口令）、操作系统漏洞、误操作和业务异常等，因此，其安全防护应在以下方面予以重点完善和强化：入侵检测及防御；恶意代码防护；内部网络异常行为的检测；边界访问控制和系统访问控制策略；工业控制系统开发与维护的安全；身份认证和行为审计；账号唯一性和口令安全，尤其是管理员账号和口令的管理；操作站操作系统安全；移动存储介质的标记、权限控制和审计；设备物理安全。

5.4.3.2.1 技术方面

（1）基于角色的医疗设备访问控制。建立医疗设备管理员细粒度的应用层控制机制，有的设备可在基于互联网的环境下实现远程访问。可根据安全策略对用户和终端设备进行访问管理和用户行为管理，以加强信息安全风险、信息安全和信息安全合规性的管理。

（2）医疗设备在物联网应用中身份的真实有效如何实现。全球主要发达国家十分关注物联网技术在医疗领域的信息化建设。医疗环境中所有设备都能以数字化方式进行识别和管理，相互间进行数字通信是当今医疗信息化建设趋势应用，如何在通信中确保各设备在运行中身份信息的真实有效，是信息安全等级保护及实际安全防护中的重点建设内容。

身份信息识别主要包括患者的身份识别、医生的身份识别，样品识别包括药品识别、医疗器械识别、化验品识别等，病案识别包括病况识别、体征识别等，对于特定的信息系统资源，应该只有经过授权的合法用户才能访问，而问题的关键就要正确地鉴别用户的真实身份。身份鉴别是系统查核用户的身份证明的过程，实质上是查明用户是否具有他所请求资源的存储和使用权。信息技术领域的身份鉴别是通过将一个证据与实体身份绑定来实现的，物联网的广泛应用让各医疗设备具备"智慧"的沟通能力，通过条码、二维码、无线射频识别、无线网络等技术应结合身份鉴别来实现。

（3）加强用户权限控制，防止维护人员误操作。目前，很多医疗设备都是由第三方厂商进行维护工作的，维护人员以远程维护为主，很多运维操作是使用PC机通过网络直接连接到医疗设备上进行的，在这种情况下，不能有效地利用防火墙按照过滤规则和端口进行限制，会带来一些安全隐患，要清楚地认识潜在的风险。以纳比·杰克模拟了黑客入侵医疗设备操控设备按照他的意志行凶事件为例，要规避这类事件的发生，就要从我们自身的工作做起，如限制用户只能使用 VPN 进行远程连接，建立 VPN 组规则维护人员只开放维护端口，通过技术上的一些要求来降低风险的发生。

5.4.3.2.2 完善管理

信息安全保障依靠"三分技术、七分管理"。针对医疗设备信息安全管理的内容，我们从以下几个方面进行探讨。

（1）设备说明书。对于医疗设备不能正常运转的现象，其中有 50% 以上的故障是因为对仪器的了解不够、操作不当造成的。在很多医疗设备的说明书中有关于安全的描述，在操作设备之前要认真阅读设备说明书，并对照机器进行操练一遍，这样才可能规避信息安全风险。

（2）设备信息安全防护措施。一般要求医疗设备安全防护设施必须具有稳定性、安全系数及寿命要求，以保证人身和设备的安全，医疗设备的使用安全问题已成为一个必须重视的问题，它关系到医疗设备能否正常工作、能否工作在最佳状态、能否发挥最大效益的大问题，它对患者和操作人员的生命安全、设备本身的使用寿命也有重要的意义。为了达到安全防护，除了严格按照设备的操作流程使用外，指定医疗设备使用安全管理制度十分重要。例如，不能随意在医疗设备上使用移动存储设备。

（3）设备维护管理制度或规定。随着医院的发展，医疗、科研、教学的医疗设备已成为医院的重要组成部分。医疗设备的正常运行对医院越来越重要，因此对设备的管理、维修、保养的要求也越来越高。根据国家对医疗设备管理方面政策法规条例的有关规定，结合医院的实际情况，制定一套规范化、制度化的医疗设备管理制度，才能体现医疗设备的管理水平，充分发挥医疗设备的效能，提高设备的使用率、完好率，减少或杜绝人为损坏，保证医疗设备处于最佳状态。

（4）维护与安全人员责任划分。医疗设备管理工作是集技术、行政管理于一体的综合性管理，医疗设备管理者不仅要参与从设备的购置到设备报废的全过程管理，建立各项设备的管理制度，也是设备管理工作的重要组成部分。在设备的日常管理中，由于个别工作人员操作失误或责任心不强造成设备损坏、丢失，导致医院设备损失严重，对事故责任人的处理是必要的。根据设备事故的责任、责任人及事故的处理原则进行划分和阐述。

（5）设备日常维护记录。医疗设备的日常检查是一项经常性的运维工作，是设备保养的基础，可以预防故障和事故的发生。这项工作一般是由使用人员或医务工作人员进行。为了保证医疗设备的信息安全，需要使用人员或医务工作人员在日常工作中按规定进行通信或使用外接输入输出设备，填写使用记录；除做好必要的记录外，在出现信息故障时要及时通知维修人员，不得私自处理信息问题。

（6）医疗设备的备案。随着医学工程的发展，医疗设备智能化程序的不断提高，先进的医疗设备不仅能够为医院提供先进的诊疗手段，同时也提升了医院的社会和经济效益。医疗设备大部分是国外产权的仪器，所以考虑发布一个政策，即在医院安装远程监控系统，最好能在信息安全部门进行备案。因为远程监控维护的现状情况无法改变，所以只能从管理制度上入手。

医疗设备的信息安全问题已成为亟须关注的问题，它关系到医疗设备能否正常工作、能否工作在最佳状态、能否发挥最大效益的大问题，影响到医院信息系统的整体安全防护。医疗卫生健康行业可以借鉴此方案采取加强技术防护和管理等有效措施，加强医疗设备信息安全的安全防护，进而实现医院信息系统的整体安全防护能力的提升。

5.4.3.3 工业控制信息安全管理机制

基于《指南》对工业控制信息安全管理提出的要求，结合医疗卫生健康行业管理模式及现状，提出如下关键的管理机制，通过建立工业控制信息安全管理机制、成立跨部门的信息安全协调小组等方式，明确工业控制信息安全管理责任人，落实工业控制信息安全责任制，切实提高工业控制信息安全的管理效率和水平。

5.4.3.3.1 工业控制信息安全管理组织职责与人员职责

目前医疗机构中仍存在工业控制信息安全职责不明晰的状况，因此想要将工作落实到位，必须明确管理组织和责任，所以建立工业控制信息安全协调组织，明确定义组织和人员职责是非常必要的。具体管理措施包括：成立由手术部门和信息部门联合组成的工业控制信息安全管理协调领导小组，明确责任牵头人，合理配置岗位并明确组织和岗位职责，并正式颁文发布；应明确医护人员、操作人员、信息安全管理员、系统运维人员等各角色应承担的工业控制信息安全职责；建立并明确各部门间的协作机制；明确对各类人员的安全培训的周期及应达到的效果。

5.4.3.3.2 工业控制资产管理

工业控制资产是安全评估和运维的基础元素，因此对工业控制资产进行统一分类管理并定期更新是有实际意义的，能够确保运维和应急处置人员及时、高效地对资产进行定位和管理。具体管理措施包括：建立工业控制资产清单，清单中要有统一的覆盖中控室、现场控制室及现场设备层的所有交换机、路由器、PLC、工业控制信息安全设备、现场传感器等资产，内含IP地址、物理位置、购置日期、品牌型号等详细信息；对工业控制资产进行分类，分类标准可参考国家标准《工业控制信息安全第1部分：评估规范》（GB/T 30976.1—2014）中对资产的分类；每个资产都需对应职责人；明确资产清单定期更新的周期和更新的统一负责人；明确对资产全生命周期的管理方式。

5.4.3.3.3 防病毒和恶意软件入侵管理

对计算机病毒、木马和恶意软件的防护是保证工业控制信息安全的必要措施，需要建立相应的管理措施，对病毒防护工作进行规范化管理。具体管理措施包括：明确要求工业控制系统中各类设备的临时接入行为应在接入前进行病毒查杀；要求所有工业控制主机（如机械手术台、操作员站、工程师站、服务器等）安装防病毒软件或应用程序白名单软件等安全防护措施，并定期进行病毒库的升级或防护策略调整；明确发现病毒入侵或恶意软件入侵行为后的应急处置方法和上报流程。

5.4.3.3.4 配置管理

在工业控制系统中，需要对所有的安全配置进行统一管理和维护，明确配置变更和审计流程，确保配置变更行为不会对工业控制系统的安全构成影响。具体管理措施包括：建立工业控制系统配置清单，明确配置管理责任人及其职责；定期对配置清单进行配置审计；所有重大配置变更应制订变更计划并进行影响分析，定义配置变更审批流程，配置变更实施前应进行严格的安全测试。

5.4.3.3.5 工业控制网络安全管理

工业控制网络是工业控制系统运行的基础，各类工业控制指令、组态数据、状态信息等都需要在工业控制网络中进行传输，因此，做好工业控制网络的安全管理是非常必要的。工业控制网络安全管理的主要管理措施包括：应对工业控制网络进行安全域划分，明确安全域边界，对VLAN和IP地址进行统一分配和管理。应对工业控制网络与医院办公网或互联网之间的边界进行安全防护，禁止没有防护的工业控制网络与互联网连接。应对工业控制网络安全区域之间进行逻辑隔离安全防护，如采用防火墙或网闸隔离。工业控制网络应具备入侵和异常行为检测能力，及时发现入侵和异常行为并记录和告警。

5.4.3.3.6 用户与身份认证管理

在工业控制系统中，工业主机登录、应用服务资源访问、工业云平台访问等过程中均需要对用户的身份进行认证和管理，以确保访问行为的合法性，防止非授权的访问行为。具体管理措施包括：要求各类关键设备、系统和平台的访问，除用户名和密码方式外，采用多因素认证，如USB-key，生物特征等；规范用户账户的权限分配和管理机制，以最小特权原则分配账户权限；对工业控制设备、医疗机械臂、工业通信设备等的登录账户及密码提出长度和复杂度要求和定期更新要求，避免出现默认口令或弱口令；对身份认证证书信息提出保护要求，禁止在不同系统和网络环境下共享；明确身份认证证书的申请流程，对证书的使用提出管理要求。

5.4.3.3.7 物理和环境安全管理

工业控制系统中各类工业控制设备所在的物理区域需要采取相应的访问控制和安全防护措施，确保设备的物理安全，以及物理区域访问和操作行为的合法性。具体措施包括：要求物理环境中具备如防火、防震、防水等抗灾防护措施；要求重要工程师站、数据库、服务器等核心工业控制软硬件所在区域采取访问控制、视频监控、专人值守等物理安全防护措施；重要区域应采用门禁等物理措施进行隔离；要求对工业主机的物理接口进行禁用和拆除，确需使用的应明确具体的使用规则和要求。

5.4.3.3.8 运行与维护安全管理

工业控制系统建设完成后，绝大多数时间是处在运行维护期，因此安全的防护和管理也主要是针对运行和维护。具体管理措施包括：针对明确日常维护的责任人员，并建立详细的维护操作流程及相关表单；对远程运维行为提出管理要求，包括运维账号的申请和管理、运维行为的规范等，如需从互联网接入，应使用经加密和认证的安全通道，如商密加密机等；明确现场运维的管理要求，如出入登记、人员陪同、操作记录、人员变更时的保密要求等；要求工业控制系统及工业控制信息安全设备保留日志，对各类运维行为进行安全审计。

5.4.3.3.9 数据安全管理

工业控制系统中的各类工业数据应受到严格的保护，以确保工业生产计划的正常执行。具体管理措施包括：对工业数据信息进行分级分类管理；制定关键业务数据备份机制，定期进行备份和恢复演练；制定测试数据的保护管理机制。

5.4.3.3.10 应急响应预案

任何方案都不能保证不发生安全事件，安全目标重要的是在发生安全事件后在最短时间内能够恢复，因此，建立有效的应急响应预案非常必要。应急响应预案中需明确但不限于如下要求：明确各类事件的应急预案；明确在应急过程中的保障资源清单，包括设备、人员、联系方式等；明确开展应急预案培训，并形成培训记录；明确开展应急演练的周期，并在演练时形成演练总结报告和记录，必要时对应急预案进行修订。

5.4.3.3.11 服务商安全管理

工业控制系统规划、设计、建设、运维或评估等是工业医疗行业在建设、生产和运维过程中不可或缺的服务，因此，应对服务商的信息安全进行约束和管理。具体措施包括：规范服务商的选择流程，对服务商的工控信息安全防护经验进行评估，如相关合同、案例、验收报告等；与服务商签订的合同应明确增加服务商在服务过程中应承担的信息安全责任和义务的条款；所有服务商及其服务人员应签订保密协议；对服务商的服务效果定期进行评估，淘汰不合格的服务商，确保服务质量。

5.4.4 工业控制管理扩展要求

5.4.4.1 产品采购和使用

工业控制系统重要设备及专用信息安全产品，应通过国家及行业监管部门认可的专业机构的安全性及电磁兼容性检测后，方可采购使用。

5.4.4.2 外包软件开发

应在外包软件开发合同中包含开发单位、供应商对所提供设备及系统在生命周期内有关保密、禁止关键技术扩散和设备行业专用等方面的约束条款。

6 网络安全岗位人员能力与评价

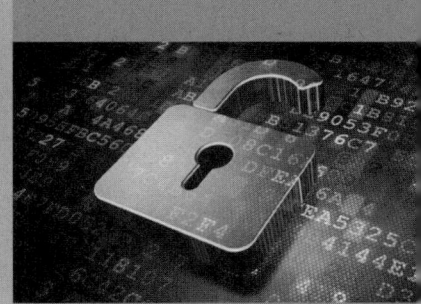

6.1 必要性

前面提到,管理的体系化方法源于质量管理领域,质量管理体系方法率先采用体系化方法实施质量管理,取得了良好的效果,这对于实施信息安全管理工作有良好的指导作用。除此之外,质量管理体系,或者说管理体系领域中的人员管理,也值得我们借鉴。

在管理体系领域,不可或缺的是审核认证活动,即当一个组织建设某一领域管理体系之后,可以提请认证机构对其进行审核认证,如果通过该活动确认组织的管理体系满足相应标准,认证机构将为其颁发认证证书,以证实其在这一方面的能力。而实施审核认证的主体是认证机构派出的审核组,审核组由审核员组成,可能包括一名到多名审核员,所有的审核活动由这些审核员完成,因此审核员的能力对于整个审核认证活动,对于申请组织能否通过认证获取认证证书至关重要。为确保审核员具备相应的能力,审核员管理机构采用了审核员能力和评价管理机制,要求相应领域的审核员必须具备实施审核活动相应的一些基本素质、审核通用知识和技能以及该领域的特定知识与技能,这些知识和技能可通过教育、工作经历、审核员培训和审核经历获得,因此对审核员的教育、工作经历、审核员培训和审核经历都提出了相应的要求。这些基本要求满足之后,审核员管理机构还要对审核员实施定期的评价,以确保审核员能够持续满足能力要求,如前所述,在医疗卫生信息安全等级保护的体系化实施过程中,更加注重对管理职责和人力资源管理的要求,各项信息安全控制措施的规划、实施、检查、改进都要求相关员工发挥他们的作用,其中信息安全岗位尤为重要。他们作为各单位信息安全工作的全程参与者,其能力对各项安全控制措施的适宜性、有效性都起到关键的作用,自然对单位信息安全等级保护工作能否有效、能否满足国家要求也有直接的影响力。

为确保医疗卫生健康行业信息系统的信息安全岗位的人员能够胜任其工作，为各单位实现信息安全目标履行他们的职责，有必要对他们的能力提出基本要求，并且形成评价体系，促使各单位信息安全岗位人员不断提高自身信息安全能力，以适应新的安全环境，持续满足新的安全要求。

"三分技术、七分管理"是网络安全领域的一句至理名言，即网络安全中的30%依靠计算机系统信息安全设备和技术保障，而70%依靠用户安全管理意识的提高以及管理模式的更新。整个网络安全活动，包括应用密码技术来增强网络安全保障水平，都是由人员规划、设计、建设、运营，因此人是网络安全中起着决定性作用的因素。

6.2 网络安全岗位能力要求

6.2.1 概述

医疗卫生健康行业信息系统网络安全岗位人员能否满足岗位要求，发挥他们的作用，取决于他们的网络安全能力。这种能力可通过以下方面予以证实：具备6.2.2所述的个人素质；具有信息安全相关知识和技能的应用能力，这些知识和技能可通过适当的教育、工作经历（专业经历、行业经历）和培训经历获得（图6-1）。此外，医疗卫生健康行业信息系统网络安全岗位人员应通过持续的专业发展和不断的实践来获得、保持和提高其能力。

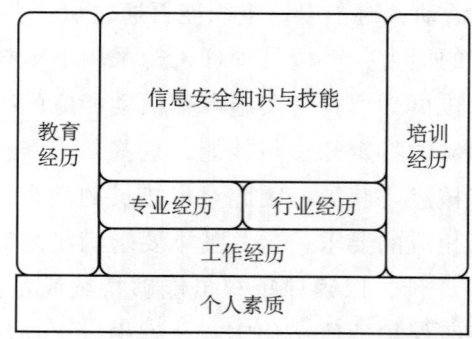

图6-1 信息安全岗位人员能力

6.2.2 个人基本素质

医疗卫生健康行业信息系统网络安全岗位人员应当具备基本素质，使之能够较好承担网络安全工作，网络安全岗位人员应当具备以下几点素质。

善于交往，即灵活地与人交往，信息安全管理工作本身是为各单位内部服务，需要经常和领导、同事、同行、厂商等交流，灵活地与人交往有助于提高工作效率。

善于学习，即积极主动地学习新的知识，信息技术的日新月异，要求信息安全管理工作也能跟上发展的需要，主动积极的学习有助于掌握最新技术。

坚韧不拔，要有吃苦的精神，网络安全岗位人员要保障单位网络、系统等的正常运转，需要随时准备解决问题，工作时间没有规律，没有点吃苦的精神是不可能胜任的。

要有优秀的团体协作能力，网络安全工作一般包括多个环节，需要多人协作，良好的团队协作能力是网络安全岗位人员应该具有的基本素质。

6.2.3 知识和技能

从事医疗卫生健康行业网络安全密码应用的相关人员，应具有相应的密码技术及管理知识和技能：应了解并遵守我国密码相关法律法规；应具备基础密码技术知识，能够正确使用密码产品。

6.2.3.1 掌握一定的密码管理方法，包括但不限于以下几点

应根据相关密码管理政策、数据安全保密政策，结合组织实际情况，设置密钥管理人员、安全审计人员、密码操作人员等关键岗位；建立相应岗位责任制度，明确相关人员在安全系统中的职责和权限，对关键岗位建立多人共管机制；密钥管理、安全审计、密码操作人员职责，互相制约、互相监督，相关设备与系统的管理和使用账号不得多人共用。

应建立人员考核制度，定期进行岗位人员考核，建立健全奖惩制度。

应建立人员培训制度，对于涉及密码的操作和管理以及密钥管理人员进行专门培训。

应建立关键岗位人员保密制度和调离制度，签订保密合同，承担保密义务。

了解适当的网络安全技术，包括但不限于加密与解密等密码技术基于密码技术的身份认证技术。

6.2.3.2 医疗卫生健康行业信息系统网络安全岗位人员应具备的知识和技能

一是了解医疗卫生健康行业的特定环境及医疗卫生信息系统的特点。

二是了解单位所适用的网络安全法律、法规和其他要求，包括但不限于：国家相关的网络安全法律法规；医疗卫生健康行业特定的网络安全法律法规；其他适用的法律法规（如处理下列内容的法律法规：知识产权）；组织记录的内容保护和恢复；数据保护和隐私；密码控制规章；工作场所监控；电话截听和数据监控（E-mail）；计算力滥用；电子证据收集；渗透测试。

三是业界最佳实践文档。

四是主管或监管部门发布的指南文档。掌握适当的信息安全管理方法，包括但不限于：网络安全风险评估和风险管理；网络安全过程分析；PDCA 模型；网络安全自查和评审。

五是了解适当的网络安全技术，包括但不限于：操作系统安全维护；数据库安全维护；病毒分析与防御；防火墙和网络隔离器应用技术；安全漏洞扫描和入侵检测系统应用技术；安全策略配置管理技术；安全审计技术；数据备份和恢复技术；漏洞管理技术。

六是了解网络安全威胁、脆弱性和控制措施的最新知识。

七是了解适当的网络安全标准，包括但不限于：《信息安全技术　网络安全等级保护基本要求》（GB/T 22239—2019）、《信息系统安全等级保护定级指南》（GB/T 22240—2008）、《信息安全管理体系要求》（GB/T 22080—2005）、《信息安全管理实用规则》（GB/T 22981—2005）、《信息安全风险管理指南》（GB/Z 24364—2009）、《信息安全应急响应计划规范》（GB/T 24363—2009）、《信息安全事件管理指南》（GB/Z 20985—2007）、《信息安全事件分类分级指南》（GB/Z 20986—2007）。

6.2.4　经历

对于医疗卫生健康行业信息系统网络安全岗位人员，尤其是申请担任医疗卫生健康行业网络安全岗位的人员，应在教育、工作、培训方面满足下列要求。

教育经历：申请人应具有国家承认的大专以上（含大专）学历。

工作经历：申请人应具有至少 4 年全日制信息技术工作经历。工作经历应是在取得大专以上（含大专）学历之后获得的。

专业工作经历：申请人在全部工作经历中应具有至少两年与网络安全相关的工作经历。

行业工作经历：申请人在全部工作经历中应具有至少两年与医疗卫生健康行业相关的工作经历。

培训经历：申请人应至少参加过一次国际或国家在网络安全方面的专业培训，获取过相关资质证书，如 CISSP、CISA、CISP、ISMS 审核员、ISMS 咨询师、网络安全等级保护测评师等。

6.2.5　能力的保持与提高

医疗卫生健康行业信息系统网络安全岗位人员要确保其能力的持续保持和提高，必须进行持续的专业发展。

持续的专业发展：关注网络安全知识、技能和个人素质的保持和提高，这可以通过一些方法来实现，如更多的工作经历、培训、自学、参加各种有关会议或其他相关活动。网络安全岗位人员应当证实其持续的专业发展能力。

持续的专业发展活动应当考虑个人和单位的需要、工作实践、标准及其他要求的变化。

各单位网络安全岗位人员每年应保持不少于25学时的持续专业发展。

6.3 网络安全岗位人员评价

6.3.1 概述

为确保医疗卫生健康行业信息系统网络安全岗位人员持续满足能力要求，现实行网络安全岗位人员评价制度，评价将提供客观、一致、公正和可信的结果，评价过程要识别培训和其他技能提高的需要。

对网络安全岗位人员的评价有以下不同的阶段：对希望成为网络安全岗位人员的申请人进行初始评价；对网络安全岗位人员表现的持续评价，以识别知识和技能的保持与提高的需要，作为网络安全岗位人员的年度考核的组成部分。

评价阶段之间的关系如图6-2所示。

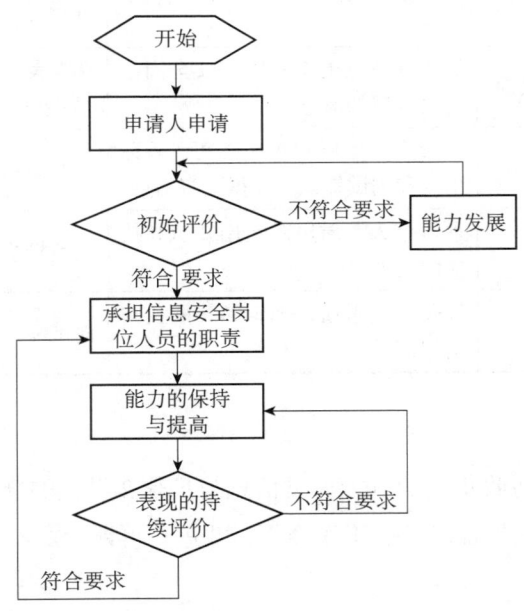

图6-2 评价阶段之间的关系

6.3.2 评价过程

本节描述的评价过程可用于每个评价阶段，包括四个主要步骤。

步骤1：识别个人素质、知识和技能，以满足医疗卫生健康行业信息系统网络安全岗位人员的能力需要。

在确定适宜的知识和技能时,应当考虑下列内容:人员所属单位的规模、性质和复杂程度;人员所属单位网络安全管理的现状;人员所属单位网络安全技术的应用情况;人员在所属单位的职责情况。

步骤2:设立评价准则。

准则可以是定量的(如工作经历和教育的年限)或定性的(如在培训或工作中已经证实的个人素质、知识或技能表现)。

步骤3:选择适当的评价方法。

评价可以由一人或一个小组使用从表6-1中选择的一种或多种方法进行。使用评价方法表应当注意:所列举的方法作为选择的范围,不一定适用所有情况;所列举的不同方法的可靠性可能不同;通常应当使用综合的方法以保证结果是客观、一致、公正和可信的。

表6-1 评价方法

序号	评价方法	目的	举例
1	对记录的评审	对网络安全岗位人员背景的验证	对教育、培训、工作经历的记录进行分析
2	正面和负面的反馈	提供观察到的有关网络安全岗位人员表现的信息	调查表、问卷表、个人资料、证明书、抱怨、业绩评价、同行评审
3	面谈	评价个人素质和沟通技巧,验证信息和测试知识,获得更多信息	面对面和电话交谈
4	观察	评价个人素质以及运用知识和技能的能力	角色扮演,岗位表现
5	测试	评价个人素质、知识和技能及其运用	面试和笔试,心理测试

步骤4:实施评价。

在这个步骤中,将收集到的有关人员信息与步骤2设立的准则进行比较,当人员不符合准则时,则要求增加培训、工作经历,并进行再评价。

7 医疗行业网络安全等级保护实施案例

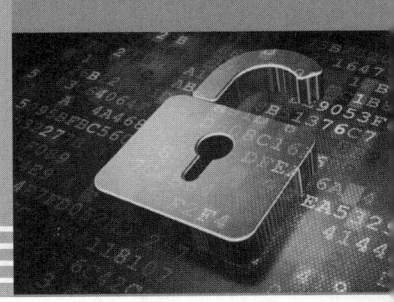

7.1 北京市卫生计生委①信息中心信息系统等级保护安全整改建设实施案例

7.1.1 总体架构

7.1.1.1 建设目标

7.1.1.1.1 业务目标

通过北京市卫生计生委信息中心信息系统等级保护安全整改建设项目（以下简称整改项目）的开展，不断提升市卫生计生委网络及信息系统的安全性，降低系统信息安全事件发生的概率，减少信息系统中断风险，保证业务系统的高可用性，提升业务工作效率，不断完善业务和信息资源的管理。总的来说具有如下业务目标。一是总体提升市卫生计生委信息系统的安全防护能力；二是保证市卫生计生委信息系统的运行安全和业务稳定性；三是深入贯彻落实国家、北京市及行业主管单位的信息安全政策法规要求，从管理和技术上保证各项信息安全措施的落地执行；四是通过整改项目的实施，为卫生计生委核心业务的开展和后续规划建设提供有力的技术支撑；五是为市卫生计生委搭建起一套完整的基于电子认证服务的应用安全支持体系，提供统一身份管理、强身份认证、数字签名等安全服务，从"可信身份、可信行为、可信数据"等方面对市卫生计生委信息系统建设提供整体、全方位的应用安全保障。

改进服务，提高业务工作效率，不断完善业务和信息资源的管理。

7.1.1.1.2 技术目标

本次信息系统等级保护安全整改建设项目充分利用现有资源，进行安全技术整合改造，完善市卫生计生委信息系统的安全保障体系，建立多层次纵深的安全技术防护

---

① 因项目实施时未更名，故本章使用原单位名称。

体系，降低信息系统的安全风险，确保业务的完整性、可用性。在信息系统满足等级保护三级要求的基础上，进一步强化安全措施，提高信息系统的安全防护水平。

一是严格按照国家等级保护标准三级要求，开展升级改造和建设；

二是保证市卫生计生委信息安全技术体系，在物理安全、网络安全、主机安全、应用安全和数据安全方面能够符合等级保护三级要求；

三是保证市卫生计生委信息安全管理体系，在安全管理制度、安全管理机构、人员安全管理、系统建设安全管理和系统运维安全管理几个方面符合国家等级保护三级要求；

四是保证市卫生计生委信息安全管理运维体系能够有效维护信息安全技术体系和信息安全管理体系的动态运行，逐步完善信息中心信息安全运维管理体系，推动信息中心信息安全保障体系的全面建设；

五是提升市卫生计生委信息安全事件响应水平和应急处置能力，快速解决各类信息安全事件，保证信息中心信息系统的健康、稳定运行。

7.1.1.2 参考依据

本方案设计主要参考国家、行业信息安全指导政策、标准方法与最佳实践，包括但不局限于以下几方面。

7.1.1.2.1 政策文件

《国务院办公厅关于开展重点领域网络与信息安全检查行动的通知》（国办函〔2012〕102号）、《卫生部办公厅关于开展全国卫生健康行业信息安全等级保护工作的通知》（卫办综函〔2011〕1126号）、《卫生健康行业信息安全等级保护工作的指导意见》（卫办发〔2011〕85号）、《北京市卫生局关于进一步加强北京市卫生健康行业信息安全等级保护工作的通知》（京卫办字〔2012〕26号文）、《关于推动信息安全等级保护测评体系建设和开展等级测评工作的通知》（公信安〔2010〕303号）、《关于开展信息安全等级保护安全建设整改工作的指导意见》（公信安〔2009〕1429号）、《关于加强国家电子政务工程建设项目信息安全风险评估工作的通知》（发改高技〔2008〕2071号）、《信息安全等级保护管理办法》（公通字〔2007〕43号）、《国家电子政务工程建设项目管理暂行办法》（发展改革委令〔2007〕55号）、《国家信息化领导小组关于加强信息安全保障工作的意见》（中办发〔2003〕27号）、《信息安全等级保护工作的实施意见》（公通字〔2004〕66号）、《信息安全等级保护管理办法》（公通字〔2007〕43号）。

7.1.1.2.1 相关标准规范

基础类标准包括《计算机信息系统安全保护等级划分准则》（GB17859—1999）、《信息系统安全等级保护基本要求》（GB/T22239—2008）。

应用类标准包括三类：

信息系统定级：《信息系统安全保护等级定级指南》（GB/T22240—2008）。

等级保护实施：《信息系统安全等级保护实施指南》（信安字〔2007〕10号）。

信息系统安全建设：《信息系统通用安全技术要求》（GB/T20271—2006）、《信息系统等级保护安全设计技术要求》（信安秘字〔2009〕059）、《信息系统安全管理要求》（GB/T20269—2006）、《信息系统安全工程管理要求》（GB/T20282—2006）、《信息系统物理安全技术要求》（GB/T21052—2007）、《网络基础安全技术要求》（GB/T20270—2006）、《信息系统安全等级保护体系框架》（GA/T708—2007）、《信息系统安全等级保护基本模型》（GA/T709—2007）、《信息系统安全等级保护基本配置》（GA/T710—2007）。

等级测评包括《信息系统安全等级保护测评要求》（报批稿）、《信息系统安全等级保护测评过程指南》（报批稿）、《信息系统安全管理测评》（GA/T713—2007）。

7.1.1.2.3 参考资料

为确保本方案准确描述市卫生计生委信息系统当前安全防护现状，方案内容可行并契合市卫生局业务信息系统安全需求，在方案设计同时参考了如下材料：《北京市公共卫生信息中心新机房建设项目财政申报书》《北京市公共卫生信息中心新机房搬迁与集成项目申报书》《北京市电子政务2011年信息安全检查评分工作表》《北京市卫生局网络及安全设备资源整理》。

7.1.1.3 建设原则

等级保护制度是国家信息安全建设的重要政策，其核心是对信息系统分等级、按标准进行建设、管理和监督。北京市卫生计生委信息系统等级保护建设应"以等级保护相关要求为基线、以风险为核心、以重点保护为基本原则"，从业务流程角度出发，优先保护三级重要业务及系统网络，在方案设计中遵循以下原则。

7.1.1.3.1 标准化和规范化

严格遵循国家有关等级保护的安全法律法规和技术规范要求，从业务、技术、运行管理等方面落实安全计算环境、安全区域边界、安全通信网络以及安全管理中心的设计技术要求，充分体现标准化和规范化。

7.1.1.3.2 重点保护原则

根据信息系统的重要程度、业务特点，通过划分不同安全保护等级的信息系统，实现不同强度的安全保护，集中资源优先保护涉及核心业务或关键信息资产的信息系统。

7.1.1.3.3 动态调整原则

遵循动态性原则，以适应不断发展的信息技术和不断变化的脆弱性，能够及时地、不断地改进和完善系统的安全保障措施。

7.1.1.3.4 成熟型原则

本方案设计采取的安全措施和产品，在技术上是成熟的，是经过检验确实能够解决安全问题并在很多项目中有成功应用的。

7.1.1.3.5 一致性原则

安全体系化设计需要满足项目建设的功能和性能、安全可靠性、灵活性、开放性等系统建设目标，保证系统从需求到设计，设计到建设实施，建设实施到运行管理的可追溯性、可验证性。

7.1.1.3.6 经济性原则

要在充分计划时间和利用现有资源基础及可用性的前提条件下，充分保证系统建设的经济性，提高投资效率，突出信息化建设重点，避免重复建设。

7.1.1.3.7 合规性原则

通过本项目建设，要为北京市卫生计生委等级保护信息系统实施安全整改建设，满足信息安全等级保护要求，并符合信息系统安全等级保护合规性。

7.1.1.4 安全体系框架

北京市卫生计生委信息安全等级保护整改应根据信息安全保障工作的相关政策法规和标准，并充分借鉴国际上成熟的信息安全管理实践，按照《信息安全技术信息系统安全等级保护基本要求》（GBT 22239—2008）、《信息安全技术信息系统等级保护安全设计技术要求》、《信息系统安全保障评估框架》（GB/T 20274—2006）、《信息安全管理实用规则》（GB/T 19716—2005）等相关标准规范，以安全策略为指导，安全技术体系、安全管理体系和安全服务保障共同支撑的信息安全保障体系以实现综合安全防护。

本次信息安全整改建设按照下述信息安全体系防护框架设计实现（图 7-1）。

北京市卫生计生委等级保护建设整体安全保障框架包括安全技术体系、安全管理体系和安全服务保障，三者以安全策略为指导，通过中立性和可验证的"风险评估与评测、安全监管策略"定制，识别资产价值、脆弱环节和威胁隐患，消除或转移风险触发的条件，满足政策法规要求，形成事前监控预警、事中防御控制、事后审查追溯的安全防护体系。

7.1.1.5 安全域划分

根据《信息安全技术信息系统安全等级保护基本要求》，在对信息系统进行安全防护系统规划的过程中，必须按照分域、分级的办法进行规划和设计，要划分具体的安全计算环境、安全区域边界、安全通信网络，并根据信息系统的等级来确定不同环节的保护等级，实现分级的保护；同时通过集中的安全管理中心，实现对计算环境、区域边界、通信网络实施集中的管理，确保执行统一安全防护策略。

7 医疗行业网络安全等级保护实施案例

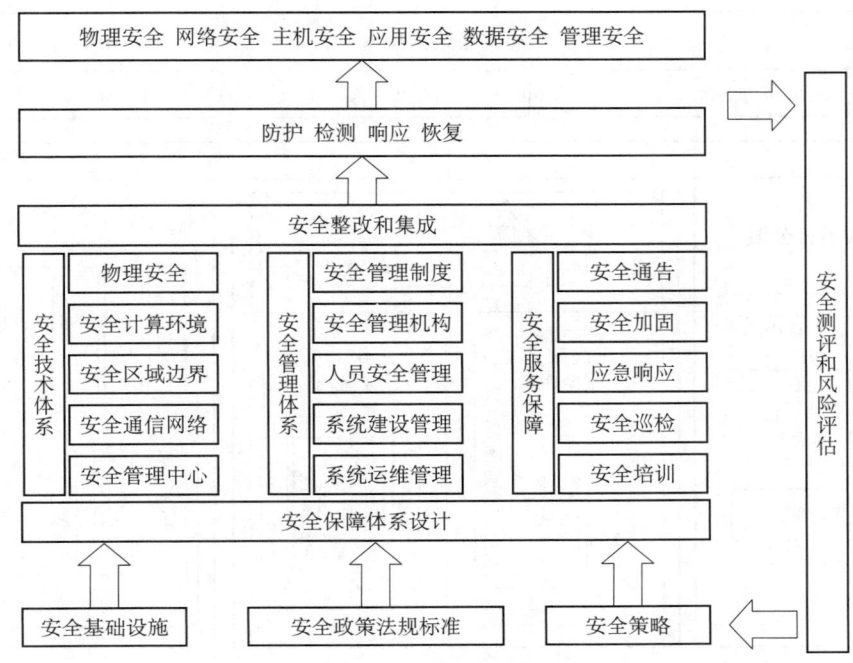

图7-1 信息安全体系防护框架

北京市卫生计生委信息系统等级保护体系建设参照上述要求，首先需要明确被安全保护的对象，并分别确定计算环境、区域边界和通信网络，然后针对保护对象制定相应的安全防护策略进行安全保护设计。

根据前面对北京市卫生计生委信息系统现状分析，北京市卫生计生委信息系统在信息化建设过程中，以业务为对象进行了结构的划分，具体划分了如下五个安全域。

公众服务域：包含面向互联网服务的业务安全区域（所有网站系统及邮件系统组件，包括各种应用服务器、数据库服务器和存储阵列等）。

三级政务服务域：包含三级安全防护区域（所有北京市卫生计生委三级信息系统系统组件，包括各种应用服务器、数据库服务器和存储阵列等）。

二级政务服务域：包含二级安全防护区域（所有市卫生计生委二级信息系统系统组件，包括各种应用服务器、数据库服务器和存储阵列等）。

政务办公域：包含终端用户及外联访问用户。

安全管理域：包含监控和管理IT基础架构中的所有硬件设备。

计算环境由被保护信息系统中完成信息存储与处理的计算机系统硬件和系统软件以及外部设备及其连接部件组成。根据安全相似性原则，本方案围绕服务系统确定出如下计算环境（图7-2）。

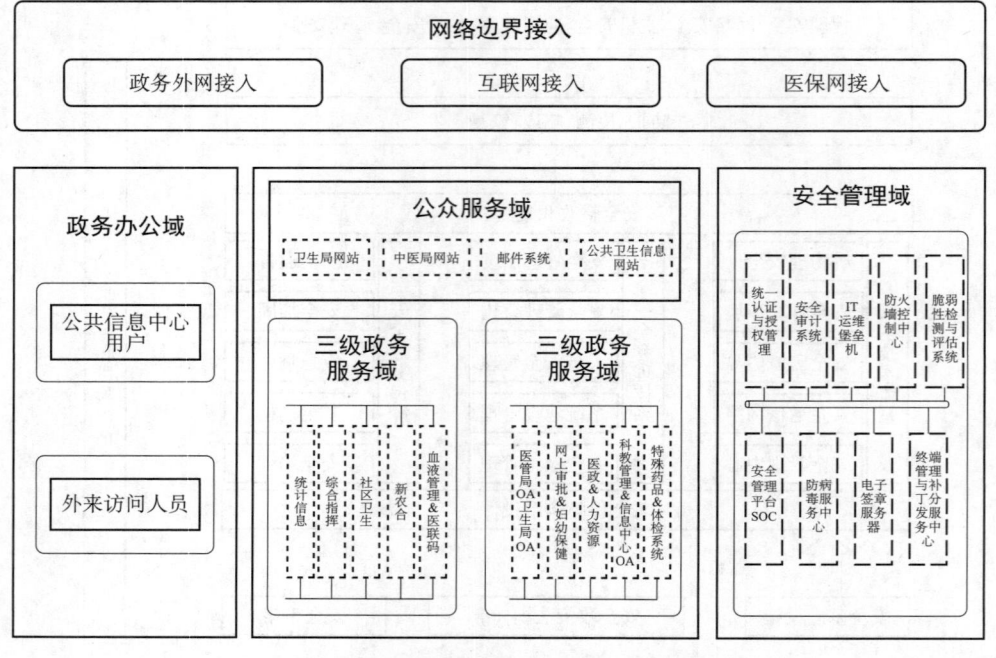

图 7-2 安全计算环境划分逻辑示意图

7.1.1.6 产品选型

本项目需采购信息安全产品，拟选的安全产品应在提高性能的基础上，遵循以下原则进行。

7.1.1.6.1 适用性原则

新机房中内网核心为万兆网络，当以太网帧为 64byte 时，需考虑 8byte 的帧头和 12byte 的帧间隙的固定开销，真正的数据交换量占到 64/84=76%，故交换机端口链路的"线速"数据吞吐量为 10Gbps×0.76=7.6Gbps，本方案选择的三级系统安全域边界防火墙吞吐量为 8Gbps，可与核心网络无缝对接。

北京市卫生计生委重要信息系统接近 40 个，按照 40 个信息系统计算，按照每个信息系统的访问人数在 500 人左右，再按照每用户 Http 请求连接按 100 计算，网络并发数需求为：40×500×100=200 万，因此，互联网出口设备抗 DDos、防病毒网关和边界防火墙的并发数应不低于 200 万。

7.1.1.6.2 可靠性原则

为实现系统高可靠性保障，本项目选择的核心安全设备，如在链路接入尚无冗余条件的情况下，安全域边界防火墙、抗拒绝服务攻击系统和防病毒网关等设备均采用双机部署模式。

7.1.1.6.3 扩展性原则

市卫生计生委新机房预留有 30 个机柜的冗余空间，为适应新机房的扩展需要，本项目选择的安全设备从性能和功能上均做了可扩展考虑，如吞吐量、扩展插槽等。产品关键技术指标如图 7-1 所示。

表 7-1 产品关键技术指标

序号	名称	关键技术指标	用途
1	万兆防火墙	16GE 电 +8GE 光 +4×10GE 光，16GB 内存，2 交流电源，含 SSL VPN 100 用户	网络的边界隔离与访问控制保护，部署三级系统域边界及域内
2	千兆防火墙	10 电 10 光复用千兆口，并发连接数 320 万，最大吞吐量 10Gbps	网络的边界隔离与访问控制保护，部署二级系统域内的应用系统与数据库之间
3	抗拒绝服务攻击系统 DDos	清洗容量能力 1Gbps，小包防御能力 148 万，支持串联和旁路模式部署，3 年质保	部署在互联网边界，实现对 DDos 攻击的阻断防护
4	网络入侵检测系统	2U 上架设备，1 个 RJ-45 Console 口，1 个 10/100 Base-Tx 带外管理口，5 个 10/100/1000 Base-T 接口，可检测网络设备攻击、安全扫描、蠕虫病毒、安全审计、可疑行为、网络娱乐、安全漏洞、欺骗劫持、网络通信、脆弱口令、穷举探测、间谍软件、流量事件、分布事件、CGI 访问	对网络内潜在入侵、攻击行为的检测与报警，分别部署在三级域边界、核心交换
5	网络入侵防御系统	2U 机架式结构，整机吞吐率：8Gbps 最大并发连接数：150 万 IPS 吞吐率：3Gbps 4 个电口支持 Bypass 4 个 SFP 插槽，增强型电源	对网络内潜在入侵、攻击行为的检测与报警，分别部署在二级及公众服务域边界
6	网络安全审计系统	2U，含交流冗余电源模块，2 个 USB 接口，1 个 RJ45 串口，1 个 GE 管理口，6 个 GE 电口，1 个接口扩展槽位。配置提供三路监听，缺省包含网络审计和数据库审计功能模块，3 年质保	实现对网络可疑访问行为的记录审计，部署于二级域、三级域内
		千兆引擎的审计数据中心、支持 4 个审计引擎、1 个 1000M 电口管理口、1 个 1000M 备用电口、数据存储量 2T、支持 RAID5	

续表

序号	名称	关键技术指标	用途
7	上网行为管理系统	6电千兆，2个USB，1T硬盘，最大并发连接数120万，推荐带宽150M，流量管理吞吐量800Mbps	部署在政务办公域终端用户的汇聚处，实现对所有终端用户上互联网的行为过滤及管控
8	SSL VPN	标配4个10/100/1000BASE-TX口，2个接口扩展插槽SSL VPN性能；新建用户：80，并发用户：1000，并发会话数：10000，并发连接数120万	部署在二级域内，用于远程医管局OA/及卫生局OA系统使用
9	分路器	8个10/100/1000M固定电口及监听授权；支持多端口汇聚功能可选源端口输出功能，即输出端口可灵活选择多个源输入端口的流量进行汇聚输出	旁路部署在核心交换机上，为入侵检测和安全审计设备提供网络镜像数据，确保网络资源优化
10	IT运维堡垒主机	1U机架式软硬一体设备，单电源，6个千兆电口，1个console管理口，硬盘容量1TB，最大并发支持700路字符会话或200路图形会话并发，配置500个被管资源数，3年硬件免费维修	对管理人员从登录到退出的全程操作行为审计，监控对被管理设备的所有敏感关键操作，提供分级告警，实现对安全事件及时预警发现、准确可查，部署在内网安全管理区域
11	数字签名验证服务器	本产品对外提供基于数字证书的身份认证服务、数据签名与签名验证服务、加解密服务和数字信封服务；支持Windows、Linux、AIX等主流应用平台；支持Java、COM、C等应用集成接口；支持RSA、SM2等签名算法。硬件规格：2U；2个100/1000M自适应网口；单电源。主要性能参数：SM2签名4300次/秒，SM2验证3200次/秒	实现公共卫生各业务系统重要业务环节电子签名、签名验证功能
12	证书管理服务器	1U；2个100/1000M自适应网口；单电源；支持Windows、Linux、AIX等主流应用平台；支持Java、COM、C等应用集成接口；支持RSA、SM2等算法	实现公共卫生内网用户的数字证书自动更新
13	统一认证管理系统	统一认证管理系统提供多应用系统环境下，统一的用户管理、身份认证、授权管理、安全审计等功能。支持分级数字身份管理和授权管理，支持粗粒度授权和应用单点登录以及数据同步，支持国际标准联邦认证，支持分级部署并互联	实现内、外网行政办公系统统一认证管理系统的替换性升级；新增4个三级等级保护系统的统一身份认证、单点登录等功能性需求

续表

序号	名称	关键技术指标	用途
14	电子签章系统	电子签章系统提供针对客户端电子化文档的可视模式的数字签名，确保电子文档的完整性和签名行为的不可否认	实现电子签章软件与业务系统的应用集成
15	PC服务器	CPU方面：intel Xeon 四核2个2.13GHz；内存容量：2个8G；硬盘：1T；4个GigaEthernet（独立网卡）；机箱机架式2U；双电源	用于网络实名接入认证服务器、日志审计服务器、安管平台服务器使用

7.1.2 整体效果

7.1.2.1 安全技术体系

7.1.2.1.1 物理安全

物理安全是保护计算机网络设备、设施以及其他媒体免遭地震、水灾、火灾等环境事故，人为操作失误或错误及各种计算机犯罪行为导致的破坏过程。

北京市卫生计生委已完成对新机房的选址及物理安全建设的规划，并按照等级保护三级标准要求进行了设计。市卫生计生委新机房具备80个机柜的存放容量，已购置了50个机柜，市卫生计生委现有设备占用其中18个机柜，有充足的机柜空间承载本项目新上设备；此外，新机房采用双路供电，保证供电充足，配线资源足够，确保本项目建设过程中具备足够的物理资源。目前，新机房物理安全建设基本满足信息安全等级保护要求。

7.1.2.1.2 网络安全

结构安全（G3）。应保证主要网络设备的业务处理能力具备冗余空间，满足业务高峰期需要；应保证网络各个部分的带宽满足业务高峰期需要；应在业务终端与业务服务器之间进行路由控制建立安全的访问路径；应绘制与当前运行情况相符的网络拓扑结构图；应根据各部门的工作职能、重要性和所涉及信息的重要程度等因素，划分不同的子网或网段，并按照方便管理和控制的原则为各子网、网段分配地址段；应避免将重要网段部署在网络边界处且直接连接外部信息系统，重要网段与其他网段之间采取可靠的技术隔离手段；应按照对业务服务的重要次序来指定带宽分配优先级别，保证在网络发生拥堵的时候优先保护重要主机。

访问控制（G3）。应在网络边界部署访问控制设备，启用访问控制功能；应能根据会话状态信息为数据流提供明确的允许/拒绝访问的能力，控制粒度为端口级；应对进出网络的信息内容进行过滤，实现对应用层Http、FTP、TELNET、SMTP、

POP3 等协议命令级的控制;应在会话处于非活跃一定时间或会话结束后终止网络连接;应限制网络最大流量数及网络连接数;重要网段应采取技术手段防止地址欺骗;应按用户和系统之间的允许访问规则,决定允许或拒绝用户对受控系统进行资源访问,控制粒度为单个用户;应限制具有拨号访问权限的用户数量。

安全审计(G3)。应对网络系统中的网络设备运行状况、网络流量、用户行为等进行日志记录;审计记录应包括:事件的日期和时间、用户、事件类型、事件是否成功及其他与审计相关的信息;应能够根据记录数据进行分析,并生成审计报表;应对审计记录进行保护,避免受到未预期的删除、修改或覆盖等。

边界完整性检查(S3)。应能够对非授权设备私自联到内部网络的行为进行检查,准确定出位置,并对其进行有效阻断;应能够对内部网络用户私自联到外部网络的行为进行检查,准确定出位置,并对其进行有效阻断。

入侵防范(G3)。应在网络边界处监视以下攻击行为:端口扫描、强力攻击、木马后门攻击、拒绝服务攻击、缓冲区溢出攻击、IP 碎片攻击和网络蠕虫攻击等。当检测到攻击行为时,记录攻击源 IP、攻击类型、攻击目的、攻击时间,在发生严重入侵事件时应提供报警。

恶意代码防范(G3)。应在网络边界处对恶意代码进行检测和清除;应维护恶意代码库的升级和检测系统的更新。

网络设备防护(G3)。应对登录网络设备的用户进行身份鉴别;应对网络设备的管理员登录地址进行限制;网络设备用户的标识应唯一;主要网络设备应对同一用户选择两种或两种以上组合的鉴别技术来进行身份鉴别;身份鉴别信息应具有不易被冒用的特点,口令应有复杂度要求并定期更换;应具有登录失败处理功能,可采取结束会话、限制非法登录次数和当网络登录连接超时自动退出等措施;当对网络设备进行远程管理时,应采取必要措施防止鉴别信息在网络传输过程中被窃听;应实现设备特权用户的权限分离。

7.1.2.1.3 主机安全

身份鉴别(S3)。应对登录操作系统和数据库系统的用户进行身份标识和鉴别;操作系统和数据库系统管理用户身份标识应具有不易被冒用的特点,口令应有复杂度要求并定期更换;应启用登录失败处理功能,可采取结束会话、限制非法登录次数和自动退出等措施;当对服务器进行远程管理时,应采取必要措施,防止鉴别信息在网络传输过程中被窃听;应为操作系统和数据库系统的不同用户分配不同的用户名,确保用户名具有唯一性;应采用两种或两种以上组合的鉴别技术对管理用户进行身份鉴别。

访问控制(S3)。应启用访问控制功能,依据安全策略控制用户对资源的访问;应根据管理用户的角色分配权限,实现管理用户的权限分离,仅授予管理用户所需的最小权限；应实现操作系统和数据库系统特权用户的权限分离；应严格限制默认账户的访问权限，重命名系统默认账户，修改这些账户的默认口令；应及时删除多余的、过期的账户，避免共享账户的存在；应对重要信息资源设置敏感标记；应依据安全策略严格控制用户对有敏感标记重要信息资源的操作。

安全审计（G3）。审计范围应覆盖服务器和重要客户端上的每个操作系统用户和数据库用户；审计内容应包括重要用户行为、系统资源的异常使用和重要系统命令的使用等系统内重要的安全相关事件；审计记录应包括事件的日期、时间、类型、主体标识、客体标识和结果等；应能够根据记录数据进行分析，并生成审计报表；应保护审计进程，避免受到未预期的中断；应保护审计记录，避免受到未预期的删除、修改或覆盖等。

剩余信息保护（S3）。应保证操作系统和数据库系统用户的鉴别信息所在的存储空间，被释放或再分配给其他用户前得到完全清除，无论这些信息是存放在硬盘上还是在内存中；应确保系统内的文件、目录和数据库记录等资源所在的存储空间，被释放或重新分配给其他用户前得到完全清除。

入侵防范（G3）。应能够检测到对重要服务器进行入侵的行为，能够记录入侵的源IP、攻击的类型、攻击的目的、攻击的时间，并在发生严重入侵事件时提供报警；应能够对重要程序的完整性进行检测，并在检测到完整性受到破坏后具有恢复的措施；操作系统应遵循最小安装的原则，仅安装需要的组件和应用程序，并通过设置升级服务器等方式保持系统补丁能及时得到更新。

恶意代码防范（G3）。应安装防恶意代码软件，并及时更新防恶意代码软件版本和恶意代码库；主机防恶意代码产品应具有与网络防恶意代码产品不同的恶意代码库；应支持防恶意代码的统一管理。

资源控制（A3）。应通过设定终端接入方式、网络地址范围等条件限制终端登录；应根据安全策略设置登录终端的操作超时锁定；应对重要服务器进行监视，包括监视服务器的CPU、硬盘、内存、网络等资源的使用情况；应限制单个用户对系统资源的最大或最小使用限度；应能够对系统的服务水平降低到预先规定的最小值进行检测和报警。

7.1.2.1.4 应用安全

身份鉴别（S3）。应提供专用的登录控制模块对登录用户进行身份标识和鉴别；应对同一用户采用两种或两种以上组合的鉴别技术实现用户身份鉴别；应提供用户身份标识唯一和鉴别信息复杂度检查功能，保证应用系统中不存在重复用户身份标识，身份鉴别信息不易被冒用；应提供登录失败处理功能，可采取结束会话、限制非法登录次数和自动退出等措施；应启用身份鉴别、用户身份标识唯一性检查、用户身份鉴别信息复杂度检查以及登录失败处理功能，并根据安全策略配置相关参数。

访问控制（S3）。应提供访问控制功能，依据安全策略控制用户对文件、数据库表等客体的访问；访问控制的覆盖范围应包括与资源访问相关的主体、客体及它们之间的操作；应由授权主体配置访问控制策略，并严格限制默认账户的访问权限；应授予不同账户为完成各自承担任务所需的最小权限，并在它们之间形成相互制约的关系；应具有对重要信息资源设置敏感标记的功能；应依据安全策略严格控制用户对有敏感标记重要信息资源的操作。

安全审计（G3）。应提供覆盖每个用户的安全审计功能，对应用系统重要安全事件进行审计；应保证无法单独中断审计进程，无法删除、修改或覆盖审计记录；审计记录的内容至少应包括事件的日期、时间、发起者信息、类型、描述和结果等；应提供对审计记录数据进行统计、查询、分析及生成审计报表的功能。

剩余信息保护（S3）。应保证用户鉴别信息所在的存储空间被释放或再分配给其他用户前得到完全清除，无论这些信息是存放在硬盘上还是在内存中；应保证系统内的文件、目录和数据库记录等资源所在的存储空间被释放或重新分配给其他用户前得到完全清除。

通信完整性（S3）。应采用密码技术保证通信过程中数据的完整性。

通信保密性（S3）。在通信双方建立连接之前，应用系统应利用密码技术进行会话初始化验证；应对通信过程中的整个报文或会话过程进行加密。

抗抵赖（G3）。应具有在请求的情况下为数据原发者或接收者提供数据原发证据的功能；应具有在请求的情况下为数据原发者或接收者提供数据接收证据的功能。

软件容错（A3）。应提供数据有效性检验功能，保证通过人机接口输入或通过通信接口输入的数据格式或长度符合系统设定要求；应提供自动保护功能，当故障发生时自动保护当前所有状态，保证系统能够进行恢复。

资源控制（A3）。当应用系统的通信双方中的一方在一段时间内未做任何响应，另一方应能够自动结束会话；应能够对系统的最大并发会话连接数进行限制；应能够对单个账户的多重并发会话进行限制；应能够对一个时间段内可能的并发会话连接数进行限制；应能够对一个访问账户或一个请求进程占用的资源分配最大限额和最小限额；应能够对系统服务水平降低到预先规定的最小值进行检测和报警；应提供服务优先级设定功能，并在安装后根据安全策略设定访问账户或请求进程的优先级，根据优先级分配系统资源。

7.1.2.1.5 数据安全及备份恢复

数据完整性（S3）。应能够检测到系统管理数据、鉴别信息和重要业务数据在传输过程中完整性受到破坏，并在检测到完整性错误时采取必要的恢复措施；应能够检测到系统管理数据、鉴别信息和重要业务数据在存储过程中完整性受到破坏，并在检测到完整性错误时采取必要的恢复措施。

数据保密性（S3）。应采用加密或其他有效措施实现系统管理数据、鉴别信息和重要业务数据传输保密性；应采用加密或其他保护措施实现系统管理数据、鉴别信息和重要业务数据存储保密性。

备份和恢复（A3）。应提供本地数据备份与恢复功能，完全数据备份至少每天一次，备份介质场外存放；应提供异地数据备份功能，利用通信网络将关键数据定时批量传送至备用场地；应采用冗余技术设计网络拓扑结构，避免关键节点存在单点故障；应提供主要网络设备、通信线路和数据处理系统的硬件冗余，保证系统的高可用性。

7.1.2.2 安全管理体系

7.1.2.2.1 安全管理制度

管理制度（G3）。应制定信息安全工作的总体方针和安全策略，说明机构安全工作的总体目标、范围、原则和安全框架等；应对安全管理活动中的各类管理内容建立安全管理制度；应对管理人员或操作人员执行的日常管理操作建立操作规程；应形成由安全策略、管理制度、操作规程等构成的全面的信息安全管理制度体系。

制定和发布（G3）。应指定或授权专门的部门或人员负责安全管理制度的制定；安全管理制度应具有统一的格式，并进行版本控制；应组织相关人员对制定的安全管理制度进行论证和审定；安全管理制度应通过正式、有效的方式发布；安全管理制度应注明发布范围，并对收发文进行登记。

评审和修订（G3）。信息安全领导小组应负责定期组织相关部门和相关人员对安全管理制度体系的合理性和适用性进行审定；应定期或不定期对安全管理制度进行检查和审定，对存在不足或需要改进的安全管理制度进行修订。

7.1.2.2.2 安全管理机构

岗位设置（G3）。应设立信息安全管理工作的职能部门，设立安全主管、安全管理各个方面的负责人岗位，并定义各负责人的职责；应设立系统管理员、网络管理员、安全管理员等岗位，并定义各个工作岗位的职责；应成立指导和管理信息安全工作的委员会或领导小组，其最高领导由单位主管领导委任或授权；应制定文件明确安全管理机构各个部门和岗位的职责、分工和技能要求。

人员配备（G3）。应配备一定数量的系统管理员、网络管理员、安全管理员等；应配备专职安全管理员，不可兼任；关键事务岗位应配备多人共同管理。

授权和审批（G3）。应根据各个部门和岗位的职责明确授权审批事项、审批部门和批准人等；应针对系统变更、重要操作、物理访问和系统接入等事项建立审批程序，按照审批程序执行审批过程，对重要活动建立逐级审批制度；应定期审查审批事项，及时更新需授权和审批的项目、审批部门和审批人等信息；应记录审批过程并保存审批文档。

沟通和合作（G3）。应加强各类管理人员之间、组织内部机构之间以及信息安全职能部门内部的合作与沟通，定期或不定期召开协调会议，共同协作处理信息安全问题；应加强与兄弟单位、公安机关、电信公司的合作与沟通；应加强与供应商、业界专家、专业的安全公司、安全组织的合作与沟通；应建立外联单位联系列表，包括外联单位名称、合作内容、联系人和联系方式等信息；应聘请信息安全专家作为常年的安全顾问，指导信息安全建设，参与安全规划和安全评审等。

审核和检查（G3）。安全管理员应负责定期进行安全检查，检查内容包括系统日常运行、系统漏洞和数据备份等情况；应由内部人员或上级单位定期进行全面安全检查，检查内容包括现有安全技术措施的有效性、安全配置与安全策略的一致性、安全管理制度的执行情况等；应制定安全检查表格实施安全检查，汇总安全检查数据，形成安全检查报告，并对安全检查结果进行通报；应制定安全审核和安全检查制度规范安全审核和安全检查工作，定期按照程序进行安全审核和安全检查活动。

7.1.2.2.3 人员安全管理

人员录用（G3）。应指定或授权专门的部门或人员负责人员录用；应严格规范人员录用过程，对被录用人的身份、背景、专业资格和资质等进行审查，对其所具有的技术技能进行考核；应签署保密协议；应从内部人员中选拔从事关键岗位的人员，并签署岗位安全协议。

人员离岗（G3）。应严格规范人员离岗过程，及时终止离岗员工的所有访问权限；应取回各种身份证件、钥匙、徽章等以及机构提供的软硬件设备；应办理严格的调离手续，关键岗位人员离岗须承诺调离后的保密义务后方可离开。

人员考核（G3）。应定期对各个岗位的人员进行安全技能及安全认知的考核；应对关键岗位的人员进行全面、严格的安全审查和技能考核；应对考核结果进行记录并保存。

安全意识教育和培训（G3）。应对各类人员进行安全意识教育、岗位技能培训和相关安全技术培训；应对安全责任和惩戒措施进行书面规定并告知相关人员，对违反违背安全策略和规定的人员进行惩戒；应对定期安全教育和培训进行书面规定，针对不同岗位制订不同的培训计划，对信息安全基础知识、岗位操作规程等进行培训；应对安全教育和培训的情况和结果进行记录并归档保存。

外部人员访问管理（G3）。应确保在外部人员访问受控区域前先提出书面申请，批准后由专人全程陪同或监督，并登记备案；对外部人员允许访问的区域、系统、设备、信息等内容应进行书面规定，并按照规定执行。

7.1.2.2.4 系统建设管理

系统定级（G3）。应明确信息系统的边界和安全保护等级；应以书面的形式说明确定信息系统为某个安全保护等级的方法和理由；应组织相关部门和有关安全技术专家对信息系统定级结果的合理性和正确性进行论证和审定；应确保信息系统的定级结果经过相关部门的批准。

安全方案设计（G3）。应根据系统的安全保护等级选择基本安全措施，并依据风险分析的结果补充和调整安全措施；应指定和授权专门的部门对信息系统的安全建设进行总体规划，制订近期和远期的安全建设工作计划；应根据信息系统的等级划分情况，统一考虑安全保障体系的总体安全策略、安全技术框架、安全管理策略、总体建设规划和详细设计方案，并形成配套文件；应组织相关部门和有关安全技术专家对总体安全策略、安全技术框架、安全管理策略、总体建设规划、详细设计方案等相关配套文件的合理性和正确性进行论证和审定，并且经过批准后，才能正式实施；应根据等级测评、安全评估的结果定期调整和修订总体安全策略、安全技术框架、安全管理策略、总体建设规划、详细设计方案等相关配套文件。

产品采购和使用（G3）。应确保安全产品采购和使用符合国家的有关规定；应确保密码产品采购和使用符合国家密码主管部门的要求；应指定或授权专门的部门负责产品的采购；应预先对产品进行选型测试，确定产品的候选范围，并定期审定和更新候选产品名单。

自行软件开发（G3）。应确保开发环境与实际运行环境物理分开，开发人员和测试人员分离，测试数据和测试结果受到控制；应制定软件开发管理制度，明确说明开发过程的控制方法和人员行为准则；应制定代码编写安全规范，要求开发人员参照规范编写代码；应确保提供软件设计的相关文档和使用指南，并由专人负责保管；应确保对程序资源库的修改、更新、发布进行授权和批准。

外包软件开发（G3）。应根据开发需求检测软件质量；应在软件安装之前检测软件包中可能存在的恶意代码；应要求开发单位提供软件设计的相关文档和使用指南；应要求开发单位提供软件源代码，并审查软件中可能存在的后门。

工程实施（G3）。应指定或授权专门的部门或人员负责工程实施过程的管理；应制定详细的工程实施方案控制实施过程，并要求工程实施单位能正式地执行安全工程过程；应制定工程实施方面的管理制度，明确说明实施过程的控制方法和人员行为准则。

测试验收（G3）。应委托公正的第三方测试单位对系统进行安全性测试，并出具安全性测试报告；在测试验收前应根据设计方案或合同要求等制定测试验收方案，在测试验收过程中应详细记录测试验收结果，并形成测试验收报告；应对系统测试验收的控制方法和人员行为准则进行书面规定；应指定或授权专门的部门负责系统测试验收的管理，并按照管理规定的要求完成系统测试验收工作；应组织相关部门和相关人员对系统测试验收报告进行审定，并签字确认。

系统交付（G3）。应制定详细的系统交付清单，并根据交付清单对所交接的设备、软件和文档等进行清点；应对负责系统运行维护的技术人员进行相应的技能培训；应确保提供系统建设过程中的文档和指导用户进行系统运行维护的文档；应对系统交付的控制方法和人员行为准则进行书面规定；应指定或授权专门的部门负责系统交付的管理工作，并按照管理规定的要求完成系统交付的工作。

系统备案（G3）。应指定专门的部门或人员负责管理系统定级的相关材料，并控制这些材料的使用；应将系统等级及相关材料报系统主管部门备案；应将系统等级及其他要求的备案材料报相应公安机关备案。

等级测评（G3）。在系统运行过程中，应至少每年对系统进行一次等级测评，发现不符合相应等级保护标准要求的及时整改；应在系统发生变更时及时对系统进行等级测评，发现级别发生变化的及时调整级别并进行安全改造，发现不符合相应等级保护标准要求的及时整改；应选择具有国家相关技术资质和安全资质的测评单位进行等级测评；应指定或授权专门的部门或人员负责等级测评的管理。

安全服务商选择（G3）。应确保安全服务商的选择符合国家的有关规定；应与选定的安全服务商签订与安全相关的协议，明确约定相关责任；应确保选定的安全服务商提供技术培训和服务承诺，必要的与其签订服务合同。

7.1.2.2.5 系统运维管理

环境管理（G3）。应指定专门的部门或人员定期对机房供配电、空调、温（湿）度控制等设施进行维护管理；应指定部门负责机房安全，并配备机房安全管理人员，对机房的出入、服务器的开机或关机等工作进行管理；应建立机房安全管理制度，对有关机房物理访问，物品带进、带出机房和机房环境安全等方面的管理作出规定；应加强对办公环境的保密性管理，规范办公环境人员行为，包括工作人员调离办公室应立即交还该办公室钥匙、不在办公区接待来访人员、工作人员离开座位应确保终端计算机退出登录状态和桌面上没有包含敏感信息的纸档文件等。

资产管理（G3）。应编制并保存与信息系统相关的资产清单，包括资产责任部门、重要程度和所处位置等内容；应建立资产安全管理制度，规定信息系统资产管理的责任人员或责任部门，并规范资产管理和使用的行为；应根据资产的重要程度对资产进行标识管理，根据资产的价值选择相应的管理措施；应对信息分类与标识方法作出规定，并对信息的使用、传输和存储等进行规范化管理。

介质管理（G3）。应建立介质安全管理制度，对介质的存放环境、使用、维护和销毁等方面作出规定；应确保介质存放在安全的环境中，对各类介质进行控制和保护，并实行存储环境专人管理；应对介质在物理传输过程中的人员选择、打包、交付等情况进行控制，对介质归档和查询等进行登记记录，并根据存档介质的目录清单定期盘点；应对存储介质的使用过程、送出维修以及销毁等进行严格的管理，对带出工作环境的存储介质进行内容加密和监控管理，对送出维修或销毁的介质应首先清除介质中的敏感数据，对保密性较高的存储介质未经批准不得自行销毁；应根据数据备份的需要对某些介质实行异地存储，存储地的环境要求和管理方法应与本地相同；应对重要介质中的数据和软件采取加密存储，并根据所承载数据和软件的重要程度对介质进行分类和标识管理。

设备管理（G3）。应对信息系统相关的各种设备（包括备份和冗余设备）、线路等指定专门的部门或人员定期进行维护管理；应建立基于申报、审批和专人负责的设备安全管理制度，对信息系统的各种软硬件设备的选型、采购、发放和领用等过程进行规范化管理；应建立配套设施、软硬件维护方面的管理制度，对其维护进行有效的管理，包括明确维护人员的责任、涉外维修和服务的审批、维修过程的监督控制等；应对终端计算机、工作站、便携机、系统和网络等设备的操作和使用进行规范化管理，按操作规程实现主要设备（包括备份和冗余设备）的启动/停止、加电/断电等操作；应确保信息处理设备必须经过审批才能带离机房或办公地点。

监控管理和安全管理中心（G3）。应对通信线路、主机、网络设备和应用软件的运行状况、网络流量、用户行为等进行监测和报警，形成记录并妥善保存；应组织相关人员定期对监测和报警记录进行分析、评审，发现可疑行为，形成分析报告，并采取必要的应对措施；应建立安全管理中心，对设备状态、恶意代码、补丁升级、安全审计等安全相关事项进行集中管理。

网络安全管理（G3）。应指定专人对网络进行管理，负责运行日志、网络监控记录的日常维护和报警信息分析和处理工作；应建立网络安全管理制度，对网络安全配置、日志保存时间、安全策略、升级与打补丁、口令更新周期等方面作出规定；应根据厂家提供的软件升级版本对网络设备进行更新，并在更新前对现有的重要文件进行备份；应定期对网络系统进行漏洞扫描，对发现的网络系统安全漏洞进行及时的修补；应实现设备的最小服务配置，并对配置文件进行定期离线备份；应保证所有与外部系统的连接均得到授权和批准；应依据安全策略允许或者拒绝便携式和移动式设备的网络接入；应定期检查违反规定拨号上网或其他违反网络安全策略的行为。

系统安全管理（G3）。应根据业务需求和系统安全分析确定系统的访问控制策略；应定期进行漏洞扫描，对发现的系统安全漏洞及时进行修补；应安装系统的最新补丁程序，在安装系统补丁前，首先在测试环境中测试通过，并对重要文件进行备份后，方可实施系统补丁程序的安装；应建立系统安全管理制度，对系统安全策略、安全配置、日志管理和日常操作流程等方面作出具体规定；应指定专人对系统进行管理，划分系统管理员角色，明确各个角色的权限、责任和风险，权限设定应当遵循最小授权原则；应依据操作手册对系统进行维护，详细记录操作日志，包括重要的日常操作、运行维护记录、参数的设置和修改等内容，严禁进行未经授权的操作；应定期对运行日志和审计数据进行分析，以便及时发现异常行为。

恶意代码防范管理（G3）。应提高所有用户的防病毒意识，及时告知防病毒软件版本，在读取移动存储设备上的数据以及网络上接收文件或邮件之前，先进行病毒检查，对外来计算机或存储设备接入网络系统之前也应进行病毒检查；应指定专人对网络和主机进行恶意代码检测并保存检测记录；应对防恶意代码软件的授权使用、恶意代码库升级、定期汇报等作出明确规定；应定期检查信息系统内各种产品的恶意代码库的升级情况并进行记录，对主机防病毒产品、防病毒网关和邮件防病毒网关上截获的危险病毒或恶意代码进行及时分析处理，并形成书面的报表和总结汇报。

密码管理（G3）。应建立密码使用管理制度，使用符合国家密码管理规定的密码技术和产品。

变更管理（G3）。应确认系统中要发生的变更，并制定变更方案；应建立变更管理制度，系统发生变更前，向主管领导申请，变更和变更方案经过评审、审批后方可实施变更，并在实施后将变更情况向相关人员通告；应建立变更控制的申报和审批文件化程序，对变更影响进行分析并文档化，记录变更实施过程，并妥善保存所有文档和记录；应建立中止变更并从失败变更中恢复的文件化程序，明确过程控制方法和人员职责，必要时对恢复过程进行演练。

备份与恢复管理（G3）。应识别需要定期备份的重要业务信息、系统数据及软件系统等；应建立备份与恢复管理相关的安全管理制度，对备份信息的备份方式、备份频度、存储介质和保存期等进行规范；应根据数据的重要性和数据对系统运行的影响，制定数据的备份策略和恢复策略，备份策略须指明备份数据的放置场所、文件命名规则、介质替换频率和将数据离站运输的方法；应建立控制数据备份和恢复过程的程序，对备份过程进行记录，所有文件和记录应妥善保存；应定期执行恢复程序，检查和测试备份介质的有效性，确保可以在恢复程序规定的时间内完成备份的恢复。

安全事件处置（G3）。应报告所发现的安全弱点和可疑事件，但任何情况下用户均不应尝试验证弱点；应制定安全事件报告和处置管理制度，明确安全事件的类型，规定安全事件的现场处理、事件报告和后期恢复的管理职责；应根据国家相关管理部门对计算机安全事件等级划分方法和安全事件对本系统产生的影响，对本系统计算机安全事件进行等级划分；应制定安全事件报告和响应处理程序，确定事件的报告流程，响应和处置的范围、程度，以及处理方法等；应在安全事件报告和响应处理过程中，分析和鉴定事件产生的原因，收集证据，记录处理过程，总结经验教训，制定防止再次发生的补救措施，过程形成的所有文件和记录均应妥善保存；对造成系统中断和造成信息泄密的安全事件应采用不同的处理程序和报告程序。

应急预案管理（G3）。应在统一的应急预案框架下制定不同事件的应急预案，应急预案框架应包括启动应急预案的条件、应急处理流程、系统恢复流程、事后教育和培训等内容；应从人力、设备、技术和财务等方面确保应急预案的执行有足够的资源保障；应对系统相关的人员进行应急预案培训，应急预案的培训应至少每年举办一次；应定期对应急预案进行演练，根据不同的应急恢复内容，确定演练的周期；应规定应急预案需要定期审查和根据实际情况更新的内容，并按照执行。

7.1.2.3 安全服务体系

通过本项目建设，为北京市卫生计生委整体网络信息系统定期开展系统安全巡检、系统脆弱性分析、安全加固等常态化信息安全运维服务，通过实施周期性系统安全巡检服务，及时发现和识别系统故障问题和信息安全风险隐患，及时采取措施进行整改和修复，确保整体网络信息系统的安全运行态势可识别、可感知、可控制；按照等级保护技术要求，开展系统脆弱性分析服务，形成技术差距分析报告，评估信息系统整体脆弱性，识别系统脆弱点，制定安全加固方案，实施安全整改措施，消除信息系统脆弱点，达到信息安全等级保护技术要求，周期性实施系统安全巡检、系统脆弱性分析、系统安全加固技术服务，从而形成常态化、专业化信息安全运维机制，加强北京市卫生计生委未来 3~5 年整体网络信息系统运行的安全性、可靠性和稳定性，有效保障信息系统业务服务连续性。

7.1.3 案例优势

北京市卫生计生委信息系统等级保护安全整改建设基于信息系统不同安全等级基础上，提出相应的信息安全保障与持续运维策略，建立等级化安全保障基线、风险评估、应急响应规程、差异化纵深防御、运行监管以及应急机制，全面落实国家级卫生健康行业信息安全等级保护工作相关要求，建成一个高效、有序、可持续发展的信息安全保障与运维体系，保障市卫生计生委核心业务系统及数据平台安全稳定、持续运行，满足现有业务及未来管理工作业务应用和管理需求，并通过国家信息安全等级保护三级测评。

7.1.4 经验体会

本项目在建设过程中必要时可选取业界资质较高的单位进行建设，其中将考虑到一些重要的资质：例如，《应急处理服务》一级资质，它代表了厂商应急响应能力，这点尤为重要；《计算机信息系统集成资质证书》这个资质一级最高，产品厂商的集成资质也在考虑之中，其对于实施技术人员提出了保障，资质越高，一定程度上代表了实施人员水平以及配合能力越强；《国家信息安全认证信息安全服务资质证书》目前二级最高，一级比二级低，服务能力的体现代表了安全保障专业的程度，能够在信息化建设中发掘的关键风险也就越权威；除此之外还可以考虑北京市的安全服务资质证书、涉及国家秘密的计算机系统集成资质证书、CNCERT/CC 国家级应急支撑单位、ISO 9001 质量管理体系认证证书、高新技术企业批准证书等一些资质，每一个资质都将为安全保障工作提供支撑，最后由于采用安全测评，需要相关专业权威的测评机构对工程进行检验，因此在监理方面本项目考虑费用低、口碑好、性价比高的监理单位。

7.2 北京天坛医院密码应用安全建设案例

7.2.1 总体架构

7.2.1.1 建设目标

参照国家网络安全等级保护相关要求、信息系统密码应用基本要求，以及国家关于卫生健康行业电子认证应用的相关要求，针对第三级网络安全等级保护要求中对安全计算环境的身份鉴别、数据完整性、数据保密性等密码相关要求，以及安全管理制度、安全管理人员等要求，并结合天坛医院电子病历系统的业务安全需求，构建应用安全技术支撑体系以及安全管理体系，保障用户身份真实可信，电子病历等医疗数据完整性、机密性，以及用户操作行为可追溯性。

7.2.1.2 设计原则

根据国家相关政策法规和网络安全等级保护相关技术要求，同时参照相关行业规定，确定医院电子病历等核心信息系统在进行网络安全支撑体系建设和设计时遵循以下原则。

符合性原则：网络应用安全保障体系设计要符合国家的有关法律法规和政策精神，以及国家相关技术标准规范的要求。

综合防范原则：网络应用安全支撑体系设计要根据医院核心业务系统的安全风险控制需求，采用适当的管理和技术措施，降低安全风险，综合提高保障能力。

产品先进性原则：网络安全支撑体系建设规模庞大，意义深远。在本项目中密码应用体系建设中，对所需的各类密码产品提出了一定要求。必须认真考虑各密码产品的技术水平、合理性、先进性、安全性和稳定性等特点，共同打好本项目的技术基础。

7.2.1.3 技术体系框架

方案整体设计如图 7-3 所示。

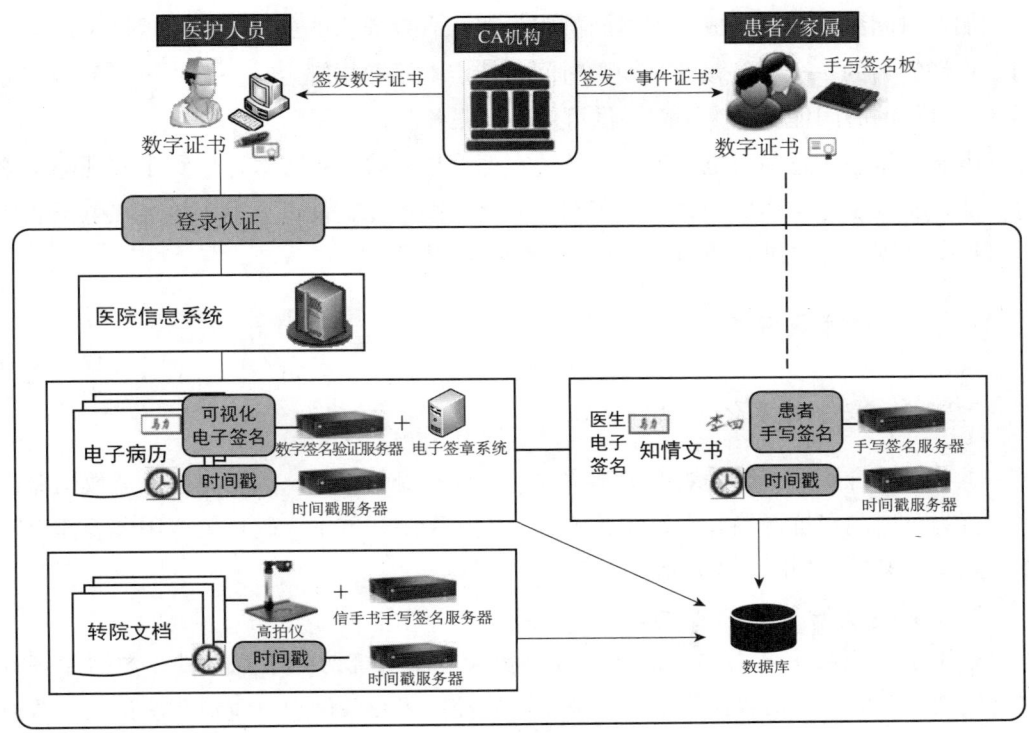

图 7-3　方案整体设计

在医院信息系统同一网络环境内部署密码应用安全产品，并与各业务系统进行密码应用功能集成。

具体密码应用功能实现如下所述。

身份认证。由第三方电子认证服务机构为医护人员颁发代表其个人数字身份，以及专用于电子签名的工具，即"数字证书"，并以 USBKey 或手机等作为证书载体。在医护人员登录医院信息系统时，信息系统通过调用密码产品服务端的身份认证服务，实现对医护人员基于数字证书的强身份认证。

数字签名和验证。数字签名验证服务器实现基于数字证书的身份认证、数字签名、数据加密等功能，核心是将提交的医疗数据进行数字签名，以保证数据的不可抵赖性、完整性需求，并在查询相关数据时，实现用户对所查询的数据的有效性验证。通过部署数字签名验证服务器实现电子病历生成等医院内部重要业务环节中的数字签名及验证。

患者手写数字签名。或家属知情文书的无纸化签署，采用手写数字签名模式，由手写数字签名系统根据当事人个人身份信息，手写签名笔迹数据，当前可靠时间信息，签署时权威采集指纹的数据，为当事人签发数字证书，并完成对电子文档的数字签名。

加盖时间戳。通过集成部署时间戳服务器，有效证明电子数据的有效性及产生时间，将经签名的一个可信赖的日期和时间与特定电子数据绑定在一起，为服务器端应用提供可信的时间证明，为医院提供可信时间服务。

电子签章。通过集成电子签章系统，在医嘱单、检验单等医疗过程中实现电子签章功能，实现了电子病历中数字签名的可视化、图形化，使可靠电子签名在电子病历中可形象展现，并提供方便的签章验证辨伪操作界面。

7.2.2 整体效果

7.2.2.1 安全技术体系设计

本项目结合网络安全等级保护基本要求，针对身份鉴别、数据完整性、数据保密性、行为可追溯和抗抵赖等密码相关要求，天坛医院开展了密码相关应用体系建设工作，总体框架设计如图 7-4 所示。

7.2.2.1.1 身份鉴别实现效果

采用了基于数字证书的身份认证方式登录应用系统访问系统文件、数据库等资源，实现了对医护人员身份真实性验证，严格控制了登录用户，避免非法访问，造成信息泄露。

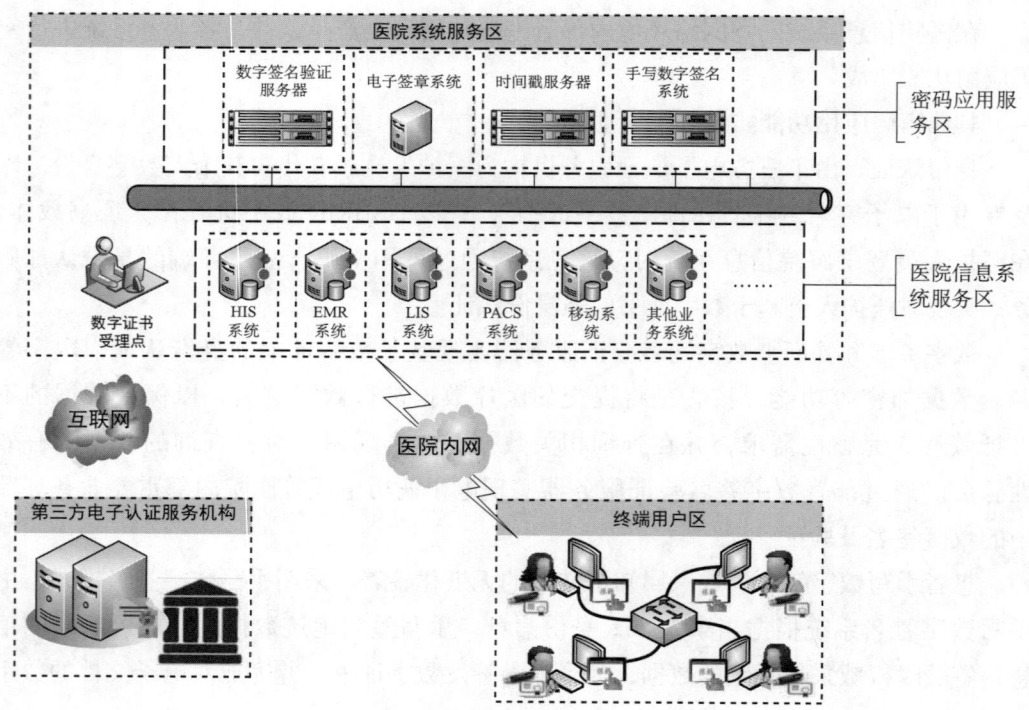

图 7-4 天坛医院网络拓扑

7.2.2.1.2 数据完整性实现效果

针对医护人员、患者采用了基于数字证书的电子签名技术，实现了对医嘱、检验检查记录、电子病历、患者知情同意书等医疗信息的保障性保护，有效防止了非法用户篡改系统数据资源，保障了医疗信息的完整性。

7.2.2.1.3 数据抗抵赖性实现效果

针对医护人员、患者采用了基于数字证书的电子签名技术，实现了对医疗数据的行为追溯、抗抵赖，保障了医疗数据的法律有效性、公信力，有效防止了业务操作人员对行为、法律责任的否认、抵赖。

7.2.2.2 应用安全管理体系设计

7.2.2.2.1 安全管理制度

根据安全管理制的基本要求制定了相应的安全管理制度及操作规范、安全操作规范。从安全管理制度中规定的各个方面所应遵守的原则方法和指导性策略制定的具体管理规定、管理办法和实施办法，具有可操作性。

安全管理领导小组负责定期组织相关部门和相关人员对安全管理制度体系的合理性和适用性进行审定，不定期对安全管理制度进行评审和修订，及时改进。

7.2.2.2.2 安全管理机构

根据相关密码管理政策、数据安全保密政策，结合医院的实际情况，设置了密钥管理人员、安全审计人员、密码操作人员等关键岗位，并建立了相应岗位责任制度，明确了相关人员在安全系统中的职责和权限，对关键岗位建立了多人共管机制。

7.2.2.2.3 安全管理人员

制定了安全管理人员录用、离岗、考核、培训几个方面的规定，并严格执行；定期组织信息中心内部人员进行安全管理技术培训；在新入职医护人员信息系统培训课程中加入密码应用安全意识的培训，并在运维过程中进行相关安全意识的宣传工作；制定关键岗位人员保密制度和调离制度，签订保密合同，承担保密义务。

7.2.2.2.4 安全建设管理

制定系统建设管理制度，包括规划、建设、运行等方面。在规划阶段，依据国家相关技术标准，制定相应的信息应用建设方案；在技术体系建设阶段，按照国家相关标准，制定了相应的技术体系建设实施方案；在运行阶段，在业务系统的应用功能正式投入运行前，组织进行了信息系统安全性评估。从规划设计到验收评测完整的工程周期角度进行系统建设管理。

7.2.2.2.5 安全运维管理

制定了安全运维应急预案，定期组织多部门进行联合应急演练并在演练结束后对应急预案进行改进，不断完善应急处置流程，使多部门尤其是业务操作部门熟练掌握应急预案，能够按照应急预案结合实际情况及时处置，及时向信息系统的上级主管部门进行报告。

7.2.3 案例优势

天坛医院按照国家信息安全等级保护三级标准中相关要求进行了信息系统安全体系建设，形成了一整套管理与技术相结合的信息安全体系，为医院信息系统的平稳、高速、安全运行提供保障，为信息系统的长足发展打下良好基础，在行业内得到专家的认可，并通过国家信息安全等级保护三级测评。

7.2.4 经验体会

在完成信息系统安全体系建设中，其中密码应用技术体系建设的主要体会有以下几点。

成立领导小组：成立密码应用体系建设的领导小区、工作小组，明确技术部门、相关业务部门的职责和任务。

制订实施计划：了解医疗信息系统建设现状、密码应用需求，对实施身份认证、数字签名进行前期评估，制订实施方案和实施计划。

建立管理制度：建立数字证书发放和使用管理制度、数字签名操作业务流程规范等。

有序开展实施工作：首先，进行密码产品到货、上架安装、调试；其次，根据实施方案开展系统集成工作；最后，进行系统集成测试工作。